Dr. Mindy Pelz

Das Zyklus KOCH BUCH

100 köstliche Rezepte
für einen ausgeglichenen
Hormonhaushalt

südwest

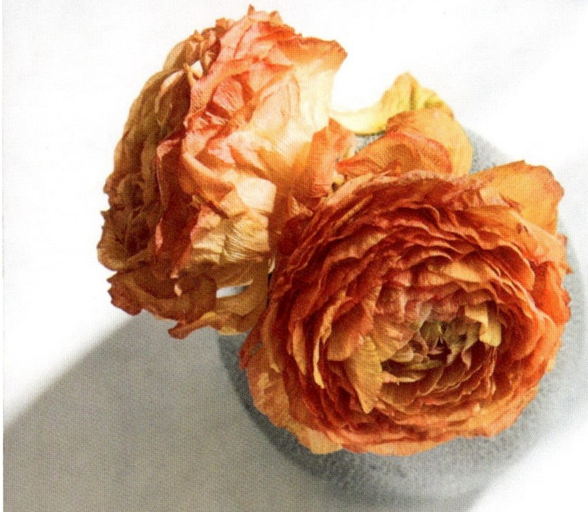

Für meine Mom:

Du hast mir die heilende Kraft der Ernährung nähergebracht.

Dafür bin ich dir ewig dankbar.

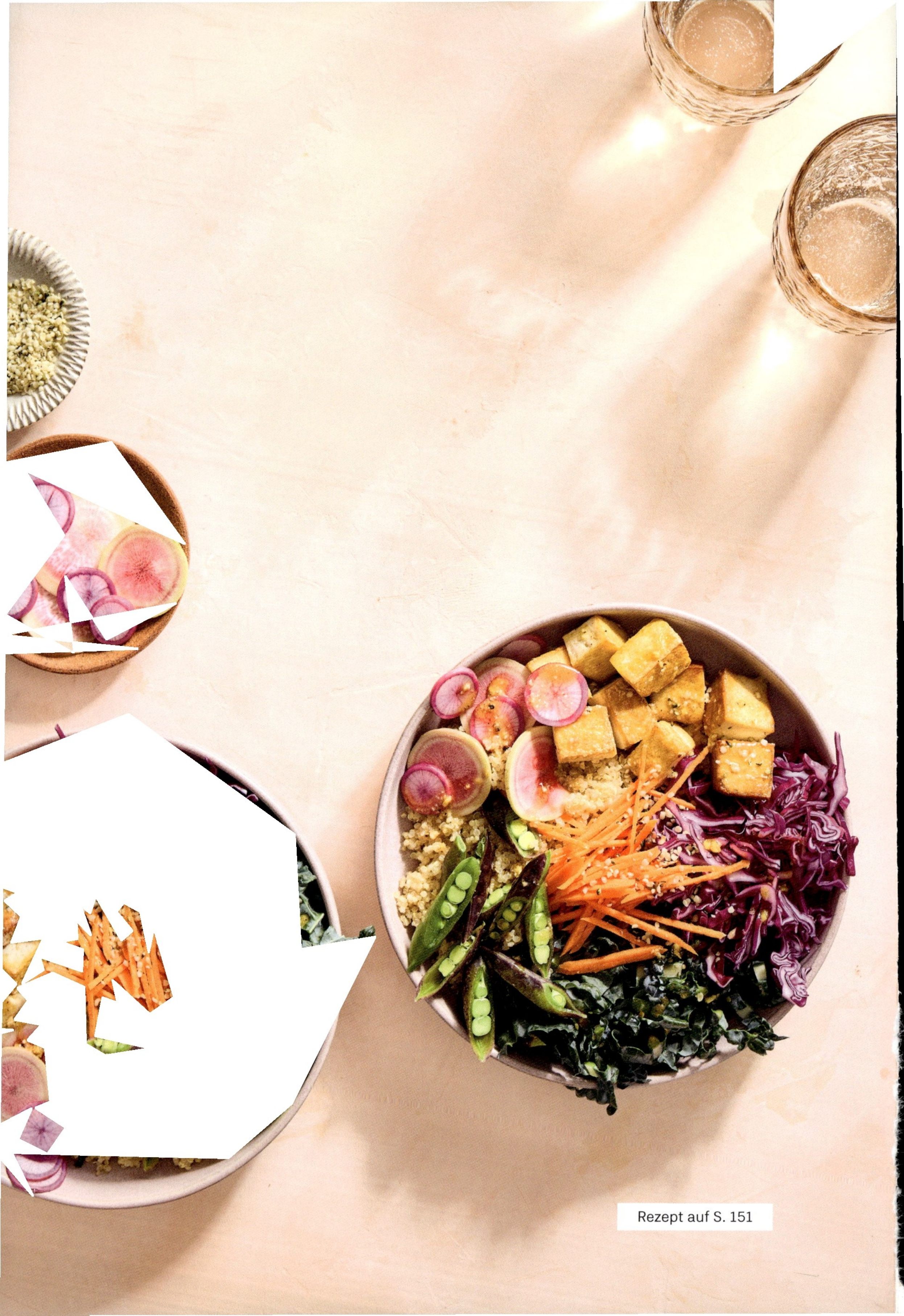

Rezept auf S. 151

INHALT

EIN WORT VORWEG VON DR. MINDY 8

EINFÜHRUNG 11

TEIL I

Hormongerechte Ernährung

KAPITEL 1 Wie funktioniert die hormongerechte Ernährung? 19

KAPITEL 2 So schlau sind Ihre Hormone 29

KAPITEL 3 Die Philosophie der zyklusgerechten Ernährung 35

TEIL II

Die richtige Ernährung fürs Fasten

KAPITEL 4 Fasten- und Essensfenster 51

KAPITEL 5 Wichtig: die erste Mahlzeit – die Kunst des Fastenbrechens 57

TEIL III

Der Fastenzyklus

KAPITEL 6 Ihre Powerphasen 69

KAPITEL 7 Die Manifestationsphase 81

KAPITEL 8 Die Nährphase 89

KAPITEL 9 Für Frauen ohne Zyklus 97

KAPITEL 10 Das 30 Tage-Fasten-Reset 107

TEIL IV

Die Rezepte

Willkommen in unserer Küche 117

KAPITEL 11 Fastensnacks 121

KAPITEL 12 Fastenbrechen 133

KAPITEL 13 Hormondiät 159

KAPITEL 14 Ketobiotische Ernährung 215

KAPITEL 15 Auf Vorrat 281

EIN WORT ZUM SCHLUSS: WENN FRAUEN HEILEN, HEILT DIE WELT 309

ANHANG A: OBESOGENE 310

ANHANG B: DER 30-TAGE-FASTENPLAN 312

ANMERKUNGEN 322

LITERATUR 324

DR. MINDYS LIEBLINGSQUELLEN 326

ÜBER DIE AUTORIN 327

DANKSAGUNG 328

REGISTER 330

EIN WORT VORWEG VON DR. MINDY

LIEBE LESERIN, sobald Sie beginnen, die natürlichen Rhythmen des weiblichen Körpers zu verstehen, werden Sie alle Aspekte Ihres Lebens mit anderen Augen betrachten. Ähnlich wie Sie habe auch ich den Großteil meiner Jahre damit verbracht, mir mein Leben wie ein Mann einzurichten, ohne mir jemals die Frage zu stellen: Was braucht mein Körper – mein weiblicher Körper? Als ich dann in die Wechseljahre kam und meine Hormone Achterbahn mit mir fuhren, änderte sich das. Ich legte mir die Werkzeuge zurecht, um mit dem Auf und Ab meiner Hormone fertigzuwerden. Vor allem begann ich, meinem gesteigerten Ruhebedürfnis gerecht zu werden. Richtig aktiv zu sein, ist sicherlich eine erstrebenswerte Fähigkeit, doch speziell der weibliche Körper muss sich erholen und neu kalibrieren, wenn Stress zum ständigen Begleiter zu werden und überhandzunehmen droht.

Dieses Buch ist durch die Zusammenarbeit vieler erfolgreicher Powerfrauen und eines Powermannes entstanden, der es wie kaum ein anderer versteht, Frauen zu unterstützen. Frauen, die wissen, was es heißt, sich durchzubeißen, die sich im Beruf mit unglaublicher Leidenschaft und großem Durchhaltevermögen in geradezu epische Höhen geschwungen haben. Doch so stark diese Frauen auch sind, ungewöhnliche Lebensumstände können mitunter auch sie in die Knie zwingen. Es gibt Momente im Leben, die uns so tief im Herzen treffen, dass wir uns unmöglich durchbeißen können. Auch beim Verfassen dieses Buchs, mit den Abgabeterminen im Nacken, wurden mehrere von uns an die weibliche Seite unseres Daseins erinnert. Das Leben überschlug sich – mehrmals. Langjährige Beziehungen endeten abrupt, geliebte Familienmitglieder starben, alt gewordene Eltern bedurften der Pflege. Angesichts dieser und anderer schmerzhafter Ereignisse mussten wir mehr als einmal alles andere stehen und liegen lassen.

Obwohl wir in einer patriarchal geprägten Welt leben, die uns nicht selten zwingt, uns in solchen sehr menschlichen Augenblicken zusammenzureißen, beschloss ich, es anders zu handhaben. Ich wollte sicherstellen, dass dieses Buch von der Geisteshaltung junger Frauen zeugt – was bedeutete, dass sich die eben erwähnten Augenblicke in einem Rhythmus entfalten dürfen sollten, der Raum für Heilung ließ. Während sich einzelne Mitglieder meines Teams, auch ich, vor unerwartete traumatische Erlebnisse gestellt sahen, befahl mir mein patriarchal konditioniertes Gehirn, mich nicht so anzustellen und einfach weiterzumachen. Das aber wurde dem weiblichen Körper alles andere als gerecht. Dieser Körper sagte uns: Drück die Stopptaste, sonst zerstört der Schmerz dich. Also drückten wir die Stopptaste, Abgabetermine hin oder her, auch wenn das hätte heißen können, dass dieses Buch Sie vielleicht nie erreichen würde. Diese Angst erwies sich als unbegründet – tatsächlich tat sich eine ganz neue Möglichkeit auf. Eine weniger harte, fürsorglichere, mütterlichere Herangehensweise an das Projekt, eine Herangehensweise, die unsere Welt so dringend braucht.

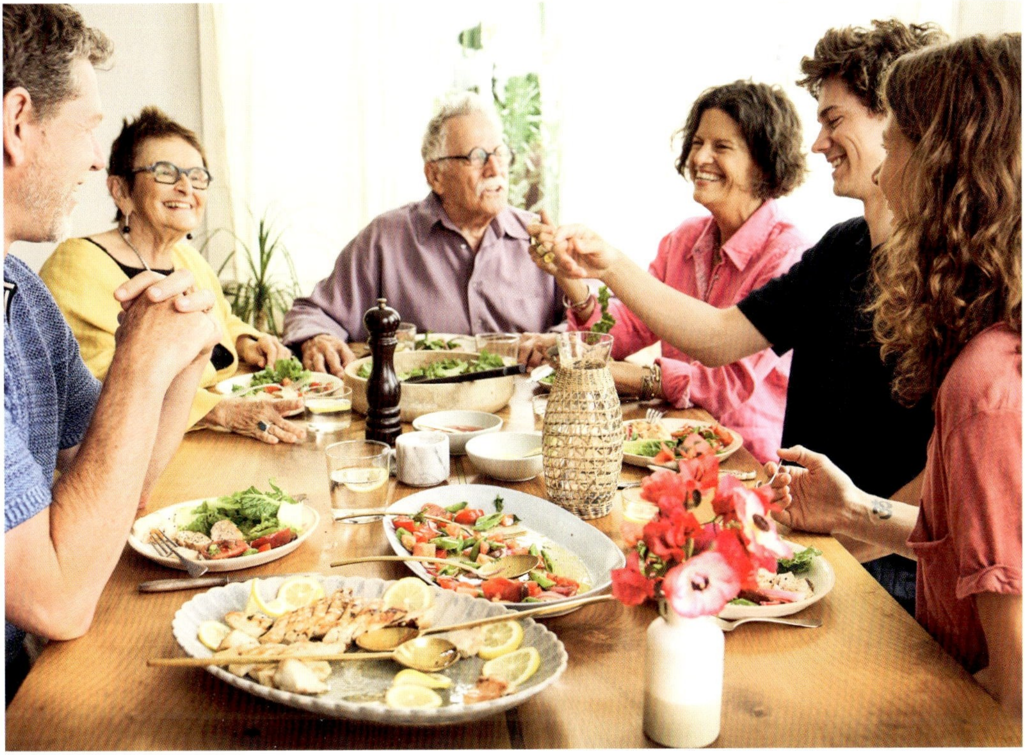

Als ich mit meinem Mann über diese Widrigkeiten sprach, sagte er: »Nun, ich denke, du wirst dein Buch im wahren Frauenspirit schreiben.« Ich war perplex. Er hatte den Nagel auf den Kopf getroffen. Um jeden Preis produktiv zu sein, ist ein Preis, der für den weiblichen Körper einfach zu hoch ist.

So, wie wir alle lernen, unsere Hormone in dieser dysregulierten Welt zu co-regulieren, wird Ihnen, so hoffe ich, das, was dieses Buch für Sie bereithält, die Erlaubnis geben, die Stopptaste zu drücken, wenn das Leben über Sie hereinbricht. Schreit unser Körper nach Ruhe, haben wir die Möglichkeit, innezuhalten und zuzuhören. Wenn Sie diese Möglichkeit wahrnehmen, werden Sie jede Ernährungs- und Fastenstrategie in diesem Buch umsetzen können.

Es ist mir eine Freude, Ihnen *Das Zykluskochbuch* vorlegen zu dürfen. Es kommt von Herzen – von einer Gruppe an Frauen und einem Mann, der im wahren Frauenspirit lebt. Ich hoffe, dass auch Sie auf den folgenden Seiten zu Ihrem natürlichen, weiblichen Rhythmus finden werden. Dass Sie lernen, im Frauenspirit zu leben, dass Sie sich mutig die Erlaubnis geben zu ruhen, wenn das Leben dies von Ihnen verlangt. Sie verdienen es, in einem Körper zu leben, den Sie lieben – einem gesunden, glücklichen, lebendigen Körper, der sich im Einklang mit Ihrer hormonellen Weisheit befindet.

In Liebe

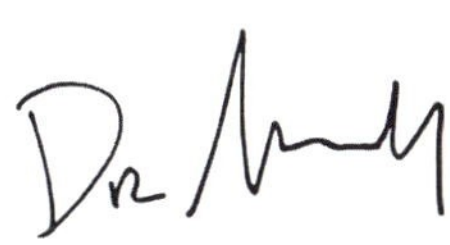

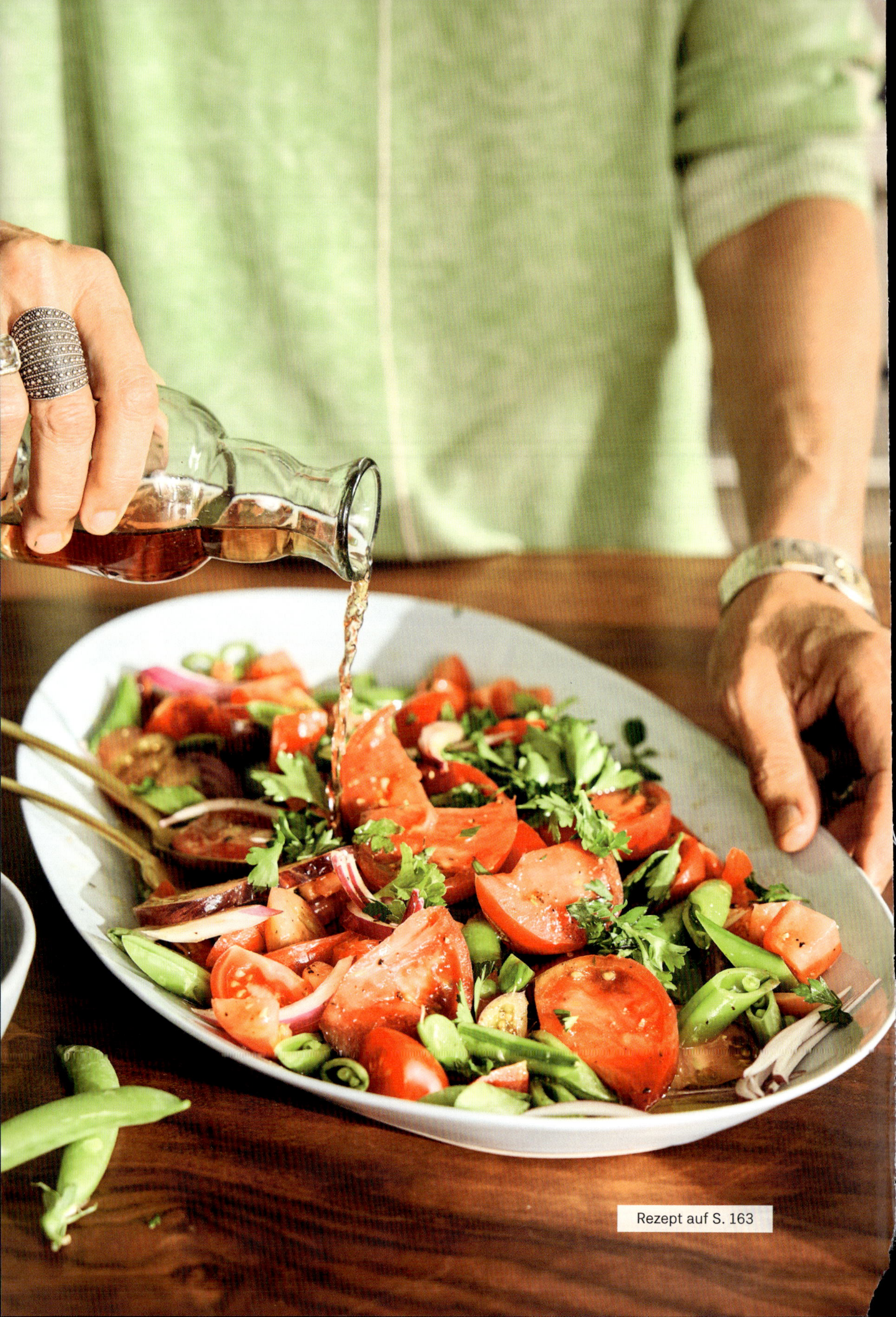

Rezept auf S. 163

EINFÜHRUNG

ALS ENDE 2022 *Fast Like a Girl* (deutsch: *Gesund, schlank und fit mit der Zyklusernährung*) veröffentlicht wurde, hätte ich mir nicht vorstellen können, welchen Einfluss es auf Frauen rund um den Globus haben würde. Ich wusste, dass der Schlüssel zu Wohlbefinden und Gesundheit im Fasten lag; ich hatte mich jahrelang mit diesbezüglichen Studien sowie damit beschäftigt, wie sie sich auf Frauen anwenden ließen. Ich hatte mit eigenen Augen gesehen, wie positiv sich Fasten auf die Gesundheit auswirkt. Wenn Frauen nur wirklich verstehen würden, wie der Körper im Fastenzustand heilt, könnten wir nicht nur die massiven Stoffwechselprobleme lösen, die so viele Menschen plagen, Frauen hätten dann endlich auch ein kostenloses Werkzeug an der Hand, mit dem sie sich selbst heilen könnten. Das wusste ich in meinem tiefsten Inneren.

Frauen auf der ganzen Welt ließen sich von den Ansätzen im Buch mitreißen, es bildete sich eine regelrechte Bewegung. Zwar war es meine ursprüngliche Absicht gewesen, ein auf den weiblichen Körper zugeschnittenes Fastenhandbuch zu schreiben, doch merkte ich rasch, dass meine Leserinnen den sehnlichsten Wunsch hatten, ihren Körper überhaupt erst einmal zu verstehen. Darüber hinaus suchten sie verzweifelt nach einfachen, leicht anwendbaren, kostenlosen Lifestyle-Tools, mit denen sie den zunehmenden hormonellen Herausforderungen in ihrem Leben optimal begegnen konnten.

Das ist interessant, denn fragt man Ärzte, behaupten viele von ihnen, ihre Patientinnen lehnten Lebensumstellungen ab, die ihnen aus einer gesundheitlichen Krise helfen würden. Ich habe da andere Erfahrungen gemacht. Ich glaube, dass Frauen genau das wollen: Lebensumstellungen, die ihnen helfen könnten. Sie haben es satt, in der Arztpraxis psychologisch manipuliert zu werden. Sie wollen keine weitere Pille gegen ihre Symptome. Sie wollen nicht mehr gesagt bekommen, an ihrer gesundheitlichen Situation könnten sie selbst leider gar nichts ändern. Sie haben die Nase voll von trendigen Diäten. Sie wollen gehört werden. Sie wollen etwas tun. Sie sind auf der Suche nach klaren, wissenschaftlich gestützten Lösungen, mit denen sie die Kontrolle über ihre Gesundheit wiedererlangen.

Ich schätze mich glücklich, mit dabei zu sein, mitten unter diesen sich selbst ermächtigenden Frauen. Jetzt stehen Frauen überall auf der Welt für sich selbst ein und fragen, was Gesundheit für ihren, für den weiblichen Körper bedeutet. Sie betrachten das Thema Gesundheit mit den Augen einer Frau. Ein einzigartiger Moment in der Geschichte, in dem diese inspirierenden Frauen ein ganz neues Gesundheitsparadigma eröffnen, eines, von dem noch viele zukünftige Generationen profitieren werden. Ich bin so stolz darauf, Teil dieser wunderschönen Entwicklung zu sein!

Dennoch liegt noch viel Arbeit vor uns. Die Frauengesundheit ist an einem Scheideweg angekommen. Auf der einen Seite werden sich Frauen allmählich der Tatsache bewusst, dass sich unser traditionelles Gesundheitssystem schon seit Langem einer Einheitsformel bedient, in der der hormonelle Rhythmus des weiblichen Körpers schlicht keine Rolle spielt. Dagegen rebellieren die Frauen nun und verlangen von ihren Ärzten bessere Lösungen, Lösungen, die auf den weiblichen Körper zugeschnitten sind. Denn das althergebrachte Gesundheitsparadigma hält der einfachen Frage »Wie lässt sich das auf den Körper einer Frau anwenden?« nicht stand. Ob es sich nun um einen neuen Gesundheitstrend, eine Modediät, einen vielversprechenden Biohack oder ein Rezept vom Arzt handelt: Je mehr wir auf uns zugeschnittene Lösungen einfordern, desto gründlicher wird das alte Gesundheitssystem entstaubt und desto schneller entsteht ein neues.

Auf der anderen Seite gibt es Millionen von Frauen, die aus ihrer schlechten gesundheitlichen Situation einfach nicht herausfinden. Sie fühlen sich hilflos, orientierungslos und ohne Antworten allein gelassen. Der Pfad zur Gesundheit ist unnötig kompliziert, teuer und zeitraubend geworden. Seine Lebensführung umzustellen, wird für wenig effektiv gehalten und selten empfohlen. Ist gesundheitlich etwas im Argen, verschreibt man meist Medikamente – und wie sich diese auf den weiblichen Körper auswirken, ist oft noch nicht einmal erforscht. Das führt dazu, dass viele Frauen den Körper, in dem sie leben, hassen: Hat eine Frau das Gefühl, ihr Körper arbeite gegen sie, sucht sie die Schuld oft bei sich selbst. Irgendetwas muss sie falsch gemacht haben.

Und wenn auch Sie zu diesen Frauen gehören, sollten Sie wissen, dass Sie nicht allein sind. Viele andere Frauen denken, sie seien selbst dafür verantwortlich, dass sie in der Haut, in der sie stecken, leiden. Sie fühlen sich unzulänglich, sie haben die Verbindung zum eigenen Körper verloren. Diese Geisteshaltung ist schlichtweg zerstörerisch und muss aufhören.

Aber warum muss Gesundheit überhaupt kompliziert sein? Sie ist im Grunde ganz einfach: Der weibliche Körper tut immer das Richtige zur richtigen Zeit. Warum hat man uns nicht beigebracht, seine Rhythmen zu verstehen? Wer profitiert von dieser Entmachtung? Zu viele Frauen nehmen das »Da können Sie leider nichts machen« unseres Gesundheitssystems klaglos hin. Das Wort »Lebensumstellung« muss wieder Teil der Gesundheitsdiskussion werden! Wir müssen uns wieder auf das Grundlegende besinnen und darüber sprechen, wie unsere Hormone auf unsere täglichen Aktivitäten reagieren, besonders auf so alltägliche wie Essen, Trinken, Schlafen, Atmen.

Jede Frau verdient es zu wissen, was genau da jeden Monat mit ihren Hormonen geschieht und wie sie diesen natürlichen Rhythmen durch ihren Lebensstil gerecht werden kann. Und wenn sich unser hormoneller Zyklus in den Wechseljahren verändert, wäre es schön, wenn wir darüber sprechen könnten, was wir im Alltag tun können, um diese Stürme unbeschadet zu überstehen, statt einfach nur ein Rezept für ein Antidepressivum in die Hand gedrückt zu bekommen. Jede Frau verdient es, zu ihrer Gesundheit zurückzufinden, niemand darf auf diesem Weg allein gelassen werden.

Frauengesundheit neu denken

Um über unseren Körper und unsere Gesundheit selbst zu bestimmen, bedarf es der Aufklärung – wir brauchen tiefgehende Informationen darüber, wie unser brillanter Körper funktioniert. In *Fast Like a Girl* ging es um Fastenstrategien im Einklang mit unseren hormonellen Rhythmen; in diesem Buch erfahren Sie, wie Sie die zyklische Natur Ihres Körpers mit der Ernährung unterstützen können, sodass Sie sich gut genährt, geerdet und lebendig fühlen. Diejenigen, die *Fast Like a Girl* kennen, werden hier viel Neues und Interessantes lesen. Und alle Neulinge heiße ich herzlich willkommen! Sie werden auf jeden Fall von diesem Buch profitieren, auch wenn Sie mit meiner Arbeit noch nicht vertraut sind. Sie haben nichts verpasst: Viele der Prinzipien aus *Fast Like a Girl* habe ich hier noch einmal zusammengefasst.

Wir müssen aufhören, Gesundheit als einen fernen Ort zu sehen, an dem wir hoffentlich eines Tages ankommen werden. Gesundheit bedeutet kontinuierliches Handeln – Handeln, das uns weder schwerfällt noch unendlich viel Zeit raubt noch Unsummen kostet. Mit dem Zykluskochbuch versuche ich, Ihnen eine Gebrauchsanweisung für Ihren Körper an die Hand zu geben, die Sie zu klugen, altersgerecht auf Ihre Hormone abgestimmten Ernährungsentscheidungen im Alltag führt. Ob Sie eben erst Ihre Periode bekommen haben oder Ihre letzte Monatsblutung schon vor Jahren hatten: Mithilfe der Informationen in diesem Buch werden Sie Ihren Körper wieder lieben lernen. Ich frage mich oft, was alles möglich wäre, wenn man Frauen beibrächte, ihr Leben im Einklang mit ihren hormonellen Rhythmen zu führen. Würden wir dann einen Rückgang an hormonell bedingten Krebserkrankungen, Alzheimer, Autoimmunkrankheiten, Wechseljahresbeschwerden und Schilddrüsenstörungen, mit denen immer mehr Frauen zu kämpfen haben, erleben? Würde sich unsere kollektive psychische Gesundheit verändern? Wie weit würden wir gehen können, machten wir uns unsere hormonellen Superkräfte zunutze?

DEN STOFFWECHSEL ANKURBELN

Bevor wir uns nun näher ansehen, was es bedeutet, sich zyklusgerecht zu ernähren, müssen Sie sich vergegenwärtigen, dass Sie zwei Arten von Stoffwechsel haben: Der eine setzt ein, wenn Sie etwas essen, in den anderen wechselt der Körper beim Fasten. Ersteren nennen wir auch das Zuckerverbrennungssystem, Letzteren liebevoll das Fettverbrennungssystem, weil der Körper dabei auf eine andere Treibstoffquelle als Zucker, nämlich auf Fett, zurückgreifen muss. Einer der Gründe dafür, warum Diäten immer wieder scheitern, besteht darin, dass dabei nur versucht wurde, die Zuckerverbrennungssysteme zu kontrollieren – vom Fettverbrennungssystem hatten wir keine Ahnung. Die erstaunlichen Ergebnisse, zu denen *Fast Like a Girl* geführt hat, sind größtenteils der Tatsache geschuldet, dass die Betroffenen nun endlich wussten, wie sie ihr Fettverbrennungssystem »anzapfen« konnten. Doch vergessen Sie nicht: Das Ziel der großartigen Stoffwechselgesundheit erreichen wir nicht, wenn wir uns dauernd im Zustand der Fettverbrennung befinden; die Kunst besteht eher darin, zwischen beiden Systemen hin und her wechseln zu können. In diesem Buch erfahren Sie, wie Sie Ihren Fettverbrennungsstoffwechsel so organisieren können, dass Ihnen das Umschalten von einem System aufs andere mühelos gelingt.

So hilft Ihnen dieses Buch

In diesem Buch geht es ebenso um Ernährung wie ums Kochen. Es hilft Ihnen dabei, kluge Ernährungsentscheidungen zu treffen und Ihrem Körper die Nährstoffe zuzuführen, die er braucht, damit Ihre Hormone glücklich sind. Sie erfahren, dass jedes Ihrer Geschlechtshormone mit einem etwas anderen Nahrungsbedarf einhergeht. Ob Ihr Menstruationszyklus nun regelmäßig abläuft oder nicht oder ob Sie gar keinen Zyklus mehr haben: Ich möchte, dass Sie verstehen, welchen Einfluss die Ernährung auf Ihre hormonelle Gesundheit hat – und welche Nahrungsmittel Ihr Hormonsystem negativ beeinflussen. Die Ernährung hat viel Macht, sie kann Ihre hormonelle Gesundheit entweder in

Balance halten oder zerstören. Leider enthalten viele Fertigprodukte, auf die wir heute so oft zurückgreifen, eine ganze Menge hormonschädlicher Stoffe. Höchste Zeit, sie beim Namen zu nennen und ihnen die rote Karte zu zeigen!

Anschließend möchte ich Ihnen näherbringen, wie Sie in Ihrer Küche Balance in Ihren Hormonhaushalt bringen können. Ich stelle Ihnen verschiedene Kategorien von Nahrungsmitteln vor, die ausgesprochen gut für Ihren Hormonhaushalt sind: Hier geht es um Kohlenhydrate aus Obst und Gemüse, mit denen Mutter Erde uns nährt, um pflanzliche und tierische Proteine, um gesunde Fette und Öle, um präbiotische Gewürze, um bittere Gemüsesorten, die unsere Leber liebt, und um ballaststoffreiche Nahrungsmittel für die hormonaufspaltenden Mikroben in unserem Darm.

Dieses Buch ist völlig neuartig – Althergebrachtes finden Sie hier nicht. Zunächst möchte ich Ihnen zeigen, warum viele Ihrer gesundheitlichen Probleme von der modernen Welt, in der wir leben, verursacht werden, einer hektischen Welt voller Fake Food, unablässiger Dopaminausschüttung und Verheißungen schneller Lösungen. Das Essen ist kompliziert geworden, die Inhaltsstoffe sind teilweise giftig und unsere Geschmacksknospen Gefangene einer Lebensmittelindustrie, die an Profit interessiert ist, nicht an Gesundheit. Ich möchte Ihnen durch diesen Dschungel helfen und Ihnen eine hormongerechte Ernährung aufzeigen. Ganz gleich, ob Sie gerade erst die Pubertät hinter sich gebracht haben oder sich am Beginn der Wechseljahre befinden, Sie werden hier all Ihre Hormone und die Nahrung, die sie mögen, kennenlernen. Darüber hinaus werde ich mich Fragen zuwenden, die Leserinnen von *Fast Like a Girl* aufgeworfen haben, etwa: »Was kann ich während meines Fastenfensters essen oder trinken?« oder: »Wie kann ich das Fasten brechen?« oder: »Mit welchem Lebensmittel breche ich das Fasten am besten?«. Mithilfe meiner berühmten Köchinnen und Köche habe ich wunderbare Rezepte für Snacks und Getränke, die Sie während des Fastenfensters zu sich nehmen können, ausgearbeitet, ebenso wie für köstliche Mahlzeiten zum Fastenbrechen, die die Muskeln aufbauen und das Mikrobiom regenerieren.

Gemeinsam gehen wir die verschiedenen Phasen des Fastenzyklus durch, ein Konzept, das ich entwickelt habe, das den Menstruationszyklus in drei Abschnitte einteilt und das Ihnen verrät, wie Sie in den drei Abschnitten essen oder fasten können. Zudem erfahren Sie, welche Hormone Ihr Körper in den einzelnen Phasen ausschüttet und mit welchen Nahrungsmitteln Sie diese am besten unterstützen können.

Doch auch meine Freundinnen in den Wechseljahren sowie diejenigen im gebärfähigen Alter, bei denen die Blutung hin und wieder ausbleibt, habe ich nicht vergessen! Lesen Sie sich die Phasenkapitel auf jeden Fall durch, damit Sie Ihre drei Geschlechtshormone verstehen, denn Sie produzieren sie noch immer, auch wenn Sie nicht mehr menstruieren; zusätzlich ist Ihnen jedoch noch ein eigenes Kapitel gewidmet, mit dem Sie die Prinzipien der drei Phasen auf Ihre spezielle Situation anwenden können. Dies wird auch Sie wieder in den natürlichen Einklang mit Ihren Hormonen bringen.

Daneben finden Sie eine erweiterte Version des 30-Tage-Fasten-Reset-Plans, den ich erstmals für *Fast Like a Girl* entwickelt habe. Mit ihm können Sie alle in diesem Buch besprochenen Prinzipien umsetzen und sich Ihre hormonelle Reise enorm erleichtern.

Und schließlich weisen die Rezepte in diesem Buch noch eine Besonderheit auf: Es gibt pflanzenbasierte Rezepte und Rezepte für alle, dic sich omnivor ernähren. Aus all den Studien, die ich bisher gesichtet habe, schließe ich, dass sowohl die pflanzliche Ernährungsweise als auch der Verzehr von Fleisch und anderen

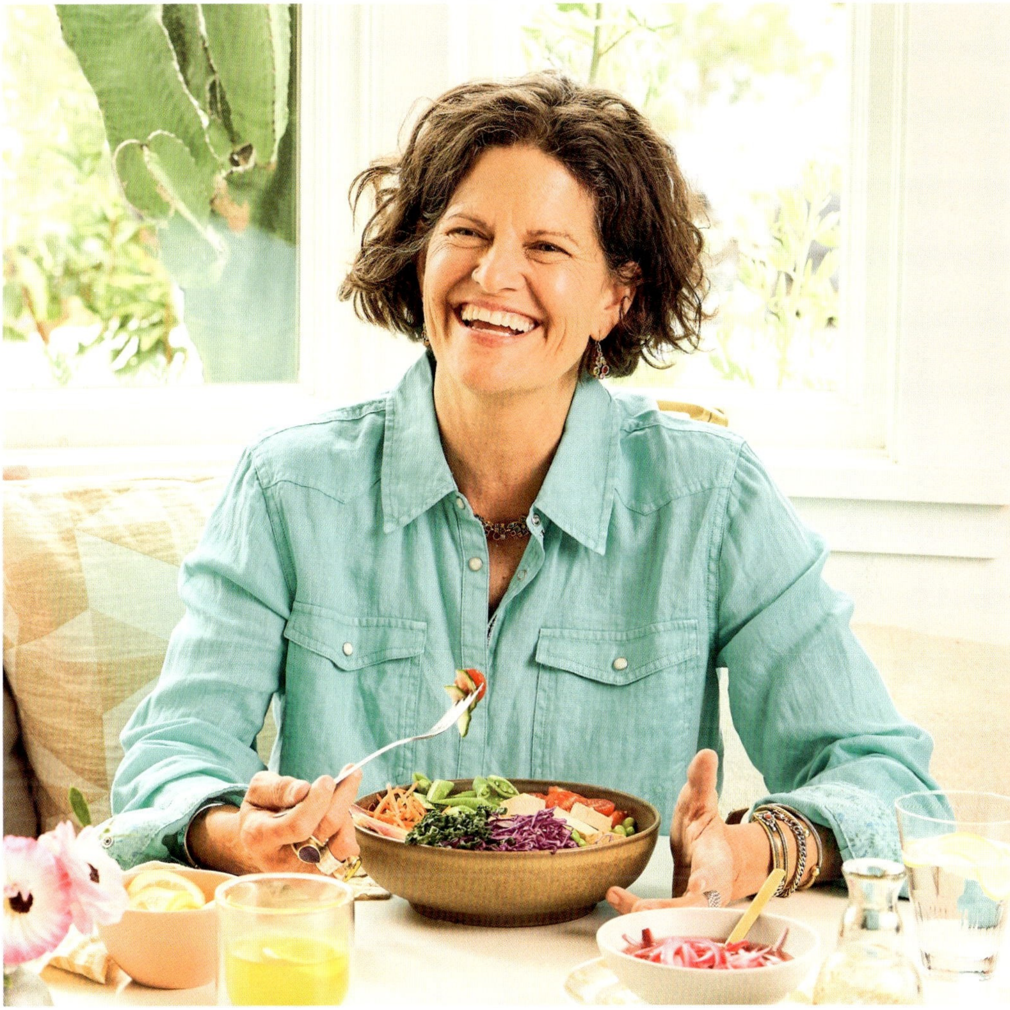

Tierprodukten ihre jeweiligen Vorzüge haben. Die einzige Ernährungsweise, die ich strikt ablehne, ist die westliche Standardernahrung. Die, die uns die Lebensmittelindustrie serviert. Die, die uns nicht nährt, sondern schadet oder sogar tötet. Mit sowohl pflanzenbasierten als auch omnivoren Rezepten schließe ich keinen aus der Diskussion um Ernährung und Hormone aus. Sie haben die Wahl – ganz nach Ihren persönlichen Präferenzen.

Ich freue mich auf unsere gemeinsame Reise! Machen Sie sich bereit und tauchen Sie in die heilende Kraft der Nahrungsmittel ein. Lassen Sie uns den wunderschönen weiblichen Körper feiern, heilen wir ihn mit Fasten und räumen wir unseren Hormonen den Platz ein, der ihnen gebührt. Guten Appetit! Auf eine Reise voller hormoneller Glückseligkeit!

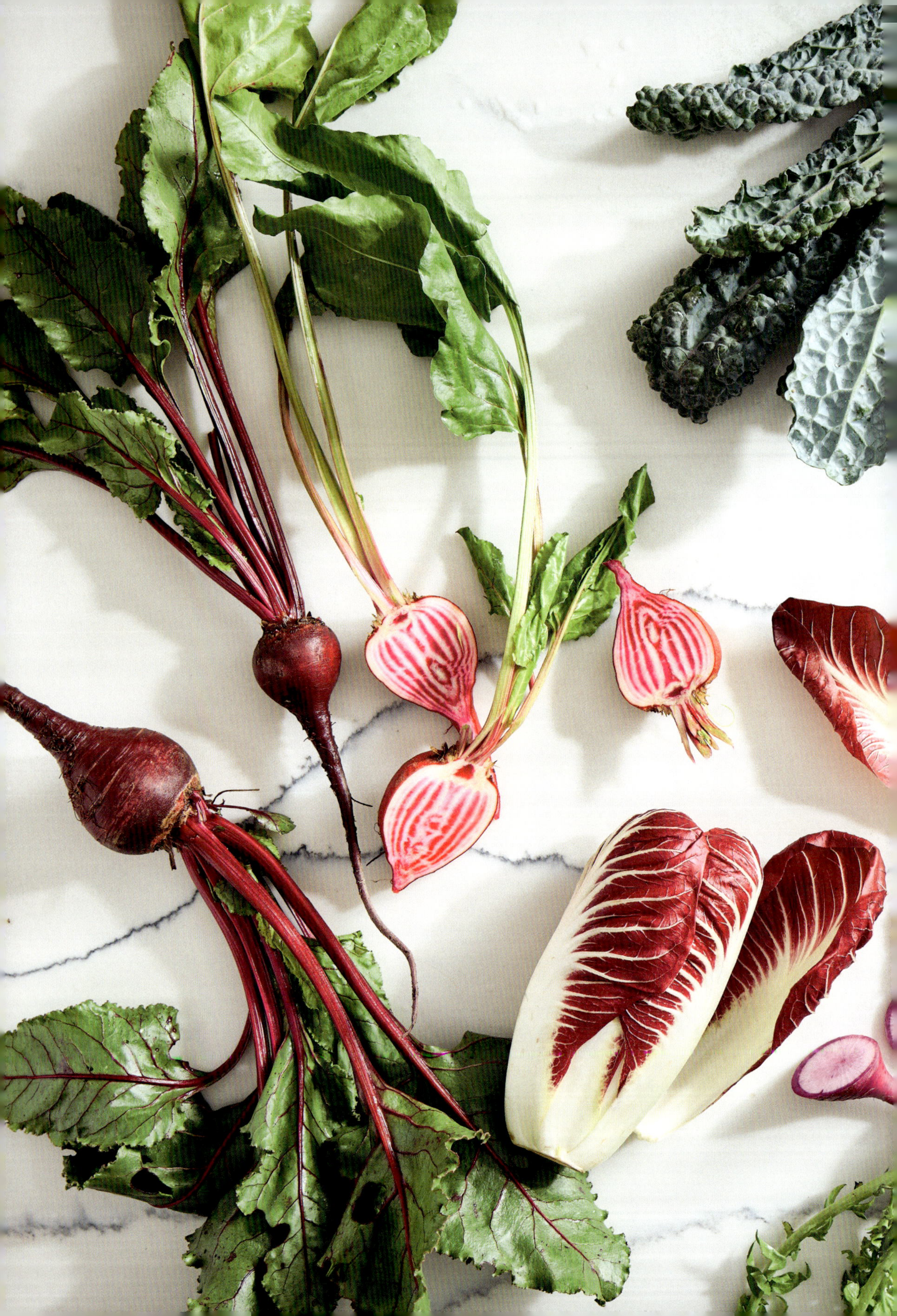

TEIL I

Hormongerechte Ernährung

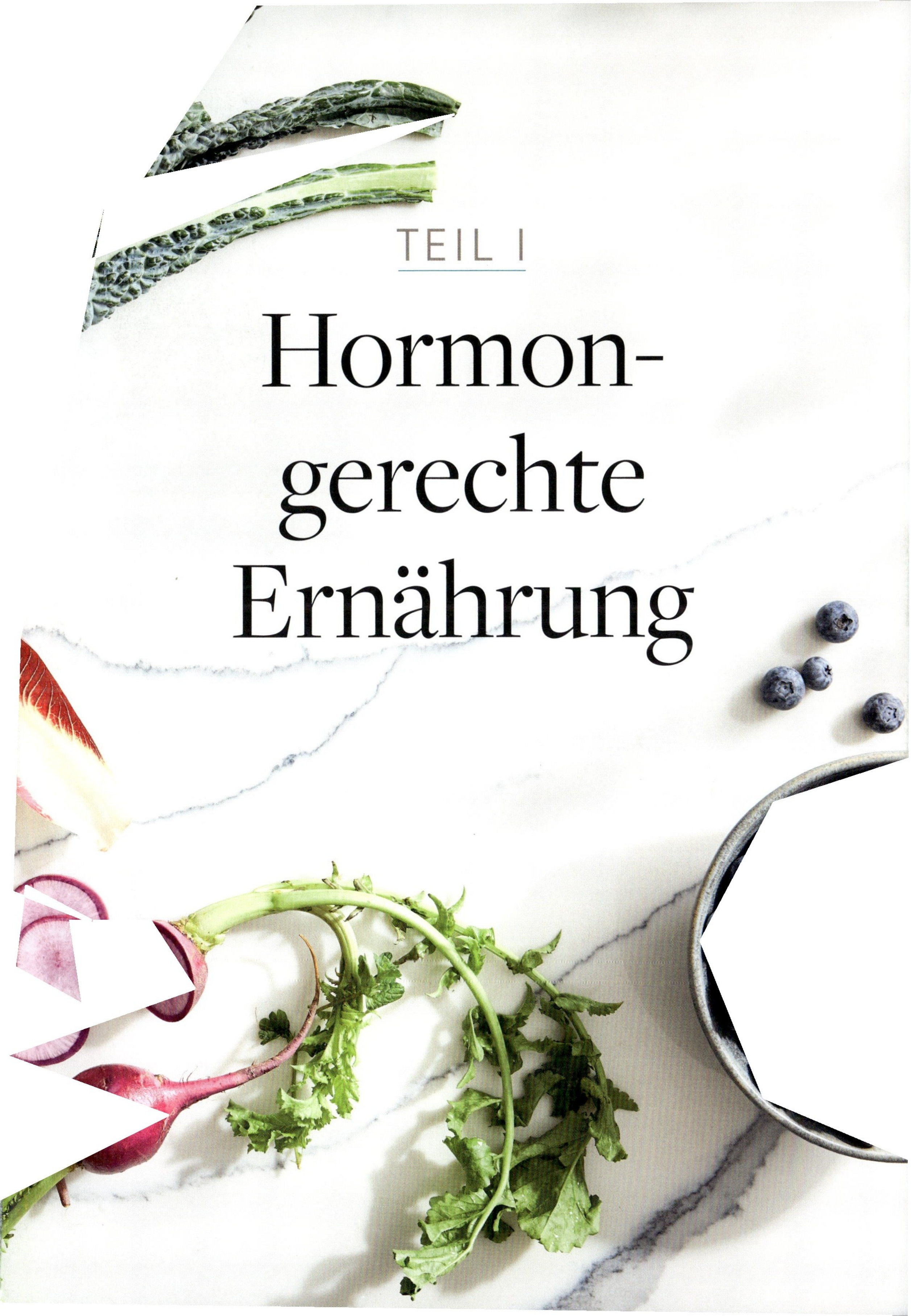

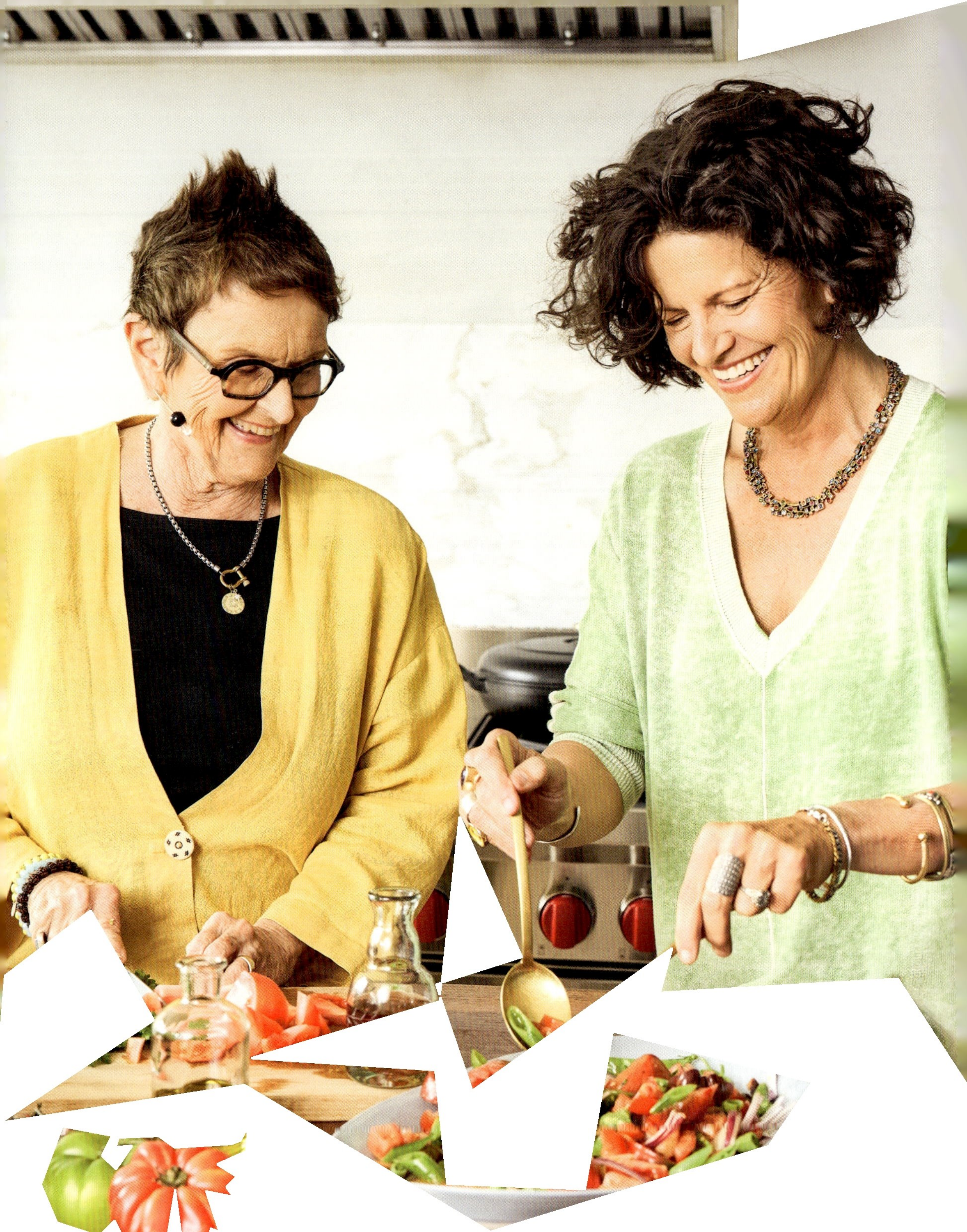

1

Wie funktioniert die hormongerechte Ernährung?

MEINE MUTTER WAR EINE Gesundheitsenthusiastin. Zu einer Zeit, da Weißbrot, Essen vor dem Fernseher, Schokoriegel, gezuckerte Frühstücksflocken und Limo die kulturelle Norm waren, füllte meine Mom die Küche mit gesunden, frischen Nahrungsmitteln, die sich nicht lange im Vorratsschrank hielten, nicht in der Mikrowelle erhitzt werden konnten und ohne lange Liste an Zutaten oder Inhaltsstoffen auskamen. Heute bin ich ihr dafür dankbar; damals flehte ich sie an, mir zum Mittagessen doch einmal ein »normales« Sandwich zu machen – was in den Siebzigern Erdnussbutter und Traubenmarmelade auf weißem Toast bedeutete. Doch meine Mutter wusste es besser: Sie wusste, wie wichtig eine gesunde Ernährung für unseren heranwachsenden Körper und unser sich entwickelndes Gehirn war. Und so stieß mein Flehen auf taube Ohren. Die Vorreiterin in Sachen gesunder Kost brachte uns bei, wie entscheidend natürliche, unverarbeitete Lebensmittel sind. So bestand mein Mittagessen in der Regel aus Orangen sowie Reiswaffeln mit Erdnussmus und Honig oder Streichkäse, womit ich aus der Reihe meiner Klassenkameradinnen deutlich hervorstach. Ich hasste es, gleichzeitig aber setzte sich eine Botschaft in meinem Gehirn fest, die ich bis heute nicht vergessen habe: Es ist die Qualität der Zutaten unseres Essens, auf die es ankommt.

Spulen wir nun nach vorn in die moderne Welt von heute, in der die Liste der Lebensmittelzusatzstoffe eine Gestalt angenommen hat, die sich meine Mutter in den Siebzigern niemals hätte träumen lassen. Man bräuchte eigentlich einen Abschluss in Chemie, um zu verstehen, was genau da auf dem Nährwertetikett aufgelistet ist. Ernährung ist kompliziert geworden – unnötig kompliziert. Die Zutatenlisten sind lächerlich lang, hinter irreführenden Schlagworten wie »natürliche Aromen« verbergen sich gefährliche Chemikalien, und es ist auch nicht illegal, dass in unserer Nahrung wissenschaftlich erwiesene endokrine Disruptoren (Stoffe, die unserem Hormonsystem schaden), Obesogene (Fettleibigkeit fördernde Substanzen) und Karzinogene (krebserregende Stoffe) stecken. Was wir essen, ist zu einem Paket voller Toxine degradiert worden, das die Stoffwechselgesundheit auf der ganzen Welt alarmierend verschlechtert. Die Adipositasrate ist durch die Decke gegangen, hormonelle Störungen wie das polyzystische Ovarialsyndrom (PCOS), Autoimmunerkrankungen, Wechseljahresbeschwerden und Unfruchtbarkeit sind keine Ausnahme mehr, sondern für Frauen an der Tagesordnung. Der weibliche Körper hat mit dieser massiven Flut an Giftstoffen enorm zu kämpfen. Ob Sie nun 15 sind und Ihre hormonelle Reise gerade erst angetreten haben oder 65 und die letzte Monatsblutung schon Jahre zurückliegt – es ist höchste Zeit, dass wir lernen, die Lebensmittel zu meiden, die unsere Gesundheit zerstören.

Nahrung und Dysregulation

Unser weiblicher Körper leidet auf mehr als eine Art und Weise an unserer stressigen Umwelt voller Giftstoffe. Die patriarchale Prägung unserer Kultur macht uns weis, wir seien nur dann etwas wert, wenn wir produzieren, Leistung erbringen und Geld verdienen. Unser Gehirn versucht, täglich eine ungeheure Menge an Informationen aufzunehmen und zu verarbeiten, während wir uns Tag und Nacht giftiges, ernährungsphysiologisch nutzloses Essen einverleiben, das unsere natürlichen Zyklen stört und uns krank macht. Ihr brillanter Körper wird sich an jedwede Umgebung anpassen, in die Sie sich begeben, was in unserer modernen Welt leider eine Umgebung voller körperlichen, emotionalen und chemischen Stresses bedeutet.

Ein Großteil dieses chemischen Stresses ist der Lebensmittelindustrie und unserer Ernährungskultur geschuldet. Die chemischen Substanzen, die in unseren Lebensmitteln mittlerweile erlaubt sind, haben nicht nur unseren Geschmackssinn zum Negativen verändert, sie üben auch eine höchst schädliche Wirkung auf unseren Stoffwechsel aus. Wir befinden uns inmitten einer massiven Lebensmittelkrise – einer potenziell tödlichen Lebensmittelkrise.

Aber warum sind diese Substanzen erlaubt? Innerhalb der Food and Drug Administration (FDA), der US-amerikanischen Lebens- und Arzneimittelbehörde, kursiert der böse Witz: »Das F in FDA ist stumm«[1] – die Regierungsbehörde übt keine strikte Kontrolle über Nahrungsmittel aus. Ein gutes Beispiel dafür ist die mysteriöse Nahrungsmittelkategorie namens GRAS (Generally Recognized As Safe, »gilt allgemein als unbedenklich«). Damit werden Lebensmittel gekennzeichnet, zu deren Unbedenklichkeit noch gar keine Studien durchgeführt wurden – eine sehr großzügige Unschuldsvermutung. Leider dauert es Jahre und erfordert Unsummen, zu beweisen, dass sich ein bestimmter Inhaltsstoff schädlich auf die Gesundheit auswirkt, wie man etwa an den teilgehärteten Ölen sehen kann. 2006 schätzte man in den Vereinigten Staaten, das künstliche Transfett in Nahrungsmitteln sei für einen von fünf (insgesamt bis zu 250 000) Herzinfarkten sowie 50 000 Todesfälle jährlich verantwortlich. Doch erst 2018 trat das Verbot der FDA von teilgehärteten Ölen in Lebensmitteln tatsächlich in Kraft.[2] Warum hat das so lange gedauert? Wie viele Menschen hatten keine Ahnung, dass die Regierung den lebensverkürzenden Stoff in unserer Nahrung erlaubt? (In der EU sind sie noch erlaubt, allerdings seit April 2021 mit einer Obergrenze von 2 Gramm pro 100 Gramm Fett.)

Ich bezeichne diesen toxischen Nahrungsmittelstress gern als Form der körperlichen Dysregulation. Toxische Nahrungsmittel stören unser Stoffwechselsystem und können z. B. Insulinresistenz verursachen, bei der der Körper mehr Glukose produziert, als er braucht, weshalb er sie am Bauch und in den Organen als Fett speichert. Und da unser Stoffwechselsystem eng mit unserem Nervensystem verbunden ist, bedeutet die Dysregulation, dass auch zu viel von dem Stresshormon Kortisol produziert wird. Dieses veranlasst den Körper, noch insulinresistenter zu werden und noch mehr Glukose ins Blut auszuschütten. Die erhöh-

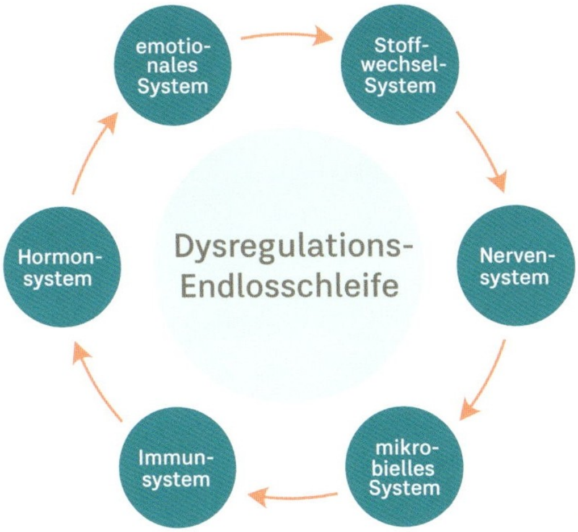

ten Blutzucker- und Kortisolspiegel wiederum sorgen dafür, dass die Geschlechtshormone in den Zustand der Dysregulation geraten. Durch dieses hormonelle Ungleichgewicht fahren wir dann emotional Achterbahn, was uns zusätzlich stresst. Fertig ist die Dysregulations-Endlosschleife! Ein System im Körper ist aus dem Takt geraten und hat gleich mehrere andere Systeme mit ins Unglück gerissen.

Ist es da ein Wunder, dass in vielen von uns das Chaos tobt? Unser Nervensystem ist derart angespannt, dass wir uns nicht mehr entspannen können. Wir haben uns durch so viele Trenddiäten und Work-out-Programme gekämpft, dass wir unseren Stoffwechsel regelrecht zerstört haben und Medikamente brauchen, um abnehmen zu können. Ganz zu schweigen vom Brain Fog, von ausbleibenden Perioden, zermürbenden Wechseljahresbeschwerden, Verdauungsproblemen und, und, und. Wir allein gegen einen modernen, menschengemachten Hurrikan.

Diesem wahren Sperrfeuer an Stressoren und mit ihnen einhergehenden Symptomen liegt zugrunde, dass der weibliche Körper aus seiner Balance geraten ist. Wir müssen unser Leben so gestalten, dass wir uns wieder im Einklang mit ihm befinden. Wir müssen unseren Stoffwechsel regulieren, damit wir auch unser Nervensystem und unsere Geschlechtshormone regulieren können.

Sorgen wir dafür, dass die Verbundenheit unseres Nerven-, Stoffwechsel- und Hormonsystems zu unserem Vorteil arbeitet. Ihr Körper sehnt sich nach Balance, sein homöostatischer Instinkt möchte Sie wieder ins Gleichgewicht bringen. Ob Sie nun Ihren Stoffwechsel ins Lot bringen, Ihr überempfindliches Nervensystem beruhigen oder die gesunde, zyklische Natur Ihrer Geschlechtshormone unterstützen wollen: Die Weisheit Ihres Körpers wird alles Erdenkliche tun, um Sie wieder in den Zustand der Gesundheit zu versetzen. Sie müssen ihm nur dabei helfen. Dabei können Sie natürlich überall anfangen, aber der einfachste Weg führt über die Ernährung: Gesunde Nahrung ist eine der schnellsten (und köstlichsten) Möglichkeiten, Ihren dysregulierten Körper zu heilen. Die richtigen Nahrungsmittel, auf Ihre hormonellen Bedürfnisse abgestimmt, werden Ihrem Körper seine Ausgeglichenheit zurückbringen. Lassen Sie uns mit den grundlegenden Fünf beginnen – fünf Ernährungsgrundsätze, die viele Systeme in Ihrem Körper regulieren, nicht nur den Stoffwechsel.

Die grundlegenden Fünf

Ernährung ist ein komplexes Thema – lassen Sie es uns vereinfachen! Mit den grundlegenden Fünf finden Sie den Weg zurück zu einem ausgeglichenen Körper, mit ihnen können Sie sich nicht verirren. Sie passen sowohl zu einer pflanzenbasierten als auch zu einer omnivoren Ernährung, sie funktionieren sogar mit Trenddiäten wie der Keto- oder der Carnivore-Diät. Mit den grundlegenden Fünf finden Sie mühelos zu Ihrem Stoffwechselgleichgewicht zurück.

DIE HORMONHIERARCHIE

Hormone arbeiten nicht isoliert, sie fungieren als Gemeinschaft. Steigt der Spiegel eines Hormons an oder sackt er ab, passen sich die anderen Hormone an. Ich spreche hier gern von der Hormonhierarchie. Ihre Geschlechtshormone - Östrogen, Progesteron und Testosteron - werden in hohem Maße von der Insulinproduktion beeinflusst. Ist der Insulinspiegel zu hoch, können die Geschlechtshormone schnell außer Kontrolle geraten. Das ganze Insulinsystem wiederum wird enorm von dem Stresshormon Kortisol beeinflusst. Leiden Sie an chronischem Stress, befindet sich ständig Kortisol in Ihrem Blut und Ihre Zellen bleiben im Zustand der Insulinresistenz.

An der Spitze der Hierarchie steht das Oxytocin. Schüttet Ihr Körper dieses »Kuschelhormon« aus, senkt dies den Kortisolspiegel, was die Insulinresistenz beendet und die Geschlechtshormone in einen natürlicheren, ausgeglicheneren Zustand versetzt. Zum Glück macht es Spaß, Oxytocin zu produzieren. Es wird ausgeschüttet, wenn wir lachen, uns mit anderen verbunden fühlen, unseren Lieblingsmenschen umarmen, die Katze streicheln, einen Orgasmus haben oder uns bei einer Massage entspannen. Immer wieder »Oxytocinmomente« in den Alltag einzubauen, beruhigt alle Hormone und trägt dazu bei, das Gleichgewicht unseres Hormonhaushalts wiederherzustellen.

1. WICHTIG IST DER BLUTZUCKER, KALORIEN SIND ES NICHT

Wenn es ein Konzept gibt, das Ihre Gesundheit mehr beeinflusst als alle anderen, dann ist es das Verständnis, wie sich Essen auf Ihren Blutzucker auswirkt. Mit Zucker ist hier nicht der raffinierte, hochverarbeitete Zucker gemeint, der sich in so vielen modernen Lebensmitteln findet. Ich spreche hier vom Glukosespiegel, der in Ihrem Blut messbar ist. Jedes Mal, wenn Sie etwas essen, wird diese Nahrung in Ihrem Körper in Glukosemoleküle aufgespalten - manche Nahrungsmittel in viele Glukosemoleküle, andere in nur wenige. Steigt der Glukosespiegel nach einer Mahlzeit, veranlasst dies die Bauchspeicheldrüse (Pankreas) dazu, das Hormon Insulin auszuschütten. Man könnte Insulin auch als Glukosespeicherhormon bezeichnen; es hilft beim Transport der Glukose in die Zellen, wo sie gebraucht wird. In den Zellen treibt die Glukose dann die Mitochondrien, die »Kraftwerke« der Zellen, an, sodass diese Energie produzieren können.

Unsere Zellen gedeihen bei der Zufuhr *kleiner* Glukosemengen - große Mengen Glukose überfordern sie. Wiederholt Nahrung zu sich zu nehmen, deren Verzehr große Glukosemengen mit sich bringt, zwingt die Bauchspeicheldrüse dazu, mit großen Mengen Insulin gleichzuziehen. Wird der Körper mit Glukose überflutet, kommt es auf Zellebene zum Stau, der dazu führt, dass der Körper mithilfe von Insulin die überschüssige Glukose in Fett umwandelt und im Fettgewebe einlagert. Das muss man sich mal vorstellen: Der Körper speichert das, was er nicht in die Zellen bekommt, als Fett. Nicht, um Sie zu bestrafen, ganz im Gegenteil: als Überlebensmechanismus. Denn überschüssige Glukose greift das Gewebe lebenswichtiger Organe an. Viele Frauen haben mit einem dysregulierten Stoffwechsel zu kämpfen, weil man ihnen beigebracht hat, sie müssten Kalorien zählen, um abzunehmen. Doch auch eine niedrigkalorische Kost kann dem Stoffwechsel verheerenden Schaden zufügen. Achten wir stattdessen auf unseren Blutzucker, reguliert sich nicht nur der Stoffwechsel wieder, auch das überlastete Nervensystem und insgesamt alle Hormone beruhigen sich.

2. DIE NAHRUNG SOLLTE NATÜRLICH, NICHT MENSCHENGEMACHT SEIN

Wir sind von Nahrung voller hormonschädlicher Chemikalien umgeben. Diese sogenannten *Obesogene* setzen nicht nur den Hormonen, sondern auch dem Stoffwechsel enorm zu. Manche von ihnen werden den Nahrungsmitteln absichtlich zugefügt, andere gelangen etwa aufgrund von Umweltverschmutzung in unseren Körper. Sind wir diesen Substanzen ausgesetzt, verspüren wir einen verstärkten Appetit; zudem kurbeln sie die Fettproduktion an den falschen Stellen an. Viele Fachleute sind der Meinung, Obesogene seien für die enorm gestiegenen Adipositasraten verantwortlich.[3] Dieser harten Realität müssen wir uns stellen: Stand 2022 war einer von acht Menschen auf der Welt in höchstem Maße übergewichtig. Seit 1990 hat sich Fettleibigkeit bei Erwachsenen weltweit mehr als verdoppelt, bei Jugendlichen sogar vervierfacht; und sage und schreibe 35 Millionen Kinder im Alter von bis zu fünf Jahren sind übergewichtig. Denn der menschliche Körper speichert diese chemischen Substanzen in der Nahrung als Fett.[4]

Aber warum richten die Substanzen derart verheerende Schäden in unserem Körper an? Zunächst einmal regen sie spezifische Stammzellen im Körper dazu an, Fettzellen zu produzieren.[5] Stammzellen sind universelle Zellen, die jedes Gewebe im Körper bilden und reparieren können. Sind wir Obesogenen ausgesetzt, bekommen bestimmte Stammzellen das Signal, Fettzellen herzustellen. Führen wir uns die Auswirkungen dieses Prozesses einmal wirklich vor Augen: Sie essen eines Ihrer Lieblingsnahrungsmittel. Vielleicht ist es sogar ein »Diätnahrungsmittel«, weil Sie nicht zunehmen wollen. Leider aber sind viele genau dieser Nahrungsmittel mit Obesogenen vollgepackt. Was für eine Ironie! Sie glauben, Sie tun sich etwas Gutes, dabei ist genau das Gegenteil der Fall. Ist es da noch ein Wunder, dass so viele Menschen Mühe haben, abzunehmen oder ihr Gewicht auch nur zu halten?

Doch leider ist das noch nicht das Ende der Geschichte. Denn Obesogene ahmen auch Östrogene nach – sie »verkleiden« sich als Östrogen, werden aber eben nicht natürlich vom Körper produziert. Sie docken an den Östrogenrezeptoren an, genau an den Rezeptoren an der Außenseite der Zellwand, die auch vom Insulin benutzt werden, um Glukose in die Zellen zu transportieren. Können die Rezeptoren den massiven Ansturm an falschem Östrogen und Insulin nicht mehr bewältigen, werden die überschüssigen Hormone, egal ob echt oder nicht, in der Vorratskammer des Körpers verstaut: als Fett. Am liebsten lagert der Körper Fett an Brust und Bauch ab, was nicht nur eine schwindende Taille, sondern auch ein höheres Risiko für hormonelle Krebserkrankungen wie Brust- oder Eierstockkrebs bedeutet. Und das alles, weil Sie ein »Diätnahrungsmittel« zu sich genommen haben, um nicht zuzunehmen. Da darf man schon mal stinksauer sein!

Doch noch immer ist kein Ende der körperlichen Zerstörung in Sicht. Obesogene bringen nämlich auch Ihr Hormonsystem durcheinander: Sie können Ihren Menstruationszyklus verändern, Ihre Fruchtbarkeit beeinträchtigen und zu schmerzhaften Perioden, prämenstruellen Stimmungsschwankungen sowie turbulenten – um es gelinde auszudrücken – perimenopausalen Zeiten führen. Sie sind der Grund, warum Frauen

1. Portionsgröße
Diese Angabe basiert auf der Menge, die der FDA zufolge von Menschen ab einem Alter von vier Jahren üblicherweise verzehrt wird. Sie muss mit Ihrem Bedarf nicht übereinstimmen.

2. Fett
Die Angabe umfasst alle Fette pro Portion, auch raffinierte Öle und Transfette, zusätzlich zum natürlichen Fett in den Zutaten.

3. Kohlenhydrate
Die Angabe umfasst alle Kohlenhydrate, auch raffinierten und zugesetzten Zucker.

4. Ballaststoffe
Diese Angabe ist besonders wichtig für die Verstoffwechslung der Hormone. Je mehr Ballaststoffe, desto besser. Für den Netto-Kohlenhydratgehalt ziehen Sie die Ballaststoffe von den Gesamtkohlenhydraten ab.

Nährwertangaben

(1) **Menge pro Portion: 1 Cookie**		**(ca. 50 g)**
Portionen pro Behälter:		**1**
	50 g	**100 g**
Kalorien	**228**	**456**
Gesamtfett	19,3 g	38,7 g
(2) Gesättigtes Fett	10,1 g	20,5 g
Kohlenhydrate	8,2 g	16,4 g
(3) Zucker	1,5 g	3,3 g
(4) **Ballaststoffe**	18,2 g	37,4 g
Protein	4,4 g	8,7 g
Salz	0,5 g	1 g

Zutaten: Kokosnuss (Kokosfruchtfleisch zerkleinert, Kokosraspeln) 38%, Ballaststoffe aus Zichorienwurzel (Inulin), Mandelmehl 17 %, Mandeln 8%, Rapslecithin, Himalayasalz (6)

Kann Spuren von Ei, Milch und Schalenfrüchten enthalten. (7)

(5) Ohne Zuckerzusatz

Nettogewicht	**50 g**

An einem kühlen, trockenen Ort lagern

5. Zugesetzter Zucker
Zugesetzter Zucker muss in der EU nicht deklariert werden. Man darf aber den Zusatz »kein zugesetzer Zucker« oder ähnlich auf dem Etikett angeben.

6. Zutaten
Dies ist der wichtigste Teil des Nährwertetiketts. Die Zutaten sind nach Menge aufgelistet, das, was am meisten enthalten ist, steht ganz oben. Hier gilt die goldene Regel: Die Liste sollte kurz sein, und Sie sollten die Zutaten kennen und aussprechen können.

7. Kann enthalten
Hier finden Sie Inhaltsstoffe oder Eiweiß aus mindestens einer der acht häufigsten Lebensmittelallergengruppen: Milch, Eier, Fisch, Krebstiere, Baumnüsse (Schalenfrüchte), Erdnüsse, Weizen und Sojabohnen, aber KEIN Gluten. All das muss nicht separat aufgelistet sein; manchmal ist es bei den Zutaten enthalten und fett gedruckt.

nach der Menopause das Gewicht, das sie in der Zeit davor zugenommen haben, nicht wieder verlieren können und sich auch weiterhin mit den wirklich unangenehmen Hitzewallungen herumschlagen müssen. Es ist also ungeheuer wichtig, diese Stoffe aus unserem Körper und aus unserer Nahrung zu entfernen. Eine Liste von Obesogenen, die häufig in der Nahrung vorkommen, finden Sie auf Seite 310 f.

So identifizieren Sie hormonschädliche Substanzen auf dem Nährwertetikett

Die meisten Frauen sehen sich erst einmal den Kaloriengehalt eines Lebensmittels an, doch sagt diese Zahl nichts darüber aus, wie sich das jeweilige Lebensmittel auf ihre Hormone auswirkt. Dazu müssen wir uns die Liste der Inhaltsstoffe ansehen. Das ist übrigens auch der Grund, warum die Rezepte in diesem Buch keine Kalorienangaben enthalten.

Die Inhaltsstoffe sind nach Mengen aufgelistet: Was zuerst genannt ist, ist in der größten Menge enthalten. Eine der Ernährungsregeln meiner Mutter lautete, dass Zucker nicht unter den ersten vier aufgelisteten Inhaltsstoffen auftauchen durfte. Wie gesagt war sie ihrer Zeit weit voraus und wusste, dass uns ein geringer Zuckerkonsum guttun würde. Sehen Sie sich also zuerst die Reihenfolge der Zutaten an. Prüfen Sie dann, ob überwiegend natürliche

Lebensmittel oder chemische Substanzen aufgelistet sind. Fragen Sie sich: *Kann ich das, was da steht, mühelos aussprechen?* Falls nicht und haben Sie es auch noch nie in einem Lebensmittelgeschäft oder in der Zutatenliste eines Rezepts gesehen, handelt es sich aller Wahrscheinlichkeit nach um eine hormonschädliche Chemikalie. Versuchen Sie als Nächstes, der Lebensmittelindustrie auf die Schliche zu kommen, die solche Substanzen gern mit harmlosen Namen verschleiert. *Künstliche Aromen, Süßstoff, Naturaroma, Konservierungsstoffe, zugesetzter Zucker* – all das sollte Ihnen signalisieren: Hände weg vom Gebäck!

3. DIE NAHRUNG SOLLTE GUT FÜR IHRE MIKROBEN SEIN

Wie nun sollten Sie Ihre Lebensmittelauswahl treffen? Die meisten würden auf diese Frage wahrscheinlich antworten: »Danach, worauf ich Lust habe.« Damit meinen wir in der Regel, dass unsere Geschmacksknospen die Auswahl treffen, was allerdings nicht immer eine gute Idee ist. Und hier kommt das Mikrobiom ins Spiel. Wussten Sie, dass Ihre Darmbakterien Ihre Geschmacksknospen verändern können? Denn die klugen kleinen Mikröbchen haben alle unterschiedliche Nahrungsvorlieben. Wenn Sie wissen, wie Sie die guten Mikroben füttern und die bösen aushungern können, wird das nicht nur einen Einfluss auf Ihre Gelüste haben, sondern auch auf Ihre Gesamtgesundheit.

Um die Vielfalt Ihrer guten Mikroben zu erhalten, müssen Sie ein paar Hinweise beachten. Erstens: Füttern Sie sie abwechslungsreich mit ballaststoffhaltigen pflanzlichen Lebensmitteln. Es ist mittlerweile wissenschaftlich erwiesen, dass eine ballaststoffreiche Ernährung die Vielfalt Ihrer Darmmikroben steigert.[6] In Kapitel 3 erfahren Sie Näheres darüber, welche Nahrungsmittel Ihre Mikroben lieben. Vorerst genügt es, wenn Sie sich drei Dinge merken: Ballaststoffe, Ballaststoffe und Ballaststoffe. Sie werden sehen: Wenn Sie Ihre Ernährung mit Ballaststoffen anreichern, werden Ihre Geschmacksknospen mehr und mehr Lust auf gesunde Nahrungsmittel haben.

Zweitens: Essen Sie nichts mehr, was Ihre emsigen Darmhelferlein zerstört. Dazu gehört beispielsweise Gluten, das als natürliches Protein u. a. in Weizen, Gerste und Roggen vorkommt. Gentechnisch verändertes Getreide kann zudem einen Giftstoff namens Bt (die Abkürzung für *Bacillus thuringiensis*) enthalten.

Er soll das Getreide vor Insekten schützen: Frisst ein Insekt davon, stirbt es. Gut für den Farmer, weniger gut für die Mikroben in Ihrem Darm. In Getreide lauert jedoch noch eine Gefahr: Leben Sie nicht gerade in einem Land wie Frankreich, in dem der Einsatz von Glyphosat verboten ist, stammt das meiste Gluten, das Sie verzehren könnten, von Pflanzen, die mit diesem Pestizid besprüht wurden; allerdings gehört Glyphosat nicht nur zu den endokrinen Disruptoren, es tötet auch viele Ihrer guten Darmbakterien ab.[7]

Auch andere Pestizide sowie Antibiotika sind nicht gut für das Darmmikrobiom – schließlich ist es der Job von Antibiotika, Bakterien abzutöten, und da machen sie bei denen in Ihrem Darm keine Ausnahme. Hüten Sie sich also auch vor Nahrungsmitteln, die mit Antibiotika behandelt wurden. Das betrifft überwiegend tierische Produkte wie Fleisch, Milcherzeugnisse und Eier. Essen Sie diese, essen Sie auch das, was die Tiere vorher gegessen haben. Vor allem Kühen, Schweinen und Geflügel werden Antibiotika verabreicht, um Infektionen zu verhindern. Aus diesem Grund achte ich auf Milch und Fleisch von antibiotikafrei ernährten Tieren aus Weidehaltung.

Es ist heute schon schwer, Obst und Gemüse zu bekommen, das nicht mit Pesti-

LEBENSMITTEL, DIE DEM DARMMIKROBIOM SCHADEN

Künstliche Süßstoffe: Künstliche Süßstoffe wie Aspartam, Sucralose und Saccharin können die Balance der Darmbakterien stören, was zu Glukoseintoleranz und einem erhöhten Risiko für Stoffwechselerkrankungen führen kann.

Zuckerreiche Ernährung: Ein übermäßiger Zuckerkonsum kann das Wachstum bestimmter schädlicher Bakterien und Hefen *(Candida)* im Darm fördern und die Vielfalt nützlicher Bakterien reduzieren.

Verarbeitetes und Fettreiches: Essen, das reich an verarbeiteten Lebensmitteln und ungesunden, entzündungsfördernden Fetten ist, kann die mikrobielle Vielfalt verringern und das Wachstum der Bakterien anregen, die Entzündungsprozesse und chronische Erkrankungen fördern.

Antibiotika: Antibiotika sind manchmal medizinisch notwendig, doch sie wirken sich auch auf die Darmmikrobiota aus. Sie töten nicht nur schädliche, sondern auch nützliche Bakterien ab. Meiden Sie Antibiotika, wann immer es geht.

Alkohol: Exzessiver Alkoholkonsum kann die Funktion der Darmbarriere stören und so zum Leaky-Gut-Syndrom führen. Hierbei können Bakterien und Giftstoffe ins Blut gelangen.

Pestizidkontaminierte Lebensmittel: Rückstände aus Pestiziden können den Darmbakterien schaden und zur Dysbiose beitragen.

Frittierte Lebensmittel: Da sie reich an ungesunden Fetten sind, können sie Entzündungsprozesse fördern und sich negativ auf die Darmgesundheit auswirken.

Emulgatoren und Konservierungsstoffe: Diese Substanzen sind vor allem in verarbeiteten Lebensmitteln enthalten; sie können das Darmmikrobiom verändern und die Durchlässigkeit der Darmwand erhöhen, was zu Entzündungen führt und mit gesundheitlichen Problemen einhergeht.

Raffinierte Kohlenhydrate: Lebensmittel aus raffiniertem Getreide, etwa Weißbrot oder Weißmehlgebäck, treiben den Blutzucker in die Höhe und fördern das Wachstum schädlicher Bakterien.

ziden besprüht wurde. Dabei bringen sie die Zusammensetzung der Darmmikrobiota gehörig durcheinander – insbesondere die Mikroben, die gehirnunterstützende Neurotransmitter produzieren. Aus Studien wissen wir, dass sich Pestizide negativ auf unsere kognitiven Prozesse auswirken können.[8] Wählen Sie also wann immer möglich Bio-Lebensmittel.

Noch ein letzter Gedanke zum Thema: Über eine Vielfalt an Pflanzen freuen sich Ihre Mikroben am meisten. Essen Sie wieder und wieder das Gleiche, entsteht das, was wir Monokultur nennen: Hier gedeihen bestimmte Mikroben, während andere verhungern. Wahre Vielfalt entsteht nur aus der Vielfalt heraus. Deshalb werden Sie in den Rezepten in diesem Buch vielleicht auch auf Zutaten stoßen, die Sie noch nicht kennen. Seien Sie neugierig, Ihre Mikroben werden es Ihnen danken!

4. EIWEISS – DER HELD UNTER DEN MAKRONÄHRSTOFFEN

Viel zu lange war Eiweiß die Domäne der Männer, dabei verpassen Frauen wirklich etwas, wenn sie auf diesen wahren Helden der Makronährstoffe verzichten. Wir waren so darauf konzentriert, Kalorien zu zählen, um nicht zuzunehmen, dass wir vergaßen oder noch nicht einmal ahnten, wie wichtig Protein ist. Eine zu geringe Eiweißaufnahme über einen längeren Zeitraum hinweg trägt erheblich zur Dysregulation des Stoffwechsels bei.

Wir brauchen Protein für den Muskelaufbau, und Frauen brauchen Muskeln aus vielen Gründen. Einer der wichtigsten ist dieser: Je mehr Muskeln, desto mehr Stellen für Insulinrezeptoren gibt es. Da Muskeln nur mit Glukose wirklich Glanzleistungen vollbringen können, gibt es dort besonders viele Insulinandockstellen. Wer Muskeln aufbaut, wird insulinsensitiver; dabei wird die Glukose genutzt und nicht als Fett gespeichert.

Eiweiß setzt sich teilweise aus Aminosäuren zusammen, Schlüsselnährstoffen nicht nur für den Muskelaufbau, sondern auch für die Produktion von Hormonen und Neurotransmittern. Ohne ausreichend Protein nehmen alle drei besorgniserregend ab. Sie können Ihren Eiweißbedarf sowohl über pflanzliche als auch über tierische Produkte decken. Zwar besitzen tierische Eiweißquellen ein vollständigeres Aminosäurenprofil, doch versorgt Sie auch eine abwechslungsreiche pflanzliche Ernährung mit allen 20 Aminosäuren, die der Mensch braucht. Eine von ihnen bekommt derzeit besonders viel Aufmerksamkeit: das Leucin. Es triggert einen Sensor, der unsere Muskeln zu Wachstum anregt. Die Weltgesundheitsorganisation (WHO) beziffert den täglichen Bedarf an Leucin mit 39 Gramm pro Kilogramm Körpergewicht.[9]

Oft wird angenommen, dass tierische Produkte wie Eier und Geflügel- sowie Rindfleisch die besten Leucinquellen seien, doch findet sich Leucin auch in vielen pflanzlichen Nahrungsmitteln. Hülsenfrüchte wie Linsen und weiße Bohnen etwa enthalten große Mengen dieser Aminosäure.

5. FETT MACHT SIE NICHT FETT

Das Fett an unserem Körper ist mit viel kultureller Scham behaftet. Doch Fett ist im Grunde nichts anderes als der Speicher für überschüssige Glukose, Toxine und Hormone. Leider nützt uns dieses Wissen nichts beim Blick in den Spiegel, wir wollen unsere Fettpolster einfach nicht als das Ergebnis eines lebensrettenden Mechanismus sehen. Doch vielleicht hilft uns dieses Wissen: Wenn Sie erst überwiegend Nahrungsmittel zu sich nehmen, die keine Blutzuckerspitzen provozieren, wird Ihr Körper aufhören, immer mehr Fett zu speichern.

Und was ist das beste Mittel gegen Fett? Fett! Gesunde Fette stoppen den Blutzuckeranstieg. Gesunde Fette in der Mahlzeit sorgen für weniger Schwankungen im Blutzuckerspiegel.

Haben Sie Angst, zu viel Fett zu sich zu nehmen? Dann sollten Sie wissen: Es gibt drei Makronährstoffe – Kohlenhydrate, Eiweiß und Fett. Und jeder dieser Makronährstoffe übt einen anderen Einfluss auf den Blutzucker aus. Kohlenhydrate treiben den Blutzuckerspiegel am meisten in die Höhe, Eiweiß schon weniger und Fett am wenigsten. Kombinieren Sie das Kohlenhydrat also mit Fett, bremsen Sie den Anstieg. Wie bereits erwähnt, ist das Fett an Ihrem Körper nur gespeichertes Überschüssiges. Wenn Sie also nicht mehr Fett speichern wollen, müssen Sie dafür sorgen, dass es keinen Überschuss mehr gibt. Und das geht am besten, wenn Sie Ihren Kohlenhydraten ein wenig Fett zugeben.

Kalorien zählen, die Geschmacksknospen entscheiden lassen, ballaststoffreiche Nahrungsmittel verschmähen, mit Protein geizen und Fett vermeiden – verstehen Sie nun, wie es zur Dysregulation Ihres Stoffwechsels kam? Mit den grundlegenden Fünf haben Sie Werkzeuge an der Hand, die Sie in einen ausgeglichenen Stoffwechsel zurückführen. Es ist an der Zeit, dass wir uns unsere Gesundheit zurückholen

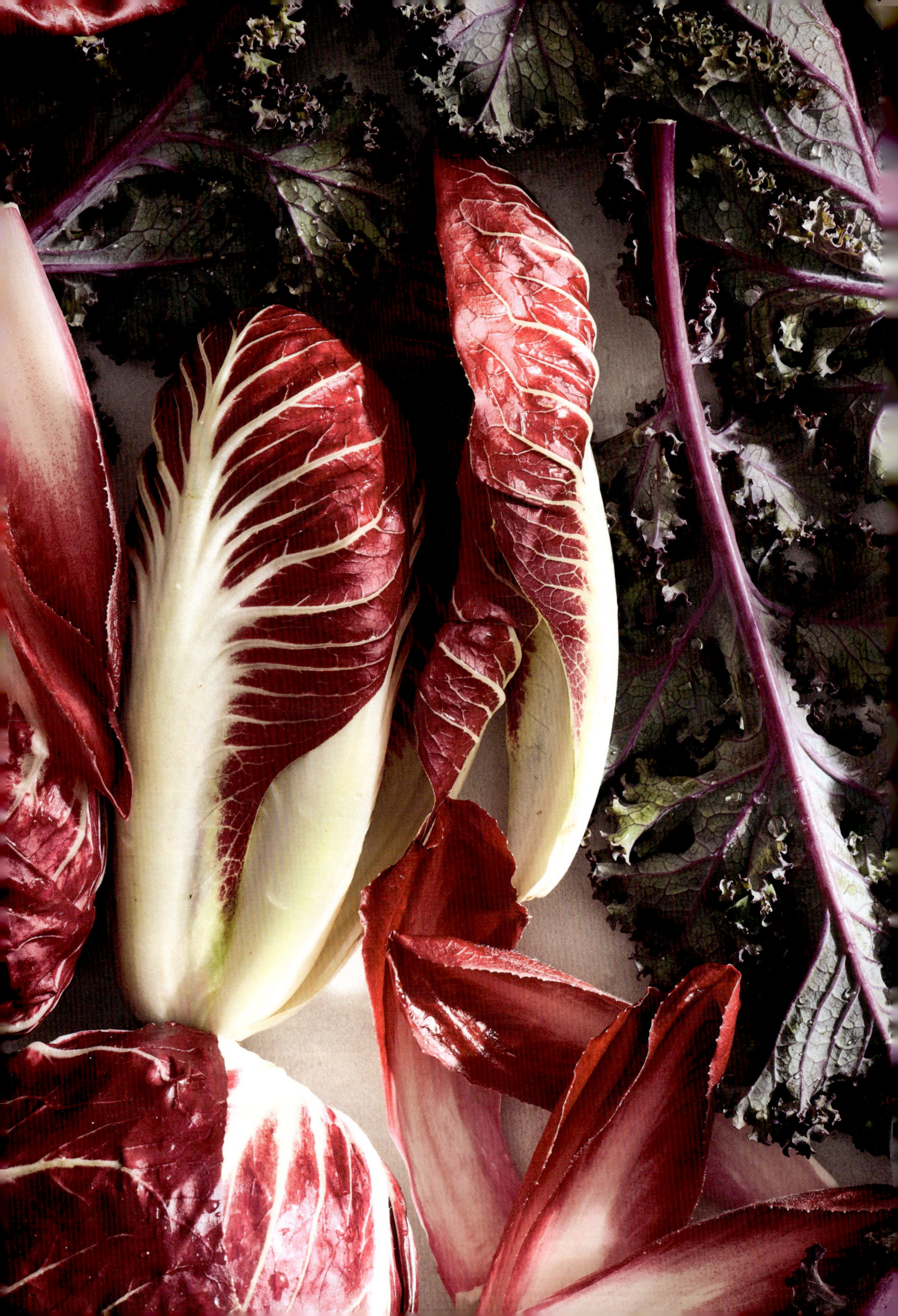

2

So schlau sind Ihre Hormone

ICH KANN MICH NOCH GUT daran erinnern, wie wir im Gesundheitskurs in der Oberstufe in Jungs und Mädels aufgeteilt wurden und unser Sportlehrer, der eigentlich nur für die Leichtathletik zuständig war, uns über unseren weiblichen Körper aufklärte. Es ist nicht übertrieben zu sagen, dass er absolut nichts darüber wusste, wie es ist, in einem hormongesteuerten weiblichen Körper zu leben.

Natürlich kann das bei Ihnen ganz anders gelaufen sein, aber ich wette, dass die überwiegende Mehrheit der Frauen von einer ähnlichen Erfahrung berichten könnte. Wie man uns über unseren Körper und unsere Hormone aufklärt, hat weder Hand noch Fuß. Zu viele Frauen bekommen zu Beginn ihres Zyklus lediglich die Botschaft: »Du kannst jetzt schwanger werden, also pass auf.« Dieser Mangel an Informationen lässt uns in einer Zeit, in der wir unseren Körper auf eine ganz neue Art und Weise erleben, verwirrt und allein zurück. Und da man uns nicht beibringt, wie wir unseren Lebensstil an das Auf und Ab unserer Hormone anpassen können, leiden wir an Stimmungsschwankungen, Heißhunger auf Süßes, Akne, Fettablagerungen an unerwünschten Stellen und Hass auf den eigenen Körper. Der hormonelle Zauber wird durch schiere Unwissenheit zunichtegemacht.

Ganz gleich, was mein Sportlehrer damals gesagt hat (oder auch nicht): Es geschieht tatsächlich etwas wahrhaft Magisches, wenn unsere Geschlechtshormone zu Beginn der Pubertät ihre Arbeit aufnehmen. Wobei »Arbeit« eigentlich zu banal ausgedrückt ist, denn unsere Hormone haben Superkräfte. Sie regen unser kreatives Gehirn an, schenken uns die Gabe des Multitaskings und der Artikulation, sorgen dafür, dass wir Verbindungen mit anderen eingehen, befeuern unsere Motivation, erweitern unsere kognitiven Fähigkeiten und verschaffen uns Zugang zu einem breiten Spektrum an Emotionen. Doch ohne angemessene Aufklärung verstehen wir die Macht und das Potenzial dieses Augenblicks nicht. Stattdessen fragen wir uns, warum wir in einem Moment himmelhoch jauchzen und im nächsten zu Tode betrübt sind.

Unsere Hormone leisten mehr, als lediglich den Menstruationszyklus zu dirigieren. Jedes einzelne Organsystem unseres Körpers verfügt über Hormonrezeptorstellen. Wird also ein Hormon ausgeschüttet, verrichtet es zunächst seine reproduktive Primärarbeit und übernimmt dann seine Sekundärrolle. Und über genau die sprechen wir zu wenig. Abgesehen von der Fortpflanzung haben unsere Geschlechtshormone noch sieben weitere wichtige Verantwortlichkeiten: Knochengesundheit, Muskelfunktion, Hirnfunktion, Herz-Kreislauf-Gesundheit, Stoffwechsel, die Gesundheit von Haut und Haaren und die Regulation des Immunsystems.

Die grundlegenden Fünf und das Fasten sind für mich die effektivsten Möglichkeiten, uns von der Dysregulation des Stoffwechsels zu befreien, unter der heute so viele Frauen leiden. Wir wollen außerdem die hormonelle Dysregulation beenden – und zwar sowohl auf individueller als auch auf kollektiver Ebene –, die uns aus dem Gleichklang mit den natürlichen Rhythmen des weiblichen Körpers bringt. Um diesen Gleichklang wiederherzustellen, müssen Sie Ihre Hormone und die Rollen, die sie spielen, verstehen. Lassen Sie sich von Ihren Hormonen lenken, denn sie wissen, was sie tun. Doch das geht nur, wenn Sie wissen, wie sie »ticken«, wenn Sie ihnen helfen, Geduld mit ihnen haben und für sie sorgen. Also: Machen wir uns auf zu einem kurzen Lernausflug zum Thema Geschlechtshormone!

Östrogen

Östrogen ist das wilde, kontaktfreudige, manchmal ungestüme, extrovertierte Hormon, was größtenteils daran liegt, dass es einige mächtige Neurotransmitter wie Dopamin, Serotonin, Acetylcholin und Glutamat, die das Gehirn aktivieren, anregt. Darüber hinaus stimuliert es auch die Ausschüttung von Oxytocin, der »Königin der Hormone«, das für Mitgefühl und die Verbundenheit mit anderen verantwortlich ist. Und als sei das noch nicht genug, reguliert es auch den BDNF (Brain-Derived Neurotrophic Factor) hoch, ein Protein, das das neuronale Wachstum im Gehirn anregt, damit wir uns neue Fähigkeiten aneignen können. Ist Östrogen im Spiel, kursieren in Ihrem Körper neurochemisch wirklich machtvolle Stoffe!

Die Weisheit, die das Östrogen in sich trägt, während es seinen neurochemischen Zauber vollbringt, ist die Weisheit des Glücklichseins, der Motivation, der Verbundenheit, der Konzentration, der Kreativität, des Lernens und des Gedächtnisses. Doch ist sein Einfluss auf das Gehirn nicht seine einzige Aufgabe; es schützt auch das Herz-Kreislauf-System, nimmt Einfluss auf die Atemfrequenz, stärkt das Immunsystem und fährt die Kollagenproduktion hoch, um so für eine strahlende Haut sowie die Flexibilität und Kraft des Bewegungsapparats zu sorgen. Da will man doch gleich gut für sein Östrogen sorgen, oder?

Zu einem Östrogenanstieg kommt es zwischen Tag 1 und Tag 15 des Menstruationszyklus. Es baut sich in dieser Zeit langsam auf, bis es beim Eisprung seinen Höchststand erreicht. Östrogen gibt es in drei »Sorten«: als Estron (E1), als Estradiol (E2) und als Estriol (E3).

In der Menopause ist Estron die dominante Östrogenform, allerdings gilt diese Form als am wenigsten wirksam. Seine Rolle ähnelt abgeschwächt der des Estradiol, ich bezeichne es auch gern als *crone* (altes Weib) unter den Hormonen (was ich als Frau in der Postmenopause auch darf). In ihren Büchern *Women Who Run with the Wolves* und *The Power of the Crone* schreibt Dr. Clarissa Pinkola Estés, das Wort *crone* bedeute *crown,* Krone. Ich stelle mir das so vor: Das junge, kraftvolle, manchmal aber auch unberechenbare Estradiol verwandelt sich in der Zeit, in der wir die Diva hinter uns lassen und altersmilde werden, in die ruhigere, weisere, gefestigtere Version des Östrogens, die wir Estron nennen. Wir krönen uns gewissermaßen selbst mit mehr Frieden, Stabilität, innerer Weisheit und Zufriedenheit. In der Vergangenheit hat der Übergang von Estradiol zu Estron bei vielen Frauen in der Menopause zwar zu Problemen mit der Hirnfunktion, der Knochendichte, der Immunfunktion und der Herz-Kreislauf-Gesundheit geführt, doch wer lernt, sich zyklusgerecht zu ernähren, wird diesen Übergang als viel reibungsloser wahrnehmen.

Das Estradiol hingegen ist das Divahormon, der Rockstar unter den Hormonen. Es herrscht in den gebärfähigen Jahren am stärksten vor und spielt eine wichtige Rolle beim Eisprung. Es ist für die Entwicklung der Brüste sowie die Verteilung des Körperfetts verantwortlich und wirkt sich auch erheblich auf die sieben vorhin genannten Verantwortlichkeiten aus. Diese Form des Östrogens verabschiedet sich in der Menopause aus unserem Hormonhaushalt.

Estriol, die schwächste der drei Östrogenformen, hat seinen Auftritt in erster Linie in der Schwangerschaft. Es wird von der Plazenta produziert, an ihm lässt sich ablesen, ob es dem Fötus gut geht und ob die Plazenta richtig funktioniert. Es hilft dabei, die Gebärmutter auf die Entbindung vorzubereiten und das Wachstum der Milchgänge in den Brüsten zu fördern.

Progesteron

Progesteron ist das liebliche, fürsorgliche, stille, liebevolle, introvertierte Hormon. Wo uns das Östrogen aufscheucht, schlägt uns das Progesteron vor, es uns doch noch ein wenig länger auf der Couch gemütlich zu machen. Ein wenig Progesteron wird beim Eisprung ausgeschüttet, zu einer wahren Überflutung kommt es in der Woche vor der Periode; dann aktiviert es die Abstoßung der Gebärmutterschleimhaut. Wie Sie später noch genauer erfahren werden, macht das Stresshormon Kortisol dem Progesteron den Garaus. Gehen Sie es in den genannten beiden Phasen also zu heftig an, erschöpfen Sie Ihre Progesteronvorräte, und das kann zu ausgesprochen unangenehmen prämenstruellen Symptomen wie Reizbarkeit, Krämpfen, Schmierblutungen und innerer Unruhe führen.

Das Progesteron hat eine Sekundäraufgabe, die Ihre anderen Geschlechtshormone nicht haben: Es aktiviert die Gamma-Aminobuttersäure (GABA). Dieser Neurotransmitter beruhigt uns; wird er vom Progesteron nicht angeregt, sind wir nervös. Aber warum erzeugt Progesteron Ruhe? Unsere Hormone regen andere neurochemische Substanzen aus bestimmten Gründen an. Seinen Höchststand erreicht das Progesteron um Tag 21 des Menstruationszyklus herum, zur Abstoßung der Gebärmutterschleimhaut muss eine gewisse Menge des Hormons vorhanden sein. Diese Information ist für all diejenigen besonders wichtig, die im gebärfähigen Alter sind und deren Monatsblutung ausbleibt; sich um die Bedürfnisse des Progesterons zu kümmern, kann die Periode wieder zurückbringen.

Kulturell betrachtet ist die Monatsblutung nicht gerade ein Anlass zum Feiern, und ja, lassen Sie uns nicht um den heißen Brei herumreden: Es macht tatsächlich keinen Spaß, sich jeden Monat um das Blut, das da irgendwie ungewollt aus einem herausläuft, kümmern zu müssen. Gut, der Körper befreit uns von etwas, das wir in diesem Augenblick nicht mehr brauchen, auch von alten Zellen, Schleim und sogar Giftstoffen. Aus diesem Abwerfen von Altem geht ein neuer Zyklus hervor. Leider sehen wir die Fortpflanzungsgesundheit oft zu mechanisch, als reine Abfolge von Phasen. Sehen wir sie hingegen als Fluss, als monatliches Herein und Heraus neurochemischer Substanzen, die zu unserem Wohl zusammenarbeiten, wird das Wundervolle des Prozesses sichtbar. Steigt das Progesteron an, bereitet sich der Körper darauf vor, Altes loszulassen und damit Platz für Neues zu schaffen. Und dabei kann uns eine gute Dosis GABA mehr als nützlich sein.

Eine weitere interessante Eigenschaft des Progesterons besteht darin, dass es für seinen Auftritt Glukose braucht. Aha – deshalb haben wir in der Woche vor der Periode eine solche Lust auf Kohlenhydrate, vor allem auf Zucker! Kein Wunder, dass genau dann die meisten Diäten scheitern. Progesteron will ein niedriges Stresslevel und einen hohen Blutzuckerspiegel. Dafür sendet es uns subtile Signale. Beachten wir sie, ist der Zyklus in Balance.

Noch eine Anmerkung für alle, die sich mit mir in der Menopause befinden: Nachlassendes Progesteron kann uns ganz schön Sand ins Getriebe des Lebens streuen. In den Jahren der Perimenopause scheinen Widerstandsfähigkeit gegen Stress, die Fähigkeit, Körper und Geist zu beruhigen, sowie das Vermögen, die ganze Nacht durchzuschlafen, zu Luxusgütern der Vergangenheit zu werden. In Kapitel 8 stelle ich Ihnen Lebensmittel vor, mit denen Sie sich den Abgang des Progesterons erleichtern und wieder Ruhe ins Leben bringen können.

Testosteron

Dieses Hormon erreicht seinen Höchststand zur Mitte des Eisprungs um Tag 12 des Menstruationszyklus und steigert unsere Libido in dieser Zeit erheblich. Wozu braucht der Körper diesen Testosteronanstieg? Ganz einfach: Er hegt damit die Hoffnung, dass Sie in dieser Zeit Sex haben und sich fortpflanzen. Denn ob Sie nun Kinder haben wollen oder nicht – Ihr Körper ist auf Fortpflanzung getrimmt. Und die versucht er mit Testosteron sicherzustellen. Das Hormon hat jedoch noch eine zweite Aufgabe: Es kurbelt Motivation und Antrieb an. Deshalb eignet sich die Zeit des Eisprungs auch gut dafür, ein neues Projekt anzufangen, die Intensität des Workouts zu steigern oder einen Businessplan zu entwerfen. Darüber hinaus hilft das Testosteron beim Muskelaufbau, und so lautet die Devise in dem fünf Tage großen Zeitfenster des Eisprungs: Rein mit dem Protein und ran an die schweren Gewichte!

Interessant am Testosteron ist auch, dass es aus einem Steroidhormon namens Dehydroepiandrosteron (DHEA) gebildet wird. DHEA wird auch zur Herstellung von Kortisol und Progesteron gebraucht. Wer chronisch gestresst ist, hat wahrscheinlich einen zu niedrigen Progesteron- und Testosteronspiegel, weil das DHEA mehr Kortisol als Geschlechtshormone gebildet hat. Von den Tausenden von Urin-Hormontests, die Frauen in meiner Klinik und in meiner Online-Community durchgeführt haben, zeugten fast alle von einem niedrigen DHEA-, Progesteron- und Testosteronspiegel – kein schönes Bild vom Stresslevel der Frauen, Stress, der eine Dysregulation von Hormonen nach sich zieht, vor allem von Testosteron und Progesteron, und uns physisch aus der Bahn wirft.

Gut merken kann man sich die Eigenschaften der Geschlechtshormone, wenn man sich vorstellt, wie sie sich auf einer Party verhalten würden. Das Östrogen würde auf den Tischen tanzen und alle anderen auffordern, es ihm gleichzutun. Das Testosteron würde sicherstellen, dass die Party keinesfalls vor sechs Uhr morgens endet, während das Progesteron dauernd fragen würde, ob es nicht nach Hause und ins Bett dürfe. Dieses Bild hilft uns zu verstehen, warum wir uns in den verschiedenen Phasen des Zyklus extrovertierter, energiegeladener oder introvertierter fühlen. Zudem erklärt es viele der Stimmungs- und Verhaltensveränderungen in der Menopause.

Nun, da Sie die Informationen haben, die Sie eigentlich schon in der Schule hätten bekommen sollen, wenden wir sie auf die grundlegenden Fünf an. Wie genau sieht eine zyklusgerechte Ernährung aus?

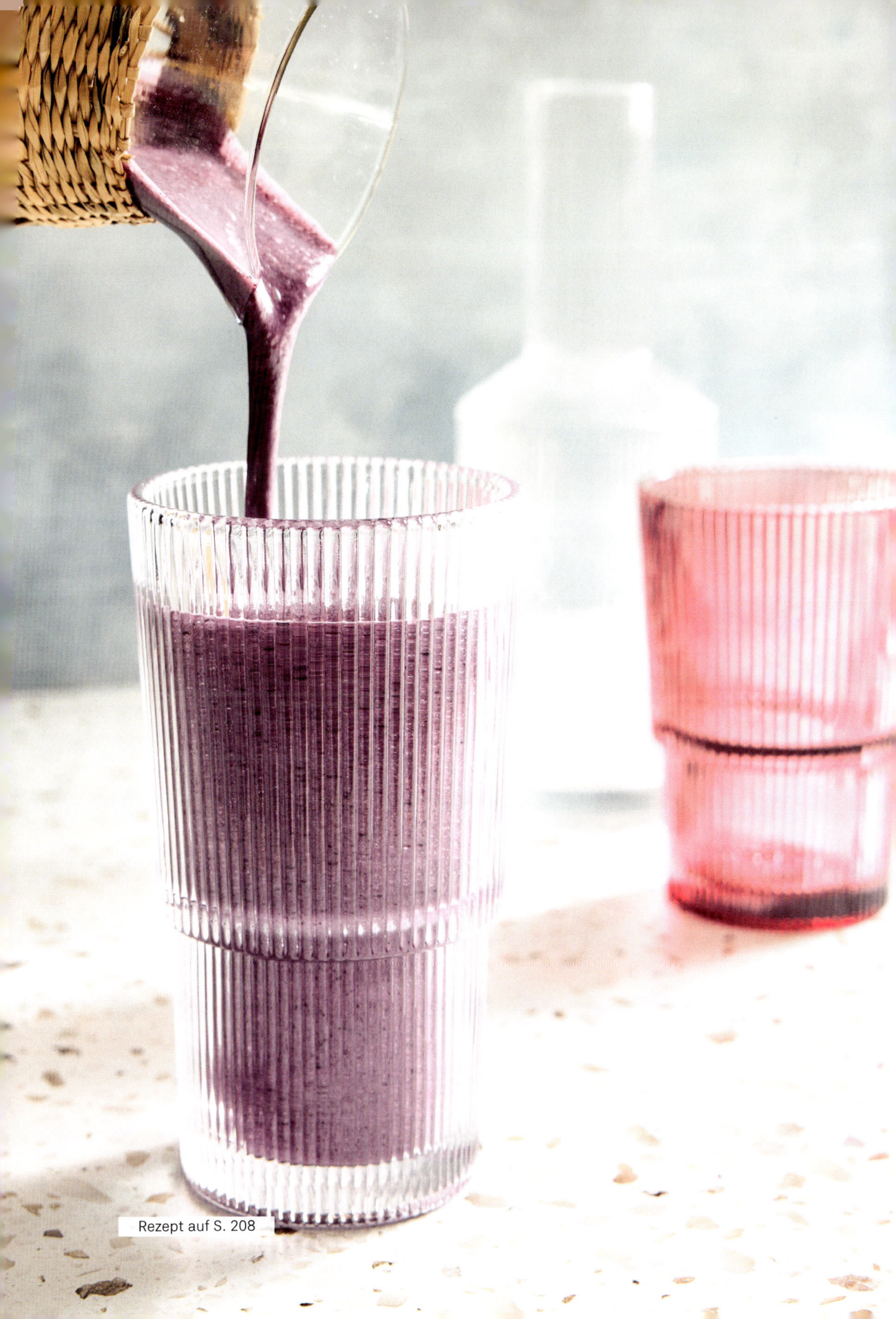

Rezept auf S. 208

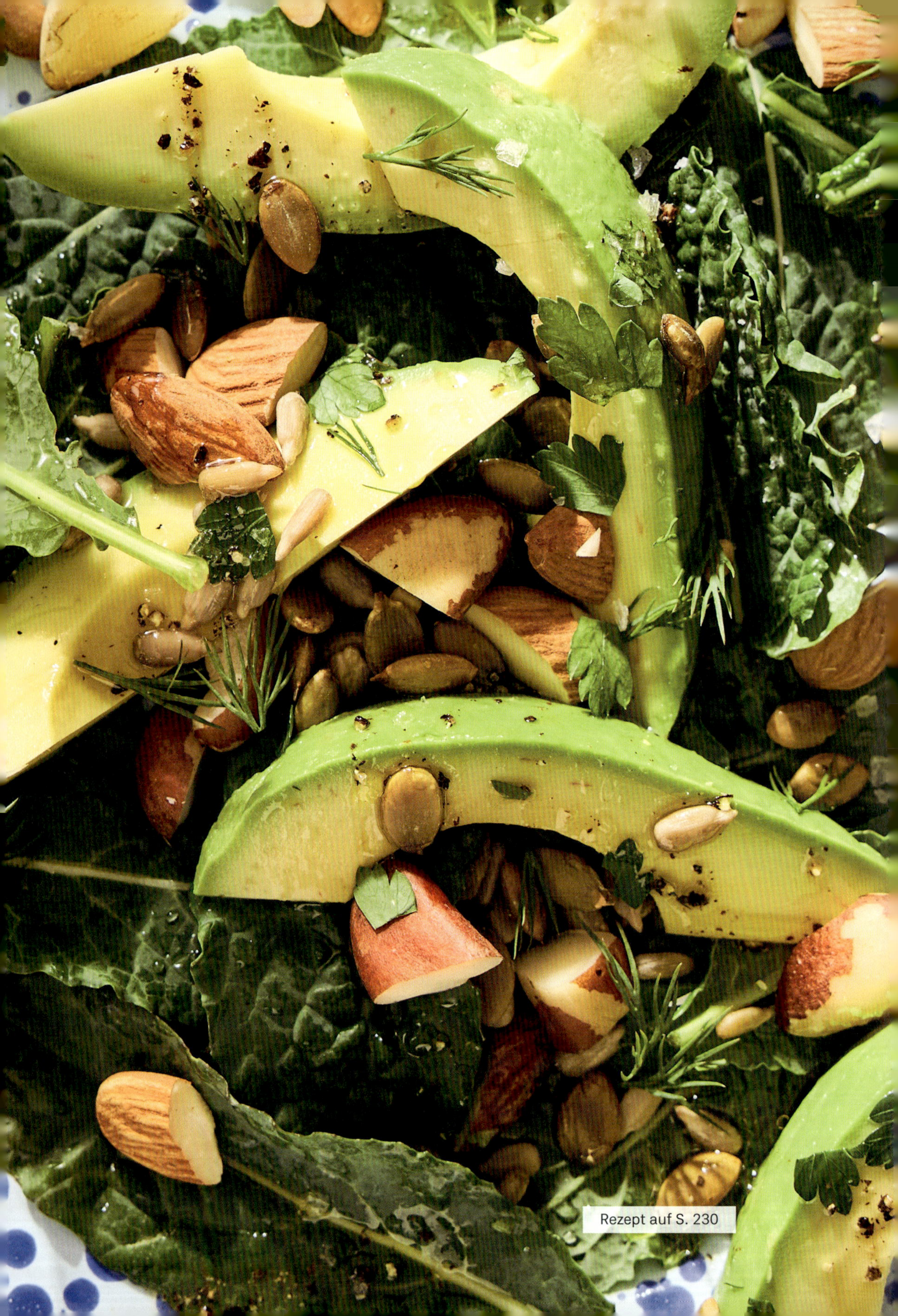

Rezept auf S. 230

3

Die Philosophie der zyklusgerechten Ernährung

AUF DER HORMONELLEN Reise der Frau gibt es drei entscheidende Phasen, die ich gern als Warm-up, Hauptact und Cool-down bezeichne. Sie kennen sie vielleicht als Pubertät, gebärfähige Jahre und Menopause. Wo auf dieser hormonellen Reise auch immer Sie sich gerade befinden: Wenn Sie wissen, was Sie am besten wann essen sollten, können Sie die Schlaglöcher, die sich während der drei Phasen hormonell auftun, größtenteils umfahren.

Man kann unser Hormonsystem gut mit einer Sinfonie vergleichen. Es kommen mehrere Instrumente zusammen, um gemeinsam wunderschöne Musik in unserem Körper zu machen. In der Teenagerzeit dauert es etwa zehn Jahre ab der ersten Periode, bis die Sinfonie zu ihrem perfekten Rhythmus gefunden hat. Bis dahin wird es immer wieder Monate geben, in denen wir das Gefühl haben, alles im Griff zu haben, und Monate, in denen alles in unserem Körper und Geist außer Kontrolle geraten zu sein scheint. Haben wir das gebärfähige Alter erreicht, wird aus der hin und wieder kakofonen Musik unserer Hormone eine wahre Eufonie. Die größte Herausforderung, der wir uns in dieser Zeit stellen müssen, ist Stress. Nehmen körperliche, emotionale und chemische Stressoren zu, schleicht sich in die hormonelle Sinfonie wieder der eine oder andere Missklang ein. Das kann ausbleibende Perioden, schmerzhafte prämenstruelle Symptome und wilde Stimmungsschwankungen zur Folge haben.

Nähern wir uns der Perimenopause, klingt die hormonelle Sinfonie allmählich aus, und es dauert weitere zehn Jahre, bis der regelmäßige Zyklus zu seinem postmenopausalen Rhythmus gefunden hat. Wie in den Teenagerjahren verstehen viele Frauen auch in dieser Zeit nicht, welche Veränderungen da in ihnen vor sich gehen. Sie fühlen sich fremd in ihrem Körper, weil jedes Organsystem erst einmal lernen muss, ohne die hormonellen Noten, nach denen der Körper jahrzehntelang gespielt hat, zurechtzukommen. Mitten in der Postmenopause sollte jedoch die hormonelle Sinfonie nur noch ganz leise im Hintergrund unseres Lebens zu hören sein. Es sollte seltener zu Stimmungsschwankungen kommen, körperliche Veränderungen sollten abgeschlossen sein. Da unsere Hormone jedoch ausgesprochen sensibel sind, reagieren sie auch in dieser Zeit noch stark auf die Stressoren, denen wir ausgesetzt sind.

Diese mächtigen Entgiftungsorgane können durch schlechte Angewohnheiten Schaden nehmen, durch die richtigen Lebensmittel aber enorm in ihrer Arbeit unterstützt werden. Dann ist der Körper auch in der Lage, sich relativ mühelos von nicht mehr gebrauchten Hormonen zu befreien. Über Leber und Darm haben wir bereits gesprochen, sehen wir uns nun also die Nieren genauer an.

Naturwunder Nieren

Hat Ihre Leber ein Hormon aufgespalten, wird es zur Ausscheidung zu den Nieren geschickt.

Um wasserlöslicher zu werden und so das Filtersystem der Nieren leichter passieren zu können, müssen sich die Hormone erst wie geschildert den Verstoffwechselungsprozessen in der Leber unterziehen. Diese wasserlösliche Version eines Hormons wird auch Metabolit genannt. Wenn Sie schon einmal einen Urin-Hormontest gemacht haben, kennen Sie Östrogenmetaboliten bereits. Davon gibt es drei ganz spezifische: 2-OH, 4-OH und 16-OH. Das Verhältnis dieser Metaboliten zueinander zu kennen, ist wichtig für Ihre Gesundheit. In meiner Reset Academy führen wir andauernd Urin-Hormontests durch, da sie uns verraten, welcher Menge an toxischem Östrogen der Körper ausgesetzt ist.

Toxisch wird das Hormon durch Chemikalien in der Nahrung, durch viele Kosmetikprodukte und natürlich Umweltgifte. Egal wie gesund Sie leben – in Ihrem Körper befindet sich immer toxisches Östrogen. Es wird über Leber und Nieren ausgeschieden, weshalb es so ungeheuer wichtig ist, diese Organe mit einer guten Ernährung zu pflegen. Wird toxisches Östrogen nicht ausgeschieden, kann es hormonelle Krebserkrankungen wie Brust- oder Eierstockkrebs verursachen.

Stoffe, die den Entgiftungsorganen schaden

- Künstliche Süßstoffe
- Alkohol
- Schwermetalle (Blei, Quecksilber, Kadmium, Arsen)
- Rezeptfreie Schmerzmittel und nichtsteroidale Entzündungshemmer wie Ibuprofen und Naproxen
- Illegale Drogen (Heroin, Methamphetamin, Kokain)
- Umweltgifte (persistente organische Schadstoffe, POPs, die sich in Industrie und Landwirtschaft finden)
- Nikotin (Rauchen beeinträchtigt den Blutfluss zu den Nieren und verschlimmert Nierenerkrankungen)
- Luftverschmutzung
- Pestizide und Herbizide
- Polychlorierte Biphenyle (PCBs)
- Per- und polyfluorierte Alkylsubstanzen (PFAS)
- Bisphenol A (BPA)
- Dehydrierung

Vielleicht denken Sie jetzt: Wie soll ich denn das alles meiden? Viele dieser Stoffe befinden sich in unserer Umwelt, wir sind ihnen täglich ausgesetzt. Unsere Nieren müssen mit ihnen fertigwerden – weshalb es ja gerade so wichtig ist, sie mit Nährstoffen zu unterstützen, die sie gesund erhalten.

Nahrungsmittel für Ihre Entgiftungsorgane

- **Grünes Blattgemüse (Spinat, Grünkohl):** Reich an Antioxidanzien sowie Chlorophyll; beides hilft der Leber bei der Entgiftung.
- **Knoblauch:** Enthält Schwefelverbindungen, die der Leber dabei helfen, Entgiftungsenzyme zu produzieren.
- **Zitronen:** Reich an Vitamin C, das dem Körper dabei hilft, Giftstoffe in verdauliches Material umzuwandeln.

- **Rüben:** Reich an Antioxidanzien und Nährstoffen wie Betalainen, die die Leber bei der Entgiftung unterstützen.
- **Grüner Tee:** Enthält Katechine, Antioxidanzien, die die Leberfunktion unterstützen.
- **Kurkuma:** Enthält Curcumin, das die Leber schützt und regenerierend wirkt.
- **Äpfel:** Reich an Pektin, einem löslichen Ballaststoff, der hilft, Giftstoffe und Cholesterin aus dem Blut zu entfernen.
- **Ingwer:** Hilft bei der Verdauung sowie gegen Übelkeit und unterstützt den Entgiftungsprozess, indem er die Nahrungspassage durch den Darm beschleunigt.
- **Brokkolisprossen:** Reich an Antioxidanzien und Senfölglycosiden, die die Entgiftungsenzyme in der Leber unterstützen.
- **Avocado:** Fördert die Lebergesundheit, indem es das Organ vor einer Giftstoffüberlastung schützt und seine Reinigungskraft steigert.
- **Leinsamen und Chiasamen:** Reich an Omega-3-Fettsäuren sowie Ballaststoffen, die dabei helfen, Toxine aus dem Darmtrakt zu spülen.
- **Grapefruit:** Reich an Antioxidanzien sowie Vitamin C; hilft der Leber, Karzinogene und Giftstoffe aus dem Körper zu spülen.
- **Löwenzahnblätter:** Helfen bei der Verdauung sowie der Entgiftung und regen die Leberfunktion an.
- **Artischocken:** Reich an Cynarin und Silymarin, die die Lebergesundheit verbessern und die Produktion von Gallenflüssigkeit fördern; helfen bei der Fettverdauung.
- **Spargel:** Von Natur aus harntreibend; hilft dabei, Giftstoffe aus dem Körper zu spülen, und unterstützt die Nierenfunktion.
- **Koriander:** Hilft dabei, Schwermetalle aus dem Körper zu entfernen, die den natürlichen Entgiftungsprozess des Körpers behindern.
- **Algen:** Binden Schwermetalle sowie radioaktive Partikel, sodass sie ausgeschieden werden können.
- **Walnüsse:** Reich an Omega-3-Fettsäuren und Glutathion; unterstützen die Leber bei ihrer Reinigungsarbeit.
- **Weißkohl:** Enthält Sulforaphan, eine Verbindung, die der Leber beim Aufspalten von Giftstoffen hilft.
- **Karotten:** Reich an Beta-Carotin und Ballaststoffen, die die Gesundheit von Leber und Darm fördern.
- **Brunnenkresse:** Wirkt harntreibend, hilft bei der Verdauung und schützt die Leber.
- **Beeren wie Heidelbeeren und Himbeeren:** Reich an Antioxidanzien; unterstützen und schützen die Leber.
- **Linsen:** Reich an Ballaststoffen, was essenziell für eine gesunde Verdauung ist; helfen beim Entgiften.
- **Mandeln:** Reich an Ballaststoffen, Magnesium und Vitamin E; unterstützen die Leber bei der Entgiftung und fördern die Darmgesundheit.
- **Tomaten:** Reich an Lycopin, das die Leber vor Giftstoffen schützt.

Bei der zyklusgerechten Ernährung geht es ums Essen für die hormonelle Gesundheit, und wie Sie sehen können, stehen Ihnen dafür viele köstliche Zutaten zur Verfügung.

Nun, da Sie die Grundregeln kennen, gehen wir zur Anwendung im Alltag über, zu einer Ernährung, mit der Sie sowohl Ihre Fasten- als auch Ihre Essensfenster unterstützen. Zudem möchte ich Ihnen noch zwei ganz besondere Ernährungsweisen vorstellen: die **ketobiotische Ernährung** und die **Hormondiät.** Beide unterstützen alle Ihre Hormone. Wie das geht, erfahren Sie in den folgenden Kapiteln.

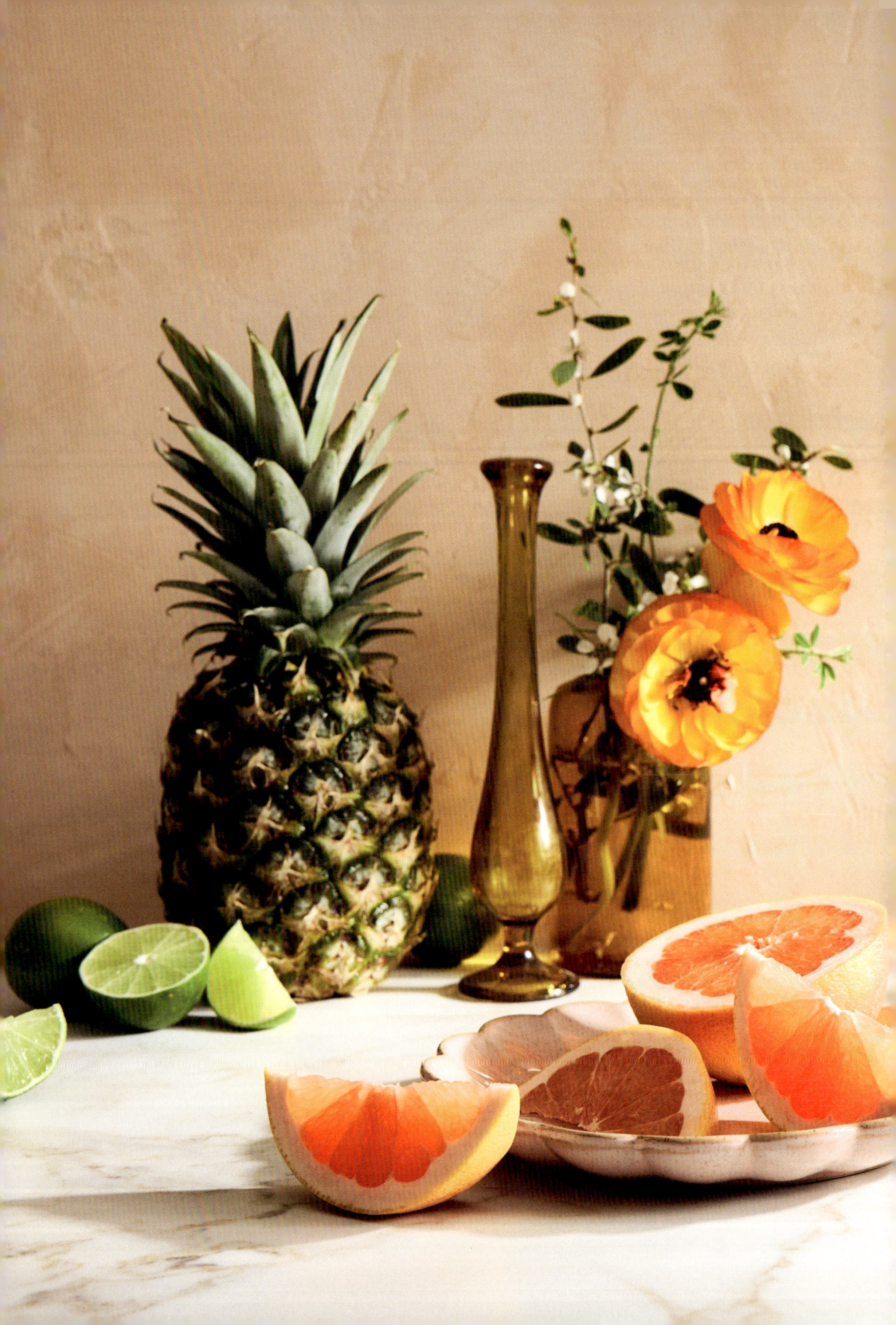

TEIL II

Die richtige Ernährung fürs Fasten

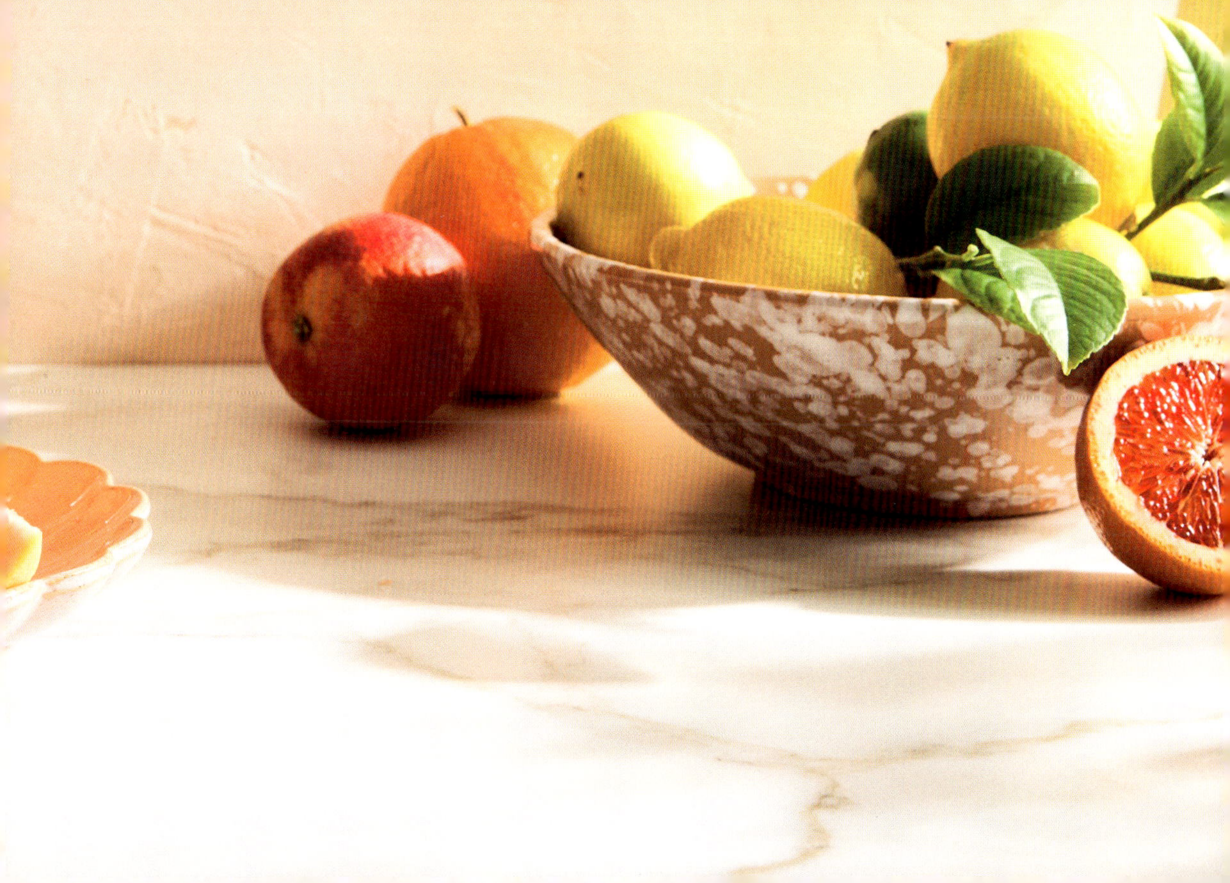

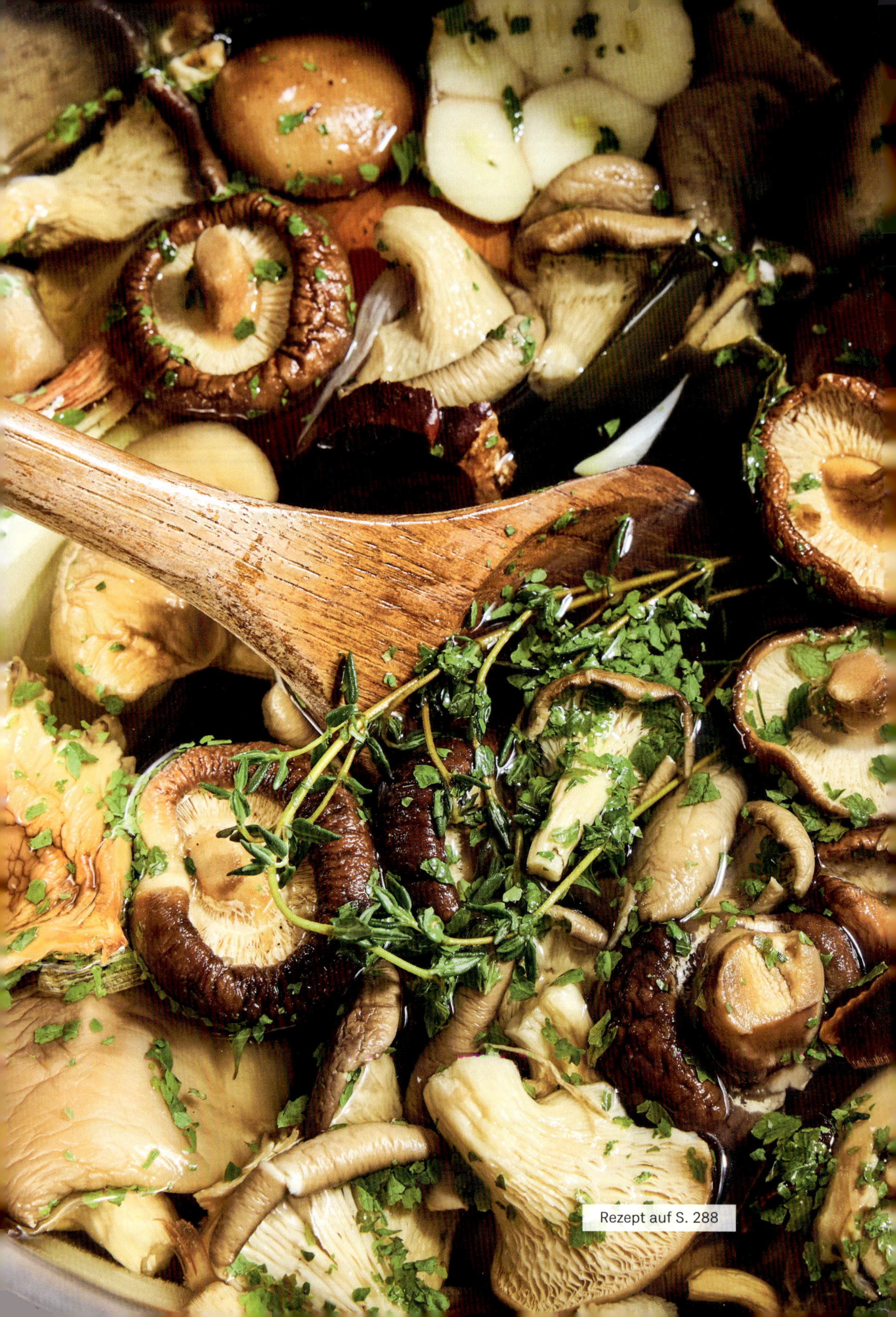

Rezept auf S. 288

4

Fasten- und Essensfenster

FRÜHER PREDIGTE MAN, um den Stoffwechsel anzukurbeln, müsse man öfter essen, idealerweise sechs kleine Mahlzeiten am Tag. Falls Sie es ausprobiert haben: Hat das für Sie funktioniert? Nein? Genau, für mich auch nicht. Tatsächlich nahmen die Menschen nicht ab, wenn sie den ganzen Tag lang aßen. Klingt nicht nur logisch: Ich habe diesbezüglich die gesamte wissenschaftliche Literatur durchforstet und nirgendwo auch nur den kleinsten Beweis dafür gefunden, dass häufigeres Essen die Fettverbrennung steigert. Stattdessen gibt es Unmengen von Belegen dafür, dass uns das Metabolic Switching, das Umschalten des Stoffwechsels, beim Abnehmen hilft. Sicher ist auch, dass man den Stoffwechsel gehörig durcheinanderbringen kann, wenn man den ganzen Tag lang das Falsche isst. Wenn es etwas gibt, das Studien zum Fasten uns gelehrt haben, dann das: Der Körper regeneriert sich, wenn er über längere Zeiträume hinweg seine Ruhe hat und nichts zu essen bekommt. Tiere essen ebenfalls nichts, wenn sie krank sind und heilen müssen, und unser Körper funktioniert ganz ähnlich. Durch die fehlende Nahrung erhält er die Chance, Heilungsprozesse ablaufen zu lassen, die er nicht ablaufen lassen kann, wenn er mit Verdauen beschäftigt ist

Heißt das, dass Sie nun häufig fasten müssen? Nicht unbedingt. Ihr oberstes Gesundheitsziel sollte es sein, Ihren Stoffwechsel zu regulieren, was ich gern als Metabolic Switch bezeichne. Zu lernen, diesen zu aktivieren, öffnet Ihnen die Tür zu einem gesunden Stoffwechsel. Und das gelingt Ihnen, indem Sie sich jeden Tag ein Essens- und ein Fastenfenster schaffen. Das bringt Sie wieder in den natürlichen 24-Stunden-Rhythmus, auf den Ihr Körper ausgelegt ist. Mit diesen Fenstern verliert Ihr Körper mühelos an Gewicht; Ihr Hunger stabilisiert sich, Sie verspüren eine ganz neue Energie und schärfen Ihre kognitiven Fähigkeiten. Und genau so soll sich ein regulierter Stoffwechsel anfühlen!

In *Fast Like a Girl* haben Sie erfahren, wie Sie ein regelmäßiges Fastenfenster im Alltag schaffen können. In diesem Buch nun geht es um das Essensfenster, wenngleich ich auch auf die Frage eingehen möchte, die mir von Tausenden meiner Leserinnen gestellt wurde: »Was kann ich während meines Fastenfensters essen oder trinken?«

Grundlegendes zum Fastenfenster

Grob gesprochen besteht der Sinn des Fastenfensters darin, sicherzustellen, dass sich der Blutzuckerspiegel nicht erhöht. Tatsächlich sinkt dieser sogar beim Fasten. Was immer Sie während Ihres Fastenfensters essen oder trinken möchten (es gibt eine Handvoll von Dingen, die »erlaubt« sind), sollte Ihren Blutzuckerspiegel keinesfalls erhöhen. Je nach Ihrer persönlichen Stoffwechselfitness umfasst Ihr Fastenfenster am Anfang etwa acht Stunden ohne Essen. Nach dieser Zeit beginnt Ihr Körper, in den Fettverbrennungsmodus umzuschalten. Das kann bis zu vier Stunden dauern, weshalb sich nach rund zwölf Stunden im Fastenzustand Ketone bilden. Ketone produziert die Leber, wenn sie zur Energiegewinnung Fett statt Glukose aufspaltet; es handelt sich bei ihnen um eine organische Säure, mit der sowohl die Mitochondrien in den Gehirnzellen als auch in den Zellen im Rest des Körpers betrieben werden. Je länger Sie im Fastenzustand bleiben, desto mehr nutzt der Körper Ketone als Treibstoff, die Ihnen Energie schenken und die Heilung verstärken, die Ihr Körper braucht, während sie gleichzeitig keine Hungergefühle aufkommen lassen. Es liegt größtenteils an den Ketonen, warum das Fasten mit zunehmender Dauer leichter wird.

WAS, WENN DER BLUTZUCKER BEIM FASTEN STEIGT?

Der Blutzucker kann auf zwei Arten steigen: weil er aus endogenen oder aus exogenen Quellen versorgt wird. Zu einem endogen verursachten Anstieg des Blutzuckers kommt es, wenn Ihr Körper gespeicherten Zucker freisetzt. Das kann beim Sport passieren, bei Stress oder nachts, wenn Ihr Körper mehr Glukose braucht.

Zu einem exogen verursachten Anstieg des Blutzuckers kommt es, wenn Sie etwas essen oder trinken. Dies ist das Einzige, was Sie aus dem Fastenzustand reißen kann. Wenn Sie also fasten, laufen gehen und Ihr Körper gespeicherten Zucker freisetzt, brechen Sie das Fasten nicht. Wenn Sie aber vor dem Laufen eine Tasse Kaffee trinken, die Ihren Blutzucker ansteigen lässt, brechen Sie das Fasten schon.

Es gibt zwar einige Nahrungsmittel und Getränke, die Sie garantiert aus dem Fastenzustand reißen, doch letzten Endes ist Ihre Blutzuckerreaktion höchst individuell. Ihr Darmmikrobiom entscheidet, wie hoch Ihr Blutzucker nach einer Mahlzeit ansteigt. Und da das Darmbakterienprofil von Mensch zu Mensch unterschiedlich ist, führt ein bestimmtes Getränk bei mir vielleicht zum Fastenbrechen, bei Ihnen vielleicht aber nicht. Deshalb empfehle ich Ihnen, trotz der Richtlinien zu den Fastensnacks nach den Hinweisen in diesem Kapitel zu entscheiden, ob Sie noch im Fastenzustand sind oder nicht.

WIE ERKENNEN SIE, OB SIE NOCH IM FASTENZUSTAND SIND?

Am besten erkennen Sie das, indem Sie vor und nach dem Verzehr des Nahrungsmittels oder des Getränks Ihren Blutzucker messen. Dazu müssen Sie ein Blutzuckermessgerät benutzen, entweder eines, das Ihren Blutzucker kontinuierlich überwacht, oder einen Blutzuckertest mit Pieks in den Finger. Ist Ihr Blutzucker um mehr als zehn Milligramm pro Deziliter (mg/dl) gestiegen, befinden Sie sich wahrscheinlich nicht mehr im Fastenzustand.

Steht Ihnen ein solches Gerät oder ein solcher Test nicht zur Verfügung, helfen Ihnen die folgenden Fragen weiter. Wenn Sie eine davon mit Ja beantworten, haben Sie das Fasten wahrscheinlich gebrochen:

- Haben Sie nach dem Verzehr mehr Hunger als davor?
- Sind Sie nach dem Verzehr müde?
- Leiden Sie nach dem Verzehr an Brain Fog?

WAS SIE AN DER ZUNGE ABLESEN KÖNNEN

Ihre Zunge ist ein wirklich interessantes Barometer der Heilung beim Fasten. Sie zeigt Ihnen, wie gut Ihr Darm mit dem Entgiften vorankommt. Weiße, gelbe oder schwarze Verfärbungen sind Anzeichen dafür, dass dem *Candida*-Pilz gerade der Garaus gemacht wird. Den kenne ich gut, habe ich im Alter zwischen 20 und 30 doch lange mit ihm gekämpft. Der Pilz besiedelt den Darm, führt zu Brain Fog, Fibromyalgie, Hautausschlägen und Hefepilzinfektionen und zwingt Sie, zu Kohlenhydraten, vor allem Zucker, sowie Alkohol zu greifen, um ihn zu füttern. Beim Fasten hat der Pilz nichts mehr zu lachen – was sich an Ihrer Zunge zeigt. Je länger Sie fasten, desto mehr beschränken sich die Verfärbungen auf die Zungenmitte, am Rand ist sie schon wieder schön rosa. Das bedeutet: Ihr Körper heilt! Viele Menschen bleiben in diesem ausgedehnten Fastenzustand, bis ihre Zunge wieder ganz die alte ist. Dann sind die hässlichen Pilze in Ihrem Darm abgestorben, und Sie sind wieder bereit zur Nahrungsaufnahme.

WAS IST EIN FASTENSNACK?

Ganze sieben Jahre lang habe ich die wissenschaftliche Literatur zum Fasten durchkämmt und wirklich jede Studie, die ich in die Finger bekommen konnte, gelesen. In einer stieß ich eines Tages auf den Fastensnack. Die Zeitschrift wurde von demselben Verlag herausgegeben, in dem auch die renommierte Publikation *Nature* erschien, was mich eigentlich erst auf sie aufmerksam machte. In der Studie ging es ums

REGELN FÜR DEN FASTENSNACK

- < 200 Kilokalorien
- < 18 Gramm Fett
- < 5 Gramm Eiweiß
- < 4 Gramm Kohlenhydrate

14:10-Intervallfasten: 14 Stunden fasten, dann ein zehnstündiges Essensfenster.[1] Die Forscher wollten wissen, ob man, wenn man zu Stunde 12 des Fastens eine wahre Fettbombe verschlingt, von denselben Vorteilen profitiert wie diejenigen, die die 14 Stunden ohne Fettbombe durchhalten. Ihr Ergebnis: Die Probanden, die einen Fastensnack aßen, hielten die restlichen zwei Stunden durch und verloren mehr Gewicht als die Probanden, die das Fasten nach zwölf Stunden aufgrund von Hunger brachen.

Wieso hat das mit der Fettbombe funktioniert? Ganz einfach: Weil Fett ein Makronährstoff ist, der den Blutzucker nicht in die Höhe treibt. Außerdem stillt Fett den Hunger (der Traum aller Fastenden). Ich begann, während meiner monatlichen Fast Training Weeks auf den sozialen Kanälen damit zu experimentieren. Und wissen Sie was? Der Fastensnack wirkte wahre Wunder! Kamen die Menschen an diesen bestimmten Punkt, lag er nun bei Stunde 12 oder 20, nahmen sie einen Fastensnack zu sich und konnten länger im Fastenzustand bleiben. Denn dieser Fastensnack erhöhte ihren Blutzuckerspiegel nicht.

Anschließend musste ich die idealen Parameter des Fastensnacks herausfinden. In der Studie, die in der Zeitschrift *Nutrition & Diabetes* veröffentlicht worden war, lauteten diese Parameter: Bei dem Fastensnack handelte es sich um gemischte Nüsse, die 200 Kilokalorien, 18 Gramm Fett, fünf Gramm Eiweiß und vier Gramm Kohlenhydrate enthielten. Wunderbar, denn es gibt viele Lebensmittel, auf die diese Parameter zutreffen! Also haben wir eine Reihe möglicher Fastensnacks entwickelt. Mit ihnen können auch Sie Ihr Fastenfenster mühelos vergrößern. Sie finden sie im Rezeptteil dieses Buchs.

SO KÖNNEN SIE LÄNGER IM FASTENFENSTER BLEIBEN

Als ich begann, auf meinen sozialen Kanälen über das Fasten zu sprechen, experimentierten mein Team und ich mit allen verschiedenen Arten des Fastens, auf die ich in der Forschung gestoßen war. Mit der Fast Training Week probierten Millionen von Menschen diese verschiedenen Fastenarten aus. Ich lernte daraus, dass Fasten wie ein Marathonlauf ist. Wer einen Marathon absolvieren will, schlüpft ja auch nicht einfach in die Laufschuhe und hofft, dass er die 42,195 Kilometer auf Anhieb schafft. Er trainiert, indem er zuerst vielleicht ein paar Kilometer läuft und sich dann allmählich steigert. Dasselbe gilt fürs Fasten. Wer länger fasten will, fängt klein an und arbeitet sich nach oben. Am besten finden Sie heraus, welche Fastenlänge für Sie gut funktioniert; halten Sie sich in der ersten Woche fünf Tage lang daran und verlängern Sie dann an einem Tag in der Woche das Fasten ganz allmählich. Können Sie 24 Stunden fasten, sind Sie bereit für das Fettverbrennungs-, Dopamin-Reset- und Immun-Reset-Fasten.

SO FÜHLEN SIE SICH BEIM FASTEN BESSER

Viele Menschen fühlen sich beim Fasten großartig, das Fasten kann aber auch unerwünschte Nebenwirkungen haben, besonders wenn man es zum ersten Mal durchführt. Entzieht man dem Körper über einen längeren Zeitraum hinweg die Nahrung, geht dieser möglicherweise in einen Zustand des beschleunigten Heilens über. Und das fühlt sich nicht immer gut an. Mit Fieber etwa heilt der Körper einen Infekt: Er erhöht die Temperatur, um den Erreger abzutöten. Sie fühlen sich mies, doch Ihr Körper arbeitet für Sie und bekämpft den Infekt. Das Gleiche kann beim Fasten geschehen. Beginnt der Körper mit seinen Reparaturprozessen, können die folgenden Symptome auftreten:

- Übelkeit
- Kopfschmerzen
- Aufgeblähtheit
- Benommenheit
- Schwindel
- Schwächegefühl
- Brain Fog
- Schlaflosigkeit
- Mundgeruch
- Hautausschläge

Einige dieser Symptome können recht unangenehm sein, doch handelt es sich bei ihnen um ganz normale – und vorübergehende – Heilreaktionen des Körpers. Es gibt jedoch einen Trick, mit dem Sie die Symptome lindern können: Nehmen Sie Mineralien. Leider sind unsere Böden mittlerweile so ausgelaugt, dass

SECHS FASTENARTEN

Fasten ist nicht gleich Fasten. Es gibt verschiedene Fastenarten unterschiedlicher Länge:

- Intervallfasten: 12–16 Stunden
- Autophagiefasten: ab 17 Stunden
- Darm-Reset-Fasten: 24 Stunden
- Fettverbrennungsfasten: 36 Stunden
- Dopamin-Reset-Fasten: 48 Stunden
- Immun-Reset-Fasten: über 72 Stunden

sie kaum mehr Mineralien enthalten, und so nehmen wir auch kaum welche mit der Nahrung zu uns. Viele der oben genannten Symptome lassen sich auf einen solchen Mineralstoffmangel zurückführen. Lösen Sie Mineralientabletten in dem Wasser, das Sie beim Fasten trinken, auf, lindert es eventuell auftretende Symptome.

ESSEN UND TRINKEN, DAS SIE AUS DEM FASTENZUSTAND REISST

»Breche ich damit das Fasten?«, ist die häufigste Frage, die mir zum Thema gestellt wird. Zwar reagiert der Blutzucker von Mensch zu Mensch unterschiedlich auf dieselben Nahrungsmittel, doch gibt es Lebensmittel und Getränke, die Sie beim Fasten unbedingt meiden sollten. Die unten genannten werden von den meisten Menschen für unbedenklich gehalten, sind es aber nicht. Auch hier gilt: Checken Sie Ihren Blutzucker oder achten Sie auf eventuelle Symptome.

- Diätgetränke (Light-Getränke)
- Kaugummi
- Fruchtsäfte
- Grüne Smoothies
- Aus grünem Pulver angerührte Getränke
- Kaffee mit Pestiziden und anderen Chemikalien
- Milchkaffee
- Mushroom Coffee
- Kombucha
- Aromatisierte Kräutertees
- Proteindrinks

WAS SIE NORMALERWEISE NICHT AUS DEM FASTENZUSTAND REISST

Hierzu zählen vor allem einige altbewährte Getränke. Manche von ihnen erleichtern das Fasten sogar. Das gilt insbesondere für schadstofffreien Kaffee: Viele Fastende schwören auf die hungerstillende Wirkung eines Kaffees mit einem Spritzer Öl aus mittelkettigen Fettsäuren. Doch auch mit den folgenden Nahrungsmitteln und Getränken brechen Sie das Fasten mit großer Wahrscheinlichkeit nicht:

- Leitungswasser
- Mineralwasser
- Bio-Kaffee
- Kaffee mit Zimt und/oder Muskatnuss
- Ungesüßter Bio-Tee
- Ungesüßtes Mineralstoffpulver
- Salzwasser
- Zitronen- und Ingwersaft
- Kaffee oder Tee mit etwas Öl aus mittelkettigen Fettsäuren
- Apfelessig
- Bestimmte Nahrungsergänzungsmittel (Mineralien, Algen wie Spirulina)
- Fastensnacks (siehe Kapitel 11)

Fasten ist eine großartige Möglichkeit, Dysregulationen des Stoffwechsels sowie des Hormon- und Nervensystems entgegenzuwirken. Und Nahrung kann Ihnen beim Fasten – und beim Verlängern des Fastens – helfen, solange diese Nahrung den Blutzucker nicht erhöht. Das können Sie prüfen, indem Sie beobachten, wie Sie sich fühlen, und sich regelmäßig Ihre Zunge ansehen. Am genauesten behalten Sie Ihren Blutzucker natürlich mit einem Überwachungsgerät oder mit Tests im Blick.

Sehen wir uns nun an, wie Sie vom Fasten- zum Essensfenster übergehen können. Zwar geht es in diesem Buch generell ums Essensfenster, doch ist die erste Mahlzeit, die Sie nach dem Fasten zu sich nehmen, von besonderer Bedeutung. Sowohl das Fasten als auch das Essen kann heilen. Wenn Sie wissen, wie Sie sich strategisch am besten vom Fasten- ins Essensfenster begeben, wird Ihnen dies bei all Ihren Gesundheitszielen enorm helfen.

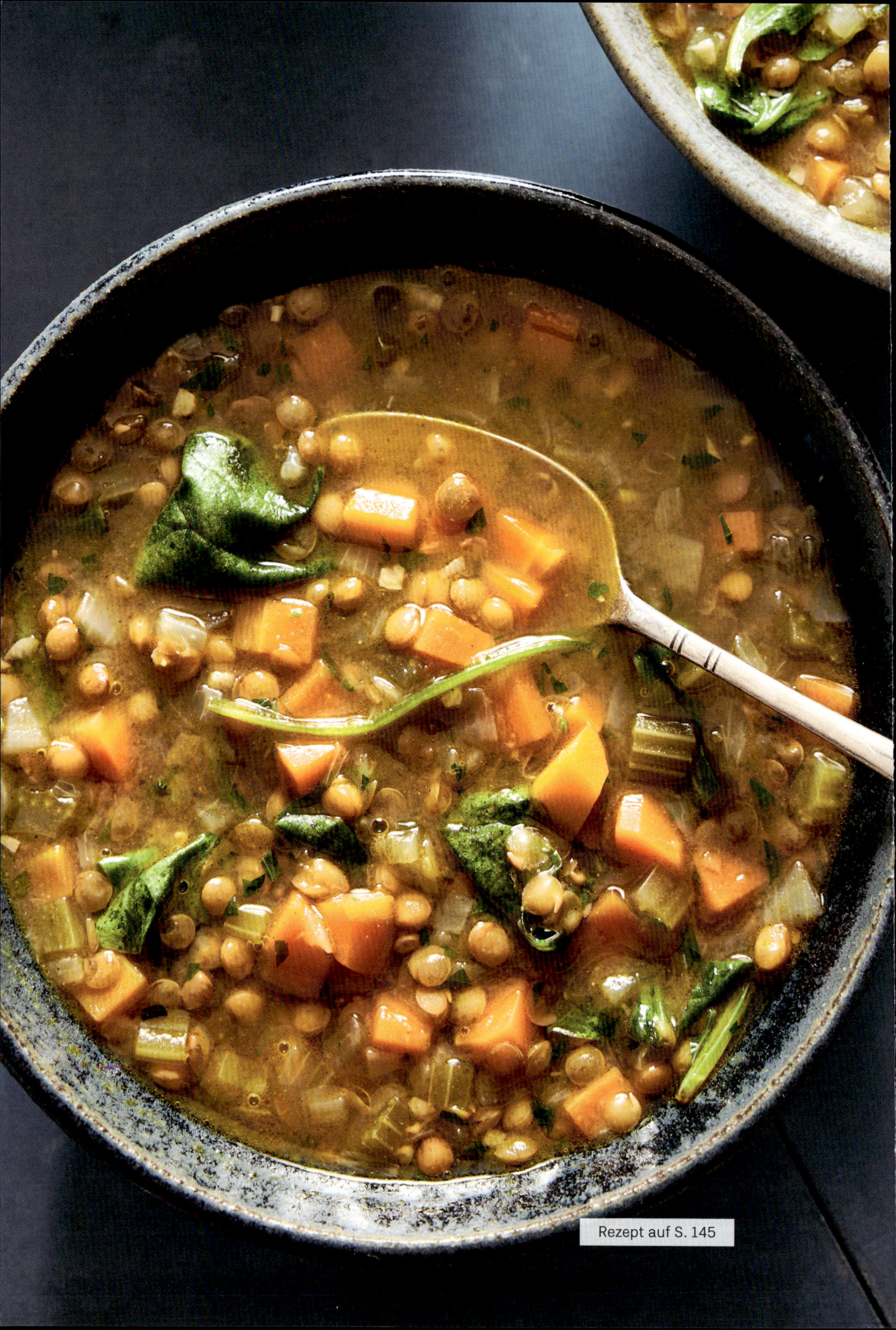

Rezept auf S. 145

5

Wichtig: die erste Mahlzeit

Die Kunst des Fastenbrechens

VOR EINIGEN JAHREN entwarf ich einen maßgeschneiderten Fastenplan für Jesse Itzler – Jesse Itzler ist Mitbegründer von Marquis Jet, Partner von ZICO Coconut Water, Miteigentümer der Basketball-Profimannschaft Atlanta Hawks und Ehemann von Sara Blakely, der Gründerin von Spanx. Jesse stellte mir eine Frage, über die ich erst einmal nachdenken musste: »Wenn ich nach dem Fasten richtig übles Junkfood esse, mache ich damit dann die positiven Effekte des Fastens zunichte?« Meine Antwort: Nein. Die heilenden Wirkungen werden damit nicht rückgängig gemacht, allerdings unterbricht man so den Heilungsprozess, der im Fastenfenster begonnen hat.

Ich weiß, dass sich diese Frage auch andere stellen, beispielsweise Menschen, die dem Fasten kritisch gegenüberstehen. Das Fasten ist nur eine Seite der Heilgleichung – wir sollten sie nicht absolut sehen, nach dem Motto: Fasten oder Nichtfasten. Wir müssen uns das ganze Bild ansehen. Beim Fasten geht es nicht nur ums Nichtessen, es geht auch um die Kunst des Fastenbrechens.

Wir können körperschonend von der Fettverbrennung wieder auf die Glukoseverbrennung umschalten und dabei gut auf unser Mikrobiom achtgeben; wir können ganz sanft vom Fasten- zurück ins Essensfenster gleiten. Das kann man gut und gern als Kunst bezeichnen, als Rhythmus, der die Rhythmen und Zyklen des Körpers unterstützt. Doch ebenso schwer, wie es ist, von Chaos und Stress auf Auf-der-Couch-Sitzen und Nichtstun umzuschalten, ist es für den Körper, vom Fasten- in den Essenszustand zu wechseln. In ersterem Fall wäre Ihr Nervensystem noch immer in Alarmbereitschaft und im Kampf-oder-Flucht-Modus; es braucht einen Moment, um zur Ruhe zu kommen, bevor es sich wirklich entspannen kann. Und ebenso müssen und können wir unserem Körper liebevoll dabei helfen, von der Fett- zur Zuckerverbrennung zurückzukehren.

Warum die erste Mahlzeit so wichtig ist

Warum das Fastenbrechen eine Kunst ist, hat mit Schlüsselheilungsprozessen während des Fastens zu tun: mit mikrobiotischen sowie Stoffwechsel- und Zellveränderungen. Was Ihr

Darmmikrobiom betrifft, so verändert das Fasten das ganze Ökosystem zum Besseren. Während des Fastens sterben »böse« Bakterien ab und »gute« Mikroben vermehren und verbreiten sich. Zudem wachen – je nach Fastenlänge – Stammzellen, die die Darmschleimhaut reparieren, auf und werden verjüngt. Warum tut der Körper das? Weil es evolutionär sinnvoll ist. Ihr Körper bereitet sich auf die Wiedereinführung von Nahrung vor. Mit einer besseren Darmschleimhaut kann er die kommende Nahrung besser verwerten und Sie auf Ihrem funktionellen Höchststand halten. Deshalb ist die erste Mahlzeit nach dem Fasten so wichtig: Ihre Mikroben stehen bereit und wollen nichts anderes, als Ihnen dienen. Geben Sie diesen Mikroben Nahrung, die das Wachstum guter Bakterien fördert, machen Sie damit auch die Mikroben stärker. Beim Fasten geht es ums Hinausbefördern von Nicht-mehr-Dienlichem, beim Essen danach ums Hineinbefördern von Gutem.

Auch Ihre Zellen verrichten beim Fasten wichtige Arbeit. Erinnern Sie sich noch an die Insulinresistenz? Ihre zellulären Rezeptorstellen werden mit Insulin und Glukose überschwemmt, und diese Flut wird durch das Fasten gestoppt. Das ermöglicht es den Zellmembranen und Insulinrezeptoren, sich auszuruhen und zu regenerieren. Damit werden Sie allmählich wieder insulinsensitiv, Ihre Zellen können auf den sanften Anstieg von Glukose und Insulin wieder angemessen reagieren. Haben die Zellen diesen neuen, gesunden Zustand erreicht, würden Sie sie mit einer zuckerreichen Kost natürlich überlasten und sie zurück in die Insulinresistenz stoßen. Deshalb sollte die Mahlzeit, mit der Sie das Fasten brechen, nur wenig Zucker enthalten.

Wenn Sie länger als 17 Stunden fasten, stoßen Sie darüber hinaus einen zellulären Heilprozess namens Autophagie an. Die Zelle registriert, dass keine Energie aus Nahrung ankommt, und beginnt damit, sich der Teile zu entledigen, die nicht mehr optimal funktionieren. Neben eigenen Teilen beseitigt die Zelle auch eventuelle Bakterien und Viren. Stellt die Zelle fest, dass sie gar nicht mehr funktioniert, tötet sie sich sogar selbst. Diesen Vorgang nennt man Apoptose, den programmierten Zelltod. Das ist deshalb so wichtig, weil dysfunktionale Zellen zu Krebs- oder »Zombie-Zellen« mutieren können – Letztere, auch als seneszente Zellen bezeichnet, haben ihre Teilungsfähigkeit verloren, sterben aber nicht ab. Sie sehen: Die Autophagie ist ein ausgesprochen machtvoller Vorgang!

Am anderen Ende der Skala befindet sich ein Wachstumsprozess namens mTor, mit dem Zellen neu aufgebaut werden. Die Prozesse können nicht gleichzeitig stattfinden: Mit dem Fasten wird die Autophagie angeregt, Essen, vor allem Eiweiß, stimuliert mTor. Oft werde ich gefragt, ob beim Fasten Muskelmasse abgebaut wird. Meine Antwort: Nur wenn Sie mTor nicht mit Protein anregen, insbesondere bei der ersten Mahlzeit nach dem Fasten. Hier gilt das Gleiche wie beim Mikrobiom: Brechen Sie das Fasten mit Eiweiß, aktivieren Sie mTor und machen Ihre Muskeln damit kräftiger, als sie es vorher waren.

Nun wissen Sie, dass Sie Ihr Darmmikrobiom unterstützen, Ihre Zellen gesund und in ihrem insulinsensitiven Zustand halten sowie den Muskelaufbau mit mTor fördern sollten. Sprechen wir jetzt also über die Regeln für Ihre erste Mahlzeit nach dem Fasten.

Da diese auch von der Fastenlänge abhängen, habe ich sie in zwei Kategorien eingeteilt: in Regeln fürs Kurz- und fürs Langzeitfasten. Bei Letzterem befindet sich Ihre Verdauung natürlich auch länger im Pausenmodus, weshalb Sie methodischer an die erste Mahlzeit herangehen sollten. Ersteres führen Sie möglicherweise öfter durch, weshalb es hier besonders auf die richtige Kombination der Nahrungsmittel ankommt, mit der Ihr Körper das Heilen fortsetzen kann.

Kurzzeitfasten (12–24 Stunden)

Ich stelle mir das Kurzzeitfasten gern als Impulsgeber zur Heilung vor. Sieht man den Tag als Zweiheit von Fasten- und Essensfenster, sollte die erste Mahlzeit während des Essensfensters einem Heilzweck dienen. In meiner Community sind vor allem zwei Fastenlängen weitverbreitet: das 17- und das 24-Stunden-Fasten. Da ein Fasten in dieser Länge in der Regel häufiger durchgeführt wird, muss die Wiedereinführung der Nahrung möglichst einfach und leicht sein.

Hier gibt es drei Möglichkeiten zum Fastenbrechen. Sie können sie entweder zusammen in einer Mahlzeit oder getrennt nutzen, je nachdem was für Sie besser funktioniert. Doch wofür auch immer Sie sich entscheiden, tun Sie es bewusst. Diese drei Strategien sind:

- Die Mikroben füttern
- Den Anstieg des Blutzuckerspiegels verlangsamen
- Die Muskeln kräftigen

DIE MIKROBEN FÜTTERN

Hier sind wir wieder bei den drei P aus Kapitel 3: Polyphenole, Probiotika und Präbiotika. Die brauchen Sie, wenn Sie Ihrem Mikrobiom nach dem Fasten etwas wirklich Gutes tun wollen. Ich breche das Fasten häufig mit einem zuckerfreien Joghurt mit Heidelbeeren. Ersterer fügt meiner Darmmikrobiota neue Bakterien hinzu, während die Heidelbeeren die guten Mikroben füttern. Einer meiner weiteren Lieblinge ist eine Avocado mit Sauerkraut und Hanfsamen. Auch Sauerkraut steckt voller Probiotika, die Hanfsamen füttern die Mikroben. Es ist ungeheuer wirkungsvoll, nach dem Fasten neue Bakterien im Darm zu verankern, da das Terrain, das durch das Fasten vorbereitet wurde, diese nun besonders gut aufnimmt. Gute Mikroben stellen wichtige Neurotransmitter wie Serotonin her, helfen beim Abbau von Östrogen und kurbeln das Immunsystem an. Geben wir ihnen also, was sie wollen, mögen sie blühen und gedeihen! Mit dieser Strategie können Sie sogar ein stark mitgenommenes Darmmikrobiom innerhalb nur weniger Tage wieder auf Vordermann bringen.

Jahrelang habe ich den Patientinnen in meiner Klinik Nahrungsergänzungsmittel zur Reparatur des Darmmikrobioms empfohlen. Das war nicht mehr nötig, nachdem ich herausgefunden hatte, wie effektiv ein 24-Stunden-Fasten gefolgt von einer Mahlzeit mit den drei P ist. Jetzt konnten sie ihren Darm allein mit Fasten und Essen reparieren. Die genannten Nahrungsmittel helfen auch bei den folgenden Beschwerden und Erkrankungen:

- Leaky-Gut-Syndrom
- *Candida*-Befall
- Verstopfung
- Chronischer Durchfall
- Nach einer Antibiotikatherapie

Ich breche das Fasten auch gern mit der heilenden Kraft einer aus Knochen gekochten Brühe. Die liebt unsere Darmschleimhaut besonders! Die Brühe enthält eine wichtige Aminosäure namens Glycin. Diese hilft beispielsweise beim Leaky-Gut-Syndrom, indem sie dazu beiträgt, die Darmschleimhaut wieder aufzubauen und weniger durchlässig zu machen. So können keine unverdauten Nahrungspartikel und Giftstoffe mehr ins Blut gelangen und Entzündungen im Körper verursachen. Hatte ich in meiner Klinik eine Patientin mit chronisch niedrigem Energieniveau und ausgeprägter Darmdysbiose, verordnete ich ihr zunächst einmal Knochenbrühe zum Fastenbrechen und danach eine gute Dosis der drei P. Das wirkte Wunder.

Hin und wieder kommt es durch die Ballaststoffe der drei P zum Aufgeblähtsein. Ist das bei

Ihnen der Fall, empfehle ich Ihnen, das Fasten immer mit Knochenbrühe zu brechen und häufiger 24 Stunden lang zu fasten, damit Ihr Darm mehr Zeit zum Heilen bekommt. Fangen Sie danach langsam mit Sauerkraut an. Bleibt das Aufgeblähtsein so aus, ist Ihr Darm bereit für mehr Lebensmittel mit den drei P.

DEN ANSTIEG DES BLUTZUCKERSPIEGELS VERLANGSAMEN

Viele Menschen fasten, um ihre Stoffwechselprobleme zu bewältigen. Fasten gehört zu den schnellsten Möglichkeiten, die ich kenne, um Insulinresistenz umzukehren. Wer trotz eiserner Versuche nicht abnimmt, allmählich in den Diabetes gleitet oder bereits Diabetes hat, profitiert am meisten vom Umschalten des Stoffwechsels. Aber ob Sie nun fasten, um eine Stoffwechselerkrankung in den Griff zu bekommen oder einfach nur Stoffwechselmarker wie den Nüchternblutzucker oder das Hämoglobin A1c zu verbessern – Ballaststoffe und Fett sollten in Ihrer Mahlzeit nach dem Fasten auf jeden Fall enthalten sein.

Ballaststoffe fungieren als eine Art Netz für Glukose. Sie fangen sie beim Eintritt der Nahrung in den Magen ab und verzögern so ihre Aufnahme ins Blut. Etwas so Einfaches wie gehacktes Gemüse oder ein Salat als Beilage zur ersten Mahlzeit nach dem Fasten wirkt einem zu raschen Anstieg des Blutzuckers effektiv entgegen.

Ein weiteres diesbezügliches Wundermittel ist Fett, das man auch als Glukosebremse bezeichnen könnte. Vielleicht haben Sie schon von der Empfehlung, etwa aus der Zone- oder Sears-Diät, gehört, immer etwas Butter aufs Brot zu schmieren. Das fetthaltige Nahrungsmittel verlangsamt die Glukosereaktion, die ein hochglykämisches Nahrungsmittel wie Brot häufig auslösen kann.[1] In einem *Resetter Podcast*-Interview mit Jessie Inchauspé, der Autorin von *The Glucose Goddess Method*, bezeichnete sie dies treffend als »Kleidung für die Kohlenhydrate«. Lassen Sie Ihre Kohlenhydrate also nie nackt, sondern kleiden Sie sie in Fett; damit ist eine bessere Glukosereaktion auf die Mahlzeit garantiert.

Wie Sie feststellen werden, bestehen meine Fastensnacks größtenteils aus Fett, weil Fett uns nur selten aus dem Fastenzustand reißt. Ich bediene mich dieses Tricks, wenn ich Menschen beibringe, wie sie länger fasten können. Dürfen sie eine Fettbombe genießen, leiden sie weniger und halten besser durch. Das stillt den Hunger und führt nicht zu einem Glukoseanstieg, wie auch die zitierte Studie gezeigt hat: Eine fettreiche Mahlzeit erhält die Vorteile eines niedrigen Blutzuckers noch für Stunden nach dem Fastenbrechen aufrecht. Schließen Sie das Fasten- und öffnen Sie das Essensfenster, machen Ballaststoffe und Fett Sie herrlich satt und stabilisieren ganz nebenbei noch Ihren Blutzuckerspiegel.

DIE MUSKELN KRÄFTIGEN

Nicht zuletzt ist auch mTor beim Brechen eines kürzeren Fastens zu berücksichtigen. Viele Fastende haben es vor allem auf die Autophagie »abgesehen«, bei der unnötige oder dysfunktionale Zellteile beseitigt werden. Als die Welt erfuhr, dass man mit der Autophagie das Altern hinauszögern, Krebs vorbeugen und müde, abgenutzte Zellen verjüngen kann, entstand ein regelrechter Hype. Dr. Yoshinori Osumi, der japanische Wissenschaftler, der die Autophagiefähigkeit unserer Zellen entdeckte, wurde als Held gefeiert und wurde 2016 mit dem Nobelpreis für Medizin ausgezeichnet. Doch wie das so häufig bei unserem Körper der Fall ist, brauchen wir beides: Reparatur (Autophagie) und Wachstum (mTor).

LEUCINREICHE LEBENSMITTEL

Leucin ist eine essenzielle Aminosäure, was bedeutet, dass sie mit der Nahrung zugeführt werden muss, da der Körper sie nicht selbst herstellen kann. Besonders wichtig ist sie für die Muskelsynthese und -reparatur. Lebensmittel mit einem hohen Proteingehalt enthalten im Allgemeinen auch signifikante Mengen an Leucin. Die folgenden Nahrungsmittel sind besonders reich an Leucin.

Molkeneiweiß: Molke, ein Nebenprodukt der Käseherstellung, ist eine der besten Leucinquellen; man findet sie vor allem in Proteinpulvern.

Mageres Fleisch: Huhn, Rind und Schwein sind ebenfalls ausgezeichnete Leucinquellen. Meist wird mageres Fleisch aufgrund seines niedrigeren Fettgehalts bevorzugt.

Fisch: Beispielsweise Lachs und Thunfisch sind nicht nur reich an Leucin, sondern auch an Omega-3-Fettsäuren.

Milchprodukte: Milch, Käse und Joghurt sind gute Leucinquellen – vor allem griechischer Joghurt, denn dieser hat einen hohen Eiweißgehalt.

Eier: Sie stellen eine vollständige Proteinquelle dar, denn sie enthalten alle neun essenziellen Aminosäuren, auch Leucin.

Sojaprodukte: Tofu, Tempeh und Edamame sind reich an Leucin und gute Optionen für Vegetarier und Veganer, die auf Fleisch als Leucinquelle verzichten wollen.

Hülsenfrüchte: Weiße Bohnen und Linsen enthalten Leucin, verglichen mit tierischen Produkten allerdings in geringeren Mengen. Zudem enthalten sie Ballast- und andere Nährstoffe.

Nüsse und Samen: Paranüsse, Mandeln, Erdnüsse, Kürbiskerne und Chiasamen enthalten Leucin sowie gesunde Fette und andere nützliche Nährstoffe.

Glutenfreies Getreide: Quinoa und Hafer enthalten mehr Leucin als die meisten anderen Getreidesorten und sind obendrein noch reich an Ballaststoffen.

Eiweißreiches Gemüse: Erbsen und Pilze beispielsweise weisen im Vergleich mit anderem Gemüse einen recht hohen Leucingehalt auf.

Am besten regen Sie die Wachstumsreaktion des mTor-Zellpfads mit Eiweiß an. Dies ist das Schlüsselelement für den Fastenden, der Muskeln aufbauen will. Ist die Autophagie mit dem Fasten in Gang gesetzt, sollte mTor mit Eiweiß aktiviert werden. Der derzeitigen Forschung zufolge muss jede Mahlzeit mindestens 30 Gramm Eiweiß enthalten, um das Muskelwachstum anzuregen.[2] Zudem sollte dieses Eiweiß die Aminosäure Leucin enthalten. Sie veranlasst die Muskeln dazu, ihre Aminosäuresensoren zu öffnen und alle anderen Aminosäuren in sich aufzunehmen.[3] Leucin ist sowohl in pflanzenbasierten Lebensmitteln als auch in tierischen Produkten enthalten (siehe Kasten oben).

Langzeitfasten (ab 24 Stunden)

Ich weiß noch genau, wie ich mir nach meinem ersten dreitägigen Wasserfasten erst einmal Rühreier einverleibt habe. Die sollte der Körper doch eigentlich gut verdauen können, oder nicht? Oder nicht. Zwei Dinge geschahen: Ich dachte, ich hätte ein Fass Teer verschluckt, und

DER BUMERANGEFFEKT

Die vier Schritte, die ich Ihnen für Ihre erste Mahlzeit nach einem längeren Fasten empfehle (siehe unten auf dieser Seite), sind besonders wichtig, wenn Sie am Bumerangeffekt leiden, was vermutlich auf jeden Erstfaster zutrifft: Sie stopfen zu Beginn Ihres Essensfensters erst einmal alles in sich hinein. Wie bereits erwähnt, macht das die heilende Wirkung des Fastens zwar nicht zunichte, bringt das Heilen aber abrupt zum Stillstand. Je mehr Erfahrung Sie mit dem Fasten haben, desto weniger wird der Bumerangeffekt auftreten.
Wenn Sie befürchten, Sie könnten in diese Falle tappen, folgen Sie entweder den drei Regeln für das Brechen kürzeren Fastens oder eben jenen vier unten beschriebenen Schritten. Und mit folgendem Trick können Sie sich überlisten: Sagen Sie sich, nur Ihre erste Mahlzeit nach dem Fasten muss gesund sein, danach können Sie immer noch alles in sich hineinstopfen. In meiner Community habe ich jedoch oft erlebt, dass der Heißhunger auf Junkfood nach dieser einen gesunden Mahlzeit abebbt. Sehen Sie mal, ob Ihre Geschmacksknospen das genauso sehen. Vielleicht werden Sie ja überrascht und sagen Igitt zu hochverarbeiteten Lebensmitteln – und das vielleicht nicht nur jetzt, sondern für immer.

ich war unsäglich müde. Und was habe ich aus der Erfahrung gelernt? Dass sich Eiweiß zwar hervorragend eignet, um das Kurzzeitfasten zu brechen, aber genau das Falsche ist, wenn man nach drei Tagen ohne Essen erstmals wieder Nahrung zu sich nimmt. Ich musste mir also etwas anderes einfallen lassen.

Fasten Sie 24 Stunden oder länger, dauern auch die zellulären und mikrobiellen Heilprozesse an und Ihr Verdauungstrakt befindet sich weiterhin im Pausenmodus. Das bedeutet, dass Sie Ihre Mahlzeiten vorsichtiger als nach einem kürzeren Fasten angehen sollten. Das geht am besten mit vier Schritten, die ich für Sie entwickelt habe, einer Art Warm-up für Magen und Darm.

Ursprünglich waren die vier Schritte für ein dreitägiges Wasserfasten gedacht. Nach *Fast Like a Girl* stellte sich allerdings heraus, dass viele Frauen ein 36-stündiges Fasten vorziehen – vielleicht weil, wie Forschungen zeigen, man bei dieser Fastenlänge besonders gut Bauchfett verbrennt oder weil ein solches Fasten leichter ist als andere Fastenarten. Aber wie dem auch sei: Die Wiedereinführung der Nahrung stellte für diese Frauen doch eine gewisse Herausforderung dar. Deshalb empfehle ich die vier Schritte für alle, die länger als 24 Stunden fasten. Zwischen den einzelnen Schritten sollten Sie 30 bis 60 Minuten warten.

- **Schritt 1:** Trinken Sie eine Tasse Knochen- oder Gemüsebrühe.
- **Schritt 2:** Essen Sie eine probiotikareiche Mahlzeit mit gutem Fett.
- **Schritt 3:** Essen Sie natürliche Kohlenhydrate (gedämpftes Gemüse, Obst, Kartoffeln).
- **Schritt 4:** Essen Sie eiweißreiche Nahrungsmittel (Fleisch und eiweißreiches Gemüse).

Warum funktioniert das Ganze? Die Brühe kleidet den Darm aus, Probiotika füttern Ihren Darm mit guten Bakterien, die Ballaststoffe in den natürlichen Kohlenhydraten füttern wiederum die guten Bakterien, und das Eiweiß liefert die Aminosäuren, die Sie zum Muskelaufbau brauchen. So gleitet Ihr Körper ganz sanft wieder zur Nahrungsaufnahme hinüber, Sie tun Ihren guten Darmmikroben etwas Gutes, und Sie aktivieren mTor zur Muskel-, Hormon- und Neurotransmittersynthese.

WELCHE ART VON BRÜHE SOLLTE ES SEIN?

Von den Mitgliedern meiner Community, die sich pflanzenbasiert ernähren, wurde ich oft gefragt, ob sie statt Knochenbrühe auch Gemüsebrühe trinken dürften. Die Antwort ist ein begeistertes Ja! Dafür hat meine Köchin eigens eine herrliche Vitalpilzbrühe (Rezept S. 288) kreiert.

Dazu eine Anmerkung. Vitalpilze wie Löwenmähne (*Hericium erinaceus*, auch Igel-Stachelbart genannt), Reishi (*Ganoderma lucidum*) und Shiitake (*Lentinula edodes*) besitzen zwar jede Menge heilsame Inhaltsstoffe, eines fehlt ihnen jedoch: Glycin. Glycin macht rund 33 Prozent des Kollagens im menschlichen Körper aus und ist nicht nur enorm wichtig für die Darmgesundheit; die Aminosäure hilft auch bei der Regulierung des Nervensystems, hebt die Stimmung, verbessert das Gedächtnis, bindet Giftstoffe und trägt zu einem erholsamen Schlaf bei.[4] Der Nährstoff ist enorm wichtig; ich habe eine Liste mit glycinhaltigen Lebensmitteln erstellt (siehe Kasten rechts). Beachten Sie das bitte bei der Wiedereinführung der Nahrung nach dem Fasten.

Für alle, die sich omnivor ernähren, hat mein Koch zwei ganz erstaunliche Knochenbrühen kreiert (Rezepte S. 282 und 284). Beide eignen sich hervorragend zum Fastenbrechen. Während die Geflügelbrühe mehr Tryptophan enthält, das gut für die Stimmung ist, findet sich in der Rinderbrühe mehr Glycin mit den bereits besprochenen Vorteilen.

GLYCINREICHE NAHRUNGSMITTEL

Gelatine: Die von tierischem Kollagen stammende Gelatine ist eine der besten Glycinquellen.

Knochenbrühe: Man lässt die Knochen lange köcheln, um ihnen die Nährstoffe zu entlocken.

Geflügelhaut und -bindegewebe: Die Haut von Huhn, Pute und anderem Geflügel sowie deren Bindegewebe sind reich an Glycin.

Fisch und Meeresfrüchte: Beispielsweise Lachs, vor allem mit Haut, ist ein ausgezeichneter Glycinlieferant.

Fleisch mit Bindegewebe: Ochsenschwanz, Rindernacken und andere weniger zarte Fleischstücke haben einen recht hohen Glycingehalt.

Spirulina: Die blaugrüne Mikroalge gilt aufgrund ihres hohen Nährstoffgehalts als Superfood und ist eine gute pflanzliche Glycinquelle.

Eier: Im Eiweiß sind besonders viel Glycin und andere Aminosäuren enthalten.

Milchprodukte: Milch, Käse und Joghurt enthalten Glycin; vor allem Molkeneiweiß ist reich an dieser Aminosäure.

Hülsenfrüchte: Bohnen, Linsen und andere Hülsenfrüchte enthalten Glycin, im Vergleich zu tierischen Produkten allerdings in geringeren Mengen.

Nüsse und Samen: Bestimmte Nüsse und Samen, etwa Kürbiskerne, sind gute pflanzliche Glycinquellen.

WARUM SOLLTE DAS GEMÜSE AUS SCHRITT 3 GEDÄMPFT SEIN?

Sosehr ich die Ballaststoffe in rohem Gemüse auch liebe – nach einer längeren Fastenperiode könnten sie einfach ein wenig zu viel sein. Deshalb empfehle ich, das Gemüse leicht zu dämpfen. Es sollte noch knackig sein, dämpfen Sie also nicht zu lange. Rohes Gemüse nach dem Fasten könnte zu Blähungen führen, die das Dämpfen in der Regel verhindert.

WIE LANGE SOLLTE ICH ZWISCHEN DEN EINZELNEN SCHRITTEN WARTEN?

Wer länger gefastet hat, ist natürlich aufgeregt und freut sich, wenn ihm bewusst wird, dass er sich seinem Essensfenster nähert. Wie vorn bereits erwähnt, empfehle ich, zwischen den einzelnen Schritten 30 bis 60 Minuten zu warten. So sehen Sie, wie Ihr Körper auf den jeweiligen Schritt reagiert. Fühlen Sie sich müde oder aufgebläht oder leiden Sie an Brain Fog, sollten Sie ein wenig länger warten, bis Sie zum nächsten Schritt übergehen. Die Symptome bedeuten, dass Ihr Körper bei der Wiedereinführung der Nahrung einfach etwas mehr Zeit braucht. Fühlen Sie sich nach einem der Schritte großartig, können Sie fortfahren – dann passt sich Ihr Körper gut an.

WAS, WENN ICH MICH MIT BESTIMMTEN NAHRUNGSMITTELN NICHT WOHLFÜHLE?

Das Fasten kann – ein schöner Nebeneffekt – auch als Eliminationsdiät fungieren. Vor der Erfindung von Nahrungsunverträglichkeitstests empfahlen Ärzte solche Eliminationsdiäten, um herauszufinden, auf welche Nahrungsmittel ihre Patienten wie reagierten. Zunächst wurden die verdächtigen Nahrungsmittel weggelassen und dann nacheinander allmählich wiedereingeführt. Bei einer heftigen Reaktion lag es nahe, dass der Betreffende gegen das jeweilige Nahrungsmittel allergisch war bzw. es nicht vertrug. Ganz ähnlich funktioniert längeres Fasten, nur dass dabei alle Nahrungsmittel auf einmal weggelassen werden. Achten Sie also in den Tagen nach dem Fasten darauf, welche Nahrungsmittel genau Sie müde machen, Brain Fog oder Muskelschmerzen verursachen oder zu einer Gewichtszunahme führen. Hier können Sie ganz wunderbar testen, wie Ihr Körper reagiert. Verursacht ein Nahrungsmittel Beschwerden, sollten Sie eine Zeit lang darauf verzichten. So dient das Fasten mit der Zeit auch der Regeneration Ihres Darms.

Ich habe jahrelang gern Frühstücksflocken gegessen (ja, Sie haben richtig gelesen). Doch als ich begann, mit dem Fasten zu experimentieren, und es mit Frühstücksflocken brach, war ich entsetzt, wie schlecht ich mich danach fühlte: Nur eine Stunde nachdem ich mir eine Schale meiner Lieblingsflocken gegönnt hatte, plagten mich Brain Fog, Schläfrigkeit, Gliederschwere – und dabei hatte ich nur kurz gefastet! Danach habe ich Frühstücksflocken nie wieder angerührt. Bekommen wir die Konsequenzen des Verzehrs eines bestimmten Nahrungsmittels einmal so richtig zu spüren, können wir meist auch die Disziplin aufbringen, in der Folge darauf zu verzichten.

Jetzt wissen Sie alles über die grundlegenden Fünf, kennen die drei Regeln der zyklusgerechten Ernährung und können zwischen Fasten- und Essensfenster hin und her wechseln. Nun geht es darum, wie wir das alles mit dem Rhythmus unserer Hormone in Einklang bringen.

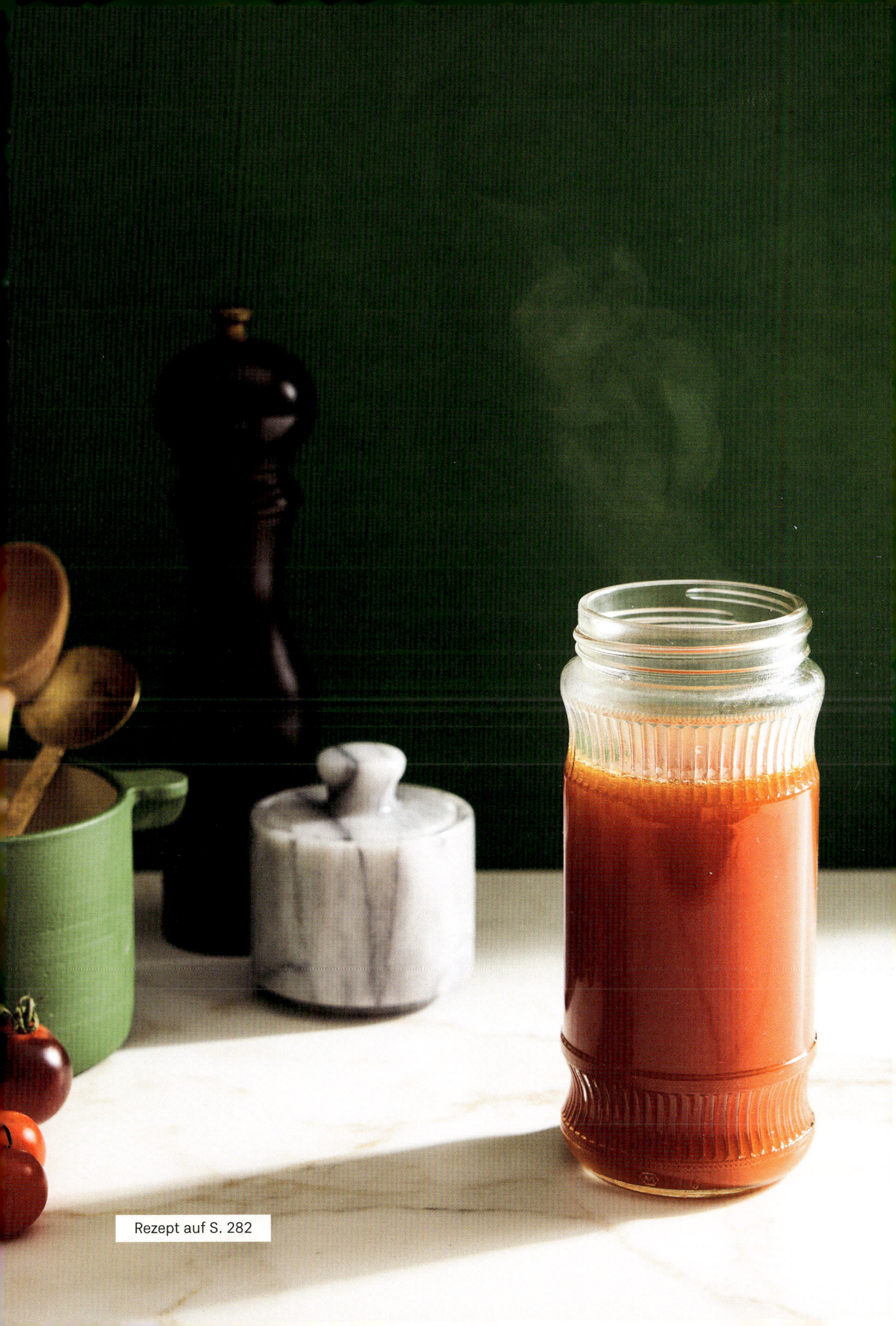

Rezept auf S. 282

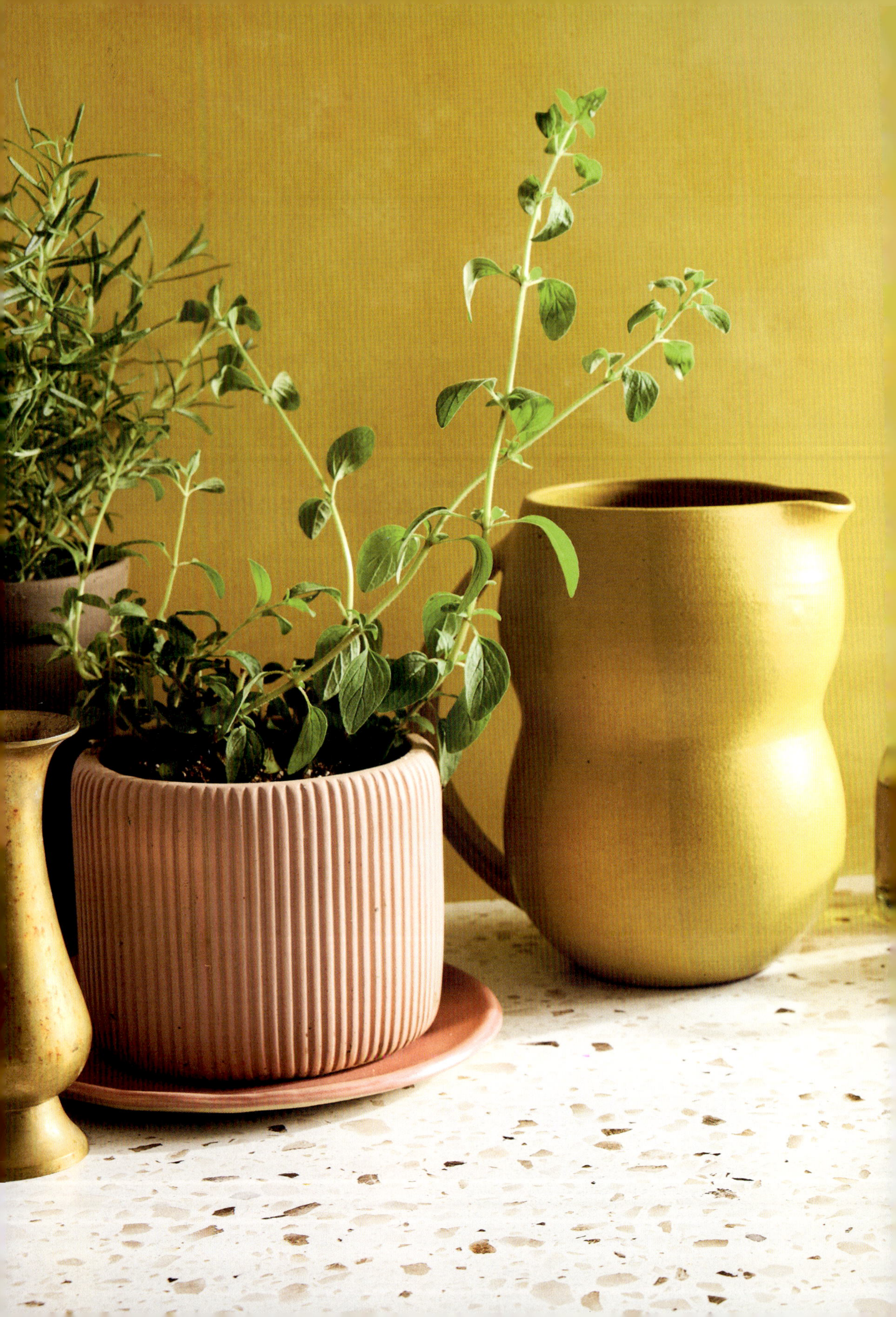

TEIL III

Der Fastenzyklus

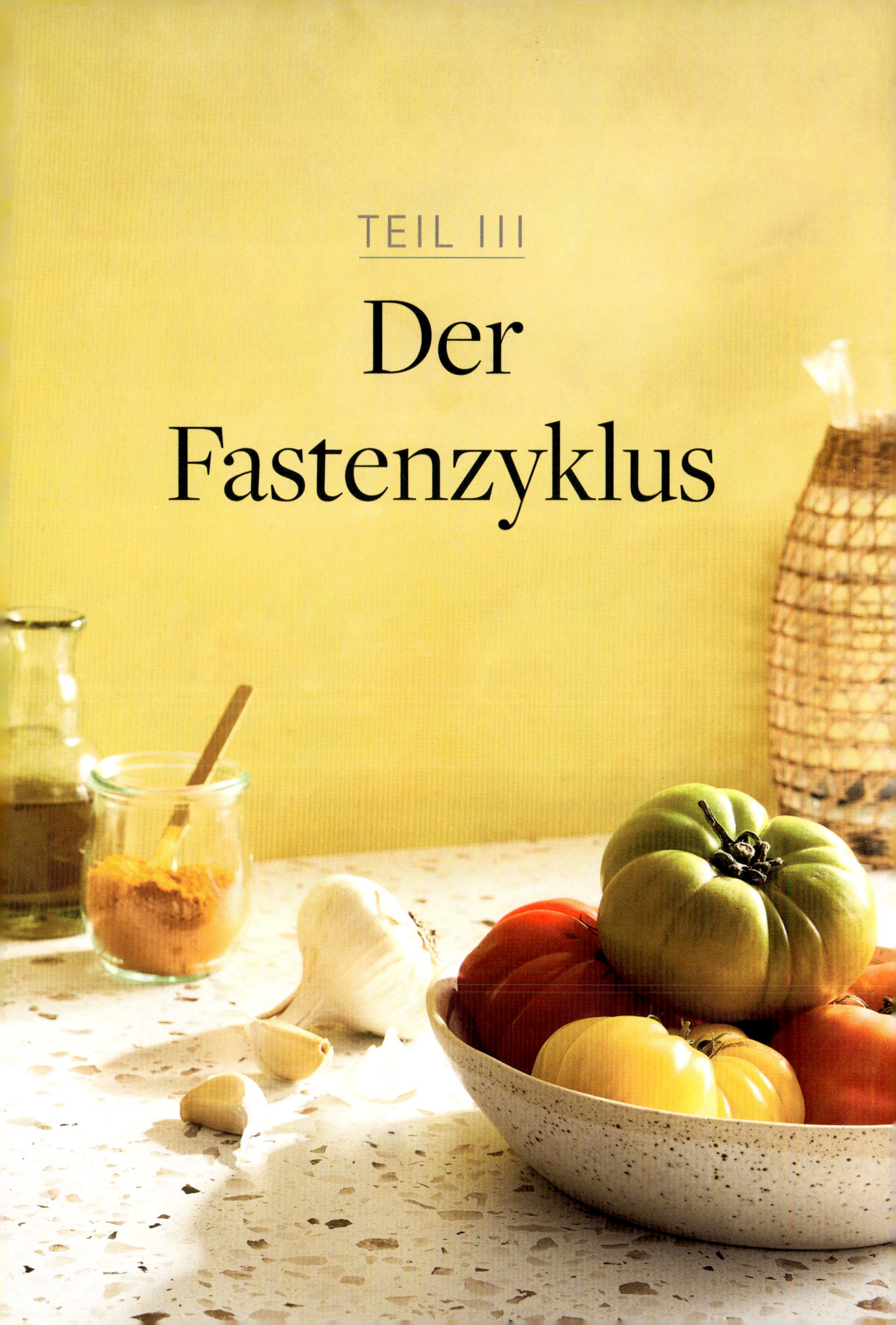

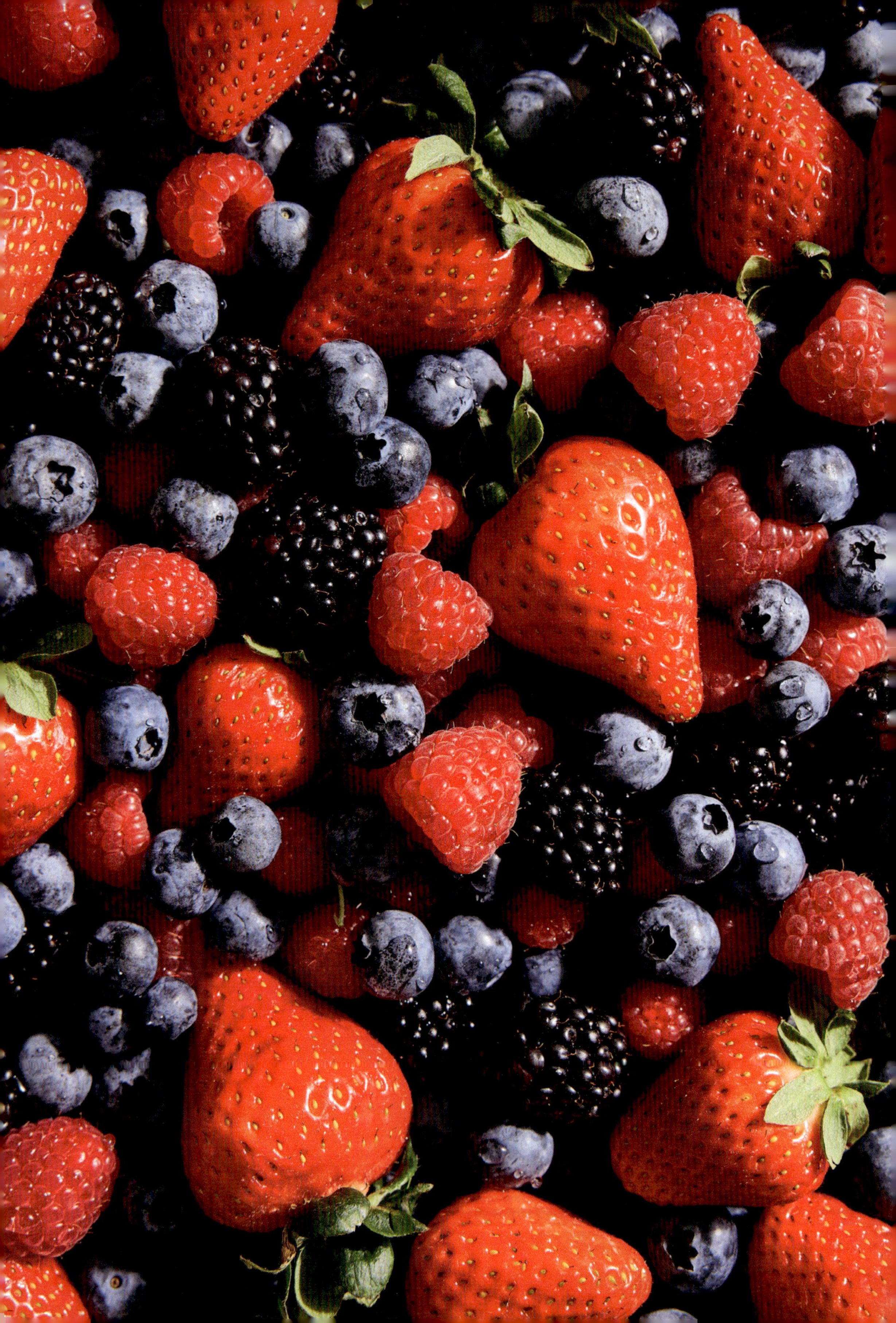

6

Ihre Powerphasen

FOLLIKELPHASE, LUTEALPHASE, luteinisierendes Hormon, follikelstimulierendes Hormon, Östrogenmetaboliten, Estradiol, Estron, Estriol, Pregnenolon, DHEA – Hormone sind schon kompliziert genug, doch kommt noch Ärztelatein hinzu, können wir die Moleküle, die uns ausmachen und bestimmen, wie unser Körper arbeitet, noch schwerer fassen. Meine Freundin und Co-Hormonexpertin Dr. Carrie Jones sagte einmal, wir sollten den Dingen in unserem Hormonsystem doch lieber die Namen von Nagellacken geben. Was für eine tolle Idee! Das würde uns die Hormone gleich viel zugänglicher machen, und wir könnten die ungeheure Weisheit, die in

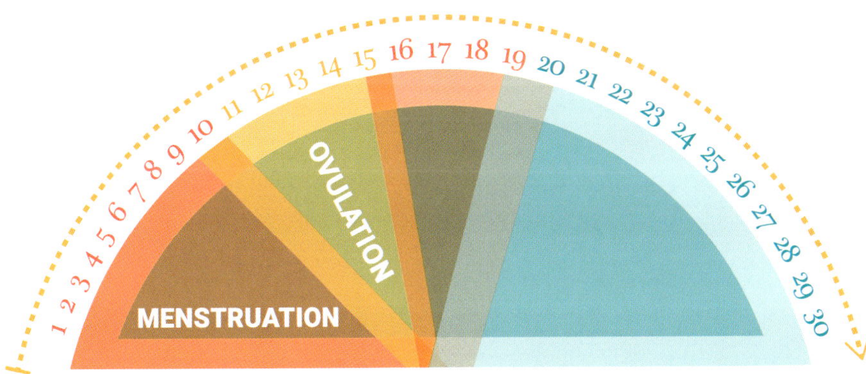

DIE MACHT DES FASTENS UND IHR ZYKLUS

TAG 1–10	TAG 11–15	TAG 16–19	TAG 20–BLUTUNG
POWERPHASE 1	**MANIFESTATION**	**POWERPHASE 2**	**NÄHRPHASE**
(MENSTRUATION)	(EISPRUNG)		
FASTEN:	**FASTEN:**	**FASTEN:**	**KEIN FASTEN**
13–72 STUNDEN	13–15 STUNDEN	13–72 STUNDEN	
ERNÄHRUNG:	**ERNÄHRUNG:**	**ERNÄHRUNG:**	**ERNÄHRUNG:**
KETOBIOTISCH	HORMONFÖRDERND	KETOBIOTISCH	HORMONFÖRDERND

DER WEIBLICHE HORMONZYKLUS

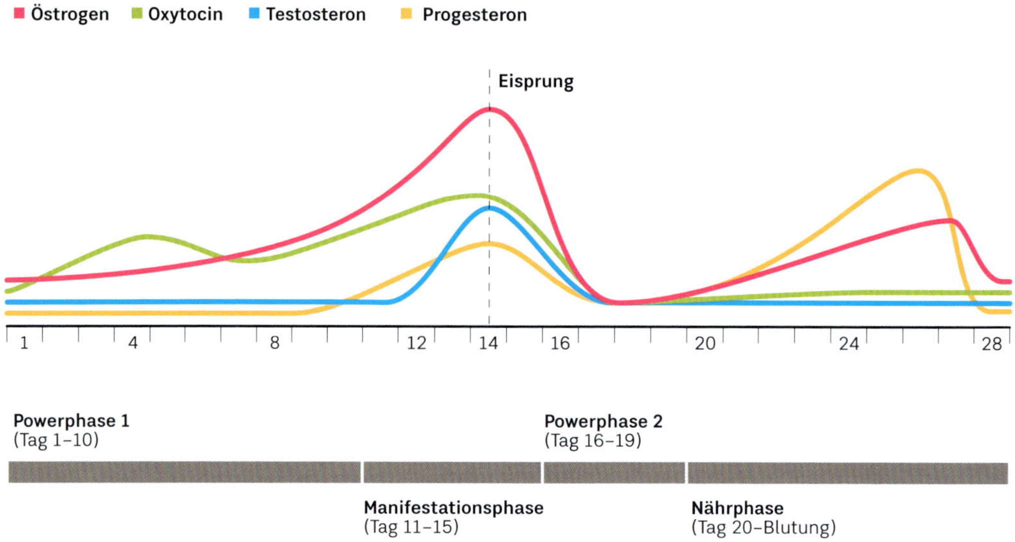

ihnen steckt, viel besser verstehen. Also setzte ich mich hin und dachte mir leicht verständliche Namen für das Auf und Ab der Hormone während des monatlichen Menstruationszyklus aus, die uns dabei helfen, unseren Lebensstil an die Rhythmen unseres Körpers anzupassen.

Ich nenne das Ganze den Fastenzyklus, der den Menstruationszyklus in vier Abschnitte einteilt. Die ersten zehn Tage Ihres Menstruationszyklus sind Powerphase 1 – die Zeit, in der Östrogen den niedrigen Hormonspiegel ansteigen lässt. Der zweite Abschnitt ist die Manifestationsphase – der Zeitpunkt des Eisprungs, wenn Östrogen, Testosteron und Progesteron Ihnen hormonelle Superkräfte verleihen.

Der dritte Abschnitt ist Powerphase 2 – auch hier ist der Hormonspiegel niedrig, das Ausscheiden der Hormone steht im Mittelpunkt. Der vierte und letzte Abschnitt ist die Nährphase; hier erreicht Progesteron seinen Höchststand, bevor die Blutung beginnt. Die einzelnen Phasen werden in den folgenden Kapiteln behandelt, und zwar aus der Perspektive der Ernährung; zudem erfahren Sie, was Sie tun können, wenn Ihr Zyklus unregelmäßig geworden ist oder wenn Sie in der Menopause sind.

Zum Fastenzyklus gehören zwei Ernährungsweisen: die ketobiotische und die hormonfördernde. Der Hauptunterschied zwischen ihnen sind die Kohlenhydratmengen. Die hormonfördernde Ernährung enthält mehr Kohlenhydrate, um sicherzustellen, dass Sie alle drei Regeln der zyklusgerechten Ernährung einhalten können. Bei der ketobiotischen Ernährung nehmen Sie nur wenig Kohlenhydrate zu sich, damit Sie insulinsensitiv bleiben, was beim Abnehmen hilft und gut für die Östrogenproduktion ist.

Im Rezeptteil dieses Buchs finden Sie wunderbare Rezepte für beide Ernährungsweisen, die meine Köchin und mein Koch für Sie kreiert haben.

Die Powerphasen unter der Lupe

Im Folgenden möchte ich Ihnen die Powerphasen genauer erläutern. Wenn Sie noch menstruieren, gibt es zwei Zeitpunkte in Ihrem Zyklus, an denen die Hormonspiegel am niedrigsten sind. Der erste Zeitpunkt ist Tag 1 Ihres Zyklus, der Tag, an dem Ihre Periode beginnt. Der zweite Zeitpunkt ist direkt nach dem Eisprung, um Tag 16 Ihres Menstruationszyklus. Wird das Ei nicht befruchtet, sinkt der Spiegel aller Hormone wieder erheblich.

Ist der Hormonspiegel niedrig, können Sie es gesundheitlich so richtig krachen lassen – deshalb habe ich diese Abschnitte Powerphasen genannt. Ob eine neue, strengere Diät, ein intensives Work-out oder ein extravaganter Biohack: In den Powerphasen können Sie Ihre ehrgeizigsten Lebensstilziele angehen. Denn ist Ihr Hormonspiegel niedrig, ist Ihr Körper widerstandsfähiger gegen die Kortisolanstiege, die intensiver Sport und längere Fastenperioden mit sich bringen. Viele heute beliebte Gesundheitsstrategien können das Kortisol im Körper vorübergehend in die Höhe treiben, besonders wenn sie neu für Sie sind und Ihr Körper sich im großen Stil anpassen muss. Gehen Sie klug mit diesen Strategien um, indem Sie vor allem Ihre Powerphasen für sie nutzen.

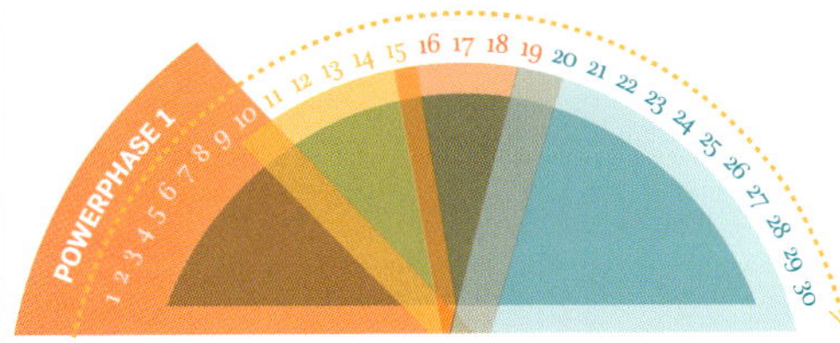

DIE MACHT DES FASTENS UND IHR ZYKLUS

TAG 1–10

POWERPHASE 1
(MENSTRUATION)

FASTEN: 13–72 STUNDEN

ERNÄHRUNG: KETOBIOTISCH

POWERPHASE 1

Powerphase 1 (Tag 1–10)

Viele Frauen erleben den Beginn ihrer Periode als Erleichterung. Was nicht weiter verwunderlich ist, sinkt der Hormonspiegel zu diesem Zeitpunkt doch.

Powerphase 1 ist jedoch auch die Zeit, in der das Östrogen, vor allem Estradiol, wieder ansteigt, damit es zum Eisprung – die nächste Phase – kommen kann. Sie können sich in diesen ersten zehn Tagen Ihres Zyklus längeren Fastenperioden, einer kohlenhydratärmeren Ernährung und fordernderen Work-outs widmen. Zudem sollten Sie sich auf Nahrungsmittel konzentrieren, die den Bedürfnissen des Östrogens gerecht werden.

WIE REAGIERT IHR GEHIRN AUF DEN ESTRADIOLANSTIEG?

Ihr Gehirn funktioniert während der verschiedenen Abschnitte Ihres Zyklus unterschiedlich. In Powerphase 1, beim Anstieg des Estradiols, hebt sich auch Ihre Stimmung und Sie sind kognitiv topfit. Estradiol regt fünf sehr wichtige chemische Botenstoffe im Gehirn an: Dopamin, Serotonin, Glutamat, Acetylcholin und BDNF (Brain-Derived Neurotrophic Factor, zerebraler neurotropher Faktor). Diese Flut an Neurotransmittern und dem Wachstumsfaktor BDNF macht uns happy, schenkt uns Energie und steigert insgesamt unser Wohlbefinden. Vielleicht stellen Sie auch fest, dass sich Ihre Redegewandtheit, Ihr Gedächtnis und Ihre Konzentrationsfähigkeit verbessern, je mehr Sie sich dem Höchststand des Estradiols zum Eisprung nähern.

DIE ERNÄHRUNG IN POWERPHASE 1

In dieser Phase sollten Sie die Östrogenproduktion in Ihrem Körper fördern. Dafür gibt es fünf Schlüsselstrategien:

1. Halten Sie den Blutzuckerspiegel niedrig und stabil.
2. Meiden Sie verarbeitete Kohlenhydrate.
3. Nehmen Sie stattdessen natürliche, ballaststoffreiche Kohlenhydrate zu sich.
4. Wählen Sie gesunde, nicht entzündungsfördernde Fette und Öle.
5. Meiden Sie Obesogene.

Östrogen gedeiht in einem insulinsensitiven Körper! Deshalb fördert eine kohlenhydratarme Ernährung in den zehn Tagen der Powerphase 1 sowohl ihre hormonelle als auch Ihre Stoffwechselgesundheit. Besonders wichtig ist es, in dieser Zeit industriell hergestellte, hochverarbeitete Kohlenhydrate zu meiden. Was nicht heißt, dass Sie komplett auf Kohlenhydrate verzichten müssen – Sie sollten nur zu natürlichen, ballaststoffreichen Kohlenhydraten wechseln. Am besten schaffen Sie das mit einer Version der Keto-Diät, nämlich der ketobiotischen Ernährungsweise. Der Grund, warum so viele Frauen mit der Keto-Diät nicht zurechtkamen, ist der, dass man bei ihr auf Obst und Gemüse verzichten muss – was dem weiblichen Hormonhaushalt auf lange Sicht enorm schadet. Bei der ketobiotischen Ernährungsweise darf man mehr Kohlenhydrate zu sich nehmen als bei der normalen Keto-Diät, außerdem stammen alle Kohlenhydrate aus pflanzlichen Quellen.

Gesamtkohlenhydrate vs. Netto-Kohlenhydrate

Kohlenhydrat ist nicht gleich Kohlenhydrat. Am besten können Sie sich für die richtigen Kohlenhydrate entscheiden, wenn Sie den Unterschied

Kohlenhydrate

Blutzuckerspiegel im Zeitverlauf

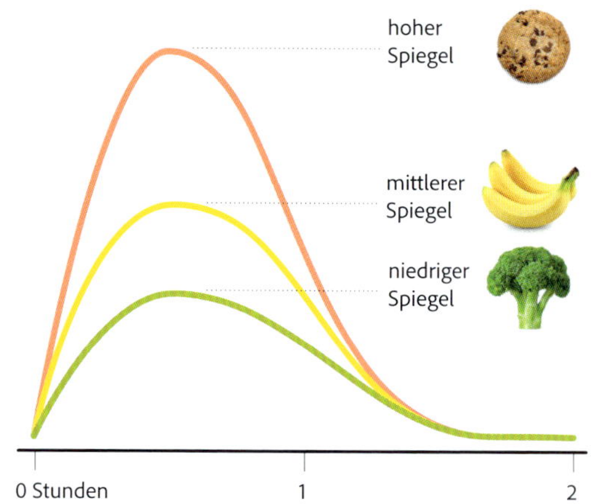

zwischen Gesamtkohlenhydraten und Netto-Kohlenhydraten kennen. Letztere, Net Carbs, wie die Keto-Gemeinde sie liebevoll nennt, sind Gesamtkohlenhydrate minus Ballaststoffe. Gemüse enthält so viele Ballaststoffe, dass Sie viel davon essen können und trotzdem nicht mehr als die empfohlenen 50 Gramm Netto-Kohlenhydrate zu sich nehmen. Dazu ein Beispiel: Die durchschnittliche Gesamtkohlenhydratmenge einer Scheibe Weizenvollkornbrot beträgt 17 Gramm; davon sind zwei Gramm Ballaststoffe. Sie kommen also bei einer Scheibe Brot auf 15 Gramm Netto-Kohlenhydrate – das ist viel!

Rund 35 Gramm Brokkoli hingegen ergeben 5,6 Gramm Gesamtkohlenhydrate, wovon wiederum zwei Gramm Ballaststoffe sind. Somit beträgt die Menge der Netto-Kohlenhydrate hier lediglich 3,6 Gramm. Der hohe Ballaststoffgehalt von Gemüse sowie einiger Obstsorten hält die Netto-Kohlenhydratmenge also niedrig. Heißt für Sie: Hier können Sie in Ihren Powerphasen richtig zuschlagen!

DIE KETOBIOTISCHE ERNÄHRUNG

- < 50 Gramm Netto-Kohlenhydrate; nur natürliche Kohlenhydrate
- Keine industriell verarbeiteten Kohlenhydrate (Brot, Nudeln, Cracker etc.)
- 75 Gramm Protein
- Fett zu jeder Mahlzeit

Wie viel Eiweiß sollten Sie bei der ketobiotischen Ernährungsweise zu sich nehmen?

Protein ist in der Ernährungswelt derzeit ein ausgesprochener Trend, und das ist auch gut so! Es gibt ungeheuer viele Gründe für Frauen, mehr Eiweiß zu sich zu nehmen, einer der wichtigsten ist vielleicht das Aminosäurenprofil. Aus den Schlüsselnährstoffen Aminosäuren werden unter anderem Hormone hergestellt.

Es gibt Experten, die den Verzehr von zwei Gramm Eiweiß pro Kilogramm des idealen Körpergewichts empfehlen. Beträgt Ihr ideales Körpergewicht also 60 Kilogramm, sollten Sie nach Meinung dieser Experten täglich 120 Gramm Eiweiß zu sich nehmen. Dagegen ist im Grunde nichts einzuwenden, außer Sie sind extrem insulinresistent und haben ein stark beschädigtes Darmmikrobiom. Dann nämlich wandelt Ihr Körper hohe Proteinmengen in überschüssige Glukose um, die als Fett gespeichert werden kann. Das Ziel in den Powerphasen

BEISPIELE FÜR KETOBIOTISCHE KOHLENHYDRATE

Gemüse (Portionsgröße = 30 Gramm, außer es ist anders angegeben)

Avocado: Netto-Kohlenhydrate: 2 g (½ Avocado)
Blumenkohl: Netto-Kohlenhydrate: 3 g
Brokkoli: Netto-Kohlenhydrate: 4 g
Grüne Bohnen: Netto-Kohlenhydrate: 4 g
Pilze: Netto-Kohlenhydrate: 2 g
Romanasalat: Netto-Kohlenhydrate: 1 g
Spinat (roh): Netto-Kohlenhydrate: 1 g
Spargel: Netto-Kohlenhydrate: 2 g (6 Stangen)
Weißkohl: Netto-Kohlenhydrate: 2 g
Zucchini: Netto-Kohlenhydrate: 2 g

Auch gut:
Chicorée, Chinakohl, Gurken, Oliven, Pak Choi, Peperoni, Radieschen, Sellerie, Wirsing

Obst (Portionsgröße = 65 Gramm, außer es ist anders angegeben)

Brombeeren: Netto-Kohlenhydrate: 4 g
Cantaloupe-Melone: Netto-Kohlenhydrate: 6 g
Erdbeeren: Netto-Kohlenhydrate: 4 g
Heidelbeeren: Netto-Kohlenhydrate: 9 g
Himbeeren: Netto-Kohlenhydrate: 3 g
Kiwi: Netto-Kohlenhydrate: 8 g (1 mittelgroße Kiwi)
Pfirsich: Netto-Kohlenhydrate: 7 g (½ Pfirsich)
Wassermelone: Netto-Kohlenhydrate: 5 g
Zitrone: Netto-Kohlenhydrate: 4 g (1 ganze Zitrone)

Auch gut:
Johannisbeeren, Kokosnuss, Limetten, Maracuja, Papaya, Stachelbeeren

N-OF-1-STUDIEN

Das Prinzip der *N*-of-1-Studie, das man auch als Einzelfallstudie bezeichnen könnte, ist für Frauen ungeheuer wichtig. Es stammt aus der Forschung: Bei jeder Studie geben die Wissenschaftler an, wie viele Menschen an ihr teilgenommen haben, wie viele Probanden die Studie also umfasste. Die Anzahl der Studienteilnehmer bezeichnen sie mit n. Wurde die Studie beispielsweise an 3000 Menschen durchgeführt (was viel ist), hieße das: n = 3000. Beim Prinzip der *N*-of-1-Studie gibt es nur einen Probanden: Sie! Und das ist für Frauen deswegen so wichtig, weil wir aufgrund unserer Hormone personalisierte Entscheidungen treffen müssen.

Beim Prinzip der *N*-of-1-Studie geht es um individualisierte Therapiepläne, die darauf basieren, wie ein bestimmter Patient auf eine bestimmte Intervention reagiert. Es wird häufiger auf Frauen angewendet und bedeutet eine Abkehr von der therapeutischen »Einheitsgröße«. Wenn Sie gesundheitliches Wissen an sich selbst testen und prüfen, ob es auch auf Sie persönlich zutrifft, holen Sie sich Ihre Macht zurück – die Macht, die Ihnen genommen wird, wenn Sie eine Trenddiät mitmachen, Medikamente nehmen, die nur an Männern erforscht wurden, oder in puncto Gesundheit der Herde folgen. Bleiben Sie neugierig, was für Sie funktioniert und was nicht. Denn für Ihre Gesundheit ist es entscheidend zu wissen, was wirksam für Ihren weiblichen Körper ist. Vertrauen Sie auf Ihre Intuition, um den idealen Makronährstoffbedarf Ihres Körpers in den verschiedenen Phasen Ihres Zyklus herauszufinden.

besteht jedoch darin, sicherzustellen, dass der Körper möglichst insulinsensitiv bleibt. Die Powerphasen sind einzigartige Möglichkeiten, große Fortschritte in puncto Stoffwechselgesundheit zu machen, ohne den Geschlechtshormonen zu schaden. Für viele Frauen bedeutet das, ihre Proteinaufnahme auf die im Kasten auf Seite 73 empfohlenen 75 Gramm pro Tag zu beschränken. Eine niedrige Eiweiß- und Kohlenhydrataufnahme plus längere Fastenperioden in den Powerphasen trainieren den Körper darauf, wieder insulinsensitiv zu werden. Ist das geschafft, können Sie sich der eingangs erwähnten Proteinmenge allmählich annähern.

Wie viel Fett sollten Sie zu sich nehmen?

Hinsichtlich der Menge an gesunden Fetten, die Sie täglich zu sich nehmen sollten, gibt es leider keine bewährten Empfehlungen. Verfolgen Sie Ihre Makronährstoffzufuhr mit einer App, teilt Ihnen diese den täglichen Anteil des Gesamtfetts in Prozent mit. Der ist in Ihren Powerphasen nicht unwichtig, weil Fett den Hunger stillt. Sie erinnern sich: In diesen Phasen mit niedrigem Hormonspiegel wollen wir den Körper auf Gesundheit in puncto Stoffwechsel trainieren. Meine Faustregel lautet: Zielen Sie darauf ab, dass der Anteil gesunder Fette an Ihrer Nahrung rund 60 Prozent beträgt. Besonders gut zu messen ist das nicht, weshalb Sie dieses Ziel an manchen Tagen erreichen werden und an anderen nicht. Ich rate Ihnen, zu jeder Mahlzeit gesunde Fette zu sich zu nehmen. Als die Keto-Diät aufkam, dachten viele, es handle sich bei ihr um eine ausgesprochen fettreiche Diät. Das stimmt jedoch nicht: Bei der Keto-Diät geht es in erster Linie um eine blutzuckerstabilisierende Ernährung. Dazu gibt es viele Möglichkei-

NAHRUNGSMITTEL, DIE ÖSTROGEN UNTERSTÜTZEN

Bio-Sojaprodukte: Nahrungsmittel wie Tofu, Tempeh, Soja-Pflanzendrinks und Edamame enthalten Phytoöstrogene, die ähnlich wirken wie natürliches Östrogen.
Leinsamen: Sie sind reich an Lignanen, einem weiteren Phytoöstrogen.
Sesamsamen: Auch sie enthalten Phytoöstrogene und zusätzlich essenzielle Mineralstoffe.
Knoblauch: Er hilft beim Regulieren des Östrogenspiegels im Körper.
Kichererbsen: Sie sind eine gute Quelle pflanzlichen Proteins und enthalten ebenfalls Phytoöstrogene.
Alfalfasprossen: Sie sind für ihren hohen Gehalt an Phytoöstrogenen bekannt.
Bohnen: Verschiedene Bohnenarten wie Kidneybohnen und schwarze Bohnen enthalten Phytoöstrogene und sind zudem reich an Ballaststoffen.
Erbsen: Auch diese Hülsenfrüchte enthalten Phytoöstrogene.
Samen und Nüsse: Vor allem Mandeln, Walnüsse und Pistazien enthalten Phytoöstrogene.
Äpfel: Sie sind reich an Ballaststoffen, die bei der Regulierung des Östrogenspiegels helfen. Verzehrt werden sollten sie mit Schale. Ich empfehle vor allem grüne Äpfel.
Karotten: Ihr Ballaststoffgehalt hilft beim Östrogenstoffwechsel.
Granatäpfel: Bestimmte Inhaltsstoffe können östrogenähnliche Wirkungen haben.
Pflaumen: Sie enthalten Phytoöstrogene, vor allem aber Antioxidanzien.
Beeren: Erdbeeren, Himbeeren und Cranberrys weisen allesamt phytoöstrogene Eigenschaften auf.
Rosenkohl: Er kann den Östrogenstoffwechsel fördern und hat einen hohen Vitamingehalt.
Pak Choi: Er enthält sekundäre Pflanzenstoffe, die den Östrogenstoffwechsel möglicherweise beeinflussen.
Grünkohl: Der Kreuzblütler unterstützt einen ausgeglichenen Hormonhaushalt.
Blumenkohl: Er gehört ebenfalls zu den Kreuzblütlern und hilft beim Östrogenstoffwechsel.
Brokkoli: Er enthält Inhaltsstoffe, die beim Unschädlichmachen des Östrogens helfen.

ten, und eine davon ist, die Zufuhr an gesunden Fetten zu erhöhen.

Haben Sie bei Ihrer Ernährungsumstellung mit Hunger zu kämpfen, vergessen Sie bitte nicht, dass gute Fette den Hunger hervorragend kontrollieren. Sie verhindern Blutzuckerspitzen und machen satt. Vergessen Sie aber auch nicht, dass die für Sie richtige Fettmenge eine Frage der *N*-of-1-Studie ist (siehe Kasten links oben): Probieren Sie aus, was für Sie persönlich am besten funktioniert.

Können bestimmte Nahrungsmittel die Östrogenproduktion verbessern?

Neben einer ketobiotischen Ernährungsweise in Powerphase 1 können Sie in dieser Zeit auch Nahrungsmittel bevorzugen, die dabei helfen, den Spiegel des schützenden Östrogens aufzubauen. Vor Jahren war der Ausdruck »Östrogendominanz« in aller Munde, doch wie so oft verwendete man ihn recht undifferenziert. Sagt jemand, er sei östrogendominant, bezieht sich dies häufig darauf, dass zu viel toxisches Östrogen im Körper kursiert. Eine Möglichkeit, dem entgegenzuwirken, besteht im Auffüllen der Speicher schützenden Östrogens – beispielsweise durch den Verzehr der oben genannten Nahrungsmittel.

WANN IM ZYKLUS BIETEN SICH LÄNGERE FASTENPERIODEN AN?

Das Fasten ist für Frauen ein ganz wunderbares Heilwerkzeug – wir müssen es nur zeitlich richtig einsetzen, vor allem das längere Fasten. Nach dem Erfolg von *Fast Like a Girl* war ich überrascht, wie viele Frauen es einmal mit längeren Fastenperioden probieren wollten. Sollten Sie eine davon sein, sind die Powerphasen in Ihrem Zyklus genau die richtigen Zeitpunkte dafür. Bei der Arbeit mit meinen Patientinnen stelle ich immer wieder fest, dass sich längeres Fasten in den Powerphasen besonders gut dazu eignet, den Körper wieder insulinsensitiv zu bekommen. In den anderen Phasen machen wir die Fastenfenster kleiner und konzentrieren uns auf die heilende Kraft der Nahrung. Wichtig beim längeren Fasten ist die Zufuhr von Elektrolyten wie Natrium, Magnesium, Kalium und Kalzium, denn die verlieren wir bei der Blutung zu Beginn des Menstruationszyklus.

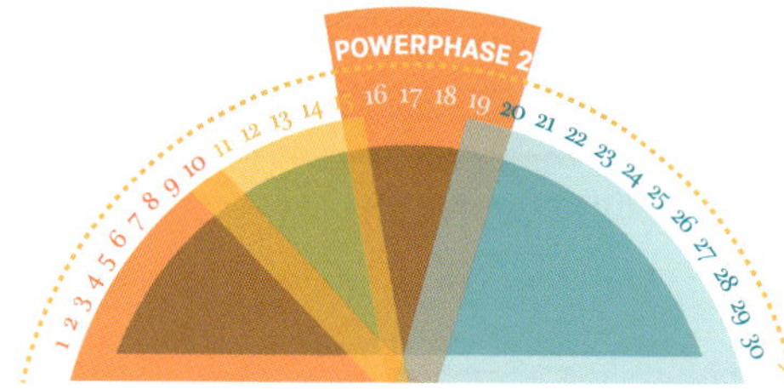

DIE MACHT DES FASTENS UND IHR ZYKLUS

TAG 16–19

POWERPHASE 2

FASTEN: 13–72 STUNDEN

ERNÄHRUNG: KETOBIOTISCH

POWERPHASE 2

Powerphase 2 (Tag 16–19)

Die zweite Phase, in der ein niedriger Hormonspiegel im Menstruationszyklus vorherrscht, beginnt direkt nach dem Eisprung, um Tag 16 des Zyklus herum. Zwar kann der Tag des Eisprungs von Monat zu Monat variieren, doch treten wir um Tag 16 herum ziemlich sicher in eine viertägige Periode ein, in der es zu einem weiteren hormonellen Tiefstand kommt. Ebenso wie Powerphase 1 eignet sich dieses kleine Zeitfenster hervorragend für die ketobiotische Ernährungsweise und längeres Fasten für die Stoffwechselgesundheit. In meiner Klinik erleben die Patientinnen hier häufig, dass sie plötzlich keine Schwierigkeiten mehr haben abzunehmen. Außerdem ist Powerphase 2 der ideale Zeitpunkt, um das Östrogen, das zum Eisprung hin seinen Höchststand erreicht hat, mit Nahrungsmitteln unschädlich zu machen und auszuscheiden.

GEWICHTSABNAHME IM MENSTRUATIONSZYKLUS

Unser Körper ist *nicht* darauf eingestellt, sich einen Monat lang von immer den gleichen Nahrungsmitteln zu ernähren, wie das bei einer Diät zur Gewichtsreduktion häufig der Fall ist. So etwas ist nicht an das Auf und Ab Ihrer Hormone angepasst. Das kann zu zweierlei Problemen führen. Erstens kommt es bei vielen Diäten zu Kortisolspitzen, was definitiv nicht gut für die anderen Hormone ist und sich etwa an einem unregelmäßigen Menstruationszyklus ablesen lässt. Mit Idealgewicht, aber ohne regelmäßigen Menstruationszyklus – das ist nicht gesund. Mit der Gebärmutterschleimhaut werden monat-

FETTE UND ÖLE

Gesunde, entzündungshemmende Fette

- Olivenöl extra vergine
- Leinöl
- Avocadoöl
- Walnussöl
- Chiasamenöl
- Hanfsamenöl
- Algenöl
- Kürbiskernöl
- Krillöl
- Sesamöl
- Kokosöl
- Öl aus mittelkettigen Fettsäuren
- Milchprodukte von Weidekühen (Butter, Käse, Joghurt)
- Rohe Nüsse und Samen
- Nussmus aus rohen Nüssen
- Avocado

Schädliche, entzündungsfördernde Fette

- Sojaöl
- Maiskeimöl
- Baumwollsamenöl
- Rapsöl
- Sonnenblumenöl
- Erdnussöl
- Distelöl
- Traubenkernöl
- Margarine

lich auch Giftstoffe aus dem Körper befördert, was unter anderem eine gesündere Umgebung für die neue Gebärmutterschleimhaut schafft. Außerdem ist es schädlich, sich ständig im Kampf-oder-Flucht-Modus zu befinden. Stattdessen sollten wir darauf achten, dass wir uns ausruhen, verdauen, verarbeiten und uns im Einklang mit den natürlichen Rhythmen unserer Hormone befinden.

Zweitens kommt es nicht selten vor, dass die Diät plötzlich nicht mehr funktioniert. Warum? Weil Ihre Hormone abwechslungsreiche Nahrung brauchen. Bekommt Ihr Körper nur noch wenige Nahrungsmittel und davon dann auch noch wenig, denkt er, er befinde sich mitten in einer Hungersnot; in der Folge drosselt er die Fettverbrennung. Darüber hinaus verhungern die Mikroben, die für die Regulierung Ihres Blutzuckers sorgen, tatsächlich.

Der Schlüssel zu einer anhaltenden Gewichtsreduktion ist, zu lernen, wie man zwischen der Zucker- und der Fettverbrennung hin und her wechseln kann. Wer sich kalorien- oder kohlenhydratarm ernähren möchte, sollte dies in den Powerphasen beginnen. Gepaart mit einem Fastenfenster funktioniert das besonders gut. Zwischen den beiden Powerphasen haben Sie 14 Tage, in denen Sie sich auf das Abnehmen konzentrieren können. Die restlichen Tage des Monats sollten der kohlenhydratreicheren Ernährung dienen, um Ihre hormonelle Gesundheit zu fördern.

Genau das ist es, was die zyklusgerechte Ernährung ausmacht! Ein Teil des Monats ist der Gewichtsreduktion vorbehalten, an den restlichen Tagen widmen Sie sich der Pflege Ihrer Geschlechtshormone.

DIE ZEITPUNKTE, UM HORMONE AUSZUSCHEIDEN

Die zweite Powerphase könnte man auch als Entgiftungsphase bezeichnen. Vor dem Eisprung steigt das Estradiol signifikant an. Das ist wichtig, danach sollte es allerdings auch wieder abgebaut werden, sonst wird das Hormon, ebenso wie überschüssige Glukose, als Fett gespeichert. Und wo speichert der Körper überschüssiges Östrogen am liebsten? Richtig: Am Bauch und in den Brüsten. Deshalb eignet sich die viertägige Powerphase 2 so gut für die ketobiotische Ernährungsweise. Achten Sie dabei besonders auf Nahrungsmittel, die Darm und Leber unterstützen. Mit den folgenden Nahrungsmitteln scheiden Sie überschüssiges Östrogen am besten aus:

- **Fermentierte Nahrungsmittel:** Sauerkraut, Kefir aus Rohmilch, Joghurt
- **Bittere Nahrungsmittel:** Radicchio, Löwenzahnblätter, Ingwer, Zitrone
- **Kreuzblütler:** Brokkoli, Blumenkohl, Rosenkohl
- **Grünes Blattgemüse:** Spinat, Mangold, Grünkohl
- **Schwefelhaltige Nahrungsmittel:** Knoblauch, Zwiebeln, Lauch
- **Zitrusfrüchte:** Zitrone, Grapefruit, Orangen
- **Nüsse und Samen:** Chiasamen, Hanfsamen, Walnüsse
- **Grüner Tee**

SIND SOJAPRODUKTE NICHT SCHÄDLICH FÜR FRAUEN?

Soja hat einen schlechten Ruf. Einen so schlechten Ruf, dass wir Frauen vollkommen zu vergessen scheinen, dass uns die Natur eine ganz unglaubliche pflanzliche Östrogenversion zur Verfügung stellt: das Phytoöstrogen. Soja ist reich an Isoflavonen, Phytoöstrogene, die das natürliche Östrogen des Körpers nachahmen oder modulieren können.[1] Und diese natürlichen Östrogene sind nicht krebserregend – tatsächlich schützen sie den weiblichen Körper. Darüber hinaus hat Soja einen hohen Gehalt an Antioxidanzien und ist eine vollständige Proteinquelle, was für Pflanzen ausgesprochen selten ist. Mein einziger Warnhinweis zu Soja ist dieser: Es sollten Bio-Produkte sein, damit keine östrogennachahmenden Pestizide in Ihren Körper gelangen.

Hier einige der wichtigsten gesundheitlichen Vorteile, die Sojaprodukte für Frauen haben:

- Sie lindern Wechseljahresbeschwerden.[2]
- Sie sind der Knochengesundheit förderlich.[3]
- Sie sind gut für die Herzgesundheit.
- Sie reduzieren das Brustkrebsrisiko.
- Sie fördern die Fruchtbarkeit.
- Sie reduzieren das Risiko, an Gebärmutterschleimhautkrebs zu erkranken.
- Sie helfen bei der Gewichtskontrolle.[4]
- Sie verbessern die Hautgesundheit.

UND WAS, WENN SIE SCHWANGER WERDEN WOLLEN?

Wenn Sie schwanger werden wollen, sollten Sie sich nach dem Eisprung nicht ketobiotisch ernähren. Die reduzierte Zufuhr von Kohlenhydraten kann Ihren Körper unter Stress setzen, auch wenn die ketobiotische Ernährungsweise mehr Kohlenhydrate erlaubt als die Keto-Diät. Sie sollten dann direkt zur hormonfördernden Ernährung übergehen, die in der Manifestationsphase angeraten ist, eine Ernährungsform, die ich im nächsten Kapitel genauer erläutern werde. Diese Ernährung unterstützt die Produktion von Progesteron besser.

DAS FINDET SICH IM MENSTRUATIONSBLUT

Die Monatsblutung – für die meisten Frauen eine wirklich unangenehme Zeit. Wenn wir jedoch verstehen, was in diesen ersten Tagen unseres Zyklus geschieht, betrachten wir die Periode vielleicht mit anderen Augen. In der Woche vor der Blutung steigt das Progesteron an, danach hat Östrogen einen kurzen Auftritt. Das Duo setzt das Abstoßen der Gebärmutterschleimhaut in Gang. Ihre monatliche Blutung ist alles andere als umsonst – sie entgiftet den Körper, er scheidet aus, was Sie nicht mehr brauchen. Darunter auch die Gebärmutterschleimhaut, die durch eine neue ersetzt wird, damit sich ein Ei in ihr einnisten kann. Ihr Menstruationsblut besteht aus über 1000 verschiedenen Proteinen, etwa aus proteolytischen Enzymen, Zytokinen, jeder Menge Eiweiß aus verschiedenen Immunzellenarten und abgestoßenen, abgenutzten Zellteilen.[5] Doch das ist noch nicht alles. Viele Frauen sind schockiert, wenn sie hören, dass sich ihr Körper durch die Blutung schädlicher Chemikalien entledigt, denen sie täglich ausgesetzt sind. Studien zufolge enthält Menstruationsblut auch Giftstoffe, Parabene, Pestizide, BPA-Kunststoffe und Phthalate.[6] Wo also wären wir ohne die monatliche Blutung? Es würden sich Toxine in unserem Körper ansammeln, die uns krank machten.

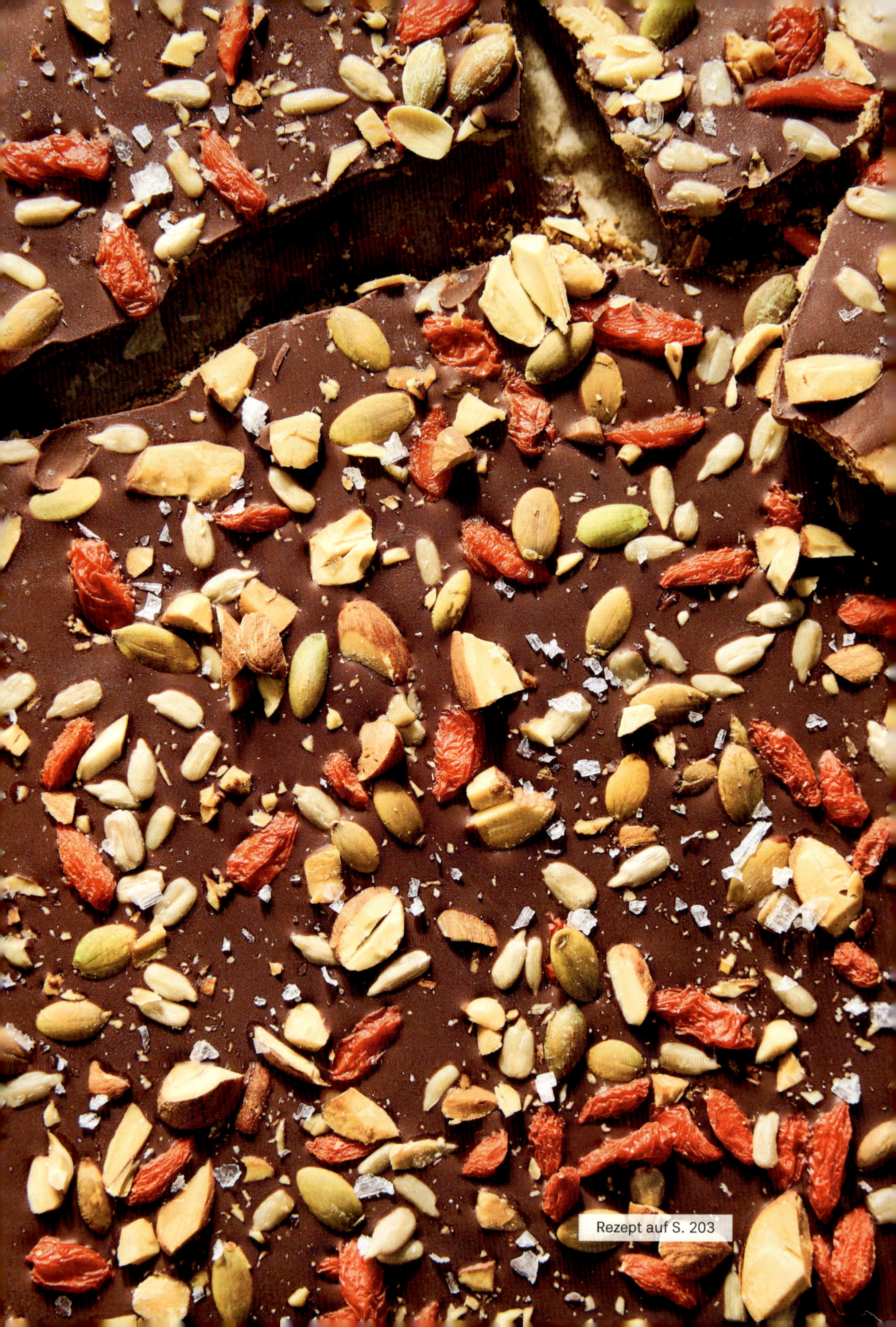

Rezept auf S. 203

7

Die Manifestationsphase

WARUM ERACHTEN WIR Hormonschwankungen eigentlich als negativ? Zeigt Frau ihre Gefühle, wird dies oft verächtlich auf ihre Hormone geschoben. Sind wir in der Woche vor der Periode gereizt (was absolut normal ist!), heißt es abfällig: »Na, mal wieder PMS?« oder: »Hast du deine Tage, oder was?« Kommentare, die auf den ersten Blick harmlos scheinen, die uns Frauen aber wahrlich keinen Gefallen tun. Denn unsere Hormone sind nicht die negative Seite unserer Medaille des Menschseins – sie sind unsere Superkräfte. Dass wir in einem Moment himmelhoch jauchzend und im nächsten vielleicht zu Tode betrübt sind, gehört zu unserer weiblichen Natur ganz authentisch dazu. Unsere hormonelle Landschaft ist auf hohem Niveau komplex. Die Weisheitsmoleküle in unserem Körper verschaffen uns Zugang zu einem breiten Spektrum an Emotionen. Das macht uns zur Frau. Wir sollten das feiern, nicht verdammen.

Und wenn es einen Augenblick gibt, an dem all unsere hormonellen Superkräfte in all ihrer Pracht zusammenkommen, dann ist das der Eisprung. In diesem einzigartigen Augenblick in Ihrem Zyklus werden das Gehirn und der Rest des Körpers praktisch mit Neurochemikalien überschwemmt. Die magischen Stoffe hellen unsere Stimmung auf, verbessern unser Gedächtnis und schenken uns eine ungeheure Liebesfähigkeit. Dabei ist Estradiol nicht das einzige Hormon, mit dem wir im Zeitfenster der Ovulation gesegnet sind; auch Testosteron hat hier einen starken Auftritt, den stärksten im ganzen Monat. Es gilt zwar generell ausschließlich als Libidohormon, macht aber viel mehr, als lediglich unseren Sextrieb anzuheizen: Es hilft uns beim Muskelaufbau und steigert unsere Motivation.

Doch damit nicht genug! Auch ein wenig Progesteron ist beim Eisprung mit im Spiel und beruhigt uns. Freude, Motivation, Konzentration, Antrieb, kognitive Höchstleistungen, Verbundenheit und Ruhe – wissen Sie jetzt, warum ich von Superkräften spreche? Und von der Manifestationsphase, denn sie alle manifestieren sich um den Eisprung herum. Und mit diesem Arsenal können Sie wiederum alles manifestieren oder schaffen, was Sie wollen.

Ihre Manifestationsphase (Tag 11–15)

Bevor wir uns der Ernährung in dieser Phase widmen, sollen Sie noch ein wenig über den Eisprung erfahren. Zunächst einmal hat jede Frau ihren Eisprung zu einem anderen Zeitpunkt, die eine an Tag 10, die andere an Tag

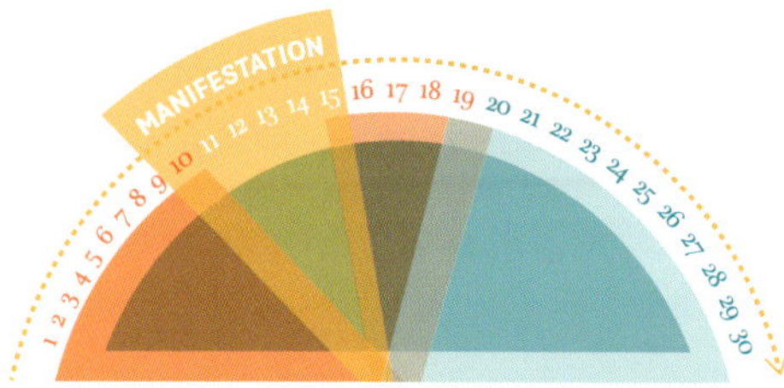

DIE MACHT DES FASTENS UND IHR ZYKLUS

TAG 11–15

MANIFESTATION
(EISPRUNG)

FASTEN: 13–15 STUNDEN

ERNÄHRUNG: HORMONFÖRDERND

MANIFESTATION

14 des Zyklus. Bei manchen Frauen findet die Ovulation sogar außerhalb des typischen sechstägigen Zeitfensters statt. Zum anderen haben Sie Ihren Eisprung vielleicht auch nicht immer am selben Tag im Monat. In manchen Monaten findet er vielleicht an Tag 10 statt, in anderen an Tag 13. Verwirrend, oder? Deshalb kann sich die Befruchtung auch relativ schwierig gestalten.

In den ersten zehn Tagen Ihres Zyklus steigt das Estradiol an – jeden Tag ein wenig mehr, bis das Hormon etwa in der Mitte des Ovulationsfensters seinen Höchststand erreicht. Begleitet wird Estradiol von einem ganzen Team an Neurochemikalien, die uns fröhlich, geistig klar, motiviert und kognitiv topfit machen.

Estradiol regt fünf Hauptneurochemikalien an, die für echte Brainpower sorgen:

1. **Dopamin:** Dieser Neurotransmitter spielt eine entscheidende Rolle für das Lustempfinden, die Motivation und im Belohnungssystem des Gehirns; er bestimmt, wie wir Freude, Befriedigung und emotionales Wohlbefinden erleben.
2. **Serotonin:** Dieser Botenstoff reguliert Stimmung, Appetit, Schlaf, Gedächtnis und Begierde und spielt eine Schlüsselrolle für unser emotionales Wohlbefinden und unsere psychische Gesundheit.
3. **Glutamat:** Dieser Neurotransmitter unterstützt kognitive Funktionen wie das Lernen und das Gedächtnis, indem er die Synapsenübertragung und die Kommunikation zwischen den Nervenzellen erleichtert.
4. **Acetylcholin:** Dieser Neurotransmitter spielt eine essenzielle Rolle bei der Muskelkontraktion, bei der sexuellen Erregungsfähigkeit, bei der Aufmerksamkeit, beim Gedächtnis und bei der Motivation; bei Frauen beeinflusst er sowohl das zentrale als auch das periphere Nervensystem.
5. **BDNF:** Der neurotrophe Faktor sorgt für den Erhalt und das Wachstum von Nervenzellen; er ist wichtig beim Lernen, für das Gedächtnis und die Stimmungsregulation bei Frauen.

Lesen Sie sich die Liste ruhig noch einmal durch. Estradiol versteht wirklich etwas von Teambuilding, oder etwa nicht? Unterstützen Sie das Hormon mit den richtigen Nahrungsmitteln, mobilisiert das gleichzeitig fünf weitere Kraftpakete! Stellen Sie sich Estradiol als Star des Eisprungs vor und die fünf Neurochemikalien als seine Trabanten.

Dazu bekommen Sie in der Manifestationsphase auch das meiste Testosteron des Monats. Es fördert Muskelkraft und Knochendichte und beeinflusst Stimmung sowie Energieniveau positiv. Das Hormon sorgt für Motivation und schenkt uns den Antrieb, den wir zum Erreichen großer Ziele brauchen. Die kleine Dosis an Progesteron hingegen, die wir in der Manifestationsphase bekommen, regt den Neurotransmitter GABA an, der uns innere Ruhe verschafft.

Hier erweist sich wieder einmal, wie weise unsere Moleküle sind. Sie bieten Ihnen die neurochemische Rückenstärkung, einen neuen Job

BALLASTSTOFFREICHES BITTERES GRÜNES GEMÜSE FÜR DIE MANIFESTATIONSPHASE

- Löwenzahnblätter
- Rucola
- Endivie
- Radicchio
- Grünkohl
- Brauner Senf
- Mangold
- Blattkohl
- Chicorée
- Glatte Endivie (Eskariol)

oder eine Gehaltserhöhung zu bekommen, eine zündende Geschäftsidee zu haben oder Muskeln aufzubauen. Helfen wir ihnen, indem wir sie mit der richtigen Nahrung füttern!

DIE ERNÄHRUNG IN DER MANIFESTATIONSPHASE

Lassen Sie uns noch einmal auf die drei Regeln für eine zyklusgerechte Ernährung zurückblicken: Sie müssen das Hormon produzieren, verstoffwechseln und ausscheiden. In der Manifestationsphase konzentrieren Sie sich vor allem auf das Verstoffwechseln der Hormone.

Verstoffwechseln bedeutet nichts anderes als das Aufspalten in verwertbare Teile. Dabei helfen Ihnen besonders zwei Organe: Ihre Leber und Ihr Darm. Und beide lieben es, wenn Sie jede Menge ballaststoffreiches bitteres grünes Gemüse essen (meine diesbezüglichen Lieblingssorten finden Sie im Kasten oben). Als Richtlinie für die Manifestationsphase gilt: Verzehren Sie zu jeder Mahlzeit einen Salat. Damit unterstützen Sie Leber sowie Darm ernährungsphysiologisch und machen sie bereit, Ihre Hormone aufzuspalten, damit Sie so richtig auftanken können.

Des Weiteren empfiehlt es sich in der Manifestationsphase, die Eiweißzufuhr zu erhöhen. Die für Sie richtige Menge an Protein hängt davon ab, wie viele Muskeln Sie aufzubauen versuchen. Bei all dem Testosteron, das in dieser Phase in Ihrem Körper kursiert, wäre es geradezu eine Schande, zu diesem Zeitpunkt des Menstruationszyklus keine Muskeln aufzubauen. Und dafür brauchen Sie Eiweiß, am besten die vorhin erwähnten zwei Gramm pro Kilogramm Körpergewicht. Dabei sollten die Proteinquellen möglichst vielfältig sein, damit Sie auch wirklich alle Aminosäuren abbekommen. Auf der nächsten Doppelseite finden Sie 20 tolle Proteinquellen für die pflanzenbasierte und die omnivore Ernährung, die ich Ihnen in dieser Zyklusphase nur wärmstens ans Herz legen kann.

HORMONFÖRDERNDE ERNÄHRUNG

Die Ernährungsweise, die in der Manifestationsphase am besten funktioniert, ist die sogenannte hormonfördernde Ernährung. Sie umfasst sowohl höhere Eiweiß- als auch höhere Kohlenhydratmengen. Denn wenn der Hormonspiegel steigt, brauchen Sie mehr Glukose und Aminosäuren sowie Ballast- und andere Nährstoffe. Somit ändert sich auch Ihr Makronährstoffziel. Neben Eiweiß und Ballaststoffen sollten Sie in dieser Zeit auch mehr natürliche Kohlenhydrate verzehren.

Natürliche vs. industriell verarbeitete Kohlenhydrate

Den Unterschied zwischen »gutem« und »schlechtem« Fett kennt jeder, der sich für das Thema Gesundheit interessiert. Wir wissen mittlerweile, dass wir Fett nicht generell verdammen sollten, weil sich nicht alle Fette über einen Kamm scheren lassen. Dasselbe gilt für Kohlenhydrate. Nicht alle Kohlenhyd-

DIE BESTEN PROTEINQUELLEN FÜR OMNIVORE UND FLEISCHESSER

Hähnchenbrust (gegart, 100 Gramm)

Proteingehalt: annähernd 31 Gramm
Aminosäuren: Reich an allen essenziellen Aminosäuren, vor allem an Leucin, Isoleucin und Valin, die entscheidend für den Aufbau und die Reparatur der Muskeln sind.

Putenbrust (gegart, 100 Gramm)

Proteingehalt: annähernd 29 Gramm
Aminosäuren: Ähnlich wie Hähnchenbrust ist Pute reich an BCAAs (verzweigtkettige Aminosäuren) und umfasst ein komplettes Aminosäurenprofil.

Ei (Größe L, ca. 50 Gramm)

Proteingehalt: annähernd 6 Gramm
Aminosäuren: Eier sind eine vollständige Eiweißquelle, d. h., sie enthalten alle neun essenziellen Aminosäuren im richtigen Verhältnis für den Ernährungsbedarf des Menschen.

Griechischer Joghurt (Vollfettstufe, 100 Gramm)

Proteingehalt: annähernd 10 Gramm
Aminosäuren: Enthält alle essenziellen Aminosäuren, insbesondere viel Isoleucin.

Schweinefleisch (gegart, 100 Gramm)

Proteingehalt: annähernd 27 Gramm
Aminosäuren: Schweinefleisch liefert ein vollständiges Aminosäurenprofil und enthält besonders viel Threonin und Lysin.

Lachs (gegart, 100 Gramm)

Proteingehalt: annähernd 25 Gramm
Aminosäuren: Zusätzlich zu seinem vollständigen Aminosäurenprofil ist Lachs reich an Omega-3-Fettsäuren, die gut für Herz und Gehirn sind.

Hüttenkäse (Vollfettstufe, 100 Gramm)

Proteingehalt: annähernd 12 Gramm
Aminosäuren: Wie andere Milchprodukte ist auch Hüttenkäse reich an Leucin, das entscheidend an der Proteinsynthese beteiligt ist.

Molkeneiweißpulver (30 Gramm)

Proteingehalt: variiert je nach Marke; 20–25 Gramm
Aminosäuren: Reich an BCAAs, insbesondere an Leucin, was es beliebt für die Muskelreparatur und das Muskelwachstum nach dem Sport macht.

Rindfleisch (mager, gegart, 100 Gramm)

Proteingehalt: annähernd 27 Gramm
Aminosäuren: Rindfleisch ist eine weitere exzellente Quelle für alle essenziellen Aminosäuren, insbesondere für Kreatin und Carnosin, die die Muskelfunktion und -leistung unterstützen.

Thunfisch (gegart, 100 Gramm)

Proteingehalt: annähernd 28 Gramm
Aminosäuren: Thunfisch liefert ein vollständiges Aminosäurenprofil und enthält erhebliche Mengen an Methionin, das entscheidend an verschiedenen Stoffwechselprozessen beteiligt ist.

DIE BESTEN PFLANZENBASIERTEN PROTEINQUELLEN

Sojabohnen (und Sojaprodukte wie Tofu und Tempeh): Sojabohnen sind eine vollständige Proteinquelle, liefern also alle essenziellen Aminosäuren. Tofu enthält 10 bis 20 Gramm Eiweiß pro 125 Gramm, je nach Festigkeit.
Linsen: Linsen enthalten rund 18 Gramm Eiweiß pro 200 Gramm der gekochten Hülsenfrüchte. Zudem sind sie eine großartige Ballaststoff-, Eisen- und Kaliumquelle.
Kichererbsen (und andere Bohnen, etwa schwarze Bohnen, Kidneybohnen und Pintobohnen): Kichererbsen enthalten pro 165 Gramm des gekochten Produkts 14,5 Gramm Eiweiß sowie Ballast- und andere essenzielle Nährstoffe.
Erbsen: 160 Gramm gekochte Erbsen liefern rund acht Gramm Eiweiß, die Vitamine A, C und K sowie Ballaststoffe.
Quinoa: Das Pseudogetreide ist eine vollständige Proteinquelle, 185 Gramm gekochte Quinoa enthalten rund acht Gramm Eiweiß und alle neun essenziellen Aminosäuren.
Hefeflocken: Hefeflocken werden gern als Käseersatz verwendet und liefern bis zu 14 Gramm Eiweiß pro 30 Gramm. Zudem enthalten sie eine Reihe von B-Vitaminen.
Samen (Hanfsamen, Chiasamen, Leinsamen): Drei Esslöffel Hanfsamen enthalten rund neun Gramm Eiweiß, was sie zu einer exzellenten Quelle an Protein sowie Omega-3- und Omega-6-Fettsäuren macht.
Nüsse (Mandeln, Erdnüsse, Cashewkerne): 30 Gramm Mandeln liefern rund sechs Gramm Eiweiß sowie gesunde Fette, Ballaststoffe und Vitamin E.
Spirulina: Zwei Esslöffel der blaugrünen Mikroalge enthalten rund acht Gramm Eiweiß, alle essenziellen Aminosäuren und ein ganzes Spektrum an Vitaminen und Mineralien.
Edamame: Die jungen Sojabohnen werden gedämpft oder gekocht serviert und enthalten rund 17 Gramm Eiweiß pro 160 Gramm des gegarten Produkts. Zudem sind sie reich an Ballaststoffen und Vitaminen.

rate sind »schlecht« – tatsächlich sind viele von ihnen ausgesprochen wichtig für die hormonelle Gesundheit. Wir müssen nur die richtigen wählen. Aus diesem Grund verwende ich den Ausdruck »natürliche Kohlenhydrate«, im Unterschied zu industriell verarbeiteten. Natürliche Kohlenhydrate fördern die hormonelle Gesundheit, industriell verarbeitete schaden ihr. Beide gelten als Kohlenhydrate, auch wenn sie sich drastisch anders auf den Körper auswirken.

Natürliche Kohlenhydrate besitzen zwei Eigenschaften. Zunächst einmal stammen sie von Mutter Erde, sie mussten also geerntet werden, entweder aus dem Boden oder von einer Pflanze. Zudem enthalten natürliche Nahrungsmittel in der Regel mehr Ballaststoffe, wahres Gold für die Hormonverstoffwechslung. In die Kategorie der natürlichen Kohlenhydrate fällt jedes Obst und Gemüse.

Industriell verarbeitete Kohlenhydrate hingegen sind, wie der Name schon sagt, von Menschenhand verarbeitet. Dafür ist Weizen ein gutes Beispiel. Er wächst zwar in der Erde, wird heute jedoch größtenteils hochgezüchtet in Monokultur angebaut und mit Pestiziden besprüht. Bei der Verarbeitung wird er meist noch

ERNÄHRUNGSFOKUS IN DER MANIFESTATIONSPHASE

- Essen Sie möglichst viel ballaststoffreiches bitteres grünes Gemüse, um Hormone auszuscheiden.
- Erhöhen Sie Ihre Eiweißzufuhr, um Muskeln aufzubauen.
- Meiden Sie Alkohol.

raffiniert. Das alles raubt ihm seine Nährstoffe, weshalb industriell hergestellte Weizenprodukte den Blutzucker unglaublich in die Höhe treiben. Sollten Sie also jegliches Brot meiden? Ganz sicher nicht! Möglichst naturbelassenes Vollkornbrot stellt eine tolle Treibstoffquelle für Ihre Hormone dar. Wir sprechen hier vor allem von Urgetreide, das manchmal auch als angekeimtes Getreide verwendet wird. Hierbei bleiben die Körner soweit wie möglich im Originalzustand, bevor sie zu Mehl vermahlen werden. Das Getreide schmeckt nussiger und besitzt deutlich mehr Nährstoffe und Enzyme, die sowohl die Produktion als auch die Verstoffwechslung Ihrer Hormone unterstützen.

Was ist mit Gluten?

Zwar ist der Prozess, bei dem man Getreide das Gluten entzieht, ein von Menschen durchgeführter, für manche Frauen ist er jedoch notwendig. Die Eiweißfamilie des Glutens findet sich u. a. in Getreide wie Weizen, Gerste und Roggen. Gluten verleiht Teig seine Elastizität und Backwaren ihre Konsistenz mit Biss. Leider verursacht es bei vielen Menschen Beschwerden, vor allem weil das Getreide stark mit Pestiziden wie Glyphosat belastet sein kann. Gluten kann zu einer ganzen Reihe von gesundheitlichen Problemen führen, darunter zu den folgenden:

ERNÄHRUNG BEI DER HORMONDIÄT

- Nehmen Sie nicht mehr als 150 Gramm Netto-Kohlenhydrate am Tag zu sich.
- Konzentrieren Sie sich auf ballaststoffreiche natürliche Kohlenhydrate.
- Nehmen Sie täglich zwei Gramm Eiweiß pro Kilogramm Ihres idealen Körpergewichts zu sich.
- Verzehren Sie gesunde Fette.

- Durchfall
- Blähungen
- Verstopfung
- Müdigkeit
- Brain Fog
- Schwierigkeiten bei der Gewichtsreduktion
- Autoimmunerkrankungen

Alle Rezepte in diesem Buch sind absolut glutenfrei. Da sich viele besser fühlen, wenn sie Gluten meiden, habe ich meine Köche gebeten, es wegzulassen.

Die richtige Proteinmenge in der Manifestationsphase

Seit *Fast Like a Girl* ist die Diskussion hinsichtlich der richtigen Proteinmenge für Frauen nicht zum Stillstand gekommen. Denken Sie also auch hier an das Prinzip der *N*-of-1-Studie und probieren Sie aus, was sich für Sie in dieser Zyklusphase richtig anfühlt. Hier ein paar Stichworte zum derzeitigen Forschungsstand:

- Wir brauchen mindestens zwei Gramm Eiweiß pro Kilogramm des idealen Körpergewichts.
- Wir sollten mindestens 30 Gramm Eiweiß pro Mahlzeit zu uns nehmen.

- Das Protein nach dem Work-out ist entscheidend für das Wachstum der Muskeln.
- Bei manchen Frauen wird zu viel Eiweiß in überschüssige Glukose umgewandelt und diese wiederum als Fett gespeichert.

Ich halte Protein für unglaublich hilfreich für den weiblichen Körper. Zwei Gramm Eiweiß pro Kilogramm idealen Körpergewichts sind während des gesamten Zyklus eine gute Idee. Nehmen Sie dabei allerdings zu, sollten Sie die Proteinmenge in den Powerphasen reduzieren – auf die in Kapitel 6 empfohlenen 75 Gramm pro Tag.

Beruhigen Sie Ihren Darm

Neben ballaststoffreichen Nahrungsmitteln hilft auch eine darmfreundliche Kost bei der Verstoffwechselung Ihrer Hormone. Und zu den besten Mitteln, mit denen Sie eine gestresste Darmschleimhaut reparieren können, gehört Brühe.

Die sogenannte Knochenbrühe, bei der man Knochen, Mark, Haut, Füße, Sehnen und Bänder des Tiers über längere Zeit simmern lässt, ist besonders reich an darmfreundlichen Nährstoffen: an Mineralien, Aminosäuren (vor allem Glycin) und Kollagen. Glycin baut die dünne Darmschleimhaut wieder auf; wird die Aminosäure vor dem Schlafengehen verzehrt, führt sie zu einem erholsameren Schlaf.[1]

Auch Pilzbrühe tut dem Darm gut, weil sie als wirksames Präbiotikum fungiert. Neben Ballaststoffen enthalten Pilze Polysaccharide wie Beta-Glucane, von denen sich die nützlichen Bakterien im Darmmikrobiom ernähren. Andere Inhaltsstoffe, darunter Ergothionein, Triterpenoide, Polyphenole, Selen und Vitamin D, hemmen Entzündungen im Magen-Darm-Trakt.

Die sogenannte Bieler-Brühe, eine nährstoffreiche Gemüsebrühe, kreiert von Dr. Henry Bieler, unterstützt den Körper bei der Entgiftung und bringt ihn wieder in Balance. Sie besteht hauptsächlich aus grünem Gemüse. Die Liste der gesundheitlichen Vorteile der Bieler-Brühe ist beeindruckend lang, was diese zum idealen Nahrungsmittel in der Manifestationsphase macht. Sie steckt nicht nur voller Nährstoffe, das ballaststoffreiche Gemüse lässt auch die Mikroben im Darm gedeihen. Zudem hydriert sie gut. Im Rezeptteil dieses Buchs finden Sie auf Seite 219 eine etwas aromenreichere Version der Brühe, die ich Ihnen zur Zeit Ihres Eisprungs nur wärmstens ans Herz legen kann.

OXYTOCINREICHE MAHLZEITEN

Eine weitere faszinierende Eigenschaft des Estradiols besteht darin, dass es Oxytocin mit sich bringt, wenn es zur Zeit der Ovulation seinen Höchststand erreicht. Zwei Tage bevor Ihr Körper ausreichend Estradiol für den Eisprung angereichert hat, hat das liebenswerte Kuschelhormon seinen Auftritt. Was ein Dreiklang: Estradiol für den Eisprung, Testosteron für eine starke Libido und Oxytocin zum Kuscheln mit dem Partner. Das Aufeinandertreffen soll sicherstellen, dass uns alle Neurochemikalien zur Verfügung stehen, die wir zur Fortpflanzung brauchen.

Beim zyklusgerechten Fasten und der zyklusgerechten Ernährung geht es darum, die Entscheidungen, die wir im Alltag treffen, mit unseren Hormonen in Einklang zu bringen. Und strömt während des Eisprungs Oxytocin auf uns ein, wollen wir auch diesem Hormon gerecht werden. Am besten tun wir das, indem wir uns in der Manifestationsphase eine warme, nährende Essumgebung schaffen.

Erinnern Sie sich noch an die Hormonhierarchie? Oxytocin senkt den Kortisolspiegel. Wenn Sie zur Zeit des Eisprungs also sehr gestresst sind, können Sie Ihren Oxytocinspiegel mit der Nahrung, die Sie zu sich nehmen, erhöhen. Sie machen langsam, legen vielleicht Ihre Lieblingsmusik auf und genießen das Essen. Laden Sie jemanden dazu ein, Oxytocin liebt Gesellschaft!

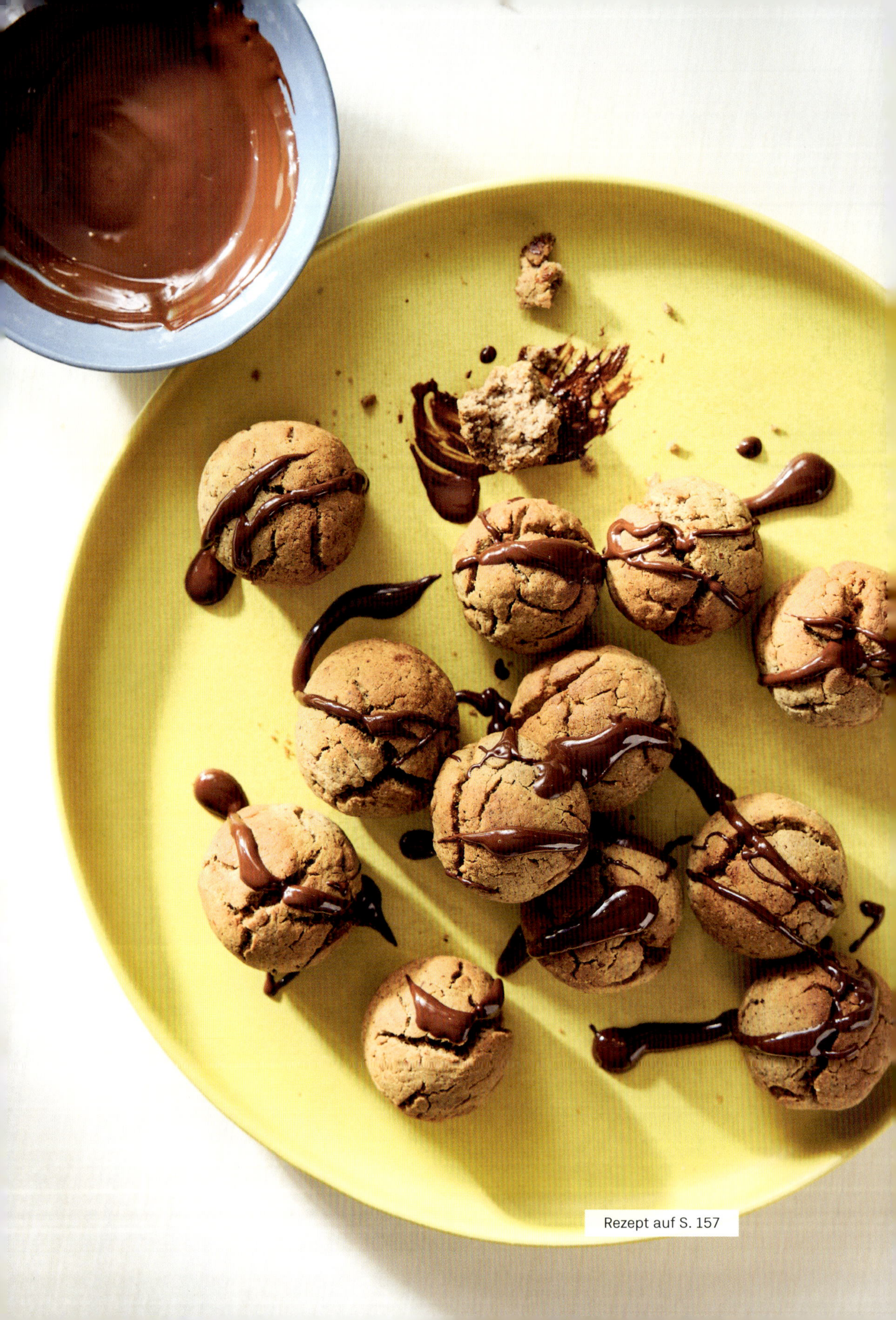

Rezept auf S. 157

8

Die Nährphase

Diese Phase des Menstruationszyklus wird von jeder Frau missverstanden.

Was sicherlich nicht ihre Schuld ist. Da viele von uns von einer männlichen Lehrkraft in Biologie aufgeklärt wurden, überrascht es nicht, dass uns niemand gesagt hat, wie wir unser Verhalten in dieser Woche ändern sollten. Doch obwohl es nicht Ihre Schuld ist, dass Ihnen diese Information lange gefehlt hat, liegt es meiner Meinung nach in Ihrer Verantwortung, sich die entsprechenden Informationen zu holen, sobald Sie sie bekommen können.

Die Bedürfnisse unseres Körpers in dieser Phase nicht zu kennen, kann zu allen möglichen Problemen führen, darunter zu einer prämenstruellen dysphorischen Störung (PMDS), heftigen Stimmungsschwankungen, chronischer Müdigkeit, Schlaflosigkeit und sogar verschiedenen Autoimmunstörungen. Symptome wie schwere Blutungen, starke Unterleibskrämpfe, berührungsempfindliche Brüste, ein aufgeblähter Bauch, Erschöpfung und Brain Fog können ebenfalls Anzeichen dafür sein, dass Ihr Alltag Ihren hormonellen Bedürfnissen in der Woche vor Ihrer Monatsblutung nicht gerecht wird.

Unsere Gesundheit leidet – und das nur, weil uns niemand beigebracht hat, wie wir uns in dieser Phase unseres Zyklus um uns selbst kümmern sollten. Höchste Zeit, das zu ändern.

Ihre Nährphase (Tag 20–1. Tag der Blutung)

Fassen wir Ihre hormonelle Reise bis zu diesem Punkt noch einmal zusammen. In den ersten zehn Tagen ist Ihr Körper damit beschäftigt, Hormone zu produzieren, vor allem Östrogen. Wenn Sie Ihren Eisprung haben, wird Testosteron ausgeschüttet und Ihr Körper wendet sich der Aufgabe zu, die Hormone in verwertbare Teile aufzuspalten. In den Tagen direkt nach dem Eisprung arbeitet Ihr Körper hart daran, die Hormone aus dem System zu schleusen. Erreichen Sie Tag 20 Ihres Zyklus, braucht Ihr Körper definitiv eine Pause – er will sich erholen, bevor alles wieder von vorn losgeht, und erhöht deshalb den Progesteronspiegel. Dieses Hormon hat viele Superkräfte, doch eine der großartigsten ist, dass es Sie beruhigen kann, indem es den Neurotransmitter GABA aktiviert.

Ich nenne diesen Teil Ihres Zyklus die Nährphase, in der Sie herunterkommen und sich nähren sollten. Ich sage bewusst: sich nähren – das ist entscheidend wichtig. Frauen betrachten Selbstfürsorge oft als Luxus, den sie sich nicht leisten können. Das mag Ihnen zu anderen Zeitpunkten in Ihrem Zyklus vielleicht dienlich sein, aber nicht in der Woche vor Ihrer Periode. Dann fleht Ihr Körper Sie geradezu an, einen Gang

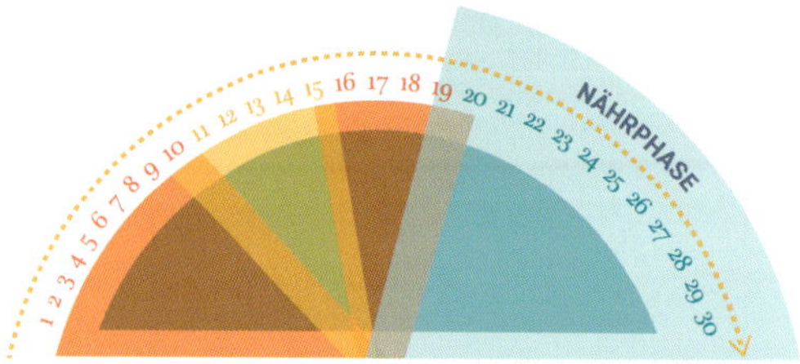

DIE MACHT DES FASTENS UND IHR ZYKLUS

TAG 20–BLUTUNG

NÄHRPHASE

KEIN FASTEN

ERNÄHRUNG: HORMONFÖRDERND

NÄHRPHASE

runterzuschalten und sich um sich selbst zu kümmern.

Viele Frauen heute haben damit ein großes Problem. Wir sind immerzu beschäftigt, wir leben in einer Welt, in der Leistung als höchstes Gut erachtet wird. Um mit der Produktionsgeschwindigkeit unserer patriarchal geprägten Umgebung mithalten zu können, mussten wir die Zähne zusammenbeißen und den Instinkt unseres Körpers, sich Ruhe zu gönnen, ignorieren. Damit aber haben wir unserer Gesundheit enorm geschadet. Wir haben unser Hormonsystem dysreguliert. Wir kritisieren uns, wenn wir wieder einmal nicht alles gleichzeitig geschafft haben. Unser Körper schreit nach Ruhe, aber wir beißen uns durch. Und fragen uns, warum um alles in der Welt wir nicht die Disziplin aufbringen können, uns an eine Diät zu halten. Wir geben uns die Schuld dafür, was unweigerlich zu Schamgefühlen und Frustration führt.

Es ist höchste Zeit, das alles zu ändern. Sie haben einen natürlichen Hormonrhythmus, der manchmal gut mit einem intensiv aktiven Leben harmoniert, manchmal unbedingt aber auch eine sanftere Herangehensweise erfordert. Ignorieren Sie das, tun Sie Ihrer Gesundheit garantiert keinen Gefallen. Lassen Sie uns Ihrer sanfteren Seite wieder den Platz geben, der ihr gebührt!

Um die Bedürfnisse Ihres Körpers in der Nährphase zu begreifen, gehen wir noch einmal zur Hormonhierarchie zurück. Es gibt zwei Hormone, die sich geradezu dramatisch auf unsere Geschlechtshormone auswirken: Insulin und Kortisol. Dem Östrogen macht es nichts aus, wenn der Kortisolspiegel hoch ist, den Insulinspiegel hingegen will es niedrig halten. Beim Progesteron ist genau das Gegenteil der Fall: Es bevorzugt einen niedrigen Kortisolspiegel und macht uns in dieser Woche sogar insulinresistenter, damit ihm ausreichend Glukose zur Verfügung steht. Die Nährphase ist die Phase fürs Progesteron. Der Progesteronspiegel muss hoch sein, damit die Gebärmutterschleimhaut abgestoßen werden kann. Wenn Sie sich in dieser Zeit beim Sport verausgaben, zu lange fasten oder dem Körper zu wenig Nahrung zuführen, sinkt der Progesteronspiegel. Das kann sich zeigen, indem Sie nicht mehr weiter abnehmen, indem Ihre Blutung ausbleibt oder indem Sie in dieser Woche unglaublich reizbar und launisch sind. All das sind Anzeichen dafür, dass Sie Ihrem Progesteron nicht das geben, was es braucht.

NAHRUNGSMITTEL IN DER NÄHRPHASE

Hand hoch: Wer hat in der Woche vor der Periode Heißhunger auf Kohlenhydrate? Wenn ich diese Frage bei meinen Vorträgen stelle, sehe ich vor mir nur erhobene Hände. Das liegt daran, dass unser Körper in der Woche vor der Blutung mehr Glukose braucht. Und die holt er sich brillanterweise durch Heißhungerattacken. Schlau! Doch was tun wir? Wir verdammen unsere Gelüste. Was aber auch nichts hilft, weil in dieser Woche garantiert jede Low-Carb-Diät, kalorienarme

DIESE ZUGESETZTEN EXZITOTOXINE SOLLTEN SIE MEIDEN

Aspartam: Der künstliche Süßstoff findet sich in vielen Light-Getränken, in zuckerfreiem Kaugummi, in kalorienarmen Desserts und in bestimmten Medikamenten.
Mononatriumglutamat (MNG): Der Geschmacksverstärker ist häufig in asiatischem Essen enthalten, findet sich aber auch in Gemüse aus der Dose, Dosensuppen, salzreduzierten Nahrungsmitteln und industriell verarbeitetem Fleisch.
Hydrolysiertes pflanzliches Eiweiß: Es wird wie MNG häufig als Geschmacksverstärker bei industriell verarbeiteten Lebensmitteln eingesetzt.
Autolysierte Hefe: Der Geschmacksverstärker findet sich in vielen herzhaften, industriell verarbeiteten Lebensmitteln wie Suppen, Snacks und Saucen.
Natriumkaseinat: Der Zusatzstoff stammt vom Kasein aus Milch und wird in vielen Produkten mit und ohne Milch zur Verbesserung der Konsistenz und des Proteingehalts eingesetzt.
Sojaproteinisolat und -konzentrat: Diese Stoffe kommen in vielen Produkten vor, darunter in Fleischersatz, Eiweißriegeln und Nahrungsergänzungsmitteln. Sie können aufgrund ihrer Verarbeitung Exzitotoxine enthalten.
Molkeneiweißkonzentrat: Nicht jedes Molkeneiweiß ist schädlich, allerdings können sich bei manchen Verarbeitungsmethoden Exzitotoxine bilden. Der Stoff kommt in Proteinergänzungsmitteln und industriell verarbeiteten Lebensmitteln vor.
Glutaminsäure: Die Aminosäure wird ähnlich wie MNG Nahrungsmitteln zugesetzt, um deren Geschmack zu verstärken.
Kalziumkaseinat: Dieser Stoff findet sich in vielen Light-Produkten, Sportgetränken und Eiweißergänzungsmitteln. Er wird eingesetzt, um die Konsistenz und den Nährstoffgehalt zu verbessern.
Hefeextrakt: Hefeextrakt findet sich häufig in Backwaren und Bier und kann freie Glutaminsäure enthalten.

Ist es nicht pure Ironie, dass viele dieser Stoffe in Light-Produkten enthalten sind? Damit tut uns die Lebensmittelindustrie wahrlich keinen Gefallen. Exzitotoxine erhöhen den Kortisolspiegel und erschöpfen unser Progesteron. Die Light-»Kultur« ist langfristig aufs Scheitern ausgelegt. Je mehr Sie jedoch der zyklusgerechten Ernährung folgen, desto mehr holen Sie sich Ihre Macht zurück. Dann wissen Sie, wann in Ihrem Menstruationszyklus Sie Disziplin walten lassen sollten und wann Sie es nicht so genau nehmen müssen.

Kost und trendige Abnehmmethode scheitert. Das Progesteron kommt ohne einen höheren Blutzuckerspiegel in dieser Zeit nicht aus. Aber bevor Sie jetzt zum Supermarkt rennen und sich eine Schachtel Donuts holen: Vergessen Sie nicht, dass Ihr Kortisolspiegel gleichzeitig niedrig sein sollte. Industriell hergestellte Süßigkeiten sind nicht nur wahre Obesogenbomben, die Stammzellen in Fettzellen umwandeln, sie enthalten auch Exzitotoxine, die den Kortisolspiegel in die Höhe treiben. Diese Stoffe zu meiden, ist den ganzen Monat lang sehr wichtig, am wichtigsten jedoch ist es in der Woche vor Ihrer Periode.

PROGESTERONFREUNDLICHE NAHRUNGSMITTEL

Süßkartoffeln: Reich an Vitamin B6 und Magnesium.

Avocados: Reich an gesunden Fetten, Magnesium und Vitamin B6, das für einen ausgeglichenen Hormonhaushalt sorgt.

Bananen: Liefern Vitamin B6, das wichtig für die Progesteronsynthese ist.

Spinat: Reich an Magnesium, das bei der Hormonbalance eine Rolle spielt.

Brokkoli: Enthält Diindolylmethan (DIM), das zur Verstoffwechselung von Östrogen beiträgt und den Progesteronspiegel unterstützt, indem es für die Östrogen-Progesteron-Balance sorgt.

Lachs: Reich an Omega-3-Fettsäuren, die entzündungshemmend wirken und die hormonelle Gesundheit fördern.

Walnüsse: Eine weitere exzellente Quelle an Omega-3-Fettsäuren.

Huhn: Magere Proteinquelle, die die Nebennieren sowie die Hormonproduktion unterstützt.

Eier: Liefern Vitamin B6 und Vitamin D, die beide wichtig für die Hormonsynthese sind.

Kürbiskerne: Gute Magnesium- und Zinkquelle; beide Mineralien unterstützen das endokrine System.

Quinoa: Enthält Eiweiß, Magnesium und Phosphor, was die Hormonbalance insgesamt fördert.

Bohnen: Liefern Ballaststoffe und B-Vitamine, die Darm und Leber schützen; wichtig für den Hormonstoffwechsel.

Linsen: Reich an Ballaststoffen und Folsäure, die die Methylierung unterstützen, einen biochemischen Prozess, der wichtig für die Hormongesundheit ist.

Papaya: Enthält Vitamine und Mineralien, die das endokrine System unterstützen.

Sonnenblumenkerne: Reich an Vitamin E, das eine Rolle bei der Hormonsynthese und -balance spielt.

Grünkohl: Liefert vielfältige Nährstoffe, darunter Magnesium, das die Hormongesundheit fördert.

Mandeln: Reich an Vitamin E und Magnesium.

Pute: Gute Quelle mageren Fleischs (Protein) und reich an Vitamin B6.

Sesamsamen: Enthalten Lignane und essenzielle Fettsäuren, die einen ausgeglichenen Hormonhaushalt unterstützen.

Meeresfrüchte: Liefern Zink, das sehr wichtig für die Hormonproduktion und die allgemeine reproduktive Gesundheit ist.

Kichererbsen: Reich an Ballaststoffen und Eiweiß; helfen bei der Entgiftung und sorgen für einen ausgeglichenen Hormonhaushalt.

Joghurt (Vollfettstufe): Enthält Probiotika und fördert die Darmgesundheit sowie den Hormonstoffwechsel.

Leinsamen: Reich an Ballaststoffen und Lignanen, die gut für die Östrogen-Progesteron-Balance sind.

Rosenkohl: Hilft wie Brokkoli beim Östrogenstoffwechsel und unterstützt so die Progesteronbalance.

Rote Paprika: Reich an Vitamin C, das essenziell für die Gelbkörperfunktion und die Progesteronproduktion ist.

IHR PERSÖNLICHES NAHRUNGSMITTELWERTESYSTEM

Kennen Sie die Leisten, die Anfängern beim Bowling dabei helfen sollen, dass ihre Kugel auf der Bahn bleibt? Etwas Ähnliches habe ich für die Kohlenhydraterhöhung in der Woche vor der Periode erfunden: Damit soll sichergestellt werden, dass es sich bei den Kohlenhydraten auch um gesunde Kohlenhydrate handelt. Ich nenne es Ihr persönliches Nahrungsmittelwertesystem. Ein vergleichbares System wird oft bei der Zielsetzung angewandt: Sie finden heraus, welche Dinge im Leben Sie wertschätzen, und versuchen dann, Ihr Leben um diese Dinge herum einzurichten. Sie können das System aber auch auf Nahrungsmittel anwenden.

In meinem Nahrungsmittelwertesystem gibt es drei Schlüsselwerte: Qualität, Geschmack und Wirkung. Ich möchte, dass jede meiner Mahlzeiten aus sauberer, chemiefreier Nahrung besteht, die mir ausgezeichnet schmeckt und die mir guttut. Kohlenhydrate sind etwas knifflig, weil man schnell die falschen zu sich nehmen kann. Dafür ist der nachmittägliche Donut das beste Beispiel (sorry an alle Donutliebhaber da draußen). Was ihn so schädlich macht, ist das tödliche Trio an raffiniertem Zucker, raffiniertem Mehl und schlechtem Fett. Aber was, wenn ich nun mal Lust auf einen Donut habe? Dann greift mein Nahrungsmittelwertesystem. Ich möchte saubere, qualitativ hochwertige Zutaten. Und ich will den Donut nicht nur genießen, ich will mich danach auch gut fühlen. Außerdem soll er fantastisch schmecken. Wo bekommen Sie einen solchen Donut her? Sie backen ihn sich selbst, nach dem Rezept auf Seite 157.

Ich kann Ihnen dieses System für die Woche vor Ihrer Periode, wenn Sie mit Kohlenhydraten nicht geizen sollten, nur wärmstens empfehlen. So wählen Sie die richtigen Kohlenhydrate. Wenig falsch können Sie dabei mit natürlichen Kohlenhydraten machen. Im Kasten auf Seite 92 finden Sie Nahrungsmittel, die Ihr Progesteron liebt, darunter auch mehrere natürliche Kohlenhydrate. Wie Sie sehen, steht die Süßkartoffel ganz oben auf der Liste. Ob Sie es glauben oder nicht: Süßkartoffeln haben weniger Netto-Kohlenhydrate als »normale« Kartoffeln, schmecken aber süßer! Vielleicht will uns die Natur damit sagen, dass sie uns lieb hat.

ERNÄHRUNG IN DER NÄHRPHASE

- Fahren Sie Ihre Kohlenhydratzufuhr hoch.
- Konzentrieren Sie sich auf progesteronfreundliche Nahrungsmittel.
- Meiden Sie künstliche Zutaten mit Exzitotoxinen.
- Schaffen Sie sich Ihr persönliches Nahrungsmittelwertesystem.

Hormondiätnahrungsmittel für die Nährphase

Weil Ihr Körper in der Nährphase mehr Glukose braucht, eignet sich diese Zeit perfekt, sich wieder der hormonfördernden Ernährung zuzuwenden. Sie verschafft dem Progesteron nicht nur die Extraglukose, die dieses benötigt, mit ihrer Nährstoffdichte bekommen alle Hormone den Treibstoff, der sie gedeihen lässt. Nehmen wir Schokolade als Beispiel. Sie ist gut fürs Progesteron, weil sie den Blutzuckerspiegel erhöht und den Körper gleichzeitig mit Magnesium versorgt, einem Mineralstoff, der unerlässlich für alle Hormone ist. Allerdings sollte die Schokolade qualitativ hochwertig sein, aus biologischem Anbau – am besten aus regenerativer Landwirtschaft – stammen und mindestens 70 Prozent Kakao enthalten. Meine Köche warten im Rezeptteil dieses Buchs mit köstlichen und gesunden Schokoladenrezepten auf.

DIE EMOTIONALE SEITE DES ESSENS

Beim Essen geht es um so viel mehr als um bloße Nahrungsaufnahme. Essen verändert uns. Es kann uns aufheitern, wenn wir traurig sind, und unsere Freude beim Feiern noch verstärken. Essen verbindet. Familienrezepte verknüpfen uns mit den Generationen vor uns. Bestimmte Nahrungsmittel beschwören sofort Erinnerungen an glückliche oder auch schreckliche Momente in unserem Leben herauf. Wir essen nicht nur zusammen, wir kochen auch gemeinsam. In unseren Erinnerungen, unseren Geschichten, unserer Verbundenheit mit anderen spielt Essen nicht selten eine große Rolle. Aus diesem Grund kann ich auch kein Kochbuch für Frauen schreiben, ohne die emotionale Beziehung, die wir zum Essen haben, zu würdigen. Diese besteht in meinen Augen hauptsächlich aus zwei Dingen: Essen verändert unsere Stimmung und es verbindet uns miteinander.

Über die negative Beziehung, die viele Frauen zum Essen haben, wird viel geschrieben und berichtet. Ich habe großes Verständnis für die körperlichen und emotionalen Probleme, die mit Essstörungen verbunden sind. Ich habe aber auch erlebt, dass das Fasten die Beziehung vieler Frauen zum Essen positiv verändert. Falls bei Ihnen eine klinische Essstörung diagnostiziert wurde, lassen sich die folgenden Abschnitte vielleicht nicht auf Sie anwenden, und es ist immer gut, einen Arzt zurate zu ziehen, bevor Sie mit dem Fasten beginnen. Wenn Sie keine Essstörung haben, Ihre Beziehung zum Essen aber dennoch positiv verändern wollen, helfen Ihnen die folgenden Abschnitte vielleicht dabei.

Essen verändert unsere Stimmung

Als Kind habe ich oft die Erfahrung gemacht, dass ein mieser Tag nicht mehr ganz so mies war, wenn ich etwas Leckeres aß. Also wurde Essen bei mir zur Strategie, um mir das Leben zumindest vorübergehend zu erleichtern. Fühlte ich mich nicht gut, aß ich. Erst als ich mich mit dem neurochemischen System des Körpers beschäftigte, wurde mir klar, dass ich Essen zur Dopaminausschüttung benutzte. Leider ist Dopamin das Molekül des Mehr, nicht des Genug. Je mehr ich mich dem Dopaminkick durch Essen hingab, desto mehr wollte ich essen. Ein Teufelskreis.

Als ich dann mit dem Fasten begann und auch länger fastete, musste ich mir zur Aufhellung der Stimmung etwas anderes suchen. Ich erinnere mich noch gut an mein erstes 24-Stunden-Fasten. Nach etwa 15 Stunden war meine Stimmung im Keller. Mit Essen konnte ich sie dort nicht wieder herausholen, denn ich hatte noch neun Stunden ohne Essen vor mir! In diesem Augenblick entdeckte ich die anderen Dinge, die meine Stimmung verändern konnten – meine Chance, mich vom emotionalen Zugriff, den Essen auf mich hatte, zu befreien.

Nach diesem 24-Stunden-Fasten betrachtete ich Hunger mit anderen Augen. Ich fragte mich: *Habe ich Hunger oder Langeweile?* Ersetzen Sie die Langeweile durch welche Emotion auch immer auf Sie zutrifft; wichtig ist nur, dass Sie herausfinden, warum Sie essen. Wollte ich damit meine Stimmung verändern, suchte ich mir dafür ein anderes Mittel. Manchmal antwortete ich auf die Frage aber auch: *Ja! Ich habe Langeweile! Und dagegen esse ich jetzt etwas!* Das war dann der Moment, in dem mein Nahrungsmittelwertesystem griff – so aß ich wenigstens gesunde Nahrungsmittel.

Die Frage, warum ich etwas essen wollte, verhalf mir zu meiner gewünschten Beziehung zum Essen. Wenn mir klar wurde, dass ich essen wollte, um meine Emotionen zu verändern, konnte ich immer noch entscheiden, ob das an diesem Tag eben so sein sollte oder nicht. Denn wie bei jeder gesunden Beziehung sind auch bei der Beziehung zum Essen Bewusstheit und Achtsamkeit unerlässlich.

Essen verbindet uns miteinander

Wie die meisten Menschen habe auch ich viele schöne Erinnerungen ans Essen. An die Ferien, in denen ich mit meiner Mutter, meiner Schwester und meiner Großmutter kochte. An die Restaurants, in denen wir Geburtstage feierten. An die vielen Stunden in der Küche, in denen ich mit meinen kleinen Kindern kochte. An die Reisen, auf denen ich ganz neue Geschmäcker kennenlernte. Was waren das für wunderbare Zeiten! Essen kann uns auf wunderschöne Weise mit anderen verbinden. Und wo Verbundenheit ist, ist auch Oxytocin. Das Hormon, das alle anderen Hormone in Balance bringt.

Diese Medaille hat aber auch eine Kehrseite. Ich habe immer wieder erlebt, dass wohlmeinende Angehörige meine Patientinnen an schlechten Essgewohnheiten festhalten ließen. Ja, wir können uns auch bei schädlichem Essen miteinander verbunden fühlen! Ich erinnere mich noch an eine Patientin, die mit ihren Freundinnen erst die Kinder zur Schule brachte und hinterher immer einen Coffeeshop um die Ecke aufsuchte, um sich dort gemeinsam ein paar Süßigkeiten zu »gönnen«. Ihr ganz persönlicher Mama-Moment, in dem sie über ihre Probleme reden und sich ihren Dopaminkick holen konnten. Der wurde dann zum Problem, denn als meine Patientin begann, andere Nahrungsmittel zu wählen, fühlten ihre Freundinnen sich bedroht. So etwas geschieht leider häufig. Beginnen wir, uns entgegen unserer Gewohnheit gesund zu ernähren, halten wir unserer Umgebung einen Spiegel vor. Sie bekommt ein schlechtes Gewissen. Das alles läuft unbewusst ab: Viele sind sich gar nicht bewusst, dass sie in einem Punkt getriggert werden, an dem sie arbeiten sollten. Wenn Ihnen das auch schon passiert ist, sollten Sie sich klarmachen, dass negatives Feedback weniger über Sie, sondern mehr über die Person aussagt, die das Feedback gibt. Es ist ihr Problem, nicht Ihres.

GESUNDE STIMMUNGSAUFHELLER

- Sport und Bewegung
- Tiefenatmung oder Meditation
- Musikhören
- Aufenthalt im Freien
- Hobbys
- Lachen
- Kontakt zu Freunden oder Angehörigen
- Dankbarkeit
- Aromatherapie
- Aufenthalt in der Sonne
- Eine gute Tat
- Ein kurzes Nickerchen
- Tanzen
- Ein warmes Bad oder eine Dusche

In unserer hektischen Gesellschaft, in der sich nährstoffarme Fertigmahlzeiten stets in Reichweite befinden, sollten wir nicht vergessen, dass die Umgebung, in der wir essen, ebenso wichtig sein kann wie das, was wir essen. Wer sich gesunden Mahlzeiten verpflichtet, verpflichtet sich auch dazu, sich tiefer, sinnstiftender mit dem eigenen Körper zu verbinden. Damit ehren wir unseren Körper, das wunderschöne Zuhause, in dem wir tagein, tagaus leben. Wenn Sie die Mahlzeiten dann auch noch mit Menschen zu sich nehmen, die Ihnen am Herzen liegen, verstärken Sie die heilende Wirkung noch. Vergessen Sie das bei den folgenden Rezepten nie. Umgeben Sie sich mit Menschen, die Sie lieben. Vielleicht wird eines der Rezepte in diesem Buch zum Lieblingsrezept Ihrer Familie, das an zukünftige Generationen weitergereicht wird. Was auch immer Sie mit den Rezepten anfangen: Tun Sie es mit Liebe und Güte. Von dieser Energie werden sowohl Ihr Körper als auch die ganze Welt profitieren.

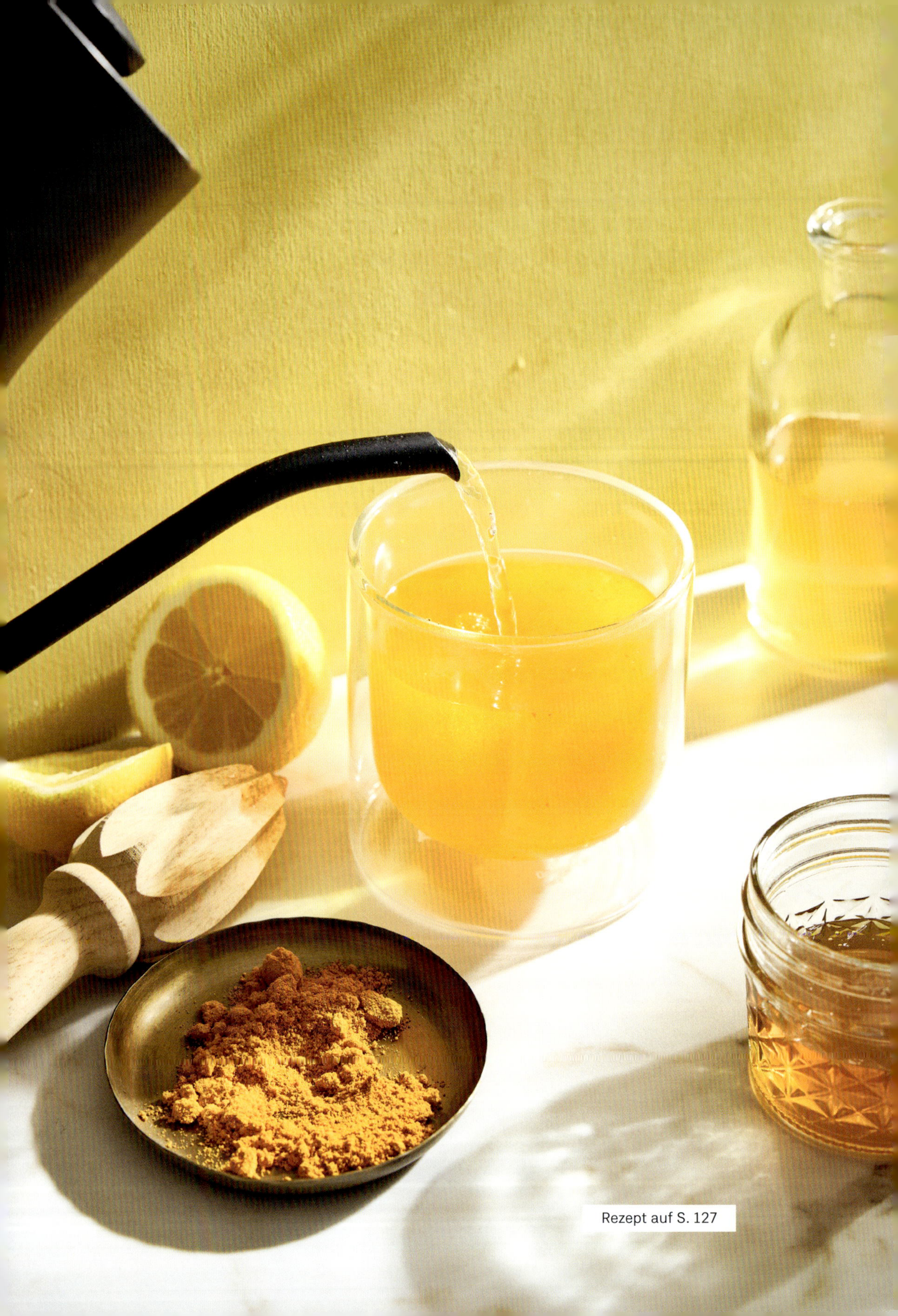

Rezept auf S. 127

9

Für Frauen ohne Zyklus

Am meisten schockiert nach der Veröffentlichung von *Fast Like a Girl* war ich zweifelsohne von der Menge an Zuschriften, die ich von 20- und 30-jährigen Frauen ohne regelmäßigen Zyklus erhielt. Wie angenehm es auch sein mag, sich nicht jeden Monat mit einer Blutung herumschlagen zu müssen, es ist für Frauen im gebärfähigen Alter sicherlich nicht gesund. Denn vergessen wir nicht: Mit dem Menstruationsblut entledigt sich der Körper auch jeder Menge Giftstoffe.

Ebenfalls viele Zuschriften bekam ich von Frauen in der Peri- oder in der Postmenopause, die wissen wollten, wie sie sich einen Fasten- und Essenszyklus schaffen konnten. In der Perimenopause kann die Periode alle zwei Wochen oder auch nur alle 60 Tage stattfinden. Der Zyklus wird unvorhersagbar. Und müssen Frauen nach den Wechseljahren überhaupt noch einen Essens- und Fastenzyklus einhalten? Falls ja: Wie sollte der aussehen? All diese Fragen beantworte ich in diesem Kapitel.

Vorweg dies: Der weibliche Körper folgt einem zyklischen Rhythmus, auch dann noch, wenn Sie nicht mehr jeden Monat bluten. Dies ist einer der Gründe dafür, warum so viele Frauen jeden Alters derart vom 30-Tage-Fasten-Reset aus *Fast Like a Girl* profitieren. Die Veränderungen in Timing und Struktur der Mahlzeiten schaffen einen Rhythmus, der dem weiblichen Körper ausgesprochen guttut.

Ein Zyklus sollte stattfinden, tut es aber nicht?

Wenn Sie im gebärfähigen Alter sind, aber keinen Zyklus haben, empfehle ich Ihnen, das 30-Tage-Fasten-Reset in Kapitel 10 durchzuführen. Fangen Sie einfach bei Tag 1 an und folgen Sie dem Programm bis Tag 30. So machen Sie Erfahrungen mit verschiedenen Fastenlängen und den beiden Ernährungsweisen. Ich habe oft erlebt, dass sich nach 30 bis 90 Tagen des Programms der Zyklus wieder einstellte.

Noch eine Anmerkung für Frauen in den fruchtbaren Jahren: Bei vielen von ihnen kommt es zu Unregelmäßigkeiten im Zyklus, weil die Schilddrüse aus dem Gleichgewicht geraten ist. Für Schilddrüsenfehlfunktionen gibt es vielerlei Gründe; sollten Sie eine vermuten, suchen Sie bitte einen ganzheitlichen Arzt auf, der sich alle Aspekte Ihrer Schilddrüsengesundheit ansieht. Ich möchte hier nur einen Aspekt erwähnen: Eine unzureichende Kalorienaufnahme schadet der Schilddrüse. Damit sie gut funktioniert, sollten Sie mindestens 1200 Kilokalorien am Tag zu sich nehmen.[1] Liegen Sie darunter, ist es sehr wahrscheinlich, dass Ihre Schilddrüse leidet und Ihr Menstruationszyklus durcheinandergerät.

Wenn sich der Zyklus verabschiedet

Zu den meisten Missverständnissen in puncto weibliche Hormone kommt es in den Jahren, in denen sich unser Hormonsystem radikal verändert und der Zyklus allmählich ausklingt. Dieser Schlussakt ist so vieles gleichzeitig: wunderschön, turbulent, kompliziert und rätselhaft. Wir sollten diese Zeit in unserem Leben feiern, nicht durchleiden. Wenn Sie wissen, wie heilend sich die Nahrung auf Ihre Wechseljahre auswirken kann, können Sie etwas unternehmen und dann werden Sie sich auch besser fühlen.

Von Menopause spricht man, wenn die Eierstöcke die Hormonproduktion nach und nach drosseln. Viele Experten sind der Meinung, der Prozess beginne schon im Alter von 35 Jahren. Das Drosseln der Hormonproduktion dauert rund zehn Jahre – für viele Frauen eine lange und holprige Zeit. Mit den Hormonen verändern sich Stimmung, Energie, Konzentrationsfähigkeit, Kognition und Stoffwechsel. Viele Ernährungs- und Sporttricks funktionieren plötzlich nicht mehr. Das ist unangenehm bis verstörend. An ganz neuen Stellen sammelt sich Fett an, Durchschlafen scheint ein Luxusgut vergangener Tage zu sein, die Stimmung schwankt, Hitzewallungen nerven gehörig. Doch so aufreibend das auch sein kann: Wenn wir wissen, was wir in dieser Zeit wann essen sollten, kann aus der Achterbahnfahrt ein beschaulicher Ausflug mit der Zahnradbahn werden. Bevor wir uns damit näher beschäftigen, sehen wir uns die drei Phasen der Menopause genauer an.

PHASE 1: DIE PERIMENOPAUSE

Wie bereits erwähnt, kann diese Phase schon im Alter von 35 Jahren beginnen, manche Ärzte berichten sogar von entsprechenden Anzeichen mit Ende 20. Das erste Hormon, das in dieser Phase abnimmt, ist das Progesteron. Das macht sich folgendermaßen bemerkbar:

- Gesteigerte Nervosität und Ängstlichkeit
- Schlafstörungen
- Unregelmäßiger Zyklus
- Schmierblutungen
- Schwere Blutungen mit Blutgerinnseln
- Gesteigerter Appetit
- Heißhunger auf Kohlenhydrate

Unschöne Symptome, sicherlich, aber warum treten sie auf? Leeren sich die Progesteronspeicher im Körper allmählich, möchte er die Glukosezufuhr ankurbeln, damit Sie möglichst viel altersentsprechendes Progesteron herstellen können. Dabei ist es wichtig, dass Sie die Hinweise Ihres Körpers verstehen. Sind Sie besonders nervös oder ängstlich oder haben Sie Schmierblutungen, sollten Sie mehr Tage mit hormonfördernder Ernährung einlegen, um den Bedürfnissen des Progesterons gerecht zu werden.

Kurz darauf nimmt auch das Estradiol allmählich ab. Sie wissen sicherlich noch: Sie haben drei Arten von Östrogen, von denen es dem Estradiol zufällt, den Eisprung herbeizuführen. Je mehr Sie sich der Menopause nähern, desto mehr sinkt die Estradiolproduktion. Das wiederum kann zu einer ganzen Reihe an neuen Symptomen führen:

- Gewichtszunahme
- Brain Fog
- Depression
- Nachlassendes Gedächtnis
- Unfähigkeit, mit Stress umzugehen

- Schwierigkeiten mit großen Mengen an Arbeit
- Schwierigkeiten, neue Informationen aufzunehmen

Nimmt man alle Symptome zusammen, ergibt sich daraus schon ein ganz schöner Wechseljahrewahnsinn! Deshalb ist es so wichtig zu verstehen, dass wir mit unserem Lebensstil darauf großen Einfluss nehmen können. Die Ernährung, die mit 25 funktioniert hat, funktioniert mit 55 wahrscheinlich nicht mehr. Daher gilt: Die Anzeichen abnehmender Hormone erkennen und den Lebensstil, insbesondere die Ernährung, entsprechend anpassen.

PHASE 2: DAS MENOPAUSEN-ÜBERGANGSJAHR

Sie sind noch nicht in der Menopause angekommen, wenn Ihre Periode nicht schon ein ganzes Jahr lang ausgeblieben ist. Ich nenne dieses Jahr zwischen unregelmäßigem Zyklus und keinem Zyklus mehr das Übergangsjahr. Zwar erlebt jede Frau dieses Jahr anders, bei den meisten jedoch bleiben die bislang gelegentlichen Symptome und verstärken sich. Das kann sogar die Hartgesottensten zur Hormonersatztherapie treiben – bei der sich die Symptome allerdings noch einmal intensivieren. Denken Sie immer daran: Die Symptome sind vorübergehend, irgendwann lernt der Körper, mit dem niedrigen Estradiol- und Progesteronspiegel umzugehen. Und Sie können ihm dabei unterstützen: mit Fasten und der richtigen Ernährung.

PHASE 3: DIE POSTMENOPAUSE

In der Postmenopause kommt die wilde Fahrt der Perimenopausenzeit häufig zu einem sehr willkommenen Stillstand. Zwar sind die Hormonspiegel immer noch so niedrig wie nie, doch haben sich das Gehirn und der Rest des Körpers bei vielen Frauen inzwischen an die neue hormonelle Landschaft gewöhnt. Dennoch haben manche Frauen noch Jahre nach der letzten Periode mit Wechseljahresbeschwerden zu kämpfen.

Nachdem mein Buch *The Menopause Reset* erschienen war, hörte ich von Tausenden solcher Frauen in der Postmenopause – Frauen, die ihre Periode schon seit Jahren nicht mehr hatten, aber immer noch an Menopausensymptomen litten. Vermehrtes Bauchfett, Hitzewallungen, ein nachlassendes Gedächtnis und Konzentra-

HORMONERSATZTHERAPIE – JA ODER NEIN?

Mittlerweile ist die Hormonersatztherapie wieder in Mode, viele Ärzte raten ihren Patientinnen beim Übergang in die Postmenopause dazu. Meiner Erfahrung nach fühlen sich jedoch nicht alle Ärzte mit dieser Empfehlung wohl, und jede Frau erlebt die Hormonersatztherapie anders. Für manche ist sie die hormonelle Offenbarung, nach der sie sich gesehnt haben, für andere gestaltet sich das Lösen ihrer hormonellen Probleme weitaus schwieriger, als schnell mal eben ein Hormonpflaster aufzukleben. Aus diesem Grund ist es besonders wichtig, eng mit dem Arzt zusammenzuarbeiten, damit der richtige Hormonersatzrhythmus gefunden werden kann. Doch ob Sie sich nun dafür oder dagegen entscheiden, um Anpassungen in Ihrem Lebens- und vor allem Ernährungsstil kommen Sie nicht herum. Nur so helfen Sie Ihrem Körper dabei zu lernen, mit weniger Hormonen zurechtzukommen.

tionsschwierigkeiten hielten an. Die Symptome verschwanden erst, nachdem sich die Frauen den fünf Schritten der Lebensumstellung in der Menopause unterzogen hatten. Mit ihnen konnten sie ihren Alltag an ihr neues Hormonprofil anpassen. Diese Schritte sind:

- Ändern Sie den Zeitpunkt, zu dem Sie essen.
- Wechseln Sie zwischen den Ernährungsstilen.
- Bringen Sie Ihr Mikrobiom auf Vordermann.
- Praktizieren Sie tägliche Entgiftungsstrategien.
- Lassen Sie es generell langsamer angehen.

Drei dieser Schritte wollen wir uns nun genauer ansehen. Sie sind in allen Phasen Ihrer Menopausenreise wichtig, besonders jedoch dann, wenn Sie sich bereits in der Postmenopause befinden, aber immer noch an heftigen Symptomen leiden.

Ändern Sie den Zeitpunkt, zu dem Sie essen

Zu den wirksamsten Instrumenten im Werkzeugkoffer der Frau in der Menopause gehört das Fasten. Warum? Erstens ist das Fasten einer der besten Lifestyle-Hacks, um Sie aus der Insulinresistenz zu holen. Die ist für Frauen in der Menopause ein echtes Problem. Sie ist der Grund dafür, warum Sie plötzlich, wie aus dem Nichts, zunehmen. Je niedriger der Estradiolspiegel, desto insulinresistenter werden die Zellen. Die Nahrungsmittel, die Sie zwischen 20 und 30 gegessen haben, funktionieren nicht mehr, was ebenfalls Ihrer zunehmenden Insulinresistenz geschuldet ist. Achten Sie vor allem auf Ihren Hämoglobin-A1c-Wert: Er steigt in der Menopause für gewöhnlich an, auch wenn sich in der Ernährung wenig ändert.

Dies ist der ideale Zeitpunkt, ein tägliches Fasten- und Essensfenster einzuführen. Wenn Sie das Fasten verschiedener Längen praktizieren, verändert sich nicht nur Ihr HbA1c-Wert, ein Indikator für Ihre Insulinsensitivität, es verschwinden auch Symptome wie Hitzewallungen und Gewichtszunahme. Erinnern Sie sich? Östrogen mag eine insulinsensitive Umgebung. Je insulinsensitiver Sie sind, desto mehr unterstützen Sie Ihre altersentsprechende Östrogenproduktion.

Allerdings erfordern die drei Phasen der Menopause jeweils eine etwas andere Herangehensweise an das Fasten (siehe Richtlinien im Kasten oben). Vergessen Sie dabei nie das Prinzip der *N*-of-1-Studie: Probieren Sie aus, was für Sie am besten funktioniert.

FASTENRICHTLINIEN FÜR FRAUEN IN DER MENOPAUSE

- **Frauen in der Perimenopause mit regelmäßigem Zyklus:** Stimmen Sie das Fasten auf Ihren Zyklus ab.
- **Frauen in der Perimenopause mit unregelmäßigem Zyklus:** Praktizieren Sie Fastenperioden verschiedener Längen, bis sich Anzeichen niedrigen Progesterons zeigen; dann bis zur Blutung kein Fasten mehr.
- **Frauen in der Menopause ohne Zyklus:** Fasten Sie je nach Symptomen oder variieren Sie von Woche zu Woche.

Wechseln Sie zwischen den Ernährungsstilen

Bei den meisten Frauen in der Menopause hat sich das Wechseln zwischen ketobiotischer und hormonfördernder Ernährung bewährt. Was mich in der Gesundheitswelt häufig am meisten ärgert, ist das ständige Beharren auf dem Absoluten. Natürlich wäre es einfacher, könnte man in der Menopause schlicht einer Ernäh-

VARIATION VON WOCHE ZU WOCHE

Fasten zum Halten des Gewichts: 5-1-1

- 5 Tage Intervallfasten (13–15 Stunden)
- 1 Tag längeres Fasten (> 17 Stunden)
- 1 Tag ohne Fasten

Fasten zur Gewichtsreduktion: 4-2-1

- 4 Tage Intervallfasten (13–15 Stunden)
- 2 Tage längeres Fasten (> 17 Stunden)
- 1 Tag ohne Fasten

Fasten gegen Angst und Depression: 4-2-1

- 4 Tage Fasten in persönlicher Wohlfühllänge
- 2 Tage ohne Fasten
- 1 Tag längeres Fasten außerhalb der Komfortzone

rungsempfehlung folgen. Leider aber brauchen Östrogen und Progesteron jeweils eine andere Umgebung. Wenn Sie lernen, zwischen den beiden Ernährungsstilen hin und her zu wechseln, können Sie mit Nahrung Ihre Symptome lindern. Am Ende des Kapitels finden Sie einen Überblick über die beiden Ernährungsweisen, der Sie durch die Menopause führen wird.

Bringen Sie Ihr Mikrobiom auf Vordermann

Während Ihrer ganzen Menopausenreise brauchen Sie Ihr Darmmikrobiom mehr denn je. Die kleinere Menge an Hormonen, die Ihr Körper produziert, zu verstoffwechseln, ist jetzt absolut entscheidend.

Leider kommen viele Frauen in die Menopause und haben vorher jahrzehntelang die Antibabypille oder verschiedene Antibiotika genommen – beides zerstört eine gesunde Darmmikrobiota. Kommt dann noch ein verringerter Hormonstatus hinzu, sind sie da, die heftigen Wechseljahresbeschwerden. Trifft das auf Sie zu, gibt es zum Glück auch eine gute Nachricht: Mit Fasten und der richtigen Ernährung können Sie Ihr Mikrobiom wieder auf Vordermann bringen und die guten Bakterien dazu überreden, die Hormone doch bitte brav wieder für Sie aufzuspalten.

Das Fasten verändert unser Darmterrain. Studien zeigen, dass ein 24-Stunden-Fasten die Produktion intestinaler Stammzellen anregt.[2] Diese Zellen reparieren Ihren Darm. Brechen Sie das Fasten mit Nahrungsmitteln nach dem Prinzip der drei P – Probiotika, Präbiotika, Polyphenole –, steht das Mikrobiom rasch wieder Gewehr bei Fuß. Je nachdem, wo auf Ihrer Menopausenreise Sie sich gerade befinden, können Sie entweder ein wöchentliches oder ein monatliches Programm (siehe S. 102) durchführen.

DAS MENOPAUSALE BAUCHFETT

Kein Spaß: Das Fett, das sich in der Menopause um unsere Körpermitte herum ansammelt, ist ein ernsthaftes Problem. Und ein frustrierendes, denn es sammelt sich dort nicht an, weil wir zu viel essen. Das Bauchfett ist der Ort, an dem der Körper überschüssige Hormone speichert, insbesondere Kortisol und Östrogen. Das muss man sich mal vorstellen! So viele Frauen machen sich wegen dieses Bauchfetts ein ungeheuer schlechtes Gewissen. Dabei besteht es ausschließlich aus überschüssigen Hormonen, die wir aus dem Körper befördern könnten. Hier sind fünf Schritte, mit denen Sie Ihr Bauchfett loswerden:

WÖCHENTLICHES PROGRAMM ZUR REPARATUR DES MIKROBIOMS (POSTMENOPAUSE)

4-2-1-Fasten

- 4 Tage Intervallfasten (< 17 Stunden)
- 2 Tage Darm-Reset-Fasten (24 Stunden)
- 1 Tag ohne Fasten

Brechen Sie das Fasten jeweils entweder mit Knochenbrühe oder mit Nahrungsmitteln nach dem Prinzip der drei P: Probiotika, Präbiotika, Polyphenole.

MONATLICHES PROGRAMM ZUR REPARATUR DES MIKROBIOMS (PERIMENOPAUSE)

- Folgen Sie dem auf Ihren Zyklus abgestimmten 30-Tage-Fasten-Reset (siehe Kapitel 10).
- Brechen Sie das Fasten jeweils entweder mit Brühe oder mit Nahrungsmitteln nach dem Prinzip der drei P: Probiotika, Präbiotika, Polyphenole.

1. **Ernähren Sie sich ballaststoffreich.** Ballaststoffe sind die besten Freunde der Frau in der Menopause. Wenn Sie feststellen, dass Sie um die Körpermitte herum an Gewicht zunehmen, setzen Sie voll auf Gemüse. Essen Sie einen großen grünen Salat zu jeder Mahlzeit. Die Ballaststoffe darin versorgen die Mikroben, die Östrogen und Kortisol aufspalten, mit Treibstoff. Ist Östrogen aufgespalten, kann es von den Zellen verwertet und muss nicht als Fett gespeichert werden. Probieren Sie das eine Woche lang aus und sehen Sie selbst, wie machtvoll dieses Werkzeug im Kampf gegen überschüssiges Bauchfett ist.
2. **Meiden Sie Leberschädliches.** Da auch Ihre Leber am Aufspalten der Hormone beteiligt ist, sollten Sie alles Leberschädliche meiden. Leider ist Alkohol der größte Feind der Frau in der Menopause. Er kann Sie zwar entspannen und damit ein wenig für das sinkende Progesteron einspringen, doch hält das nur kurz an und führt zur Gewichtszunahme. Ist Ihre Leber mit der Verarbeitung von Alkohol beschäftigt, kann sie keine Hormone verstoffwechseln. Vielleicht ist das kleine Gläschen Wein am Abend der Grund für Ihr Bauchfett. Versuchen Sie es 30 Tage lang ohne und sehen Sie, was passiert. Sie haben nichts zu verlieren – außer Bauchfett natürlich.
3. **Senken Sie Ihr Kortisol.** Stress feuert Wechseljahresbeschwerden so richtig an. Je mehr Kortisol Ihr Körper in Reaktion auf Stress ausschüttet, desto mehr wird es als Fett am Bauch gespeichert. Für dieses Problem gibt es zwei Lösungen. Erstens: Meiden Sie Stress. Lernen Sie, öfter Nein zu sagen, Grenzen zu setzen oder einfach mehr Zeit für sich in Anspruch zu nehmen. Zweitens: Lernen Sie, Kortisol zu nutzen, statt es zu speichern. Das ist ziemlich leicht. Kortisol soll uns in Bewegung bringen. Bewegen Sie sich bei Stress nicht, wird das Kortisol als Fett gespeichert, und zwar mitten am Bauch. Machen Sie es sich zur goldenen Regel, jedes Mal, wenn etwas Sie stresst, erst einmal einen Spaziergang zu machen. Leiden Sie an niedrigstufigem chronischem Stress, sollten Sie wöchentliche Spaziergänge in der Natur zu Ihrer Routine machen. Die Natur ist fantastisch darin, unseren Kortisolspiegel zu senken. Forschungen zufolge senkt es sogar Kortisol, wenn man sich nur ein Bild von der

ESSEN UND FASTEN NACH DEM MOND

Sieht man sich die Muster, die in der Natur auftauchen, an, wird einem erst bewusst, wie sehr sich der weibliche Körper im Einklang mit der Natur befindet. Ein gutes Beispiel dafür ist der Mond. Der Menstruationszyklus umfasst durchschnittlich 28 bis 29 Tage – der durchschnittliche Mondzyklus umfasst 29 Tage. Die Biologie des Menschen funktioniert in Zyklen: Unser 24-stündiger tagesbezogener Rhythmus regelt Appetit, Energie, ja sogar Stimmungen und zeigt auf dem Sonnenlicht basierende hormonelle Veränderungen an. Experten haben die These aufgestellt, dass all das den monatlichen Veränderungen des Mondes folgt. Hat er die Macht, über Ebbe und Flut zu bestimmen, kann er sicherlich auch den Menstruationszyklus beeinflussen, was vor allem vor dem Hintergrund nicht von der Hand zu weisen ist, dass der menschliche Körper zu 70 Prozent aus Wasser besteht.

Doch was auch immer der Grund dafür sein mag, dass Sie keinen oder einen unvorhersagbaren Zyklus haben, Sie können Essen und Fasten an die vier Phasen anpassen, die ich in den vorangegangenen Kapiteln besprochen habe, oder Sie können sie nach dem Mond ausrichten. Häufig werde ich im Zusammenhang mit dem Zyklus des Mondes gefragt: »Warum menstruieren dann nicht alle Frauen zur selben Zeit?« Weil wir mit synthetischem blauem Licht bombardiert werden. Das Licht von LED-Lampen, Computerbildschirmen und Handydisplays hat viele unserer natürlichen Rhythmen durcheinandergebracht, auch unseren Menstruationszyklus.

Das Essen und Fasten nach dem Mond könnte etwa so aussehen: Neumond wäre Tag 1 Ihres Menstruationszyklus, Vollmond wäre dann zur Mitte des gedachten Eisprungs um Tag 14 herum. Nehmen Sie sich nun entweder den Fastenzyklus oder das 30-Tage-Fasten-Reset vor, sehen Sie online nach dem Mondstand und synchronisieren Sie diesen mit den Fasten- und Essenstagen, die ich für Frauen mit Zyklus aufgestellt habe. Dann wird der Mond zu Ihrem Zyklus.

Natur ansieht oder Geräusche aus der Natur anhört.[3] Ist das Leben also wieder einmal gemein zu Ihnen und sammelt sich Fett um Ihre Körpermitte herum an, umgeben Sie sich mit Natur und lassen Sie sie ihre heilenden Wunder wirken.

4. **Machen Sie die Entgiftungspfade frei.** Damit Hormone unschädlich gemacht und ausgeschieden werden können, müssen Sie den Weg dafür ebnen. In Kapitel 3 haben wir darüber gesprochen, wie wichtig Ihre Entgiftungsorgane für das Ausscheiden von Hormonen sind. Wiederholen wir – dies sind Ihre wichtigsten Entgiftungswege:

- Leber
- Darm
- Nieren
- Lunge
- Lymphsystem
- Haut

Sie können diese Wege auf vielerlei Weisen unterstützen. Rizinusölwickel und Kaffee-Einläufe sind gut für die Leber. Ballast-

DIE ERNÄHRUNGSWEISE AUF DIE SYMPTOME ABSTIMMEN

Ketobiotische Ernährungsweise

Diese Ernährungsweise eignet sich, um den Spiegel altersentsprechenden Östrogens zu regulieren, also bei folgenden Symptomen:

- Hitzewallungen
- Nächtliches Schwitzen
- Vaginale Trockenheit
- Schwierigkeiten im Umgang mit Stress
- Trockene Haut
- Kognitive Veränderungen
- Nachlassendes Gedächtnis
- Sinkende Knochendichte
- Chronische Verletzungen des Bewegungsapparats
- Häufigerer und intensiverer Harndrang
- Gewichtszunahme

Hormonfördernde Ernährungsweise

Diese Ernährungsweise eignet sich, um den Spiegel altersentsprechenden Progesterons zu regulieren, also bei:

- Schlaflosigkeit
- Chronische Schmerzen
- Schwierigkeiten, zu entspannen
- Geistige Unruhe
- Gefühl drohenden Unheils
- Schmier- und unregelmäßige Blutungen
- Vermehrter Appetit
- Schwierigkeiten, zu fasten
- Migräne und Kopfschmerzen
- Berührungsempfindlichkeit der Brüste
- Vermehrtes Bauchfett

stoffe bringen den Darm in Schwung. Den Körper mit viel Wasser durchzuspülen, hilft den Nieren. Tiefenatmungsübungen trainieren die Lunge. Und Lymphdrainagen lassen die Lymphe wieder fließen. Sind die Entgiftungswege erst frei, speichert Ihr Körper überschüssige Hormone auch nicht mehr als Fett.

5. **Probieren Sie es mit längerem Fasten.** Im Zweifelsfall hilft Fasten immer. Fasten, das länger als 24 Stunden anhält, ermuntert den Körper dazu, Fett zu mobilisieren. Wenn Sie Punkt 1 bis 4 ausprobiert und immer noch nicht abgenommen haben, kann ich Ihnen längere Fastenperioden nur wärmstens empfehlen. Alles von 24 bis 70 Stunden funktioniert. Und das Beste: Durch längeres Fasten verbrennt der Körper nicht nur jetzt Fett – der Effekt hält auch lange nach dem Fasten noch an.

ERNÄHRUNG UND WECHSELJAHRESBESCHWERDEN

Die Liste oben zeigt Ihnen, auf welche Ernährungsweise Sie bei welchen Symptomen zurückgreifen sollten. Sie ist besonders hilfreich für Frauen in der Postmenopause, die keinen Zyklus mehr haben, an den sie Essen und Fasten anpassen könnten. Im folgenden Kapitel finden Sie den 30-Tage-Fasten-Reset-Plan, der beide Ernährungsweisen sowie mehrere Fastenperioden umfasst. Der Plan hat schon vielen Frauen in der Menopause dabei geholfen, in diesen Ernährungsrhythmus hineinzufinden.

Wenn Sie keinen Zyklus haben, an den Sie den Plan anpassen könnten, lesen Sie auf Seite 103, wie Sie ihn mit dem Mondzyklus synchronisieren – ein Werkzeug, das die Frauen in meiner Reset Academy, die die Wechseljahre bereits hinter sich haben, gern benutzen.

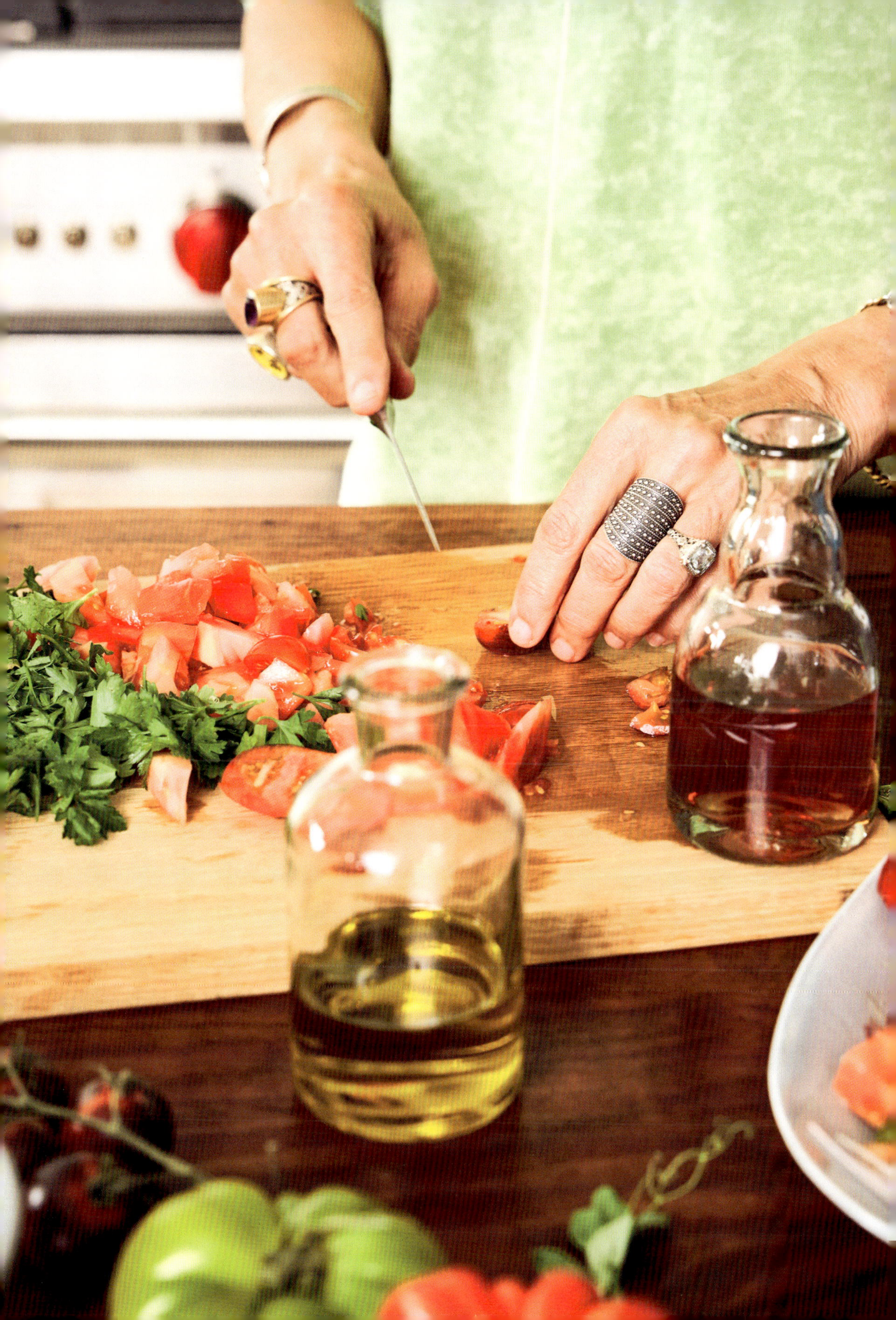

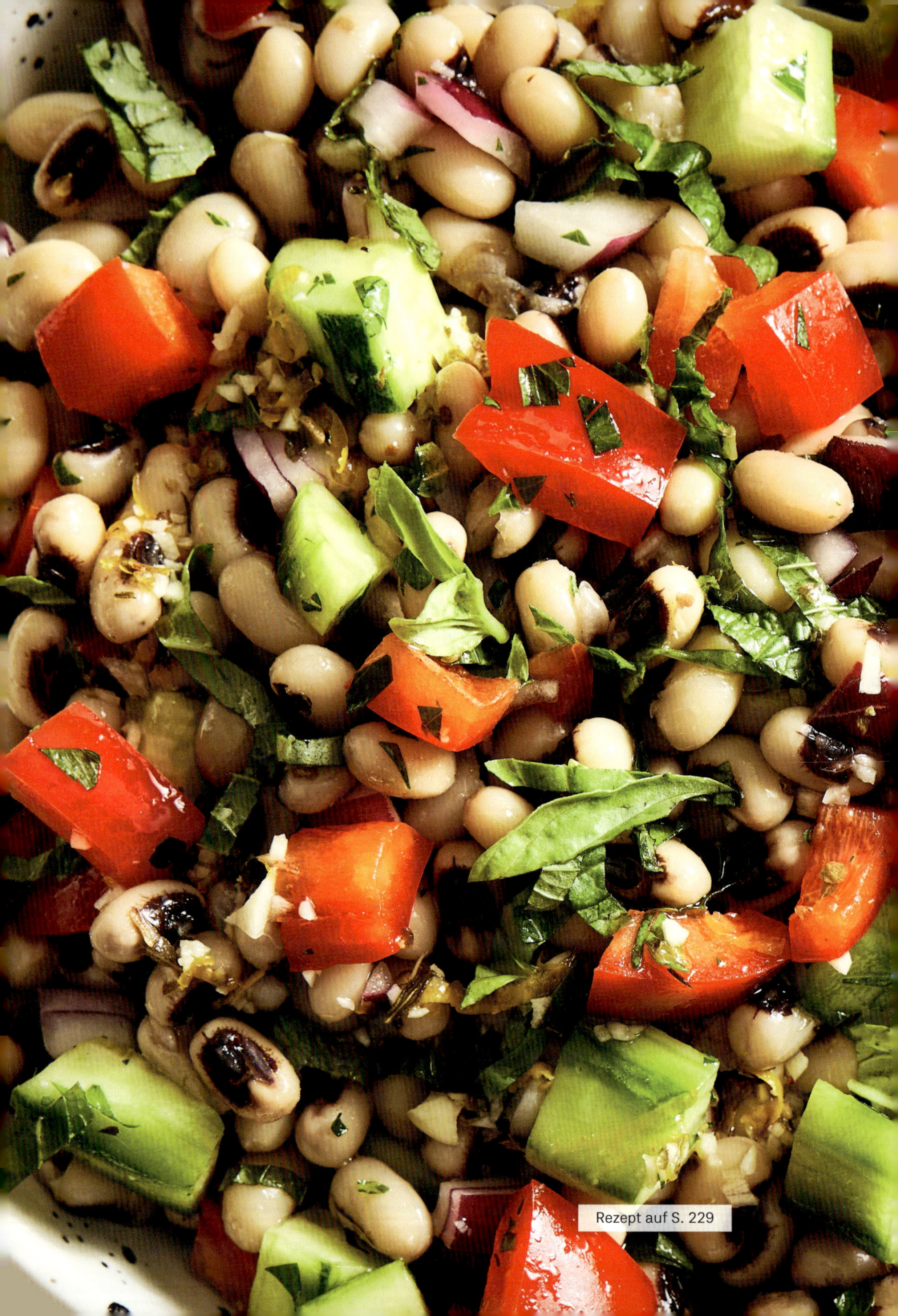

Rezept auf S. 229

10

Das 30-Tage-Fasten-Reset

VOR JAHREN HÖRTE ICH EINE STATISTIK, die mich wirklich deprimierte: Von den Informationen, die wir bekommen, behalten wir nur etwa zehn Prozent im Gedächtnis. Und das mir, die ich geradezu süchtig nach neuem Wissen bin! Ich liebe es, mir durch neue Sichtweisen neue gedankliche Standpunkte zu erobern. Zu Hause quellen meine Bücherregale über, ich höre pausenlos interessante Podcasts, und mir geht nichts über ein gutes, altmodisches Gespräch mit einem Gegenüber, das sich wie ich weiterentwickeln möchte. Der Gedanke daran, dass ich aus einem solchen Gespräch nur rund zehn Prozent mitnehme, frustriert mich. Zwar behaupten manche Experten, die Statistik sei Humbug, doch führt sie, denke ich, zu einer nicht unwichtigen Frage: Wie können wir unser Gehirn dazu bekommen, mehr aufzunehmen? Meine Antwort auf diese Frage: Neue Informationen bleiben besser in unserem Gehirn haften, wenn wir sie spüren, erfahren, erleben.

Die Fähigkeit des Gehirns, sich infolge einer Erfahrung zu verändern und anzupassen, wird auch als Neuroplastizität bezeichnet. Unser Gehirn ist ganz ausgezeichnet darin, durch das Schaffen neuer Nervenverbindungen Informationen neu anzuordnen. Das Neuron, also die Nervenzelle, ist die Autobahn, auf der im Gehirn Informationen übermittelt werden. Die Tatsache, dass unser Gehirn diese Informationsautobahnen umorganisieren kann, ist entscheidend, wenn es darum geht, sich eine neue gesundheitliche Gewohnheit anzueignen. Lerne ich etwas Neues, setze ich dies gern mit der Geburt einer neuen Nervenzelle gleich – einer Babynervenzelle, die Liebe, Fürsorge und jede Menge positive Erfahrungen braucht, um zu einem gesunden, reifen Neuron heranzuwachsen. Es bedarf der Zeit, der Wiederholung und der Energie, um die Babynervenzelle ins Netz der bereits existierenden neuronalen Autobahnen zu integrieren. Und wenn ich das Neue mit einer Erfahrung verknüpfen kann, werden die Babynervenzellen schneller erwachsen.

Ich hoffe, dass dieses Buch einen ganzen Kindergarten an Babynervenzellen hervorgebracht hat. Jetzt ist es an der Zeit, sie wachsen zu lassen – durch neue Erfahrungen. Die Aussicht auf ein neues Abenteuer weckt die Neugier unseres Gehirns. Es schüttet Dopamin aus, das unsere Motivation, das Abenteuer *en detail* zu erkunden, steigert. Und was passiert, wenn man einen guten Schuss Dopamin mit verstärkter Neuroplastizität mischt? Man kann sich etwas Neues mühelos angewöhnen.

Ich habe den Patientinnen in meiner Praxis jahrelang solche Lifestyle-Tools nähergebracht. Einmal im Monat gab ich Workshops zu verschiedenen Gesundheitsthemen, die auch eine gemeinsame Erfahrung beinhalteten. Die nannte ich Resets – ein Zurücksetzen, eine Umstellung, einen Neustart. Manche dieser Resets dauerten nur eine Woche, andere einen Monat. Durch sie blieben die Informationen besser im Gehirn der Teilnehmenden haften, was ihnen ihre gesundheitliche Reise enorm erleichterte.

Nun sollen auch Ihre Babynervenzellen zu Neuronen heranreifen, die Sie viele Jahre lang gesund erhalten. Willkommen zu meinem 30-Tage-Fasten-Reset, das ich Ihnen in diesem Kapitel kurz vorstelle; einen detaillierten Plan dazu finden Sie auf den Seiten 312 bis 321. Er hat schon Zigtausenden von Menschen geholfen und wird nun auch noch von Rezepten für ungeheuer köstliche Gerichte gekrönt.

Doch zunächst möchte ich Sie mit den vier Schlüsselprinzipien bekannt machen, mit denen Sie die besten Ergebnisse erzielen.

Prinzip 1: Entscheiden Sie sich für ein Programm

Meine Faustregel zur Ernährung lautet: Wählen Sie eine Ernährungsweise, die Ihrem Ethos entspricht und Ihrem Körper guttut. Wenn Sie also beispielsweise moralisch von der pflanzenbasierten Ernährung überzeugt sind und sich mit ihr körperlich auch noch fantastisch fühlen, sollten Sie sich auch beim 30-Tage-Fasten-Reset für das entsprechende Programm entscheiden. Glauben Sie mir: Die Begeisterung meiner Köchin Leslie für pflanzliche Nahrung ist ansteckend, das weiß ich aus erster Hand!

Ich habe andererseits aber auch erlebt, dass eine neue Ernährungsweise nur deshalb ausprobiert wird, weil sie gerade im Trend liegt, weil es massenweise Bücher, Dokus oder virale Posts in den Social Media dazu gibt. Aber was im Trend liegt, muss nicht zwangsläufig gut für Sie sein. Denken Sie immer an das Prinzip der *N*-of-1-Studie. Die perfekte Diät, die für alle funktioniert, gibt es nicht – es gibt höchstens die perfekte Diät für Sie. Und genau aus diesem Grund habe ich dem 30-Tage-Fasten-Reset auch ein Programm für alle, die sich omnivor ernähren, hinzugefügt.

Die beiden Programme finden sich in den Mahlzeitenplänen wieder. Wählen Sie, was für Sie am besten passt. Wenn Sie sich bereits für eine Ernährungsweise entschieden haben, wird Ihnen die Wahl leichtfallen. Wenn Sie noch auf der Suche sind, empfehle ich Ihnen, einen Monat das pflanzenbasierte und einen Monat lang das omnivore Programm auszuprobieren. Entscheiden Sie dann, womit Sie sich besser fühlen.

Prinzip 2: Wählen Sie Ihre Heilintensität

Bei jedem Programm gibt es eine Version für Einsteiger und eine für Profis. Der Unterschied liegt in der Länge der Fastenperioden. Wenn Sie noch nie gefastet haben, empfiehlt es sich natürlich, mit der Einsteigerversion anzufangen. Gewöhnen Sie sich zunächst an die Essens- und Fastenfenster; haben Sie den Dreh dann raus, können Sie zur Fortgeschrittenenversion übergehen. Das längere Fasten vertieft die Heilerfahrung, was sich daran zeigen könnte, dass Sie leichter abnehmen, Ihr Darm sich regeneriert und Ihre Stimmung sich verbessert.

Sie können die beiden Versionen aber auch so sehen: Mit der Einsteigerversion erhalten

Sie Ihren jetzigen Gesundheitszustand, mit der Fortgeschrittenenversion stoßen Sie intensivere Heilprozesse in Ihrem Körper an. Wählen Sie, was auch immer Sie im Augenblick brauchen.

Prinzip 3: Wählen Sie den passenden Zyklus

Die Grundlage der zyklusgerechten Ernährung und des zyklusgerechten Fastens ist schlicht und einfach der Rhythmus. Das 30-Tage-Fasten-Reset besitzt einen eingebauten Taktgeber, einen, der für Millionen Frauen funktioniert. Sie können entweder über Ihren Menstruationszyklus oder den Mondzyklus ins Reset einsteigen.

Wenn Sie einen Menstruationszyklus haben, beginnt Ihr Reset an dem Tag, an dem Sie sich in Ihrem Zyklus befinden. Befinden Sie sich beispielsweise an Tag 3 Ihres Zyklus, beginnen Ihre 30 Tage an Tag 3 des Resets. Ganz einfach, oder?

Wenn Sie keinen Menstruationszyklus haben, stehen Ihnen zwei Möglichkeiten offen. Entweder beginnen Ihre 30 Tage dann an Tag 1 des Resets, oder Sie folgen dem Mondzyklus. Es ist nämlich kein Zufall, dass sowohl der Mondzyklus als auch der Menstruationszyklus etwa 30 Tage umfassen. Wenn Sie dem Mondzyklus folgen, legen Sie Tag 1 Ihres Resets auf den Tag des Neumonds.

Prinzip 4: Suchen Sie sich einen Rechenschaftspartner

Jede Anstrengung hinsichtlich Ihrer Gesundheit unternehmen Sie am besten in Gemeinschaft. Ich hatte dafür jahrelang eine bestimmte Freundin: Wollte ich etwas Neues ausprobieren, fragte ich sie, ob sie mitmachte (machte sie immer!). Das sorgte nicht nur für die Ausschüttung von Oxytocin neben den anderen Neurochemikalien, die ich anregen wollte, es verschaffte mir auch jemanden, dem gegenüber ich Rechenschaft ablegen musste, wenn ich einmal aufgeben wollte. So fällt das Reset viel leichter.

Sollten Sie keinen Rechenschaftspartner finden, gibt es eine kostenlose Facebook-Gruppe namens Resetter Collaborative. Die passionierte Gruppe kennt das Fasten gut, Sie bekommen dort jede Menge Unterstützung! Kündigen Sie einfach an, dass Sie das 30-Tage-Fasten-Reset durchführen wollen, und Sie werden sofort Begleiter für Ihre Reise finden. Daneben gibt es noch eine kostengünstige Mitgliedergruppe, die Reset Academy. Dort finden Sie mich, meine Gesundheits-Coaches und mein fantastisches Team. Wir betreiben gemeinsam Fettverbrennung, tauchen tief in hormonelle Konzepte ein und machen jeden Samstagvormittag sogar zusammen Sport. Falls Sie also meine persönliche Unterstützung brauchen, ist die Reset Academy genau das Richtige für Sie.

Ihr 30-Tage-Fasten-Reset

Und so funktioniert's: Innerhalb von 30 Tagen ernähren Sie sich auf zwei verschiedene Weisen und führen Fastenperioden in verschiedenen Längen durch. So wechseln Sie zwischen Zucker- und Fettverbrennung hin und her. Das Programm ruht auf drei Grundpfeilern: was Sie meiden sollten, welcher Ernährungsweise Sie folgen sollten und wie lange Sie fasten sollten.

WAS SIE MEIDEN SOLLTEN

Erinnern Sie sich noch an die grundlegenden Fünf aus Kapitel 1? Die kommen jetzt ins Spiel. In den 30 Tagen meiden Sie vier Dinge:

- Schlechte, entzündungsfördernde Fette
- Hochverarbeitete Mehle und Zucker

DIE BEIDEN ERNÄHRUNGSWEISEN

Ketobiotische Ernährungsweise

- Nehmen Sie 50 Gramm Netto-Kohlenhydrate zu sich (nur natürliche Kohlenhydrate).
- Meiden Sie industriell verarbeitete Kohlenhydrate (Brot, Nudeln, Süßes, Cracker etc.).
- Nehmen Sie täglich zwei Gramm Eiweiß pro Kilogramm idealen Körpergewichts zu sich.
- Verzehren Sie zu jeder Mahlzeit gesunde Fette.

Hormondiät

- Nehmen Sie pro Tag mehr als 150 Gramm Netto-Kohlenhydrate zu sich.
- Bevorzugen Sie ballaststoffreiche, natürliche Kohlenhydrate (Gemüse, Obst, Kürbis, Kartoffeln).
- Nehmen Sie täglich zwei Gramm Eiweiß pro Kilogramm idealen Körpergewichts zu sich.
- Verzehren Sie zu jeder Mahlzeit gesunde Fette.

- Toxische, fettanregende Zutaten
- Alkohol

Lesen Sie gegebenenfalls in Kapitel 1 nach, was schlechte, entzündungsfördernde Fette sind, in Anhang A finden Sie zudem eine Liste mit endokrin disruptiv wirkenden Obesogenen. Diese Variablen aus der Ernährungsgleichung zu nehmen, bedeutet einen Riesenschritt vorwärts in Richtung Gewichtsreduktion und ausgeglichener Hormonhaushalt.

WELCHER ERNÄHRUNGSWEISE SIE FOLGEN SOLLTEN

In diesem Buch geht es um zwei Ernährungsweisen: die ketobiotische und die hormonfördernde Ernährung. In den 30 Tagen des Resets werden Sie zwischen beiden Ernährungsformen hin und her wechseln. Als Faustregel gilt: An den ketobiotischen Tagen gibt es weniger Kohlenhydrate, an den hormonfördernden mehr.

Die Eiweißmenge wählen Sie gemäß der Muskelmasse, die Sie aufbauen wollen. Um Muskeln aufzubauen, verzehren Sie bei beiden Ernährungsweisen zwei Gramm Eiweiß pro Kilogramm idealen Körpergewichts.

WAS SIE SONST NOCH BRAUCHEN

Das erste Prinzip der grundlegenden Fünf ist, sich auf den Blutzucker, nicht auf die Kalorien zu konzentrieren. Wie sich die beiden Ernährungsweisen auf Ihren Blutzucker auswirken, sehen Sie am besten mit einem Messgerät, das Ihren Blutzucker kontinuierlich überwacht.

Dies ist auch der erste Schritt beim Coaching meiner Patientinnen. Wenn Sie in Echtzeit sehen, wie Ihr Blutzucker auf verschiedene Nahrungsmittel reagiert, können Sie bessere Ernährungsentscheidungen treffen. So entwickelt sich die Babynervenzelle in nur wenigen Tagen zum ausgewachsenen Neuron. Die Blutzuckerüberwachung gehört in puncto Ernährung zu den effektivsten Lernmitteln, die ich kenne. Nichts motiviert Sie mehr!

Auf der *Eat Like a Girl*-Quellenseite meiner Website (https://drmindypelz.com) finden Sie meine persönlichen Empfehlungen für verschiedene Messgerätmarken.

ERNÄHRUNGSWEISEN UND FASTENLÄNGEN

EINSTEIGER

Tag 1–4	Tag 5	Tag 6–10	Tag 11–15	Tag 16–19	Tag 20–Blutung
13 Std. Fasten	15 Std. Fasten	17 Std. Fasten	13 Std. Fasten	15 Std. Fasten	kein Fasten
Ketobiotisch	Ketobiotisch	Ketobiotisch	Hormondiät	Ketobiotisch	Hormondiät

| 1 | | | 4 | | | | 8 | | | | 12 | | | | 16 | | | | 20 | | | | 24 | | | | 28 | | 30 |

PROFIS

Tag 1–5	Tag 6	Tag 7–10	Tag 11–15	Tag 12	Tag 17–19	Tag 20–Blutung
15 Std. Fasten	24 Std. Fasten	17 Std. Fasten	15 Std. Fasten	24 Std. Fasten	17 Std. Fasten	13 Std. Fasten
Ketobiotisch	Ketobiotisch	Ketobiotisch	Hormondiät	Ketobiotisch	Ketobiotisch	Hormondiät

Zu meiden: schlechte Fette, raffinierte Mehle/Zucker, toxische chemische, Zutaten, Alkohol;
Ernährungsweisen: ketobiotisch, hormonfördernd; **Fastenlängen:** *Einsteiger:* 13–17 Std.; *Profis:* 13–24 Std.

SO WERDEN SIE ZUR MEISTER-FETTVERBRENNERIN

Ich weiß, dass viele von Ihnen das Reset als Mittel zur Gewichtsreduktion nutzen wollen. Deshalb möchte ich kurz über bewährte Abnehmstrategien sprechen. Abnehmen ist heute nicht mehr so leicht, wie es einmal war. Das liegt größtenteils an den Toxinen in unserer Nahrung und der Dysregulation des weiblichen Körpers, die dem Stress, unter dem wir stehen, geschuldet ist. Was nicht heißt, dass Sie gar nicht abnehmen können – es heißt nur, dass Sie vielleicht mit mehreren Möglichkeiten spielen müssen, um Ihren Körper dazu zu bewegen, sich von dem zu verabschieden, was er über Jahre hinweg angesammelt hat.

Damit Sie herausfinden können, wo Ihr Stoffwechsel ins Straucheln geraten ist, habe ich eine Checkliste für Sie zusammengestellt (siehe S. 112). Verlieren Sie in den 30 Tagen Ihres Fasten-Resets nicht die gewünschte Menge an Gewicht, sehen Sie in der Liste, was Sie noch tun können. Viele Frauen nehmen enorm ab, wenn sie das Reset einige Monate lang durchführen. Ich empfehle immer, es drei Mal hintereinander durchzuführen. Nach 90 Tagen hat Ihr Körper seinen Rhythmus normalerweise wiedergefunden.

ACHTEN SIE AUF IHR MELATONIN

Das Hormon Melatonin schüttet Ihr Körper in Reaktion auf Licht aus. Am Ende des Tages, wenn die Sonne untergeht, reagiert der Körper auf das rote Licht am Himmel mit dem Hochfahren der Melatoninproduktion. Zwei bis drei Stunden später erreicht das Hormon seine volle Pracht. Es macht uns müde und bereitet uns aufs Schlafen vor. Seinen Höchststand erreicht Melatonin zwischen zwei bis vier Uhr morgens, danach sinkt der Melatoninspiegel wieder. Wenn Sie aufwachen und Ihre Augen das Sonnenlicht sehen, weiß das Hormon, dass es sich verabschieden muss. 30 Minuten später hat es das getan, und Sie sind wach und bereit für den Tag.

Dieser Rhythmus ist wichtig, denn wenn Melatonin ansteigt, sinkt unsere Insulinsen-

CHECKLISTE: FETTVERBRENNUNG

Frustrierend: Sie haben alles getan, um abzunehmen, aber nichts funktioniert. Eine Abnehmstrategie funktioniert vielleicht bei Ihrer Freundin, bei Ihnen aber nicht. Die folgende allgemeine Checkliste benutze ich mit meinen Patientinnen seit Jahren, um sicherzustellen, dass wir nichts übersehen haben. Die Schritte sind in keiner bestimmten Reihenfolge aufgeführt; sehen Sie sie einfach als Richtlinie.

- Wechseln Sie Ihrem Hormonzyklus entsprechend von einem Stoffwechsel zum anderen.
- Probieren Sie es mit längerem Fasten (mehr als 24 Stunden), um Ihren Körper darauf zu trainieren, das, was er als Fett gespeichert hat, zu mobilisieren.
- Essen Sie Ballaststoffe und gute Fette zu jeder Mahlzeit.
- Verzehren Sie ausreichend Eiweiß.
- Meiden Sie Leberschädliches wie Alkohol.
- Stellen Sie sich einen Sportplan aus Krafttraining und High-Intensity-Workouts zusammen.
- Gehen Sie nach größeren Mahlzeiten 20 Minuten spazieren.
- Stellen Sie fest, wie viele Toxine Sie im Körper haben, und setzen Sie sich möglichst wenigen Obesogenen aus.
- Machen Sie eine Entgiftungskur (insbesondere Schwermetalle).
- Sorgen Sie für ausreichend Schlaf (im Schlaf verbrennen Sie Fett).
- Essen Sie nur tagsüber.
- Messen Sie Ihr Stresslevel – ein chronisch gestresster Körper verliert kaum an Gewicht.

sitivität, auch sie folgt also einem zyklischen Muster. Die nächtens reduzierte Insulinsensitivität ist eine ganz normale physiologische Reaktion, weil der Körper die Stoffwechselprozesse während des Schlafs verlangsamt. Wenn Sie abnehmen wollen, sollten Sie wissen, dass die Mahlzeit, die Sie um neun Uhr abends zu sich nehmen, mit größerer Wahrscheinlichkeit als Fett gespeichert wird als die Mahlzeit, die Sie um fünf Uhr nachmittags zu sich nehmen, dann nämlich, wenn der Melatoninspiegel deutlich niedriger ist. Dasselbe gilt für den Morgen. Dr. Satchin Panda, Experte für zirkadiane Rhythmen, rät: »Essen Sie morgens frühestens eine Stunde nach dem Aufstehen etwas.«[1] In dieser Zeit kann der Melatoninspiegel sinken, was die Insulinsensitivität wiederherstellt. Deshalb gilt als Faustregel für Abnehmwillige: Essen Sie ausschließlich bei Tageslicht.

Des Weiteren beeinflusst Melatonin das Hormon Kortisol. Sinkt der Melatoninspiegel morgens, regt dies die Kortisolproduktion an. Zwischen 30 und 60 Minuten später erreicht das Hormon seinen täglichen Höchststand. Sie erinnern sich? Kortisol soll uns in Bewegung bringen. Verwenden wir es nicht, wird es wie die anderen Hormone auch gespeichert. Als Fett. Am Bauch. Machen Sie eine Stunde nach dem Aufstehen deshalb ein Work-out oder gehen Sie spazieren; diese Empfehlung gilt auch für stressreiche Augenblicke.

Eines der Ziele, die ich mit diesem Buch erreichen will, besteht darin, dem Gewichtsverlust und dem Ausgleichen des Hormonhaushalts das Mysteriöse zu nehmen. Aus diesem Grund finden Sie bei den Rezepten auch keine Kalorienangaben. Stattdessen habe ich sie nach ihrer Wirkung auf den Blutzucker platziert. Ketobiotische Rezepte lösen eine niedrigere Blutzuckerantwort aus, hormonfördernde Rezepte erhöhen den Blutzucker dagegen mehr. Doch jetzt endlich zu den Rezepten!

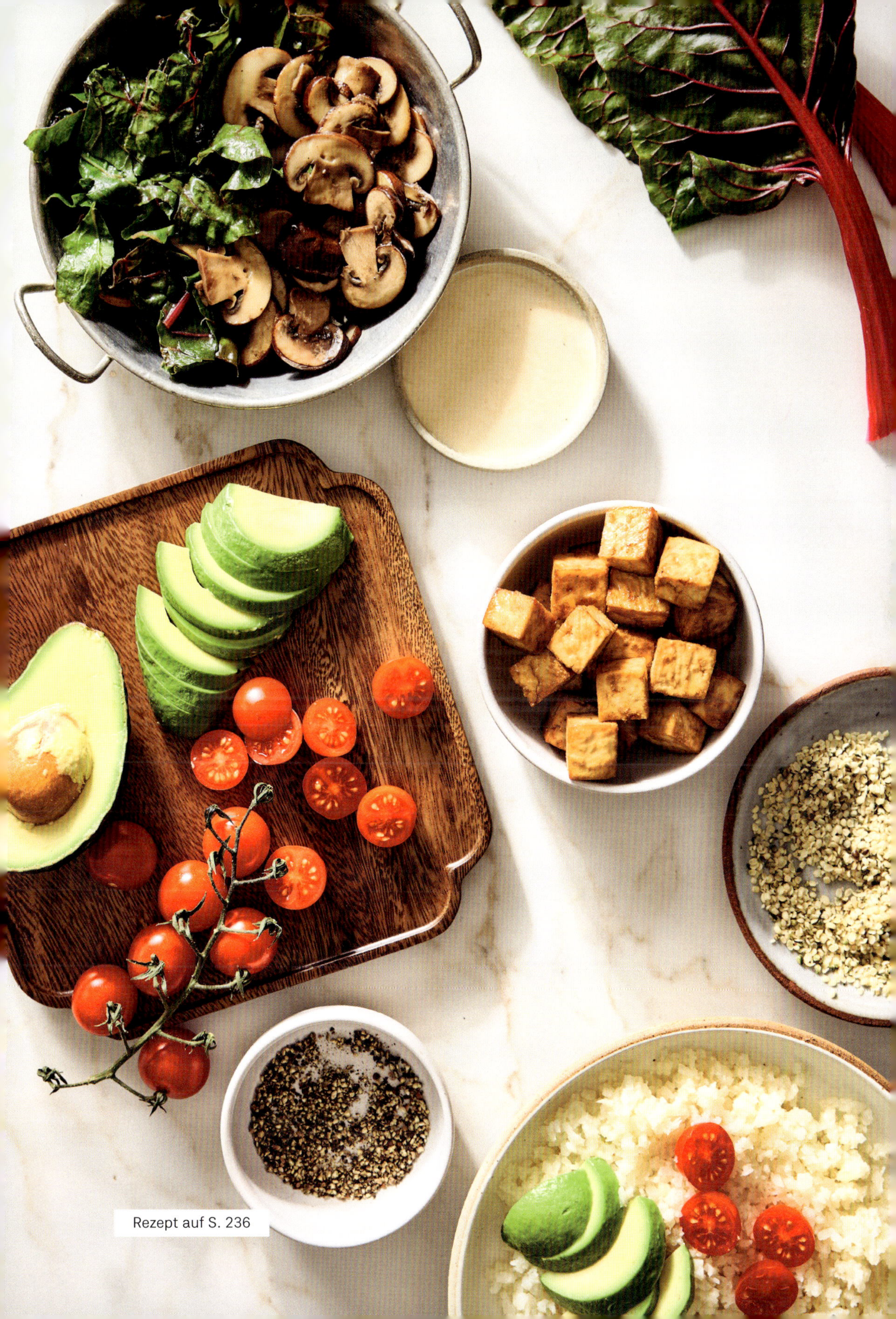

Rezept auf S. 236

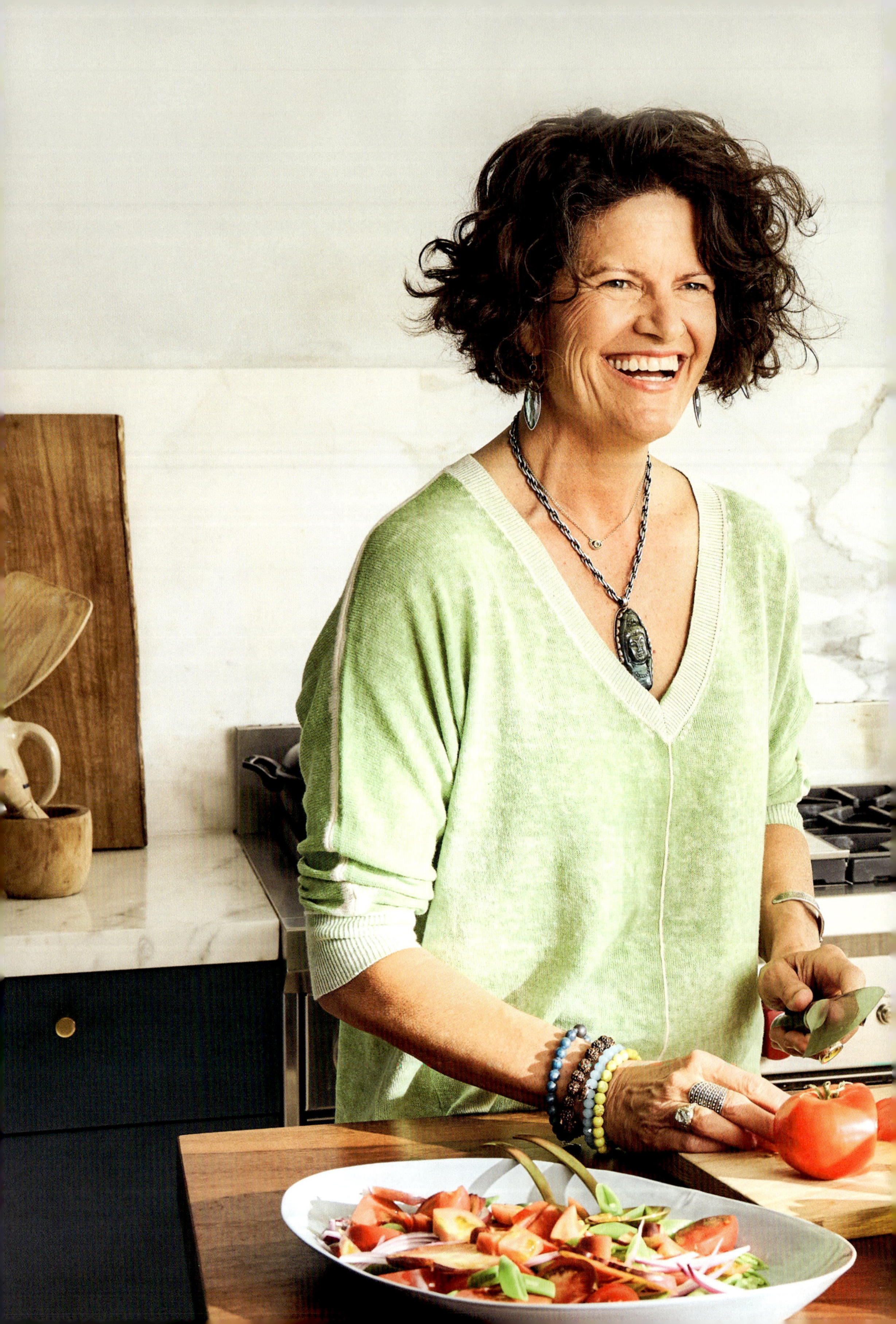

TEIL IV

Die Rezepte

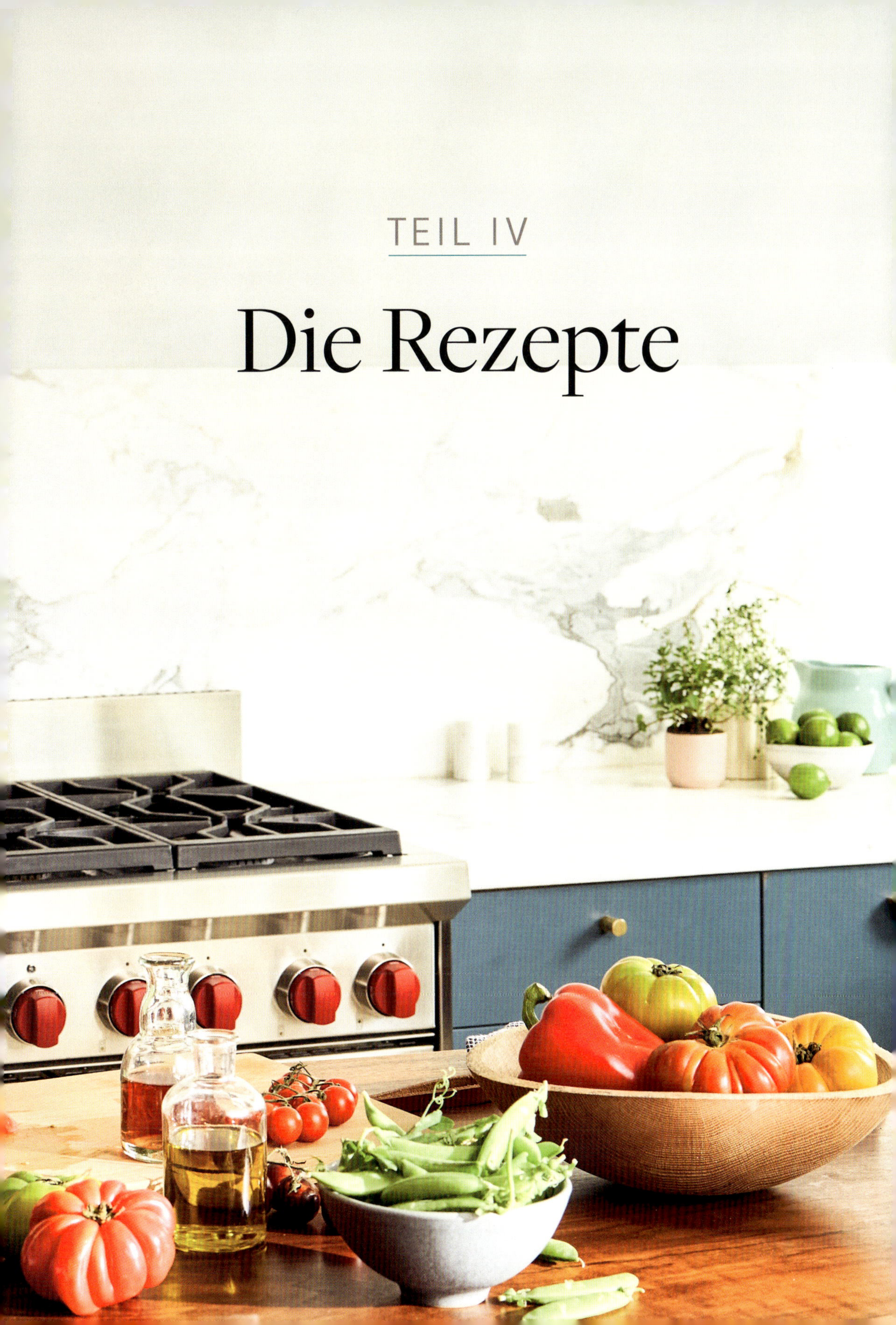

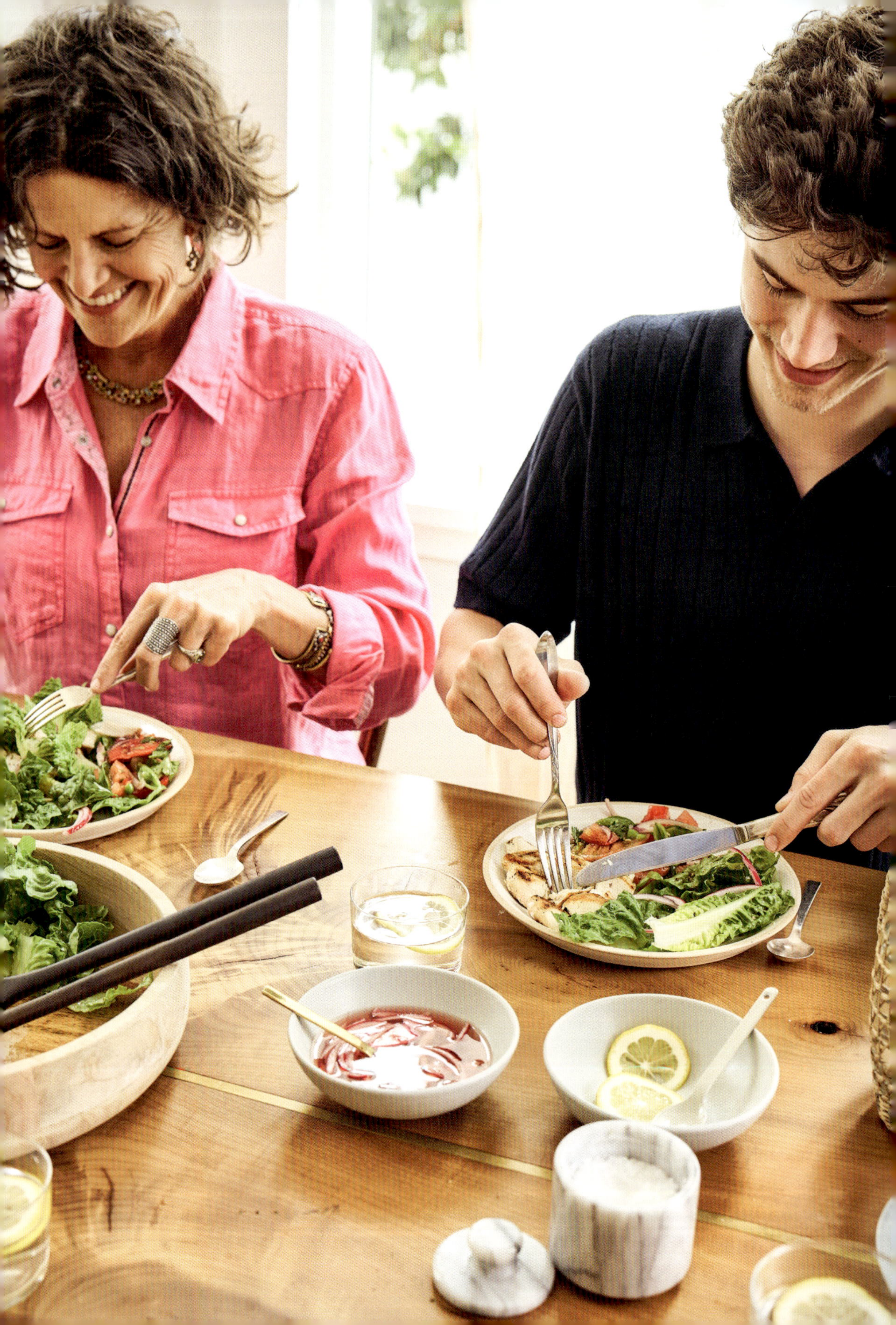

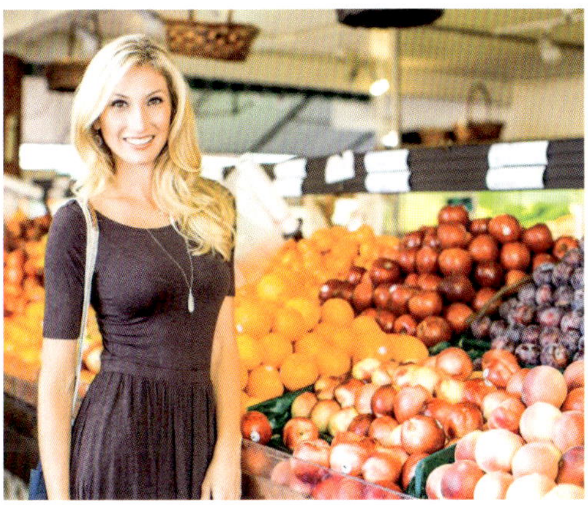

Darf in vorstellen? Leslie Durso

Ich habe Leslie bei einem Retreat kennengelernt, wo sie für uns alle kochte. Ich gebe ehrlich zu: Als ich hörte, dass wir uns drei Tage lang pflanzenbasiert ernähren würden, war mein omnivores Gehirn enttäuscht. Dann aber habe ich Leslies Essen gekostet – und meine Geschmacksknospen waren entzückt! Ganz zu schweigen von der Begeisterung, die mich überkam, als ich sah, dass ihre Gerichte mein Blutzuckerüberwachungsgerät nicht einmal ausschlagen ließen. In diesem Augenblick wusste ich, dass Leslies köstliches Essen, das sie so leidenschaftlich auf den Tisch zauberte, etwas ganz Besonderes war.

Als wir am Konzept des *Zykluskochbuchs* arbeiteten, war mir klar, dass wir unbedingt auch pflanzenbasierte Rezepte mit aufnehmen mussten – für all diejenigen, die sich dieser Ernährungsweise verschrieben haben. Und mir war klar, dass ich für diese Rezepte unbedingt Leslie als Köchin wollte. Was mir damals noch nicht klar war, war, welches Wissen hinsichtlich der medizinischen Eigenschaften von Pflanzen sie mitbringt.

Unsere Zusammenarbeit war ein Traum. Gemeinsam schwärmten wir von Hormonen, der heilenden Kraft von Pflanzen und fantastisch schmeckendem Essen. Auf dem Pfad, auf dem Wissenschaft und Genuss zusammentreffen, um zu heilen und zu erfreuen, ist Leslies profunde Hingabe an die pflanzenbasierte Küche ein Leuchtfeuer der Inspiration; in jedem sorgfältig ausgeklügelten Gericht in diesem Buch stecken Liebe und Nährkraft.

Die Entscheidung, Leslie darum zu bitten, diesem Buch ihre gastronomische Brillanz zu verleihen, ist aus dem gemeinsamen Glauben an die heilende Kraft gesunder, nährstoffdichter Lebensmittel heraus geboren – sowie daraus, dass ihre kulinarische Expertise ihresgleichen sucht. In über zehn Jahren hat sich Leslie ungeheure Anerkennung und großes Lob für ihre innovative Herangehensweise an die pflanzenbasierte Küche verdient. Sie ist beratend für Hotels, Resorts und Restaurants rund um den Globus tätig und derzeit Küchenchefin im mexikanischen Four Seasons Resort Punta Mita sowie im Naviva, einem Luxusresort ebenfalls in Punta Mita. Wem das noch nicht eindrucksvoll genug ist, soll wissen, dass das Four Seasons Leslie 2019 zur Meisterköchin gekürt hat.

Zu Leslies frühesten Erinnerungen an Essen gehören der Anblick und Duft selbst gemachter Pizza und Pasta, wobei das Raviolirezept ihrer Urgroßmutter einen ganz besonderen Platz in Leslies Herz einnimmt. Ihre kulinarische Kunst feiert aber nicht nur die Geschmäcker ihrer Kindheit, sie steht auch symbolisch für den Einfluss von Frauen, den diese auf ihre Beziehung zum Essen hatten und noch heute haben. Jedes Gericht, das Leslie heute kreiert, erinnert an die Traditionen ihrer Familie und verkörpert nicht nur Nährkraft, sondern auch den unbezwingbaren weiblichen Geist.

Manche von Ihnen kennen Leslie vielleicht aus der Fernsehsendung *Bill Nye the Science Guy*, wo sie »Leslie the Lab Girl« war. Dieser Auftritt als Bill Nyes Sidekick macht sie obendrein noch zum Food-Nerd: Man muss sich nur einmal mit Leslie unterhalten, um eine Vorstellung von ihrem Ernährungswissen zu bekommen.

Sie finden Leslie auf den sozialen Kanälen (Instagram und YouTube), in einem der erwähnten Luxusresorts, auf renommierten Plattformen und in prestigeträchtigen Publikationen.

Die Früchte (und natürlich auch das Gemüse!) unserer Zusammenarbeit finden Sie auf den folgenden Seiten, und ich fühle mich geehrt, Leslies kulinarische Leidenschaft mittels der Rezepte mit Ihnen teilen zu dürfen. Mögen sie nicht nur Ihren Körper nähren, sondern Sie auch daran erinnern, dass jede Mahlzeit die Chance, zu heilen, in sich birgt.

Darf ich vorstellen? Jeff Weiss

Für die omnivoren Rezepte in diesem Buch war Jeff Weiss die naheliegendste Wahl – aus mehreren Gründen. Vor beinahe 20 Jahren begann er seine Karriere als Koch, bei der er sich auf

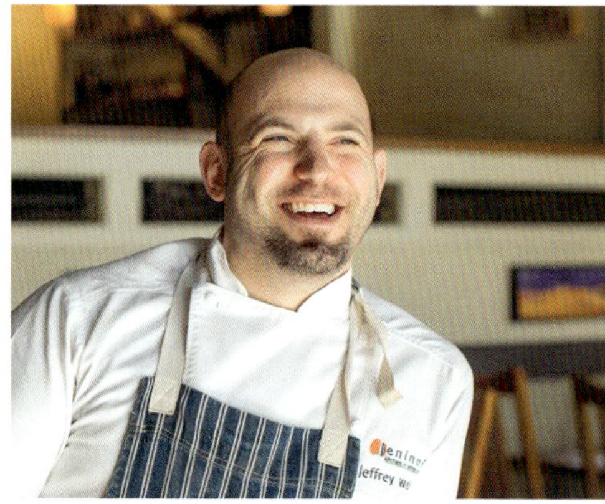

saisonale, nachhaltige und einfache Rezepte konzentrierte. Rezepte für Gerichte, die ihren Wurzeln treu bleiben und – noch wichtiger – fantastisch schmecken. Darüber hinaus bringt er eine ganz erstaunliche Erfahrung mit, denn er kochte nicht nur mit James Beard, sondern auch mit José Andrés sowie April Bloomfield – beides Sterneköche – und den Spaniern Adolfo Muñoz und Dani García. Ihren Anfang nahm seine internationale Karriere 2009 mit dem begehrten Kochstipendium ICEX: Er lebte in Spanien, studierte die regionale Küche und kochte sich zu den Top-Küchenchefs hoch. Sein Buch *Charcutería: The Soul of Spain*, nominiert für den James Beard Award und den Gourmand World Cookbook Award, zeichnet seine Zeit in Spanien und das Erlernen der verschiedenen Kochstile auf der Iberischen Halbinsel nach.

Was mir daran besonders gefällt, ist, dass er in Spanien viel von den älteren Frauen einer Kleinstadt lernte, deren Rezepte von Generation zu Generation weitergereicht wurden. Seitdem war Jeff als Chefkoch für zahlreiche Restaurants, Hotels und Resorts im ganzen Land tätig; in Las Vegas gründete er das Valencian Gold, wo er »Paella fürs Volk« und überhaupt hervorragende spanische Hausmannskost kocht. Das preisgekrönte Etablissement stieg rasch zu einem der angesagtesten Restaurants in ganz

Las Vegas auf, und das, obwohl es noch nicht einmal am Strip liegt.

Auch Jeffs kulinarische Leidenschaft bringt eine einzigartige Nebenkomponente mit. Vor seiner Karriere als Koch war er Paar-Eiskunstläufer auf ausgesprochen wettbewerbsintensivem Niveau. Als ich fragte, was er über den weiblichen Körper und die beste Ernährung für diesen wusste, erzählte er begeistert davon, was er in all den Jahren des Trainings mit seinen Partnerinnen gelernt hatte. Er wusste beispielsweise, dass die Trainingsansprüche an den Zyklus seiner Partnerinnen angepasst werden mussten. Er selbst sah sich dabei nicht nur als Wettbewerbspartner, sondern auch als Beschützer, der die Talente der jeweiligen Partnerin besonders zur Geltung brachte. Damit hatte er bei mir natürlich einen ordentlichen Stein im Brett.

Eine kulinarische Erfahrung, die von spanischen Großmüttern stammt, Chefkoch eines der beliebtesten Restaurants der Welt und obendrein noch das Wissen, wie sich Nahrung auf das Wohlbefinden und die Leistungsfähigkeit des weiblichen Körpers auswirkt – einen besseren Mitarbeiter hätte ich mir für dieses Buch nicht wünschen können.

Es ist mir eine Ehre, Jeff Weiss mit an Bord zu haben, einen Visionär, dessen kulinarische Kreationen und philanthropische Bestrebungen mich inspiriert haben und hoffentlich auch Sie inspirieren werden – damit in Zukunft Nahrung nicht nur nährt, sondern auch heilt.

Die Rezepte

Leslie und Jeff haben mehr als 100 Rezepte für Sie kreiert, die perfekt zur zyklusgerechten Ernährung passen und einzigartige Gerichte ergeben – Gerichte, die fantastisch schmecken und reiner Hormonbalsam für Ihren wunderschönen Körper sind.

Der Rezeptteil ist in vier Abschnitte unterteilt: Fastensnacks, Fastenbrechen, Hormondiät (= hormonfördernde Ernährung) und ketobiotische Ernährung. Zwar fallen die meisten Rezepte in mehr als eine dieser Kategorien, doch bietet die Zuordnung zu den genannten Abschnitten Ihnen eine bessere Orientierung, wie Sie die Rezepte in Ihren Essens- und Fastenfenstern nutzen können. An den Symbolen erkennen Sie, in welche anderen Kategorien die Rezepte noch passen. Die beiden Ernährungsweisen, die dem weiblichen Körper am besten tun, sind die ketobiotische Ernährung und die Hormondiät, wobei Erstere den Blutzucker eher niedrig hält und Letztere eine stärkere Blutzuckerreaktion auslöst. Alle Rezepte sind glutenfrei, viele vegetarisch oder vegan. Erfordert ein Rezept eine alkoholhaltige Zutat, können Sie diese durch alkoholfreien Wein, alkoholfreies Bier, Wasser oder Brühe ersetzen. Was die Dressings angeht, so sind sie bei Leslie in den Rezepten enthalten, während Sie Jeffs im Abschnitt »Auf Vorrat« finden.

Über Makronährstoffe haben wir bereits gesprochen, bei den Rezepten fehlen die entsprechenden Angaben ganz bewusst. Beim Fasten, das mir am Herzen liegt, geht es darum, dass Sie Ihren Rhythmus finden, was Sie wann essen sollten – ein Rhythmus, der ganz der Ihre ist und in den Sie sich immer leichter hineinfinden werden, je mehr Sie ihn praktizieren. Viel Spaß dabei und guten Appetit!

LEGENDE: GF = Glutenfrei V = Vegetarisch VG = Vegan
FB = Fastenbrechen FS = Fastensnacks HD = Hormondiät K = Ketobiotisch

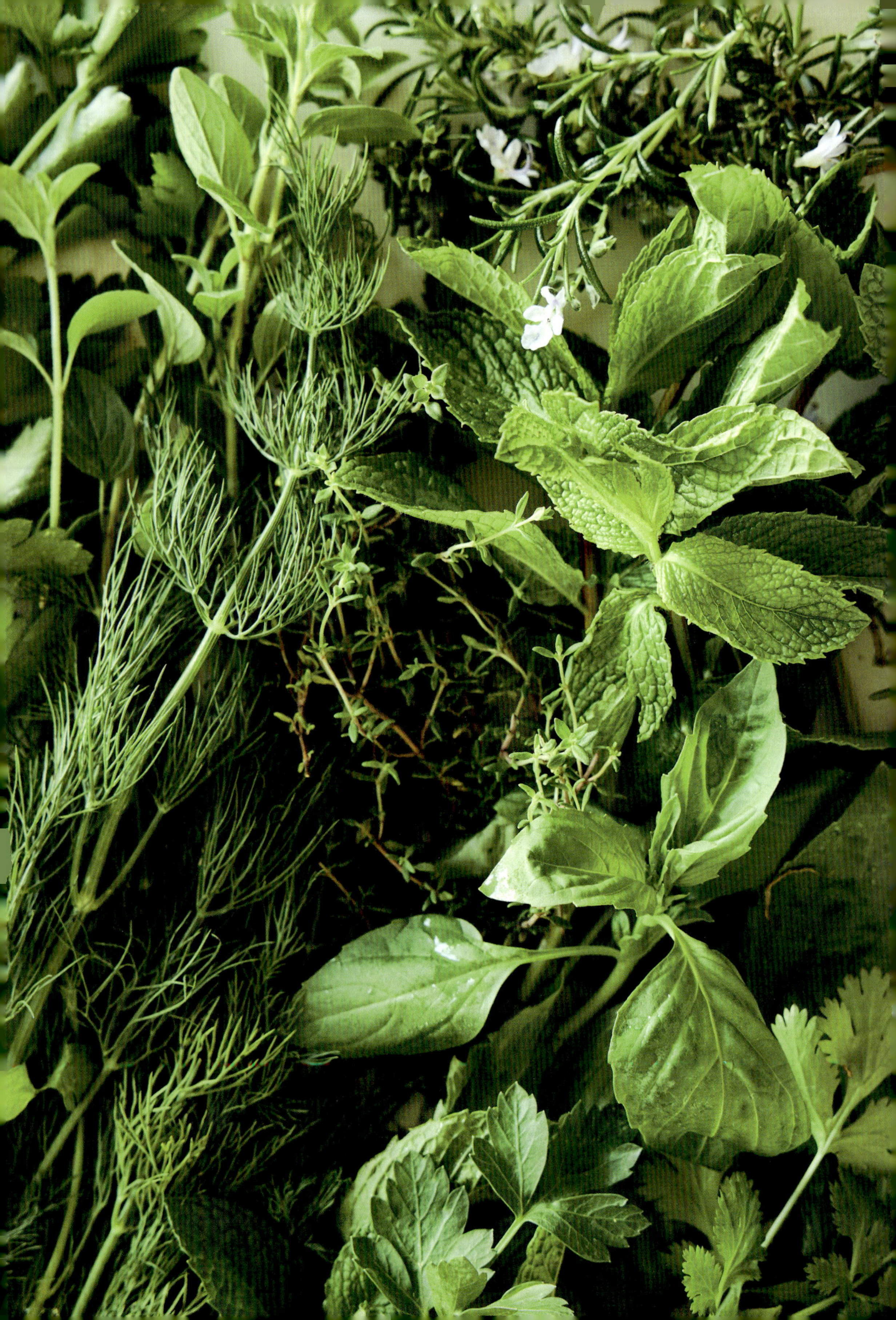

11

Fastensnacks

ALS ICH MICH ANS SCHREIBEN dieses Buchs machte, war einer meiner ersten Gedanken: Wir brauchen unbedingt Rezepte für die Gerichte und Getränke, die im Fastenfenster »erlaubt« sind. Und hier sind sie. Leslie und Jeff haben Rezepte für unglaublich köstliche Gerichte und Getränke kreiert, die Sie nicht aus dem Fasten reißen und die den Richtlinien der Fastenforscher sowie den Erkenntnissen wissenschaftlicher Studien hinsichtlich der Wirkung von Fastensnacks auf den Stoffwechsel entsprechen.

Nutzen Sie die Rezepte als Werkzeug beim Erlernen des Fastens, beim Experimentieren mit längerem Fasten oder wenn Ihr Gehirn während eines Fastenfensters unbedingt etwas zu essen verlangt. Je mehr Sie die Kunst des Wechselns zwischen Fasten- und Essensfenster beherrschen, desto weniger werden Sie die Fastensnacks brauchen. Testen Sie die Gerichte am besten unter Blutzuckerüberwachung, damit sichergestellt ist, dass sie Ihren Blutzucker auch wirklich nicht erhöhen. Da das Mikrobiom unsere Blutzuckerreaktion auf Nahrung bestimmt und jedes Mikrobiom anders ist, empfiehlt es sich, diesen Test durchzuführen.

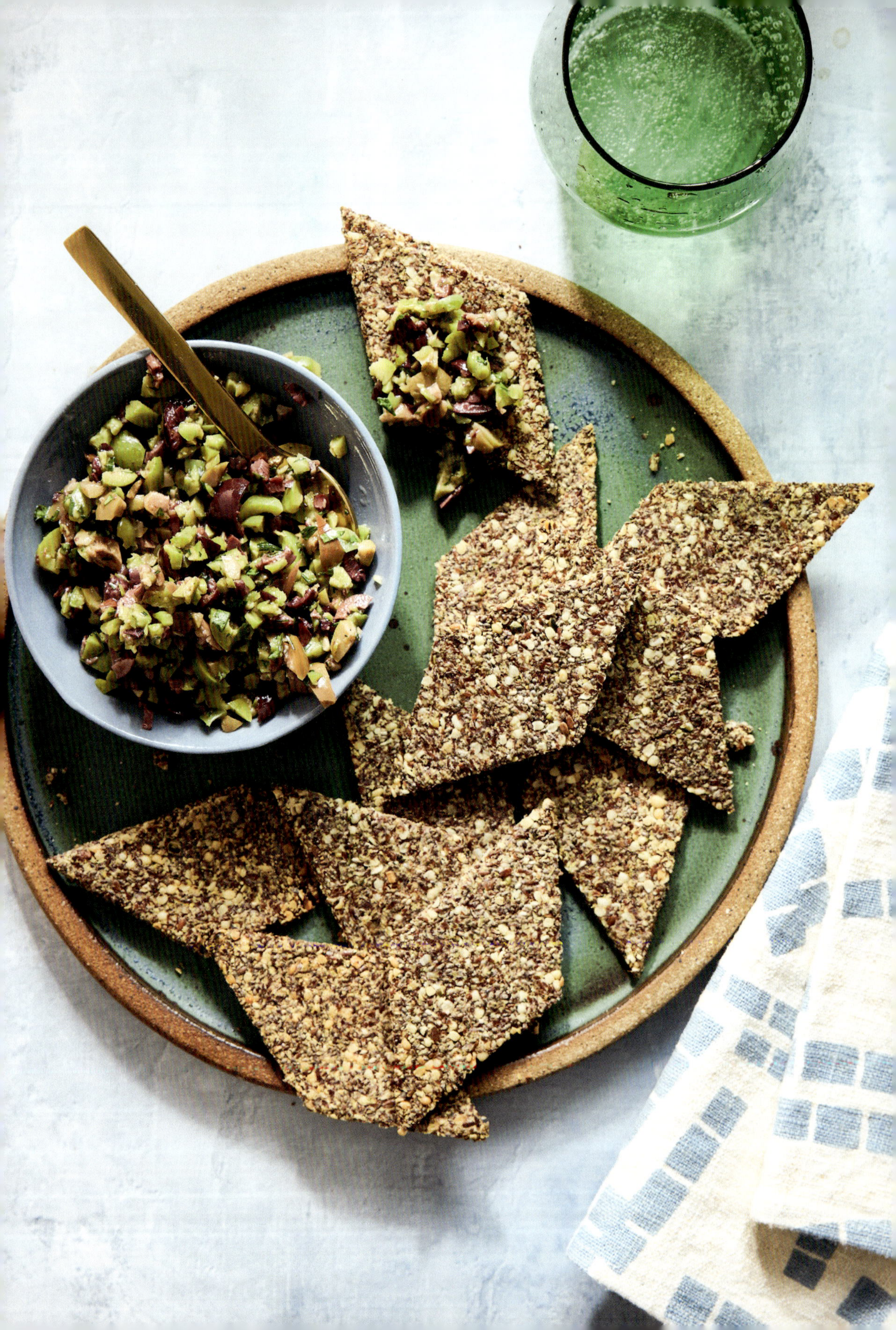

Fastencracker mit Oliventapenade

FÜR 30 CRACKER (KNAPP 4 CM)
UND ETWA 100 G TAPENADE GF VG | FS K | VON LESLIE

Eine Frage, die mir immer wieder gestellt wird, lautet: »Gibt es etwas, das ich während des Fastens essen darf?« Ja, gibt es, wenn es den Regeln des Fastensnacks folgt – wie diese Cracker. Sie sind nicht nur herrlich knusprig, sondern lassen sich auch gut auf Vorrat zubereiten. Wenn Sie nicht aus dem Fasten gerissen werden wollen, sollten Sie nicht mehr als fünf Cracker essen. In die Oliventapenade können Sie fast alle Kräuter mixen, Leslie bevorzugt jedoch Basilikum, Dill, Petersilie und Oregano oder jedwede Kombination davon.

FÜR DIE FASTENCRACKER
140 g gemahlene Leinsamen
30 g Hanfsamen
40 g Chiasamen

FÜR DIE OLIVENTAPENADE
100 g gemischte Oliven in Salzlake, abgegossen, entsteint und gehackt
1 EL gehackte, gemischte frische Kräuter, z. B. Basilikum, Dill, Petersilie und Oregano oder Koriander

FÜR DIE FASTENCRACKER den Backofen auf 200 °C vorheizen und ein Backblech mit Backpapier belegen.

Leinsamen, Hanfsamen und Chiasamen in einer Schüssel verrühren. 120 Milliliter warmes Wasser dazugießen und alles gründlich vermengen. 10 Minuten ruhen lassen.

Die Arbeitsfläche mit einem Blatt Backpapier belegen und die Crackermischung mittig daraufgeben. Ein zweites Blatt Backpapier darüberlegen.

Die Mischung mit einem Nudelholz oder den Händen etwa ½ Zentimeter dick ausrollen bzw. ausbreiten.

Das obere Blatt Backpapier entfernen und den Teig mit einem Messer in die gewünschte Form schneiden.

Die Cracker auf das vorbereitete Backblech legen und 10 Minuten im Ofen backen. Wenden und weitere 10 Minuten backen, bis die Cracker goldbraun sind. Aus dem Ofen nehmen und auf dem Blech vollständig abkühlen lassen.

Die Cracker halten sich in einem luftdicht verschlossenen Behälter bei Zimmertemperatur bis zu 3 Wochen.

FÜR DIE OLIVENTAPENADE Oliven und Kräuter in einer Schüssel vermengen, während die Cracker im Ofen sind.

Die Cracker auf einem Teller anrichten, die Tapenade in einem Schälchen dazustellen und die Cracker mit etwas Tapenade belegt genießen.

Fastensalat mit Kräutern

FÜR 1 PORTION GF VG | FS K | VON LESLIE

Hin und wieder sendet uns unser Mikrobiom beim Fasten Hungersignale. In diesem Rezept finden sich eine hübsche Dosis Ballaststoffe, die Ihre Darmmikroben zufriedenstellen, sowie MCT-Öl, also Öl aus mittelkettigen Fettsäuren, das das Hungerhormon in Ihrem Gehirn ruhigstellt. Eine Portion dieses köstlichen Kräutersalats ergibt einen großartigen Fastensnack.

FÜR DAS DRESSING
60 ml MCT-Öl
1½ EL Zitronensaft
1 Prise Meersalz
1 Prise schwarzer Pfeffer, frisch gemahlen

FÜR DEN SALAT
20 g Rucola
15 g ganze frische Petersilienblätter
15 g ganze frische Basilikumblätter
8 g ganze frische Minzeblätter
50 g Oliven in Olivenöl

FÜR DAS DRESSING Öl, Zitronensaft, Salz und Pfeffer in einer kleinen Schüssel gründlich verrühren.

FÜR DEN SALAT Rucola, Petersilie, Basilikum, Minze und Oliven in eine Servierschüssel geben und gründlich vermengen.

Mit dem Dressing beträufelt servieren.

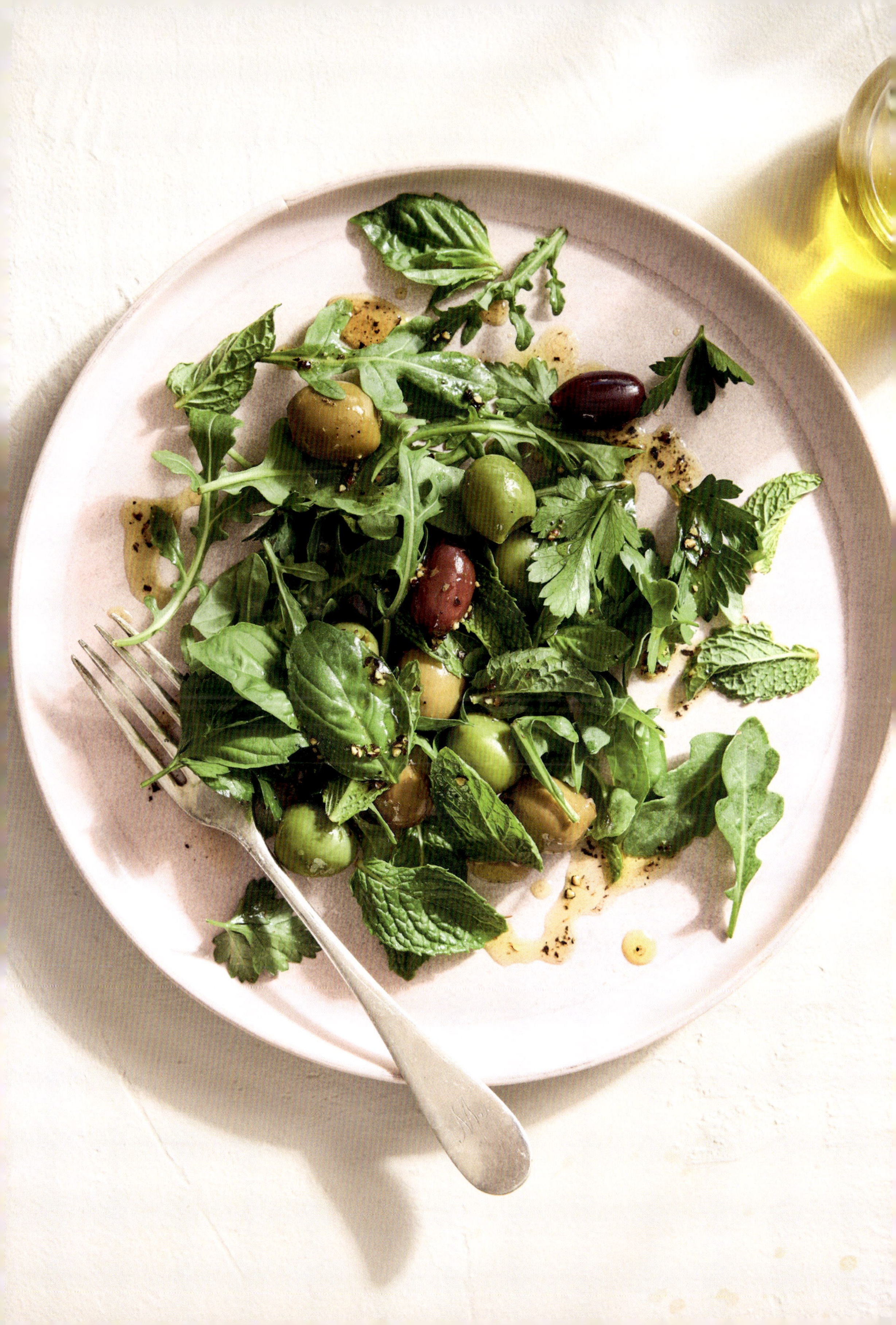

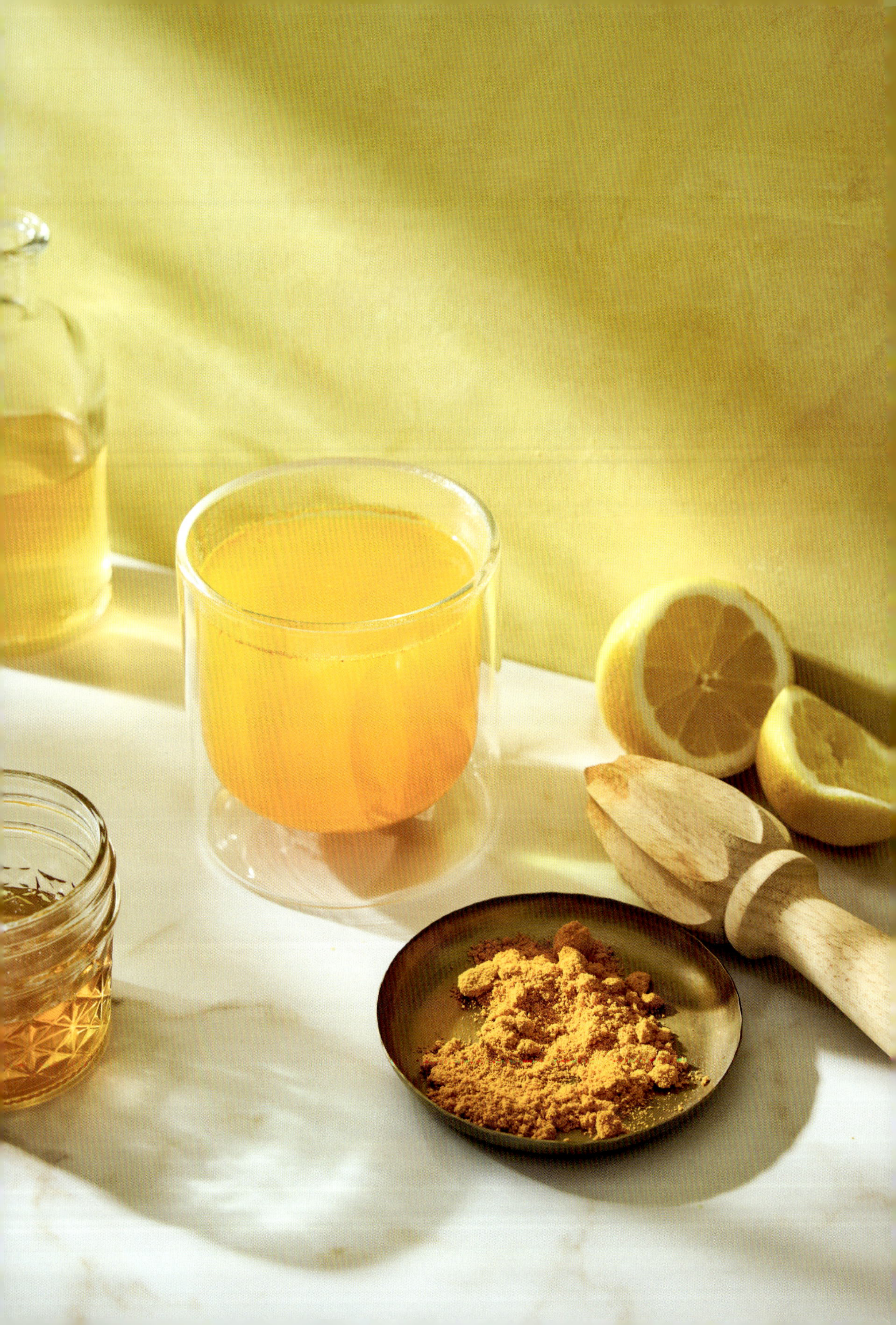

Kurkumatee mit Apfelessig

FÜR 1 PORTION GF V | FS K | VON LESLIE

Dieser Heiltee ist wirklich etwas Besonderes. Wenn Sie ihn als Fastentee trinken, lassen Sie den optionalen Honig weg. Die gemahlene Kurkuma besitzt eine antientzündliche Wirkung und kann so bei Gelenkbeschwerden und Brain Fog helfen – beides kann bei längerem Fasten auftreten. Der Apfelessig senkt den Blutzucker, wodurch der Körper mehr Fett verbrennt und tiefer in den ketogenen Zustand gerät.

1 EL Apfelessig
Saft von ½ Zitrone
1 TL Honig (optional)
¼ TL gemahlene Kurkuma

250 Milliliter heißes Wasser, Apfelessig, Zitronensaft, Honig und Kurkuma in einen Becher geben und gründlich verrühren. Sofort servieren.

Zitronen-Basilikum-Chia-Wasser

FÜR 1 PORTION GF VG | FS K | VON LESLIE

Häufig werde ich auch gefragt, was man beim Fasten trinken darf. Oftmals wünscht sich unser Gehirn ein wenig mehr Geschmack als den von purem Wasser. Mit diesem Rezept liefern Sie ihm nicht nur eine wahre Geschmacksexplosion, Chiasamen und Zitrone vertiefen darüber hinaus den Entgiftungseffekt. Ich empfehle Ihnen das Zitronen-Basilikum-Chia-Wasser insbesondere beim längeren Fasten.

2 frische Basilikumblätter
Saft von ½ Zitrone
2 EL Chiasamen

Die Basilikumblätter in ein hohes Glas geben und etwas zerdrücken. 240 Milliliter Wasser dazugießen, Zitronensaft sowie Chiasamen hinzufügen und alles gründlich verrühren.

Mindestens 20 Minuten, am besten aber über Nacht kühl stellen. Kalt servieren.

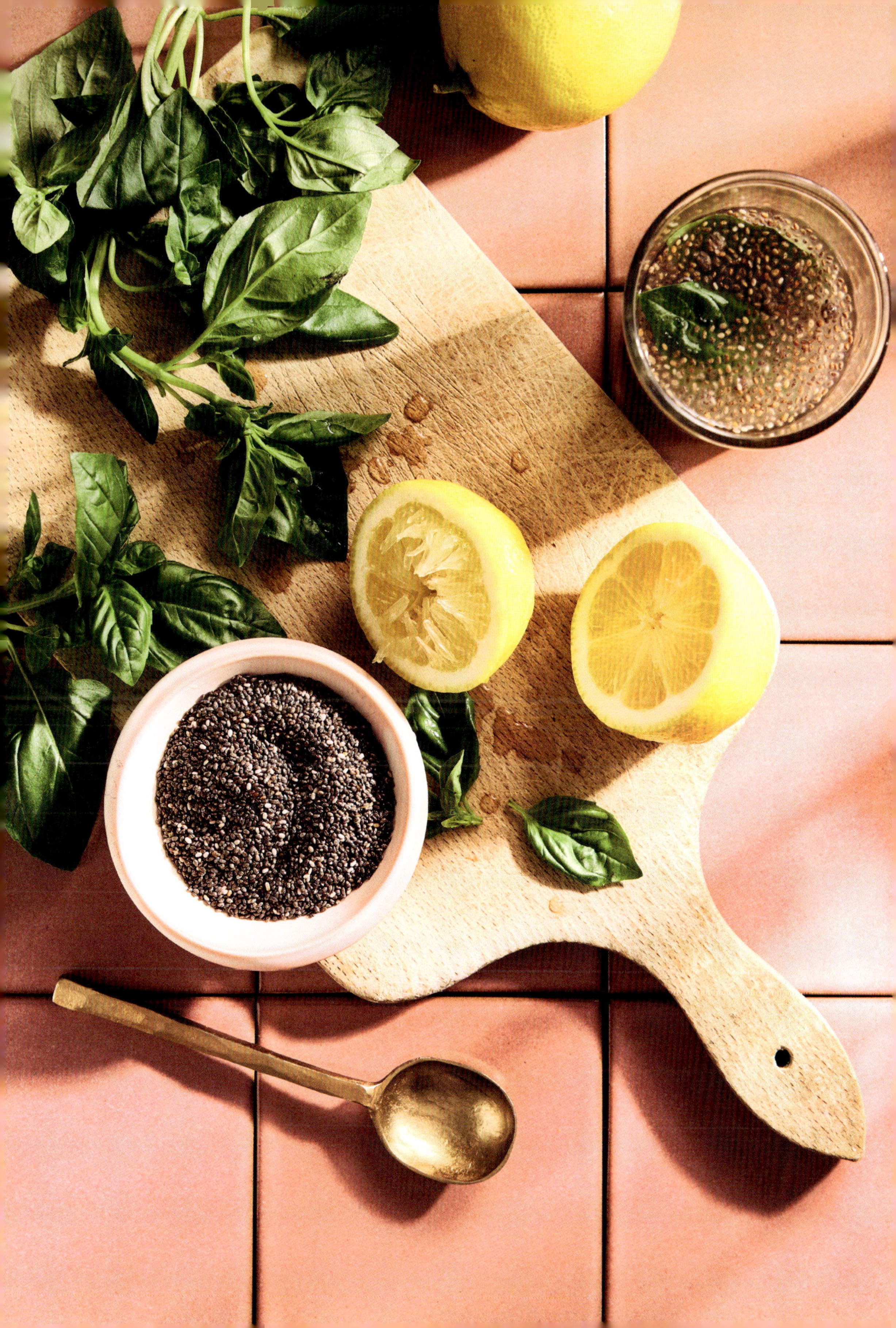

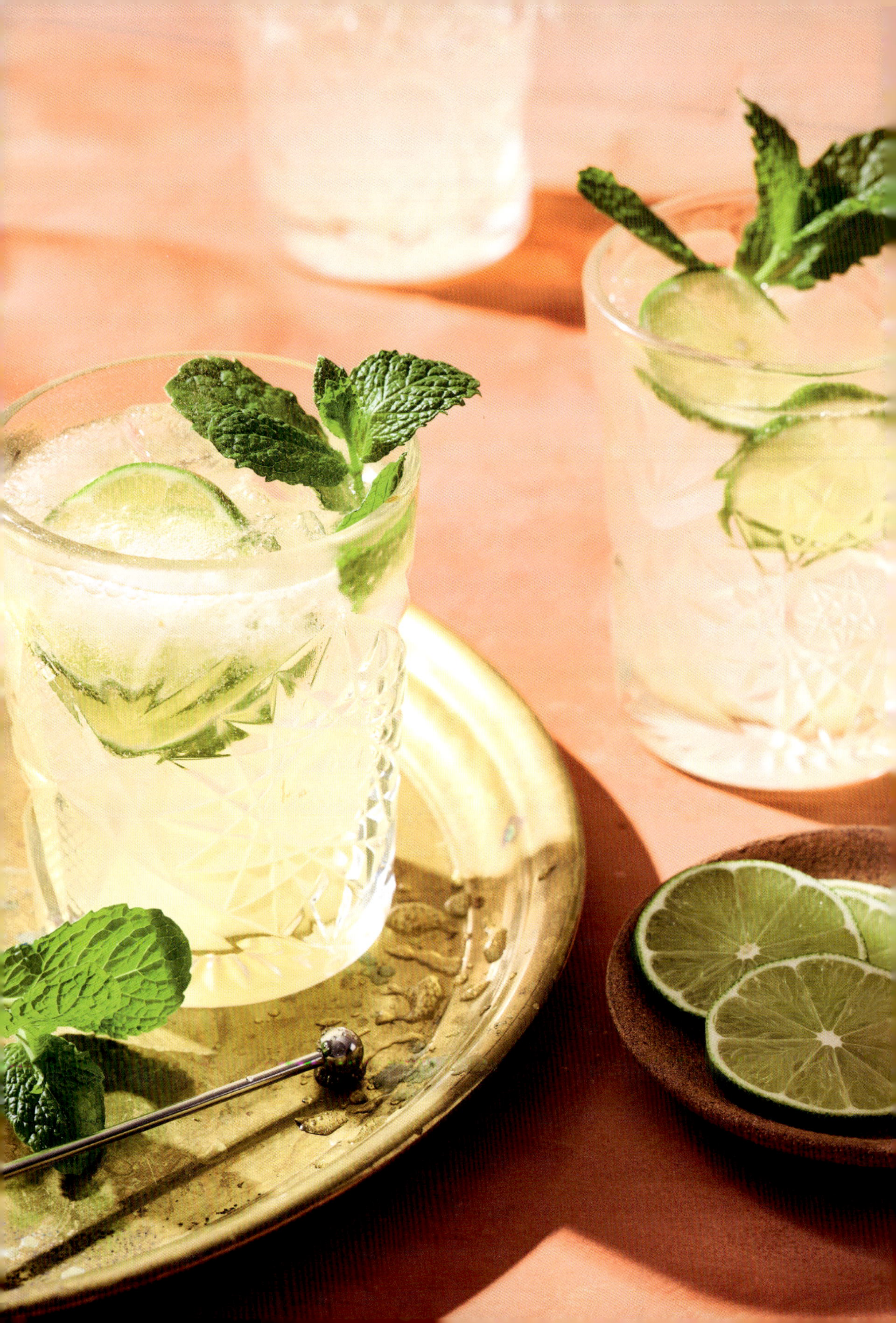

Limetten-Ingwer-Minze-Mocktail

FÜR 1 PORTION GF VG | FS K | VON LESLIE

Beim Fasten kommt es nicht selten zu Übelkeitsanfällen und anderen Magen-Darm-Beschwerden. Ist Ihr Magen beim Fasten verstimmt, habe ich etwas für Sie: diesen köstlichen Limetten-Ingwer-Minze-Mocktail. Er reißt Sie nicht aus dem Fasten, gleichzeitig wirken Ingwer und Minze beruhigend auf den Magen.

2 Zweige Minze (1 davon optional)
¼ TL frischer Ingwer, gerieben
1 TL Limettensaft
Eiswürfel
250 ml Mineralwasser mit Kohlensäure
1–2 Limettenscheiben (optional)

1 Zweig Minze sowie Ingwer in ein hohes Glas geben und leicht zerdrücken. Den Limettensaft dazugießen.

Eiswürfel ins Glas geben, mit Mineralwasser auffüllen und mit der restlichen Minze (optional) sowie Limettenscheiben garniert servieren.

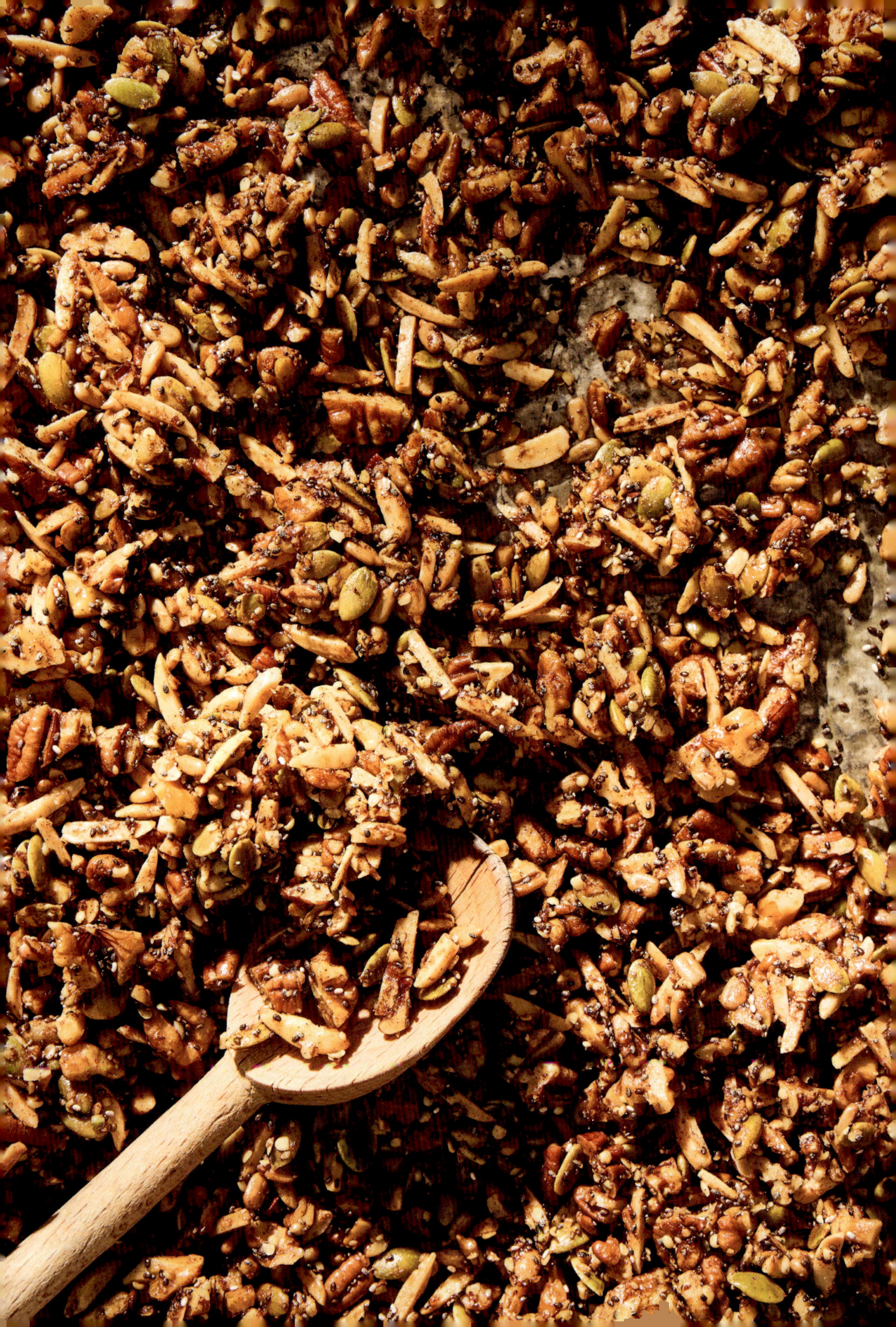

12

Fastenbrechen

DIE ERSTE MAHLZEIT nach dem Fasten ist ungeheuer wichtig – so wichtig, dass ich das gar nicht oft genug wiederholen kann. Die erste Mahlzeit in Ihrem Essensfenster bestimmt über den Heilprozess, denn nicht nur Fasten heilt, auch Nahrung kann eine heilende Wirkung haben.

Obwohl sich die meisten Rezepte in diesem Buch zum Fastenbrechen eignen, habe ich die Rezepte in diesem Kapitel eigens in diese Kategorie eingeordnet, weil auf sie eines oder mehrere der folgenden Dinge zutreffen: Sie lassen sich schnell und leicht zubereiten, sie stillen den Hunger rasch oder sie fungieren als Hormonmedizin. Achten Sie deshalb auch auf die Symbole bei jedem Rezept: Manche Gerichte eignen sich ganz hervorragend für ketobiotische Tage, andere wiederum enthalten mehr Kohlenhydrate, die Ihr Körper an Hormondiättagen auch braucht.

Und wie erkennen Sie, dass eine Mahlzeit zum Fastenbrechen für Sie gut funktioniert? Wenn Sie sich danach zufrieden, voller Energie und geistig klar fühlen. Fühlen Sie sich hingegen schläfrig oder haben Sie Brain Fog, sollten Sie der stabileren Blutzuckerreaktion wegen Ihrem Körper das nächste Mal mehr Protein oder Fett zuführen.

Doch die wichtigste Frage, die Sie sich zum Fastenbrechen stellen sollten, lautet: Welche Heilwirkung will ich mit dieser Nahrung erzielen? Wenn Sie Muskeln aufbauen wollen, wählen Sie Rezepte mit proteinreichen Zutaten. Wollen Sie Ihr Darmmikrobiom reparieren, brechen Sie das Fasten mit einem Gericht, das reich an pflanzlichen Zutaten ist. Und wenn Sie Ihren Hunger stillen wollen, entscheiden Sie sich für ein Rezept, in dem gute Fette die Hauptrolle spielen.

Sie finden hier einige meiner Lieblingsrezepte zum Fastenbrechen, es gibt jedoch auch andere. Jedes Rezept in diesem Buch, bei dem das Symbol FB steht, eignet sich für den Übergang vom Fasten- zum Essensfenster. Experimentieren Sie ruhig mit vielen verschiedenen Rezepten und finden Sie heraus, wie Sie sich nach der jeweiligen Mahlzeit fühlen. Denn das beste Essen zum Fastenbrechen ist Essen, das Ihnen Energie schenkt und nach dem Sie keinen Hunger mehr haben.

Eiweißreiche Kürbis-Pancakes

FÜR 8 PANCAKES GF VG | FB HD K | VON LESLIE

Dieses Gericht eignet sich hervorragend zum Fastenbrechen an Hormondiättagen. Das Schöne daran ist, dass es eine Kombination an Zutaten enthält, die den Blutzucker konstant halten und den Hunger stillen. Apfelessig kann den Blutzucker nach einer kohlenhydratreichen Mahlzeit senken, während das Kokosöl das Hungerhormon in Ihrem Gehirn ausschaltet. Um den Muskelaufbau zu fördern, sollte das verwendete Proteinpulver 30 Gramm Eiweiß liefern. Leslie verwendet raffiniertes Kokosöl für dieses Rezept, weil die Pancakes mit unraffiniertem zu sehr nach Kokos schmecken.

240 ml ungesüßter Pflanzendrink (Hafermilch, Sojadrink o. Ä.)
1 EL Apfelessig
75 g Kürbispüree
2 EL Ahornsirup
½ EL Vanilleextrakt
1 EL raffiniertes Kokosöl, zerlassen
100 g glutenfreies Mehl
35 g veganes Proteinpulver
1 TL Backpulver
½ TL Natron
¼ TL Zimtpulver
1 Prise Meersalz
1 Prise gemahlener Ingwer
1 Prise gemahlene Muskatnuss
Avocadoöl zum Besprühen
40 g schalenlose Kürbiskerne, geröstet

Pflanzendrink und Apfelessig in einer Schüssel verrühren und etwa 5 Minuten ruhen lassen, bis der Pflanzendrink zu gerinnen beginnt. Kürbispüree, Ahornsirup und Vanilleextrakt dazugeben und unterrühren. Anschließend das Kokosöl ebenfalls unterrühren.

Mehl, Proteinpulver, Backpulver, Natron, Zimt, Salz, Ingwer und Muskatnuss in einer kleinen Schüssel verrühren. Zur Pflanzendrinkmischung geben und noch einmal alles gründlich mixen.

Den Teig 5 bis 10 Minuten ruhen lassen.

Eine Pfanne auf mittlere Temperatur erhitzen und mit wenig Avocadoöl besprühen. Den Teig portionsweise in die Pfanne geben, dabei etwas Platz zwischen den Pancakes lassen. 2 bis 3 Minuten backen, wenden und in 1 bis 3 Minuten fertig backen. Die Pancakes sollten goldbraun sein. Auf einen Teller geben, mit gerösteten Kürbiskernen bestreuen und nach Wunsch mit einem Klecks Joghurt und mit etwas Zimt bestreut servieren.

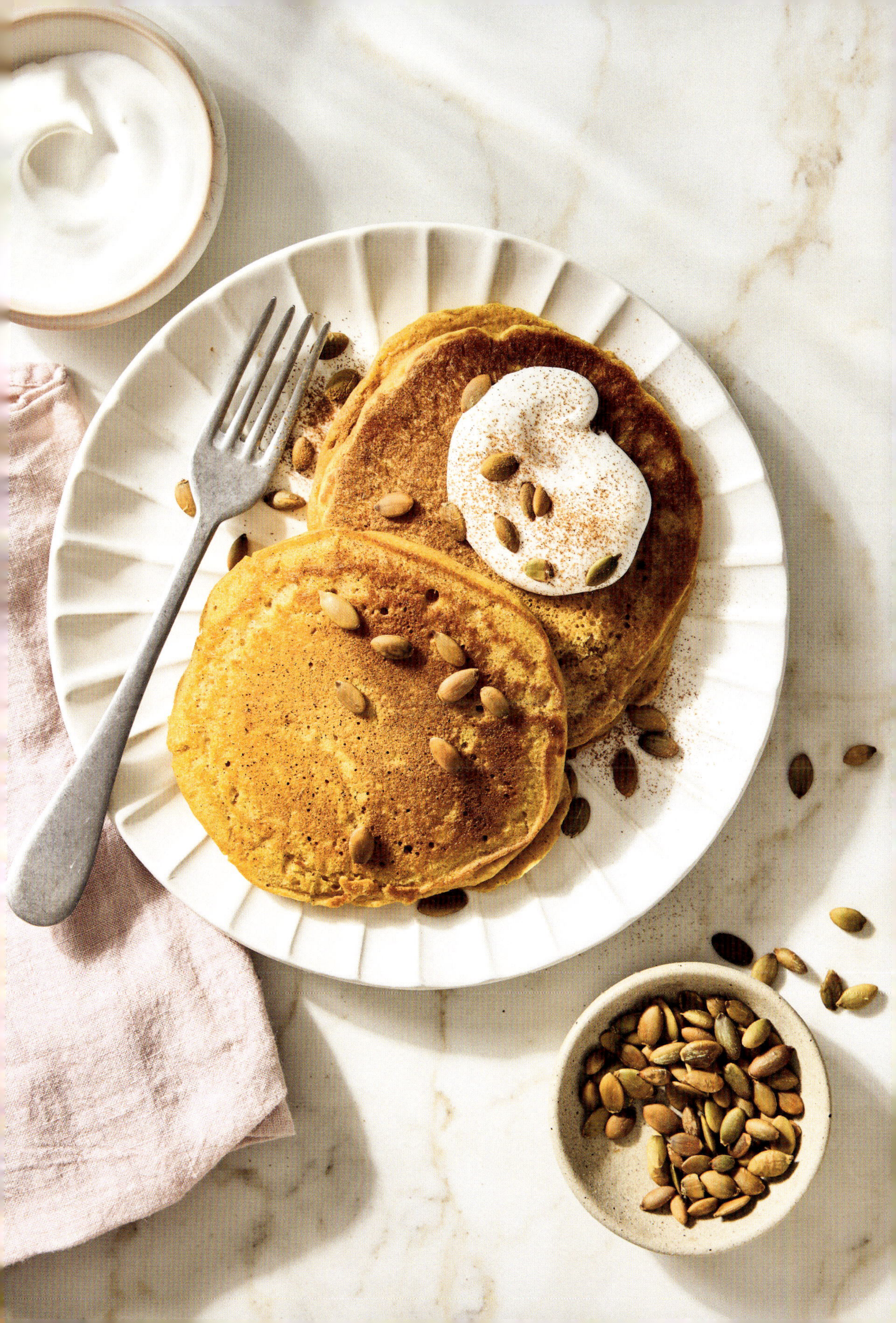

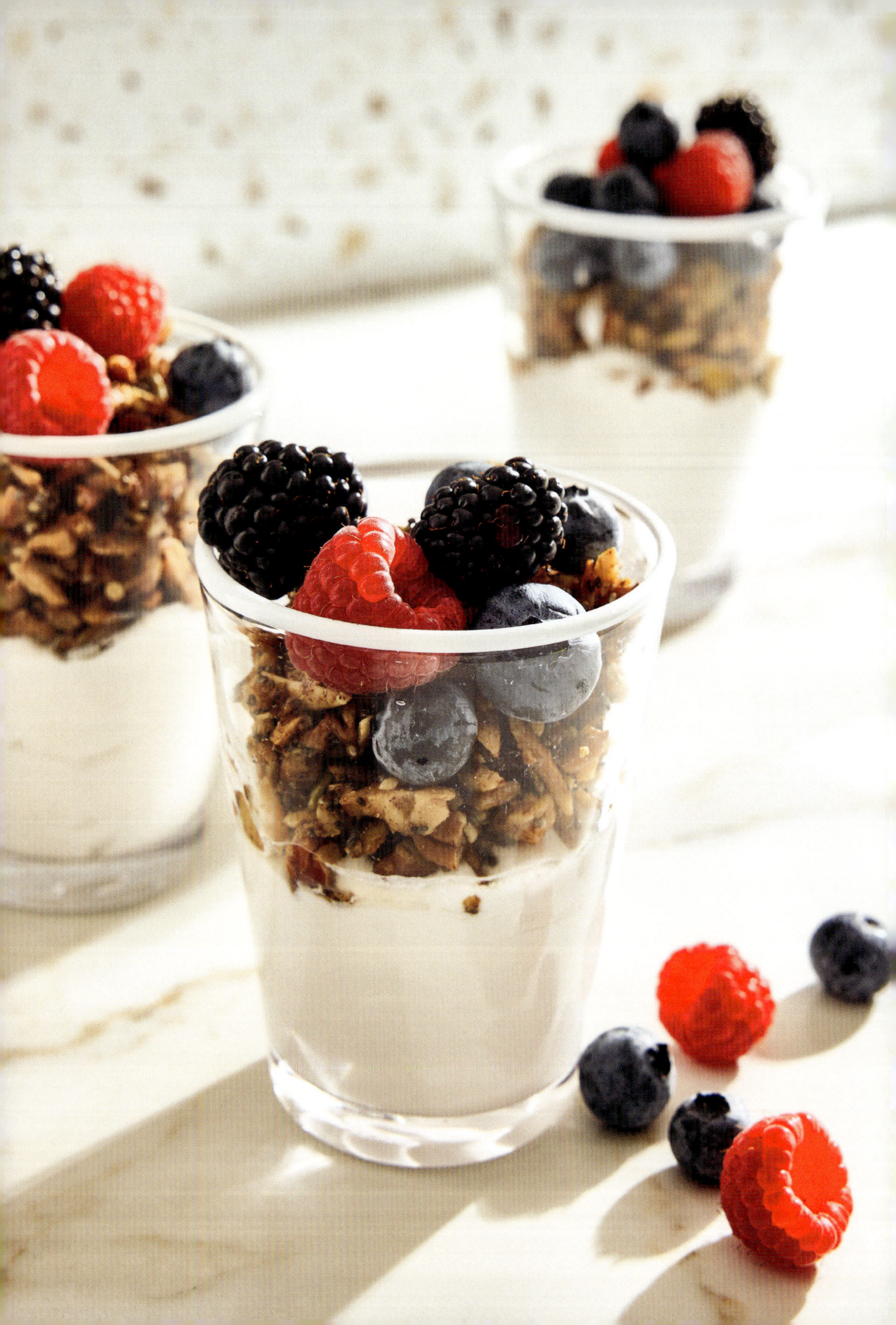

Schichtdessert mit Knuspernüssen

FÜR 6 PORTIONEN GF VG | FB HD | VON LESLIE

Falls Sie das Fasten morgens brechen, eignet sich dieses Rezept auch perfekt für das erste Frühstück in Ihrem Essensfenster. Wer sich nicht ausschließlich vegan ernährt, kann mit etwas griechischem Joghurt noch für eine Extraportion Eiweiß und blutzuckerstabilisierendes Fett sorgen. Mit zuckerfreiem Ahornsirup wird das Schichtdessert ketobiotisch. Durch die Leinsamen empfiehlt es sich besonders in der Manifestationsphase, da diese die Östrogenproduktion so richtig ankurbeln. Und ganz nebenbei ist es auch noch unverschämt lecker – als wir das Rezept testeten, konnten wir gar nicht mehr aufhören zu essen!

FÜR DIE KNUSPERNÜSSE

100 g Mandelstifte
120 g Pekannüsse, grob gehackt
120 g Walnüsse, grob gehackt
30 g schalenlose Kürbiskerne
35 g Sonnenblumenkerne
40 g Chiasamen
60 ml Kokosöl, zerlassen
80 ml Ahornsirup
3 EL Hanfsamen
1 EL gemahlene Leinsamen
1½ TL Zimtpulver
1 TL Vanilleextrakt
½ TL Meersalz

FÜR DAS SCHICHTDESSERT

1,5 kg ungesüßter Joghurt aus Kokosdrink
750 g gemischte Beeren, z. B. Heidelbeeren, Brombeeren und Himbeeren

FÜR DIE KNUSPERNÜSSE den Backofen auf 150 °C vorheizen und ein Backblech mit Backpapier belegen.

Mandelstifte, Pekannüsse, Walnüsse, Kürbiskerne, Sonnenblumenkerne, Chiasamen, Kokosöl, Ahornsirup, Hanfsamen, Leinsamen, Zimt, Vanilleextrakt und Salz in eine große Schüssel geben und gründlich verrühren.

Die Mischung auf das vorbereitete Backblech geben und gleichmäßig verteilen. 15 bis 20 Minuten im Ofen backen, am Blech rütteln und die Mischung weitere 15 bis 20 Minuten backen, bis sie leicht bräunt.

Aus dem Ofen nehmen, vollständig abkühlen lassen und in Stücke brechen. Die Knuspernüsse halten sich in einem luftdicht verschlossenen Behälter bei Zimmertemperatur bis zu 3 Wochen.

FÜR DAS SCHICHTDESSERT Joghurt, Knuspernüsse und Beeren in Gläser schichten und servieren.

Chia-Eiweißriegel

FÜR 12 RIEGEL GF VG | FB HD | VON LESLIE

Ich bin einfach begeistert davon, wie viele Samen Leslie in dieses Rezept gepackt hat! Hanfsamen sind ein ausgesprochen wirksames Präbiotikum und somit gut fürs Darmmikrobiom, während Chiasamen zusätzlich einen sanften Entgiftungseffekt haben. Da sie so mikrobenfreundlich sind, eignen sich die Riegel schlichtweg fantastisch zum Fastenbrechen in der Manifestationsphase: Eines der Gesundheitsziele in dieser Phase besteht darin, dem Darm durch Nahrung dabei zu helfen, Hormone aufzuspalten. Und mit einer präbiotikareichen Mahlzeit wie dieser schafft Ihr Körper das auch.

250 g Datteln ohne Stein
100 g Mandelbutter
1 TL Vanilleextrakt
1 Prise Meersalz
125 g Walnüsse, gehackt
75 g Chiasamen
75 g Hanfsamen
35 g ungesüßte Kokosraspel
80 g vegane Zartbitterschokolade, gehackt
50 g Kakaopulver

Eine Backform (ca. 23 x 23 cm) mit Backpapier auskleiden.

Die Datteln in der Küchenmaschine zu einer dicken Paste verarbeiten. Mandelbutter, Vanilleextrakt sowie Salz dazugeben und alles gründlich vermengen.

Walnüsse, Chiasamen, Hanfsamen, Kokosraspel, Schokolade sowie Kakaopulver hinzufügen und noch einmal alles gründlich vermengen.

Die Mischung mit einem Spatel gleichmäßig in die vorbereitete Backform pressen und über Nacht ins Gefrierfach stellen.

Die Mischung in 12 Riegel schneiden. In einem luftdicht verschlossenen Behälter halten sie sich im Kühlschrank bis zu 1 Woche und im Gefrierfach bis zu 3 Monate.

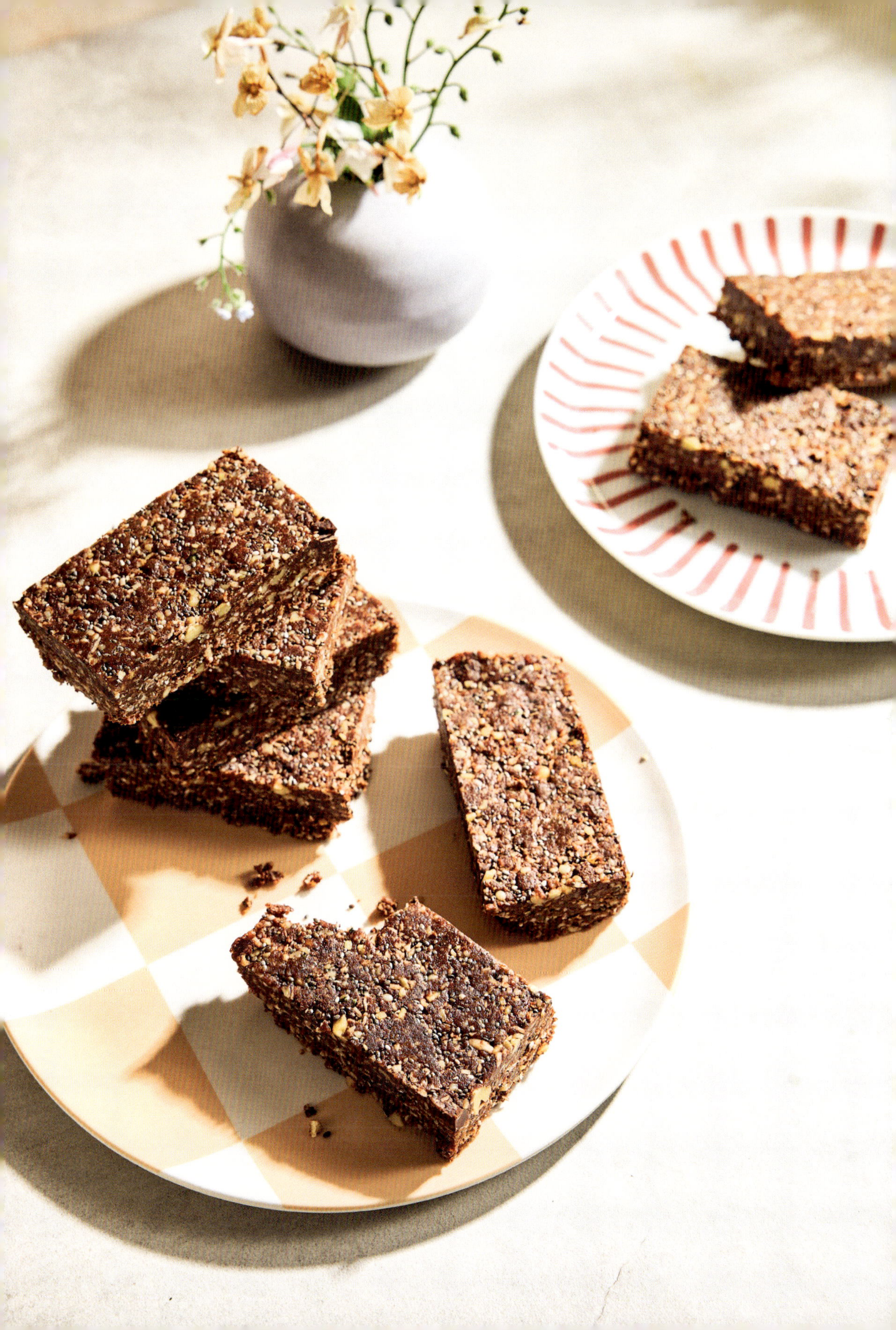

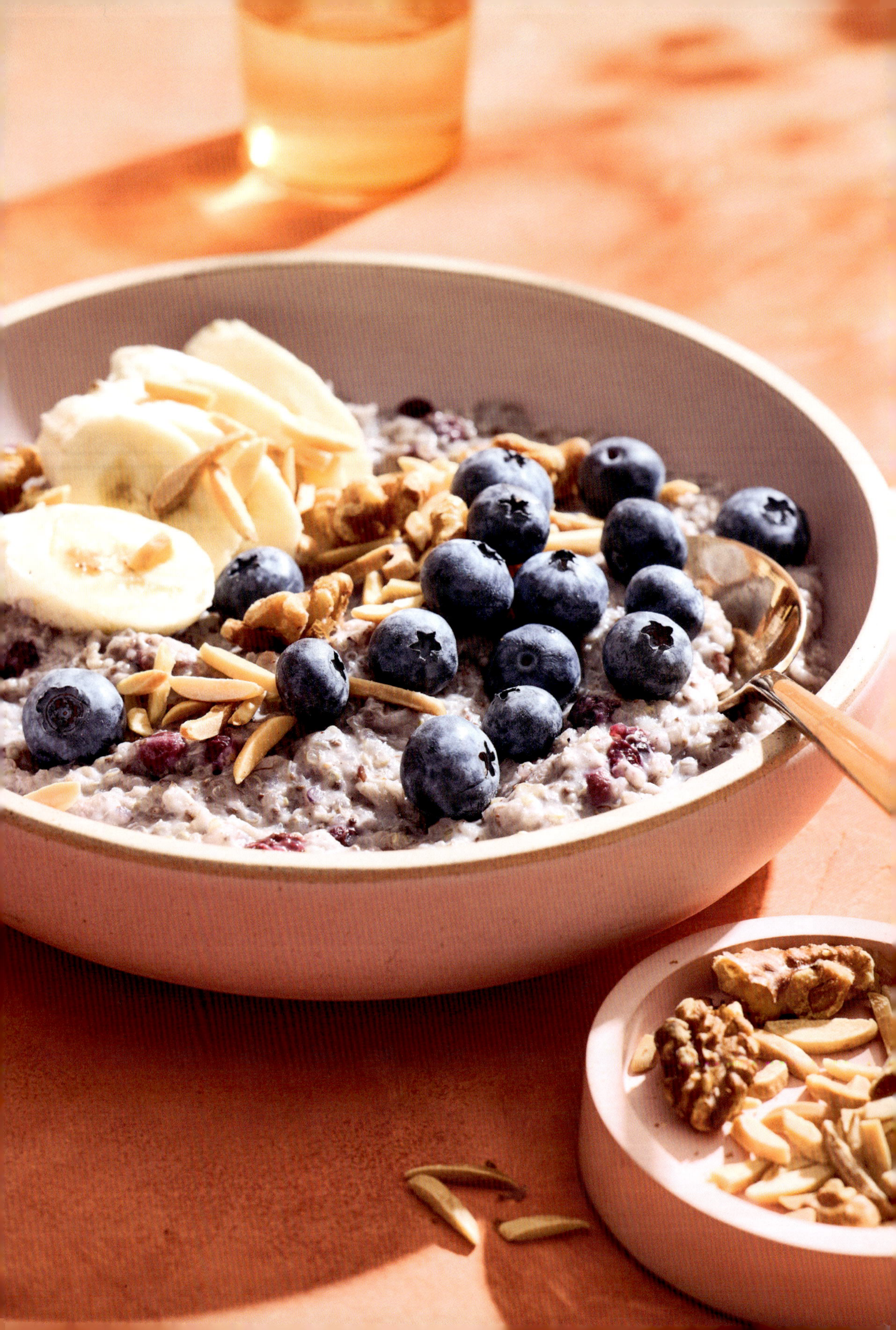

Lila Quinoa-Porridge

FÜR 4–6 PORTIONEN GF VG | FB HD | VON LESLIE

Ich breche mit diesem Porridge gern das Fasten in der Nährphase. Quinoa unterstützt nicht nur eine gesunde Progesteronproduktion, sie erhöht auch den Blutzucker sanft und liefert mehr Eiweiß als andere Stärken wie beispielsweise Reis. Zudem hatte Leslie die brillante Idee, Zimt hinzuzufügen, der köstlich schmeckt und darüber hinaus dafür sorgt, dass der Blutzucker bei dieser kohlenhydratreichen Mahlzeit nicht zu sehr in die Höhe schießt. Chia- und Leinsamen machen unsere Darmmikroben glücklich und helfen dem Körper beim Entgiften.

FÜR DEN PORRIDGE

750 ml ungesüßter Pflanzendrink
100 g Haferflocken
100 g Quinoa, abgespült
80 g TK-Heidelbeeren, vorzugsweise Wildheidelbeeren
2 EL Chiasamen
2 EL gemahlene Leinsamen
1 EL Kokosöl
1 TL Zimtpulver
½ TL Meersalz

TOPPINGS NACH WAHL

Mandelstifte, geröstet
Pekannüsse
Walnüsse
Mandelbutter
Hanfsamen
Bananenscheiben
frische Heidelbeeren
Knuspernüsse (siehe S. 137)

FÜR DEN PORRIDGE Pflanzendrink, 500 Milliliter Wasser, Haferflocken, Quinoa, Heidelbeeren, Chiasamen, Leinsamen, Kokosöl, Zimt und Salz in einen mittelgroßen Topf geben und zum Kochen bringen.

Die Hitze reduzieren und den Porridge 10 bis 15 Minuten köcheln lassen, bis er die gewünschte Konsistenz erreicht hat.

ZUM FERTIGSTELLEN den Porridge in Schalen geben und mit einem oder mehreren Toppings nach Wahl garniert servieren.

Rührtofu

FÜR 2 PORTIONEN GF VG | FB HD K | VON LESLIE

Der köstliche, herzhafte Rührtofu eignet sich perfekt zum Fastenbrechen in den Powerphasen. In Powerphase 1 wollen wir die Östrogenproduktion unterstützen. Tofu ist ein wirksames Phytoöstrogen, er kann dem Körper das zusätzliche schützende Östrogen schenken, das er für einen gesunden Menstruationszyklus braucht. Kurkuma verfügt über antientzündliche Superkräfte, weshalb sich dieses Gericht besonders bei Wechseljahresbeschwerden wie Hitzewallungen und Brain Fog empfiehlt.

2 EL Olivenöl extra vergine
½ mittelgroße Zwiebel, abgezogen und gewürfelt
120 g Pilze, in Scheiben geschnitten
40 g Paprikaschote in der Farbe Ihrer Wahl, gewürfelt
1 Knoblauchzehe, abgezogen und fein gehackt
40 g Tomate, gewürfelt
2 EL Hefeflocken
1 EL geräuchertes Paprikapulver
1 EL gemahlene Kurkuma
1 TL gemahlener Kreuzkümmel
1 TL Meersalz
400 g fester Tofu, abgegossen
30 g Spinat oder Babygrünkohl, grob gehackt

Das Olivenöl in eine Pfanne geben und erhitzen. Zwiebel, Pilze, Paprika sowie Knoblauch hineingeben und in etwa 5 Minuten weich dünsten. Tomate, Hefeflocken, Paprikapulver, Kurkuma, Kreuzkümmel und Salz unterrühren. Den Tofu in die Pfanne krümeln, den Spinat hinzufügen und alles unter häufigem Rühren rund 2 Minuten erhitzen.

Den Rührtofu mit Salz abschmecken und warm servieren.

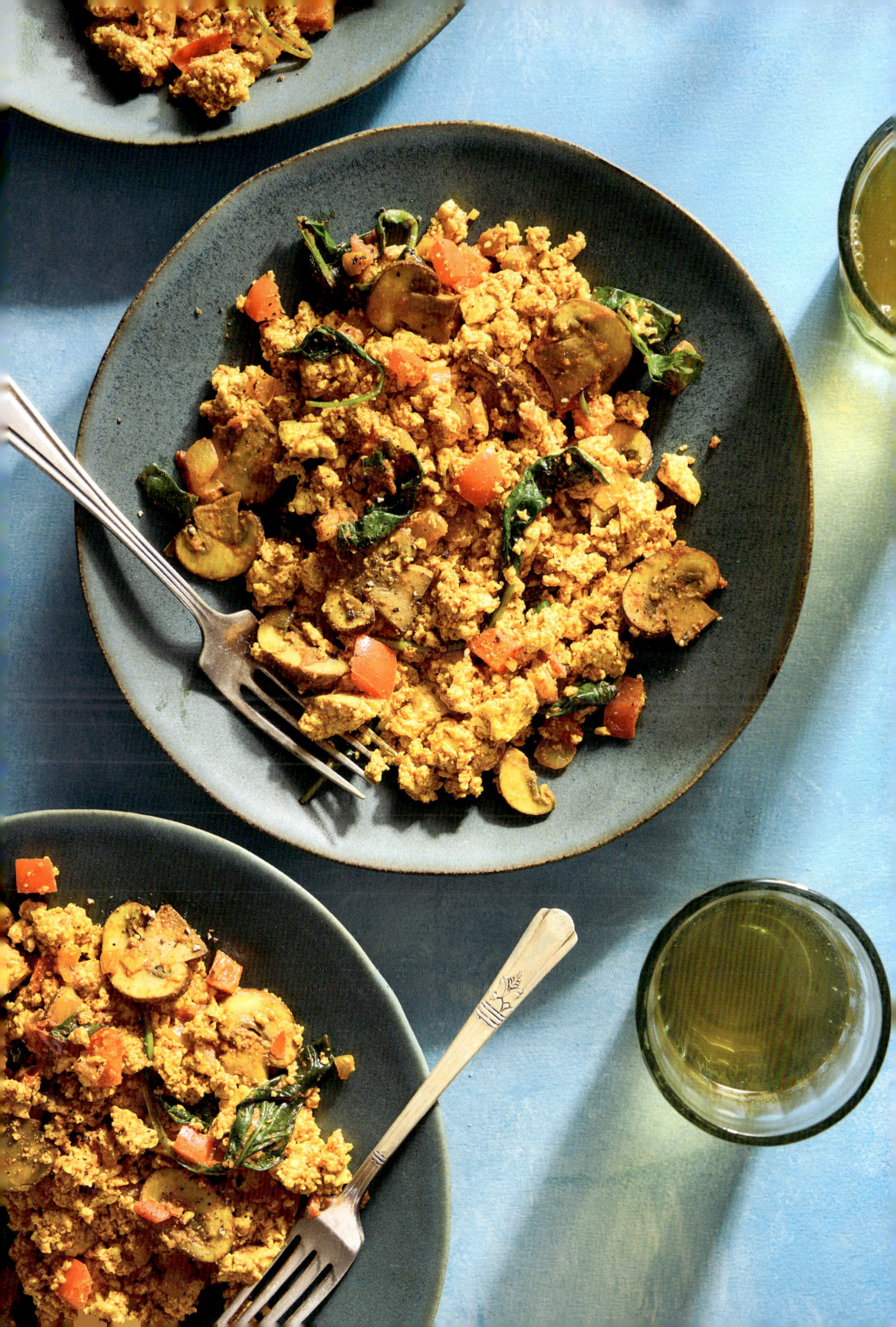

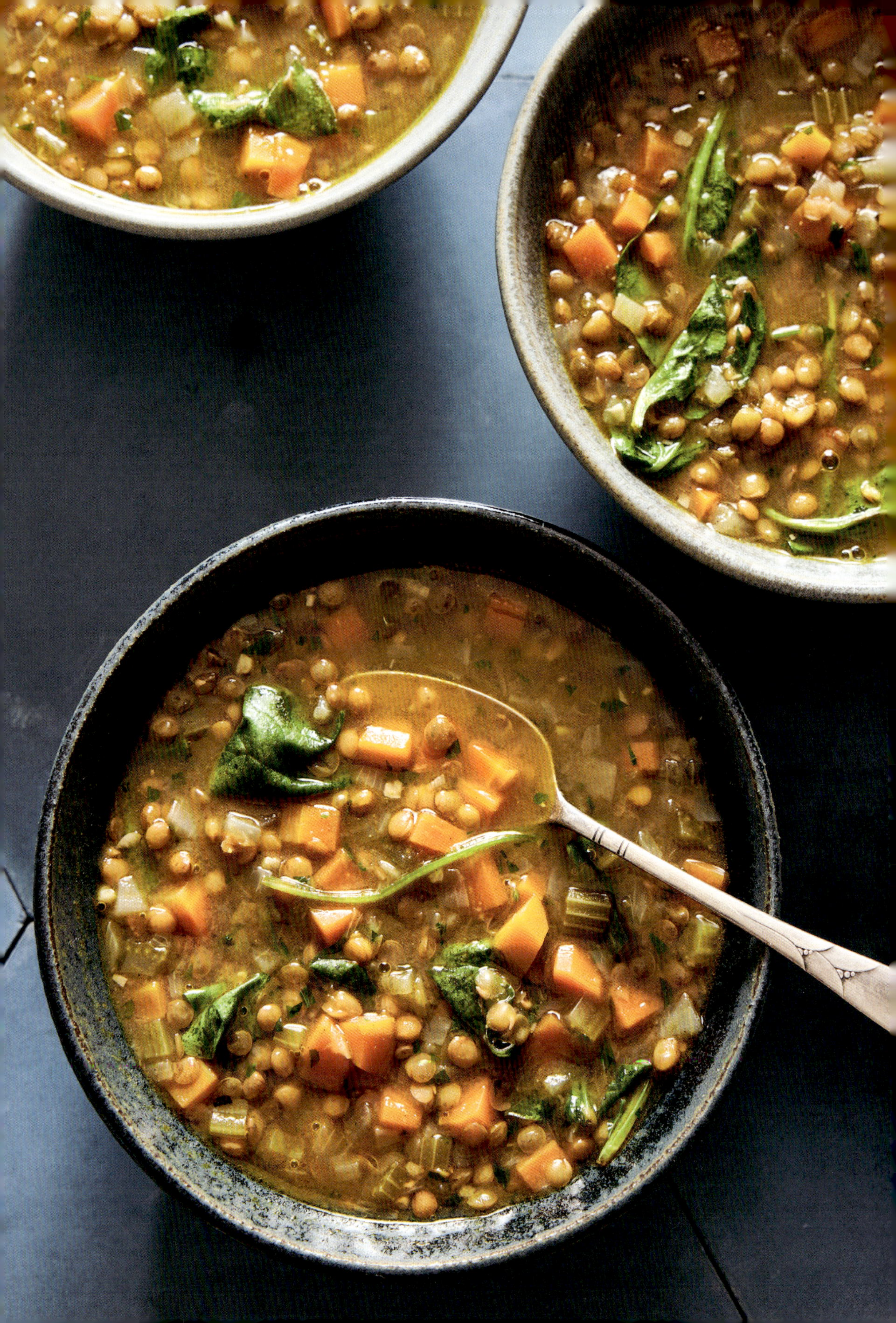

Linsensuppe

FÜR 2–4 PORTIONEN GF VG | FB HD | VON LESLIE

Brechen Sie das Fasten in der Nährphase mit dieser herzhaften Suppe. Linsen gehören zu meinen Lieblingsnahrungsmitteln, wenn es um die Progesteronproduktion geht. Ich verwende sie oft und streue sie sogar über Salate. Eine köstliche Linsensuppe ist ein wahrer Progesterontraum. Der Zimt verhindert Blutzuckerspitzen, und der Knoblauch unterstützt nicht nur ein gesundes Immunsystem, sondern macht als tolles Präbiotikum auch unsere Darmmikroben glücklich.

3 EL Olivenöl extra vergine + etwas mehr zum Beträufeln
1 mittelgroße Zwiebel, abgezogen und fein gehackt
4 große Stangen Sellerie, gehackt
2 große Karotten, geschält und gehackt
4 Knoblauchzehen, abgezogen und fein gehackt
1 TL gemahlener Koriander
1 TL gemahlener Kreuzkümmel
¼ TL gemahlener Piment
¼ TL Zimtpulver
2 l Gemüsebrühe (Rezept siehe S. 286)
200 g grüne oder gelbe Linsen, abgespült
30 g frischer Babyspinat
½ Bund Petersilie, gehackt + etwas mehr zum Bestreuen
Meersalz und schwarzer Pfeffer, frisch gemahlen

Das Olivenöl in einen großen Topf geben und erhitzen. Zwiebel, Sellerie, Karotten sowie Knoblauch hineingeben und 6 bis 10 Minuten braten, bis das Gemüse weich ist und zu bräunen beginnt.

Koriander, Kreuzkümmel, Piment und Zimt unterrühren. Die Gemüsebrühe angießen, die Linsen hinzufügen und alles zum Kochen bringen.

Die Hitze auf niedrige Temperatur reduzieren und die Linsensuppe zugedeckt unter gelegentlichem Rühren 20 bis 25 Minuten köcheln lassen, bis die Linsen weich sind.

Spinat sowie Petersilie dazugeben und so lange rühren, bis der Spinat zusammengefallen ist. Mit Salz und Pfeffer würzen.

Die Suppe in Schalen füllen und mit etwas Olivenöl beträufelt sowie mit etwas zusätzlicher Petersilie bestreut warm servieren.

Schälerbsensuppe mit knusprigen Kichererbsen

FÜR 4–6 PORTIONEN GF VG | FB HD | VON LESLIE

Denken Sie bei Hülsenfrüchten in einem Rezept immer an den Progesteronaufbau. In diesem Rezept finden sich sogar zwei Hülsenfruchtarten sowie zusätzlich jede Menge Gemüse und Gewürze voller Präbiotika. Ein Fest fürs Fastenbrechen!

FÜR DIE SUPPE

3 EL Olivenöl extra vergine + etwas mehr zum Beträufeln
1 mittelgroße Zwiebel, abgezogen und gewürfelt
4 Knoblauchzehen, abgezogen und gehackt
4 große Stangen Sellerie, gehackt
4 Karotten, geschält und gehackt
1 Prise Meersalz
450 g getrocknete Schälerbsen
1½ l Gemüsebrühe (Rezept siehe S. 286)
½ EL geräuchertes Paprikapulver
½ TL getrockneter Oregano
½ TL getrockneter Thymian
Meersalz und schwarzer Pfeffer, frisch gemahlen
1 Bund frische Petersilie, gehackt

FÜR DIE KNUSPRIGEN KICHERERBSEN

450 g Kichererbsen aus der Dose, abgegossen und abgespült
3 EL Olivenöl extra vergine
¼ TL Meersalz

FÜR DIE SUPPE das Olivenöl in einen großen Topf geben und erhitzen. Zwiebel, Knoblauch, Sellerie, Karotten sowie Salz hineingeben und das Gemüse in dem Öl in 6 bis 10 Minuten weich braten.

Schälerbsen, Gemüsebrühe, Paprikapulver, Oregano und Thymian hinzufügen, die Mischung zum Kochen bringen. Die Hitze reduzieren und die Suppe unter gelegentlichem Rühren 45 Minuten köcheln lassen. Dabei zerfallen die Schälerbsen und die Suppe dickt ein.

Mit Salz sowie Pfeffer würzen und 2 Esslöffel Petersilie unterrühren.

FÜR DIE KNUSPRIGEN KICHERERBSEN in der Zwischenzeit den Backofen auf 220 °C vorheizen und ein Backblech mit Backpapier belegen. Die abgespülten Kichererbsen auf einem sauberen Geschirrtuch ausbreiten und trocken tupfen.

Die Kichererbsen auf dem vorbereiteten Backblech verteilen und mit Olivenöl beträufeln sowie mit Salz bestreuen. Am Blech rütteln, damit die Kichererbsen rundum mit Öl und Salz benetzt sind.

Die Kichererbsen in 20 bis 30 Minuten im Ofen goldbraun und knusprig rösten. Aus dem Ofen nehmen und abkühlen lassen. Bis zur Weiterverwendung in einem mit Küchenpapier ausgekleideten Behälter aufbewahren, damit überschüssiges Öl aufgesogen wird.

Zum Fertigstellen die Suppe in Schalen füllen, mit etwas Olivenöl beträufeln und mit der restlichen Petersilie bestreuen. Etwas frisch gemahlenen Pfeffer darübergeben und mit den knusprigen Kichererbsen garniert warm servieren.

Portugiesischer Eintopf mit Schwein, Grünkohl und Kartoffeln

FÜR 4 ÜPPIGE ODER 6 KLEINE PORTIONEN GF | FB HD | VON JEFF

Dieses Rezept vereint auf phänomenale Weise die 24 Schlüsselnährstoffe, die zur Hormonproduktion benötigt werden. Zudem ergibt es ein Gericht, das nicht nur köstlich schmeckt, sondern an kalten Tagen auch ordentlich durchwärmt.

2 EL Olivenöl extra vergine
1 mittelgroße Zwiebel, Gemüsezwiebel oder rote Zwiebel, abgezogen und mittelgroß gewürfelt
1 mittelgroße Stange Lauch, nur die weißen und hellgrünen Teile, längs halbiert und in feine Streifen geschnitten
170 g portugiesische Chouriço, Linguiça oder eine andere geräucherte Schweinswurst, in Scheiben geschnitten
3 Knoblauchzehen, abgezogen und fein gehackt
½ TL Chiliflocken
1 getrocknetes Lorbeerblatt
1 TL Meersalz
1 TL schwarzer Pfeffer, frisch gemahlen
2 EL helle Misopaste
350 g gelbfleischige Kartoffeln, z. B. Yukon Gold, geschält und in gut 1 cm große Stücke geschnitten
120 ml Weißwein
750 ml Hühnerknochenbrühe (Rezept siehe S. 284) oder Wasser
120 g Blattkohl, von den Mittelrippen befreit, die Blätter klein gehackt
120 g Grünkohl, von den Mittelrippen befreit, die Blätter klein gehackt
2 EL Apfelessig
½ Bund Schnittlauch, in feine Röllchen geschnitten

Das Olivenöl in einen mittelgroßen Schmortopf geben und erhitzen. Zwiebel, Lauch, Schweinswurst, Knoblauch, Chiliflocken, Lorbeerblatt, Salz und Pfeffer hineingeben und etwa 6 Minuten dünsten, bis das Gemüse weich und glasig ist. (Sollte das Gemüse zu bräunen beginnen, die Hitze reduzieren.)

Misopaste sowie Kartoffeln dazugeben und alles gründlich vermengen. Den Weißwein angießen, die Hitze auf mittlere bis hohe Temperatur erhöhen und alles etwa 2 Minuten kochen lassen, bis der Weißwein zur Hälfte verdunstet ist. Die Knochenbrühe hinzufügen und die Mischung unter gelegentlichem Rühren rund 12 Minuten köcheln lassen, bis die Kartoffeln weich sind.

Blatt- sowie Grünkohl hineingeben und in 3 bis 5 Minuten zusammenfallen lassen.

Kurz vor dem Servieren Apfelessig und Schnittlauchröllchen unterrühren. Mit Salz und Pfeffer abschmecken.

Der Eintopf hält sich in einem luftdicht verschlossenen Behälter im Kühlschrank bis zu 7 Tage und im Gefrierfach bis zu 1 Monat.

Gazpacho

FÜR 4–6 PORTIONEN GF VG | FB K | VON LESLIE

Wenn Sie ein längeres Fasten brechen, kann etwas Kühles und Erfrischendes ausgesprochen wohltuend sein. Diese Gazpacho eignet sich perfekt dafür, ein beschädigtes Darmmikrobiom zu reparieren. Sie passt sehr gut zu gegrillter Hähnchenbrust, die bei der ersten Mahlzeit im Essensfenster 30 Gramm Eiweiß für den Muskelaufbau liefert.

1 ½ kg Roma-Tomaten, halbiert
1 große Salatgurke, geschält, entkernt und gewürfelt
1 rote Paprikaschote, entkernt und grob gehackt
½ große rote Zwiebel, abgezogen und geviertelt
2 Knoblauchzehen, abgezogen
20 g frisches Basilikum
60 ml Olivenöl extra vergine
2 EL Sherryessig
2 TL Meersalz
½ TL gemahlener Kreuzkümmel
1 Prise schwarzer Pfeffer, frisch gemahlen
Koriandergrün nach Belieben

Tomaten, Gurke, Paprika, Zwiebel und Knoblauch in zwei Portionen in den Mixer geben und auf hoher Stufe je nach gewünschter Konsistenz der Gazpacho stückig oder glatt mixen.

Zu einer Portion Basilikum, Olivenöl, Sherryessig, Salz, Kreuzkümmel und Pfeffer geben und noch einmal gründlich mixen. Die beiden Portionen in einem luftdicht verschließbaren Behälter verrühren. Die Gazpacho für mindestens 2 Stunden, am besten aber über Nacht in den Kühlschrank stellen.

Nach Geschmack mit Koriandergrün garnieren. Kalt servieren.

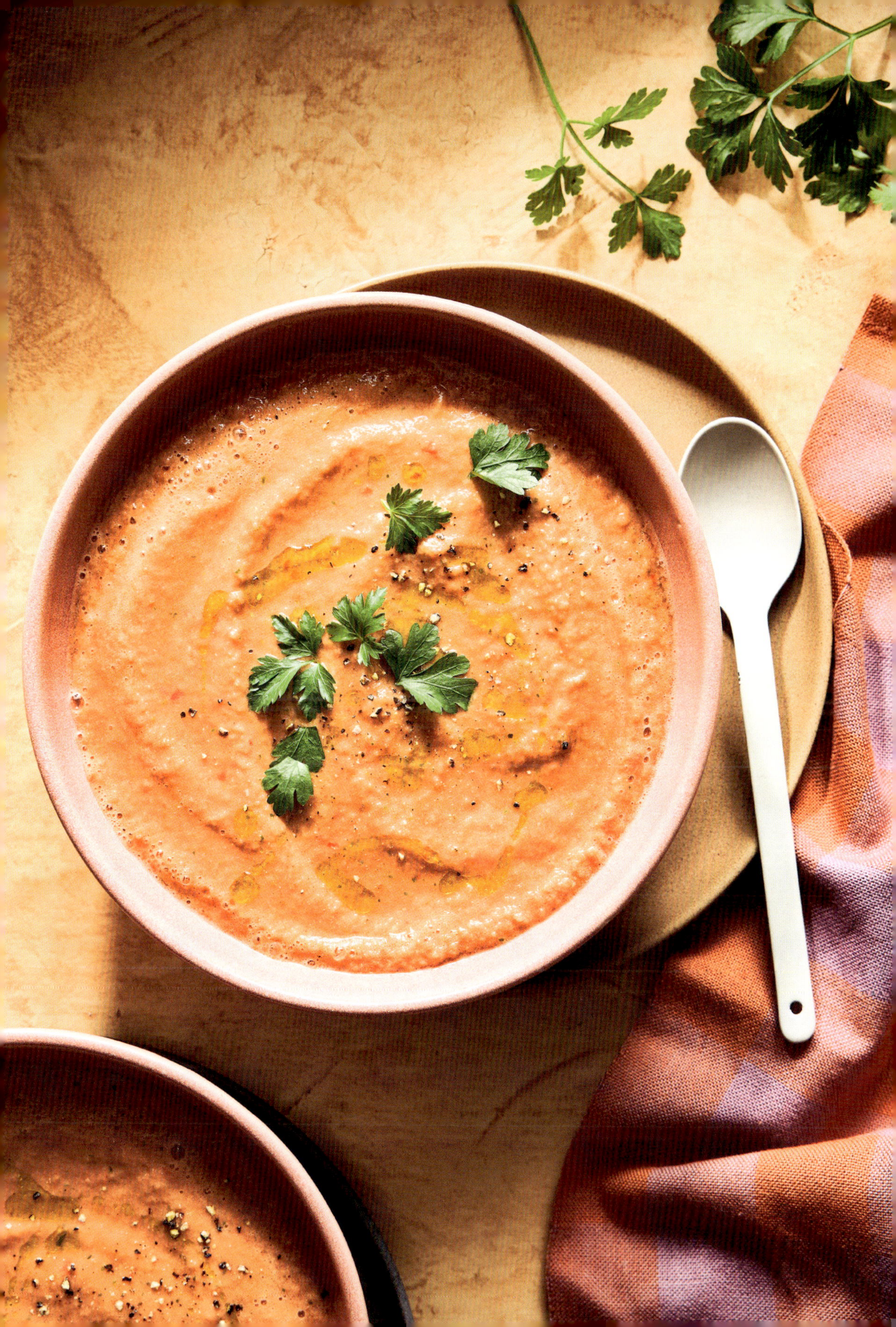

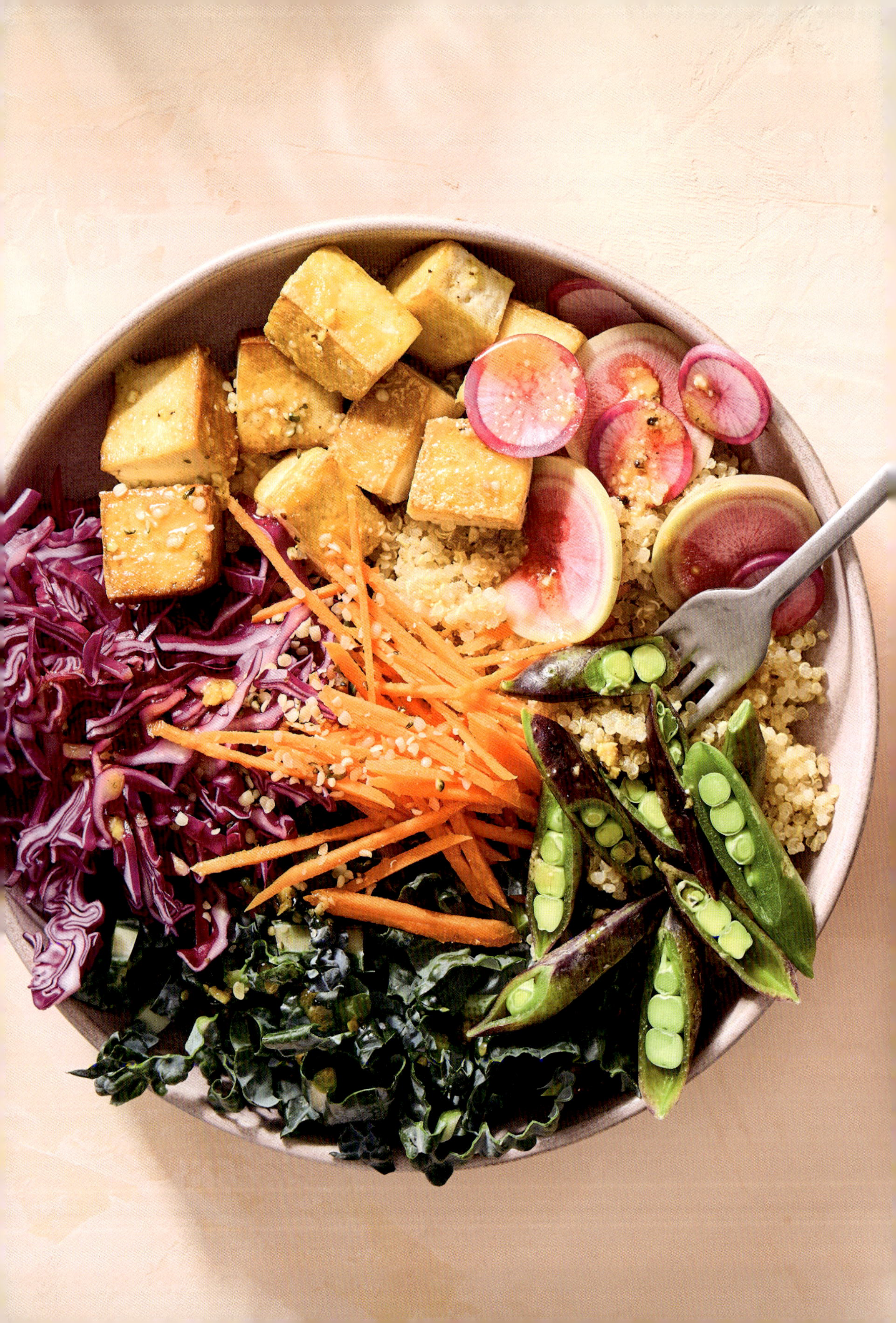

Buddha Bowl

FÜR 1–2 PORTIONEN GF VG | FB HD K | VON LESLIE

Da diese einzigartige Bowl sowohl an Hormondiät- als auch an ketobiotischen Tagen passt, eignet sie sich den ganzen Monat hindurch perfekt zum Fastenbrechen. Soll der Blutzucker niedrig bleiben (an ketobiotischen Tagen), verwenden Sie weniger Agavendicksaft und etwas mehr Olivenöl. Tofu ist ein fabelhaftes Phytoöstrogen, gönnen Sie Ihrem Körper also ruhig mehr davon, wenn er nach einer Extradosis Östrogen verlangt.

FÜR DAS DRESSING

3 EL Olivenöl extra vergine
60 ml zuckerfreier Reisessig
1 ½ EL helle Misopaste
1 ½ EL Tamari
½ EL Agavendicksaft oder Ahornsirup
½ TL frischer Ingwer, gerieben
1 kleine Knoblauchzehe, abgezogen, fein gehackt und zu einer Paste zerdrückt
Meersalz und schwarzer Pfeffer, frisch gemahlen

FÜR DIE BOWL

100 g Quinoa, abgespült
60 g Palmkohl, von den Mittelrippen befreit, gehackt
½ TL Olivenöl
250 g geröstete Tofuwürfel (Asia-Laden oder Supermarkt)
30 g Brokkolisprossen
30 g Karottenraspel
30 g Zuckerschoten, längs halbiert
25 g Rotkohlraspel
1 EL Hanfsamen
1 Wassermelonenrettich, in Scheiben geschnitten (optional)

FÜR DAS DRESSING Olivenöl, Reisessig, Misopaste, Tamari, Agavendicksaft, Ingwer und Knoblauch in einer kleinen Schüssel verrühren. Mit Salz sowie Pfeffer würzen.

FÜR DIE QUINOA 120 Milliliter Wasser in einen kleinen Topf geben und zum Kochen bringen. Die Quinoa hineingeben, die Hitze reduzieren und die Quinoa zugedeckt 10 bis 15 Minuten köcheln lassen, bis sie das Wasser aufgesogen hat. Den Topf vom Herd nehmen und die Quinoa zugedeckt weitere 5 Minuten quellen lassen. Mit einer Gabel auflockern und beiseitestellen.

ZUM FERTIGSTELLEN der Bowl den Palmkohl mit Olivenöl beträufeln und das Öl mit den Händen in den Kohl einmassieren. Er wird dadurch weicher. Quinoa, Kohl, Tofu, Brokkolisprossen, Karottenraspel, Zuckerschoten und Rotkohlraspel getrennt voneinander in einer Schale anrichten. Mit dem Dressing beträufeln, mit Hanfsamen bestreuen und mit den Rettichscheiben garniert servieren.

Fettuccine »Alfredo«

FÜR 4 PORTIONEN GF VG | FB HD | VON LESLIE

Das cremige Nudelgericht eignet sich bestens für die Manifestations- und Nährphase. In ihm vereinen sich jede Menge Gewürze wie Knoblauch- und Zwiebelpulver mit Hanfsamen, die Ihrem Mikrobiom eine Extraportion Liebe geben, wenn es sie braucht. Die im Tofu enthaltenen Phytoöstrogene heben den Spiegel schützenden Östrogens. Beim Kauf jedes Tofuprodukts gilt: Nur bio, alles andere kommt nicht in die Tüte.

FÜR DEN HANF»PARMESAN«
65 g Hanfsamen
70 g rohe Cashewkerne
12 g Hefeflocken
¼ TL Meersalz
¼ TL getrockneter Oregano
¼ TL Knoblauchpulver
¼ TL Zwiebelpulver

FÜR DIE »ALFREDO«-SAUCE
450 g Seidentofu
70 g rohe Cashewkerne
12 g Hefeflocken
60 ml Gemüsebrühe (Rezept siehe S. 286)
2 EL Olivenöl extra vergine
1 EL Zitronensaft
1 TL helle Misopaste
1 TL Knoblauchpulver
1 TL Zwiebelpulver
1 TL Meersalz
¼ TL weißer Pfeffer, frisch gemahlen

AUSSERDEM
450 g glutenfreie Fettuccine

FÜR DEN HANF»PARMESAN« Hanfsamen, Cashewkerne, Hefeflocken, Salz, Oregano, Knoblauchpulver und Zwiebelpulver in der Küchenmaschine zu einer Mischung verarbeiten, deren Konsistenz an geriebenen Parmesan erinnert. Die Mischung beiseitestellen.

FÜR DIE »ALFREDO«-SAUCE Tofu, Cashewkerne, Hefeflocken, Gemüsebrühe, Olivenöl, Zitronensaft, Misopaste, Knoblauchpulver, Zwiebelpulver, Salz und Pfeffer in den Mixer geben und auf hoher Stufe glatt mixen. Beiseitestellen.

ZUM FERTIGSTELLEN Wasser in einem großen Topf zum Kochen bringen und die Fettuccine darin nach Packungsanweisung al dente garen.

Die Nudeln in ein Sieb abgießen und wieder in den Topf geben. Den Topf vom Herd nehmen. Die »Alfredo«-Sauce über die Nudeln gießen und alles gründlich vermengen.

Mit Hanf»parmesan« bestreut servieren.

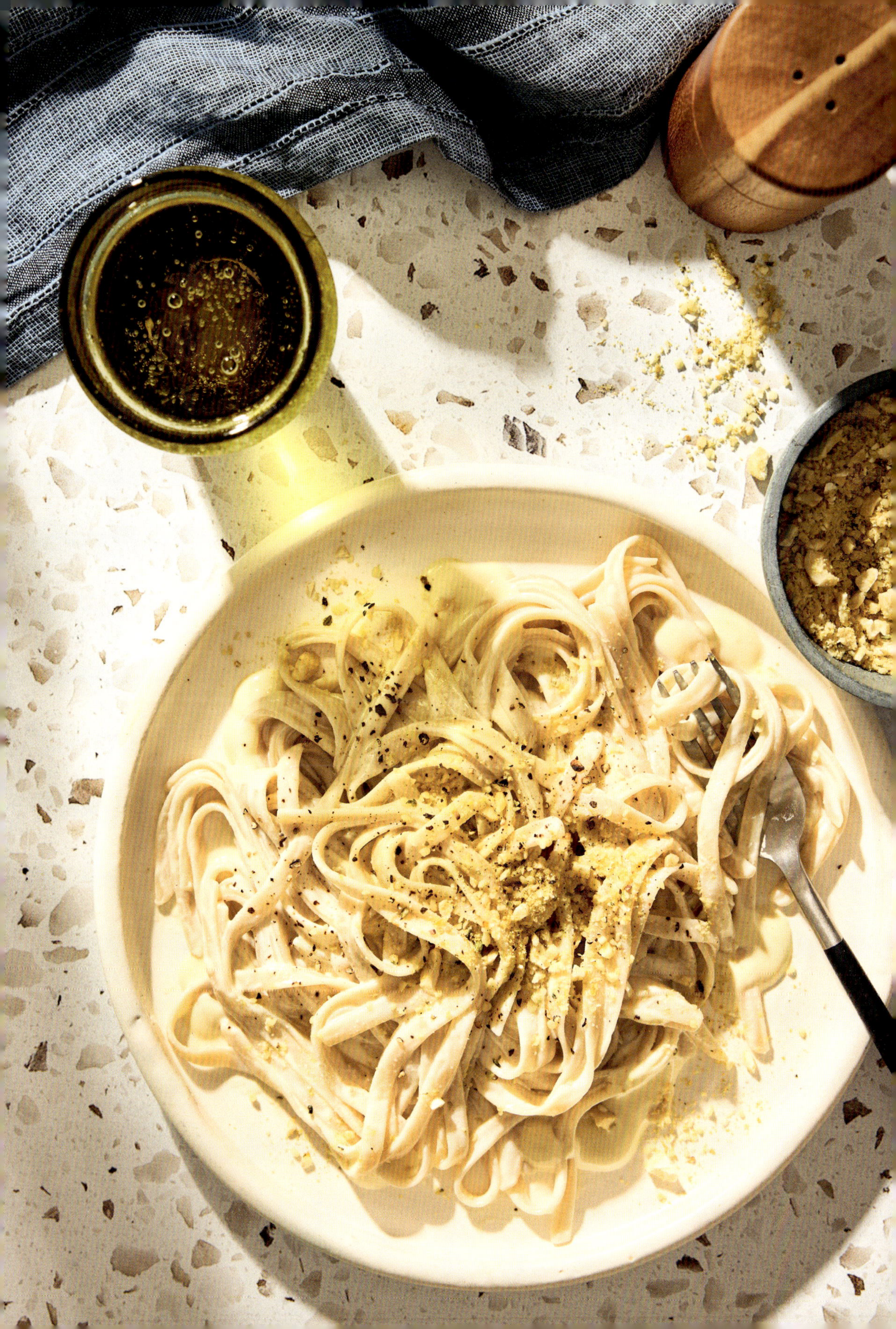

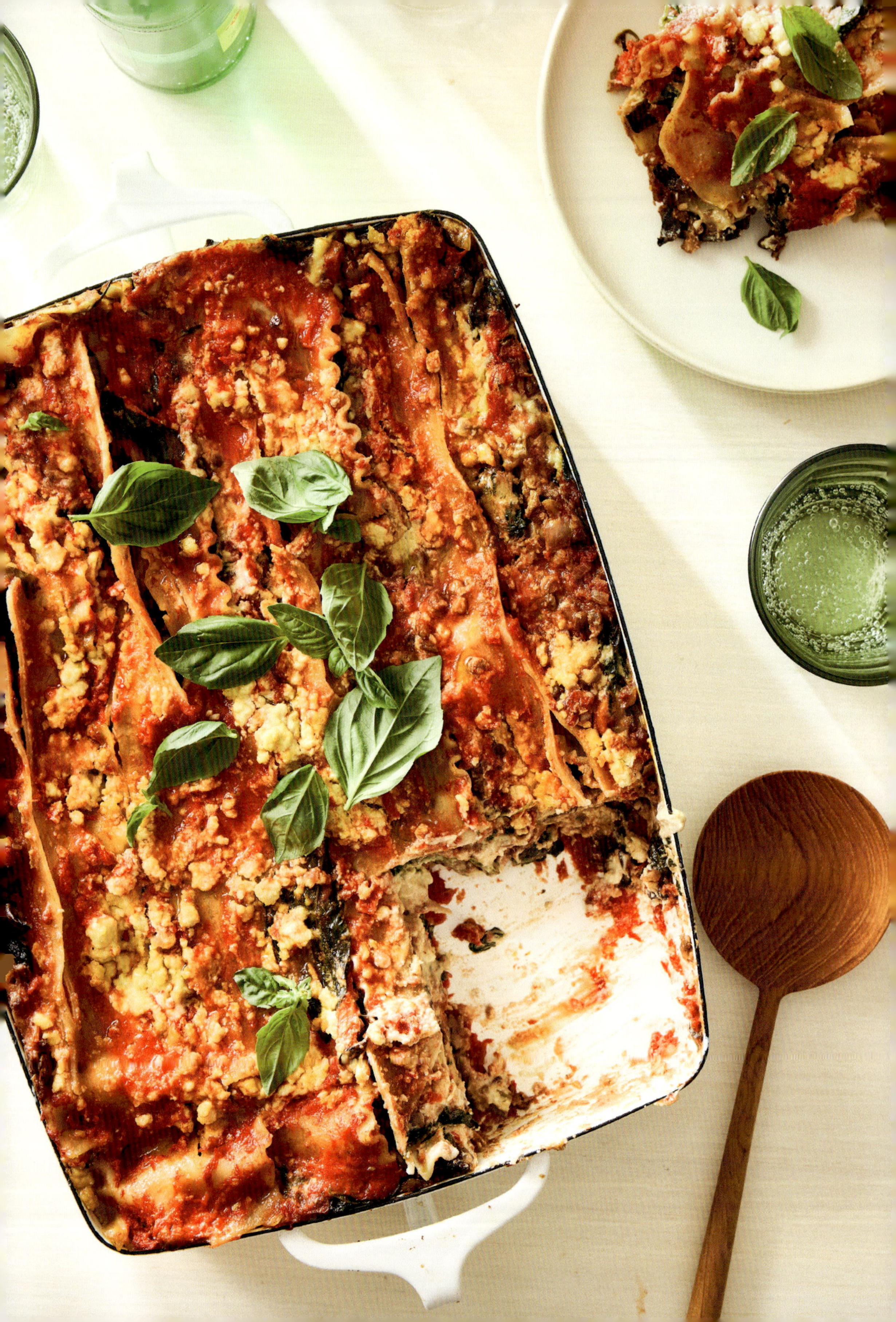

Lasagne

FÜR 8–10 PORTIONEN GF VG | FB HD | VON LESLIE

Die Lasagne eignet sich gut zum Fastenbrechen, weil man nur eine kleine Portion davon braucht, um die Geschmacksknospen zufriedenzustellen und den Hunger zu stillen. Zudem lässt sie sich gut vorbereiten, beispielsweise an einem Sonntagnachmittag, dann hat man sie unter der Woche gleich zur Hand. Durch die präbiotischen Zutaten empfiehlt sich das Rezept für die Manifestationsphase, während die Linsen die Progesteronproduktion in der Nährphase unterstützen. Ein Spritzer Bio-Wein in der Sauce sorgt für noch mehr Aroma, kann aber weggelassen werden, wenn Sie Alkohol meiden.

FÜR DIE TOMATENSAUCE

1 EL Olivenöl extra vergine
3 Knoblauchzehen, abgezogen und gehackt
800 g stückige Tomaten aus der Dose
1 TL getrockneter Oregano
6–8 frische Basilikumblätter, gehackt

FÜR DIE VEGANE SAUCE BOLOGNESE

3 EL Olivenöl extra vergine
150 g Zwiebelwürfel
1 große Karotte, geschält und fein gehackt
1 große Stange Sellerie, fein gehackt
4–8 Knoblauchzehen, abgezogen und fein gehackt
1 TL getrockneter Oregano
1 TL Meersalz
1 Prise Chiliflocken (optional)
800 g stückige Tomaten aus der Dose
120 ml Rotwein
60 g Walnüsse, gehackt
200 g gegarte Linsen

FÜR DEN VEGANEN RICOTTA

100 g rohe Cashewkerne
25 g Hefeflocken
½ TL Meersalz
400 g fester Tofu, abgegossen und trocken getupft
1 EL gehackte frische Petersilie

FÜR DIE VEGANE BÉCHAMELSAUCE

150 g rohe Cashewkerne
12 g Hefeflocken
4 TL Tapiokastärke
1 TL helle Misopaste
½ TL Knoblauchpulver
½ TL Meersalz

FÜR SPINAT UND PILZE

3 EL Olivenöl extra vergine
450 g braune Champignons, in Scheiben geschnitten
½ TL Meersalz
450 g frischer Babyspinat

AUSSERDEM

560 g glutenfreie vorgekochte Lasagneblätter oder 2 Auberginen, längs in dünne Scheiben geschnitten und gegrillt

FORTSETZUNG ▶

Lasagne

FORTSETZUNG

FÜR DIE TOMATENSAUCE das Olivenöl in einem mittelgroßen Topf erhitzen und den Knoblauch darin andünsten. Tomaten und Oregano unterrühren. Die Hitze reduzieren und die Sauce unter gelegentlichem Rühren 15 Minuten köcheln lassen. Kurz vor der Weiterverwendung die frischen Basilikumblätter untermengen. Zunächst beiseitestellen.

FÜR DIE VEGANE BOLOGNESESAUCE das Olivenöl in einen großen Topf geben und erhitzen. Zwiebelwürfel, Karotte, Sellerie und Knoblauch hineingeben und das Gemüse in etwa 10 Minuten weich schmoren.

Oregano, Salz und Chiliflocken unterrühren. Alles 2 Minuten weiterbraten, dann Tomaten, Wein sowie Walnüsse untermengen. Alles zum Kochen bringen, die Hitze auf niedrige Temperatur reduzieren und die Sauce zugedeckt 10 Minuten köcheln lassen. Die Linsen dazugeben und 5 Minuten mitgaren. Beiseitestellen.

FÜR DEN VEGANEN RICOTTA Cashewkerne, Hefeflocken und Salz mit 120 Milliliter Wasser im Mixer auf hoher Stufe glatt mixen.

Den Tofu in eine große Schüssel geben und mit einer Gabel oder den Händen zerkrümeln. Die Cashewmischung dazugießen und die Petersilie unterrühren. Beiseitestellen.

FÜR DIE VEGANE BÉCHAMELSAUCE Cashewkerne, Hefeflocken, Tapiokastärke, Misopaste, Knoblauchpulver und Salz mit 1/2 Liter Wasser im Mixer auf hoher Stufe glatt mixen.

Die Sauce in einen kleinen Topf gießen und zum Kochen bringen. Dabei ständig rühren, bis die Sauce nach etwa 5 Minuten andickt. Den Topf vom Herd nehmen. Beiseitestellen.

FÜR SPINAT UND PILZE das Olivenöl in einen mittelgroßen Topf geben und erhitzen. Die Pilze hineingeben und mit dem Salz bestreuen. In 7 bis 8 Minuten weich dünsten. Den Spinat nach und nach unter Rühren dazugeben und zusammenfallen lassen. Mit Salz abschmecken, beiseitestellen.

ZUM FERTIGSTELLEN der Lasagne den Backofen auf 190 °C vorheizen. Den Boden einer tiefen Auflaufform (ca. 23 x 33 cm) gleichmäßig mit Tomatensauce bedecken und etwa 4 Lasagneblätter darauflegen; dabei sicherstellen, dass sie einander nicht überlappen.

Ein Drittel der Bolognesesauce daraufgeben, mit einem Drittel der Spinat-Pilz-Mischung bedecken, mit einem Viertel des Ricottas belegen und ein Drittel der Béchamelsauce darübergießen. Den Vorgang zweimal wiederholen, mit Lasagneblättern abschließen. Die restliche Tomatensauce und den restlichen Ricotta darübergeben.

Die Lasagne mit Alufolie bedecken und 45 Minuten im Ofen backen.

Die Folie entfernen und die Lasagne weitere 10 Minuten backen. Vor dem Servieren für 10 bis 15 Minuten ruhen lassen.

Protein-Donutkugeln mit Banane

FÜR 16 DONUTKUGELN GF VG | FB HD | VON LESLIE

Wenn Sie beim Öffnen Ihres Essensfensters die Lust auf Kohlenhydrate überkommt, machen diese kleinen Köstlichkeiten nicht nur jede Naschkatze glücklich, sie halten darüber hinaus auch noch den Blutzucker stabil. Als pflanzlichen Milchersatz verwenden Sie am besten einen Bio-Nussdrink – er enthält mehr Eiweiß und verhindert Blutzuckerspitzen besser als beispielsweise ein Haferdrink. Ebenfalls für einen stabilen Blutzucker sorgen das Proteinpulver und MCT-Öl.

FÜR DIE DONUTKUGELN
1 Banane, zerdrückt
60 ml ungesüßter Pflanzendrink
50 g Mandelbutter
1 EL Kokos- oder MCT-Öl, zerlassen
1 TL Vanilleextrakt
70 g glutenfreies Mehl + etwas mehr für die Arbeitsfläche
70 g veganes Vanille-Proteinpulver
1 TL Backpulver
½ TL Natron
½ TL Zimtpulver
½ TL Meersalz
Kokosölspray

FÜR DIE SCHOKOGLASUR
1 EL Kokosöl
85 g vegane Chocolate Chips

FÜR DIE DONUTKUGELN die Heißluftfritteuse oder den Backofen auf 180 °C vorheizen.

Banane, Pflanzendrink, Mandelbutter, Kokosöl und Vanilleextrakt in eine Schüssel geben und verrühren. Mehl, Proteinpulver, Backpulver, Natron, Zimt sowie Salz in eine zweite Schüssel geben und ebenfalls verrühren.

Die feuchten Zutaten zu den trockenen geben und alles gründlich vermengen. Den Teig 5 Minuten ruhen lassen.

Aus dem Teig auf der leicht bemehlten Arbeitsfläche mit den Händen 16 etwa 2–3 Zentimeter große Kugeln formen und diese mit Kokosölspray besprühen.

Die Kugeln in der Heißluftfritteuse in 10 Minuten goldbraun frittieren oder auf ein mit Backpapier belegtes Backblech legen und in 10 bis 15 Minuten im Ofen goldbraun backen.

FÜR DIE SCHOKOGLASUR Kokosöl und Chocolate Chips in eine Glasschüssel geben und in 15-Sekunden-Intervallen in der Mikrowelle zerlassen. Zwischendurch jeweils umrühren. Zum Schluss sollten sich die Chocolate Chips vollständig aufgelöst haben und es sollte eine glatte Mischung entstanden sein.

Die abgekühlten Donutkugeln mit der Schokoglasur beträufeln und genießen. Die Kugeln halten sich in einem luftdicht verschlossenen Behälter bei Zimmertemperatur bis zu 5 Tage.

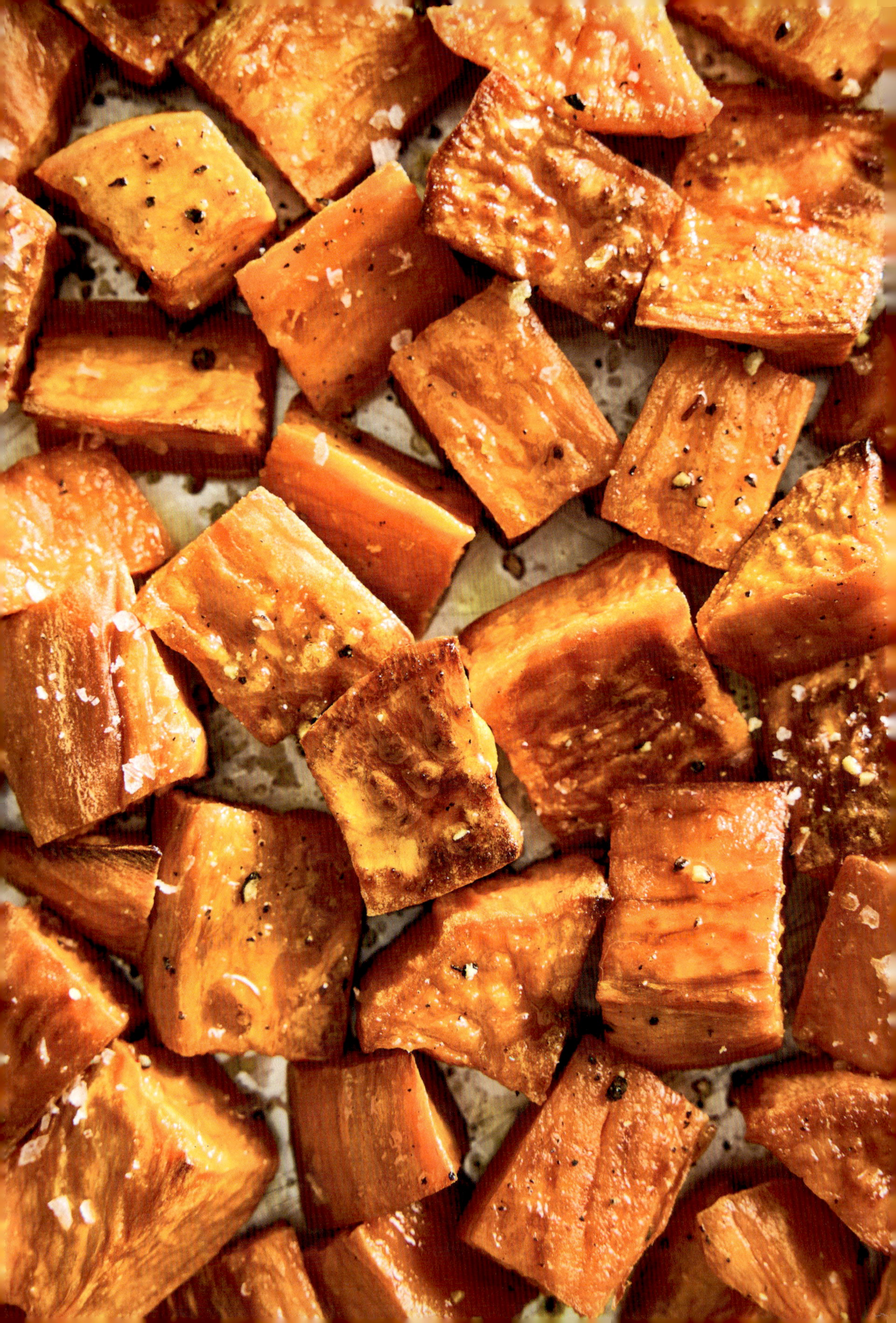

13

Hormondiät

VON ZEIT ZU ZEIT braucht der weibliche Körper mehr Kohlenhydrate als sonst. Low-Carb-Diäten scheitern deshalb immer wieder, weil sie die kleine, aber nicht unwichtige Tatsache verschweigen, dass sich Frau zwar durchaus kohlenhydratarm ernähren darf – aber eben nicht immer. Mit den Nahrungsmitteln der Hormondiät bringen Sie die richtigen Kohlenhydrate wieder in Ihre Ernährung und versorgen sich so mit dem Treibstoff, den Ihr Körper braucht, um eines der Hauptgeschlechtshormone herzustellen: Progesteron. Den größten Nutzen aus dieser Ernährungsweise ziehen Sie in der Manifestations- und der Nährphase, zu den Zeiten also, in denen das Progesteron seinen Auftritt hat. Und für meine Freundinnen in der Perimenopause gilt: Die folgenden Rezepte eignen sich fantastisch für Tage, wenn Schmierblutungen auftreten, innere Unruhe in Ihnen aufsteigt und Sie an Schlafstörungen leiden.

Am meisten gefällt mir an den Rezepten in diesem Kapitel, dass Leslie und Jeff dafür so ungeheuer abwechslungsreiche Zutaten ausgewählt haben. Mit den vielfältigen Obst-, Gemüse- und Stärkesorten sowie all den wunderbaren Gewürzen entsprechen die folgenden Gerichte alle den drei Regeln der zyklusgerechten Ernährung. Da rufen nicht nur die Geschmacksknospen laut Hurra!, auch die Hormone und Darmmikroben lächeln selig.

Salat in Rot, Weiß, Grün

FÜR 4 PORTIONEN GF VG | FB HD K | **VON LESLIE**

Hülsenfrüchte aller Art sind ungeheuer gut für die Progesteronproduktion in unserem Körper, weshalb sich dieser köstliche Salat besonders für die Nährphase eignet. Meiden Sie in Rapsöl eingelegte Artischockenherzen – sie sollten in Olivenöl oder schlicht in Wasser eingelegt sein.

- Meersalz und schwarzer Pfeffer, frisch gemahlen
- 200 g grüne Bohnen, geputzt und halbiert
- 450 g Cannellini-Bohnen aus der Dose, abgegossen und abgespült
- 250 g geviertelte Artischockenherzen aus der Dose
- 50 g sonnengetrocknete Tomaten in Olivenöl, in Streifen geschnitten
- 4 EL Olivenöl extra vergine
- 2 EL Rotweinessig
- 1 EL gehackte frische Petersilie
- 6 oder mehr frische Basilikumblätter, in feine Streifen geschnitten

Einen mittelgroßen Topf mit Wasser füllen und dieses zum Kochen bringen. 1 Teelöffel Salz sowie die grünen Bohnen hineingeben und Letztere 3 Minuten blanchieren. In ein Sieb abgießen und sofort mit kaltem Wasser abspülen, um den Garvorgang zu beenden und die grüne Farbe zu erhalten.

Cannellini-Bohnen, Artischockenherzen, Tomaten, Olivenöl, Rotweinessig, Petersilie, Basilikum und grüne Bohnen in eine mittelgroße Schüssel geben und alles gründlich vermengen. Mit Salz und Pfeffer würzen und servieren.

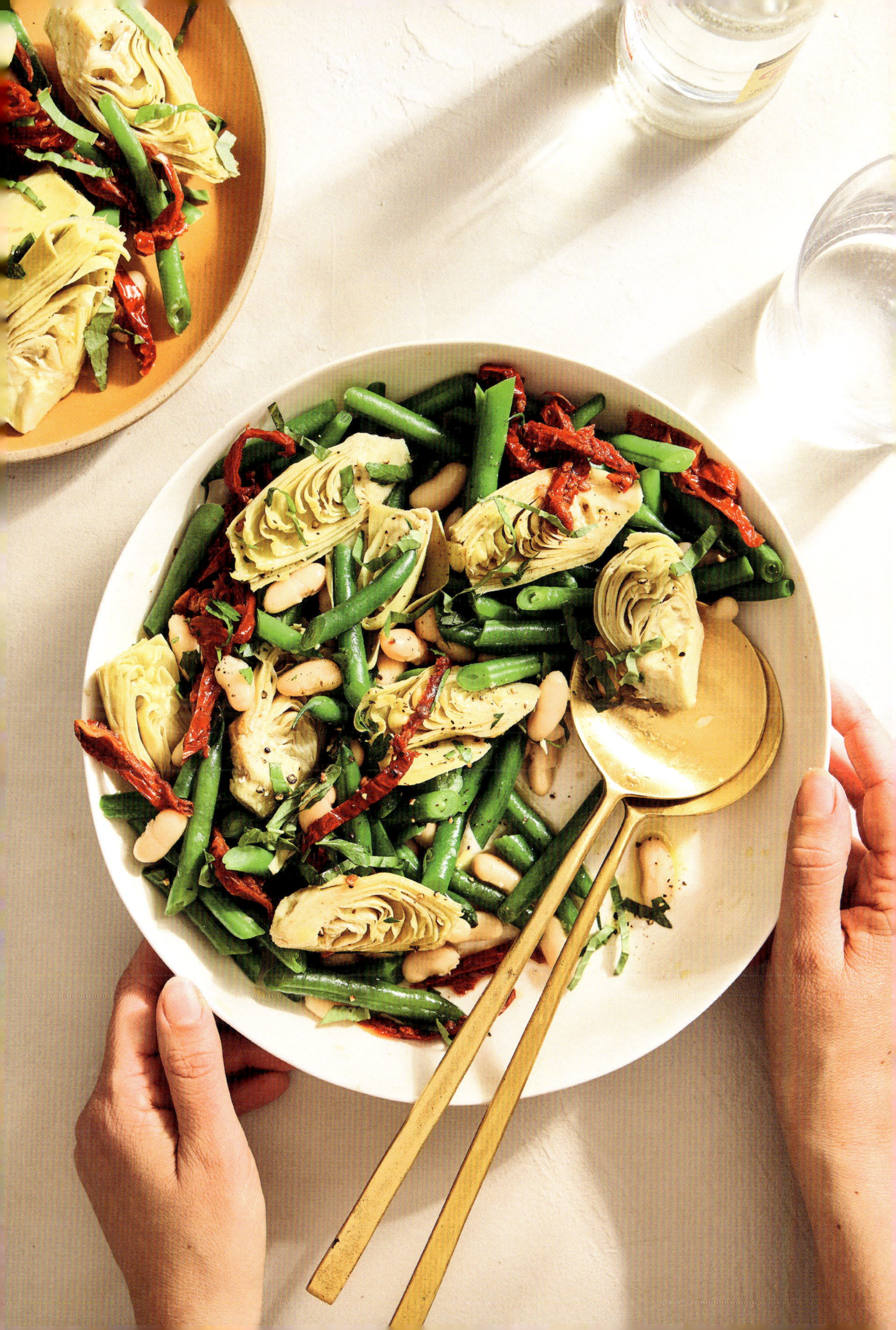

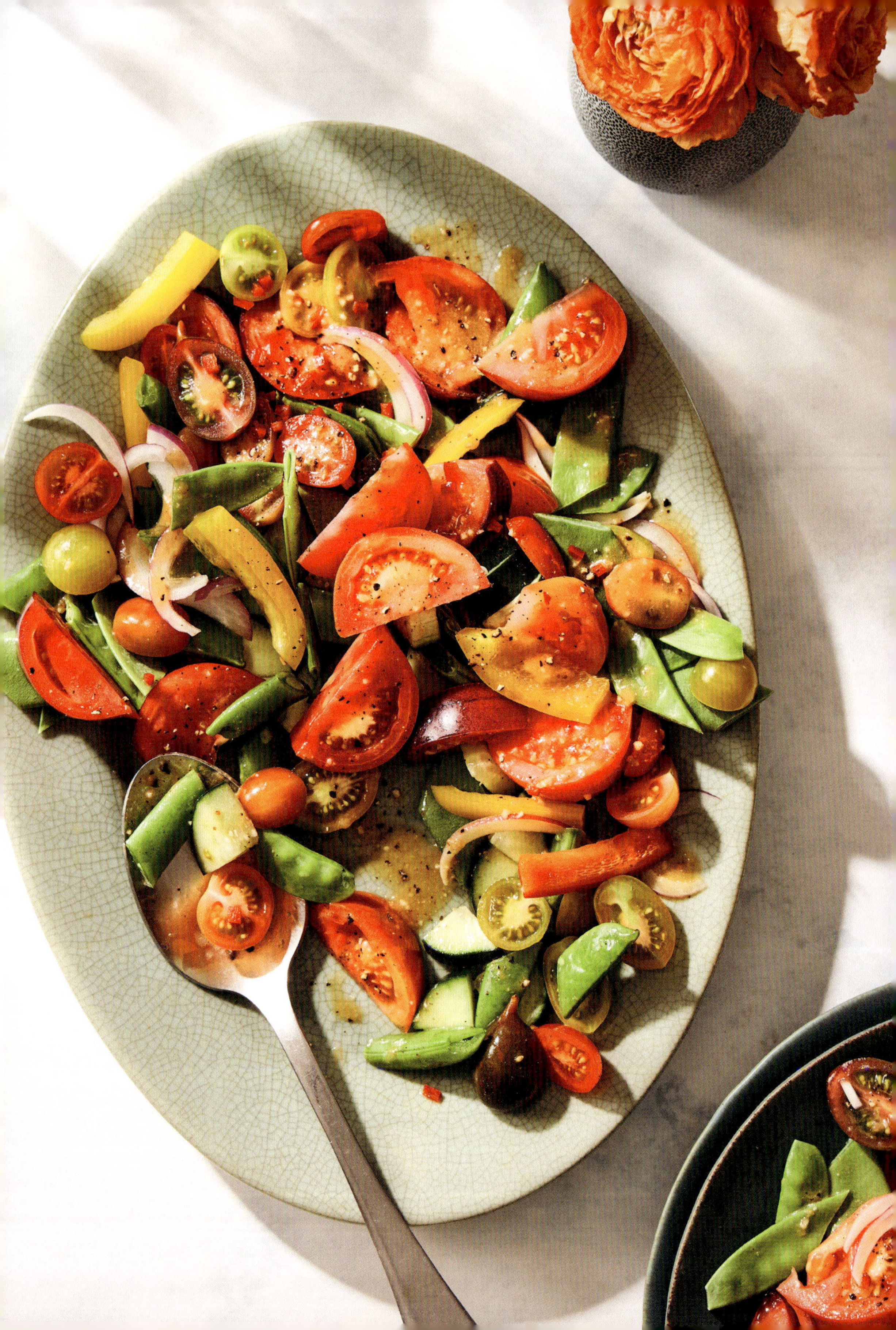

Hochsommerlicher Veggie-Salat

FÜR 4–6 PORTIONEN GF V | FB HD K | VON JEFF

Ich liebe die verschiedenen Konsistenzen in diesem Salat einfach, vor allem die knackigen Zutaten, die interessanterweise besonders effektiv im Hungerstillen sind. Darüber hinaus befolgt die Kombination der Gemüsesorten Regel Nr. 2 der zyklusgerechten Ernährung – Essen, um Hormone zu verstoffwechseln –, weshalb sich der Salat ganz hervorragend für die Manifestationsphase eignet. Sollten Sie keine Romano-Stangenbohnen bekommen, können Sie auch die Menge der Zuckererbsen oder -schoten erhöhen.

- 1 kleine rote Zwiebel, abgezogen und in dünne Ringe geschnitten
- 1 mittelgroße Fleischtomate, entstielt und in Spalten geschnitten
- 300 g Mini-Rispentomaten, halbiert
- 1 mittelgroße orangefarbene oder rote Paprikaschote, entkernt und in mundgerechte Stücke geschnitten
- 1 mittelgroße Vespergurke, längs geviertelt und quer in mundgerechte Stücke geschnitten
- 100 g Romano-Stangenbohnen, geputzt und in mundgerechte Stücke geschnitten
- 100 g Zuckererbsen, geputzt und in mundgerechte Stücke geschnitten
- 100 g Zuckerschoten, geputzt und in mundgerechte Stücke geschnitten
- 1 kleine Jalapeño-Chilischote, entkernt und fein gehackt (optional)
- 1 EL Kokosblütenzucker
- 1 TL Meersalz
- 2 Knoblauchzehen, abgezogen
- 60 ml Spaniens Lieblings-Sherryvinaigrette (Rezept siehe S. 303)
- Meersalzflocken, z. B. Maldon

Zwiebel, Fleischtomate, Rispentomaten, Paprika, Gurke, Romano-Stangenbohnen, Zuckererbsen, Zuckerschoten und Chili in eine große Schüssel geben und gründlich vermengen. Kokosblütenzucker sowie Meersalz hinzufügen, noch einmal alles vermengen und die Zutaten 10 Minuten ziehen lassen.

Den Knoblauch fein reiben und unter die Salatzutaten mengen.

Den Salat mit der Vinaigrette beträufeln. Ein letztes Mal alles gründlich vermengen. Mit Salz abschmecken.

Auf Tellern anrichten und mit Meersalzflocken bestreut servieren.

Bowl mit viel Grünzeug

FÜR 4 PORTIONEN GF VG | FB HD | VON LESLIE

Mit diesem phänomenalen Rezept können Sie Ihrem Körper dabei helfen, gegen Ende der Manifestationsphase (Tag 13 bis 15) Hormone auszuscheiden. Die Bowl eignet sich zudem ganz wunderbar für Frauen in der Menopause, die sich aufgebläht fühlen oder am Bauch an Gewicht zunehmen. Sie können die Bowl aber auch in der Nährphase zubereiten, denn Quinoa und Süßkartoffel unterstützen die Progesteronproduktion.

FÜR DAS CHIMICHURRI-DRESSING

250 ml Olivenöl extra vergine
10 g frisches Basilikum, gehackt
15 g frische Petersilie, gehackt
10 g frische Schnittlauchröllchen
2 EL gehackte frische Minze
2 EL gehackter frischer Dill
1 TL Chiliflocken
abgeriebene Schale von 1 Bio-Zitrone
Meersalz und schwarzer Pfeffer, frisch gemahlen

FÜR DIE BOWL

200 g Quinoa, abgespült
700 g Süßkartoffeln, in ca. 2 cm große Würfel geschnitten
2 EL Olivenöl extra vergine
1 mittelgroßer Kopf Romanesco, in Röschen geteilt
70 g frischer Spinat
1 Bund Palmkohl, von den Mittelrippen befreit, grob gehackt
1 mittelgroße Avocado, geviertelt und in Scheiben geschnitten
2 EL Hanfsamen
2 EL Kürbiskerne
25 g Brokkolikeimlinge

FÜR DAS CHIMICHURRI-DRESSING Olivenöl, Basilikum, Petersilie, Schnittlauch, Minze, Dill, Chiliflocken und Zitronenschale in einer Schüssel verrühren, mit Salz sowie Pfeffer würzen.

FÜR DIE QUINOA ½ Liter Wasser in einem kleinen Topf zum Kochen bringen. Die Quinoa hineingeben, die Hitze reduzieren und die Quinoa zugedeckt 15 Minuten köcheln lassen, bis sie das Wasser aufgesogen hat. Den Topf vom Herd nehmen und die Quinoa zugedeckt noch 5 Minuten quellen lassen. Mit einer Gabel auflockern und beiseitestellen.

ZUM FERTIGSTELLEN DER BOWL den Backofen auf 190 °C vorheizen. Die Süßkartoffeln auf ein Backblech geben und mit 1 Esslöffel Olivenöl vermengen. Auf einem zweiten Backblech die Romanesco-Röschen mit dem restlichen Olivenöl vermengen. Beides etwa 30 Minuten im Ofen backen, bis das Gemüse leicht gebräunt ist. Nach der Hälfte der Backzeit die Bleche tauschen.

Spinat und Palmkohl in einer großen Schüssel vermengen. Quinoa, Süßkartoffeln, Romanesco, Spinat-Palmkohl-Mischung und Avocadoscheiben unvermischt in Schalen anrichten. Mit dem Dressing beträufelt sowie mit Hanfsamen, Kürbiskernen und Brokkolikeimlingen bestreut servieren.

Schwarze-Bohnen-Suppe

FÜR 4 PORTIONEN GF VG | FB HD | VON LESLIE

Diese warme, tröstende Suppe eignet sich fantastisch zum Fastenbrechen in der Manifestations- oder Nährphase. Die schwarzen Bohnen unterstützen die Progesteronproduktion, der Knoblauch hilft dem Immunsystem auf die Sprünge und die präbiotischen Hanfsamen füttern die guten Mikroben im Darm. Der Sellerie schließlich wirkt basisch und sorgt so für eine sanfte Entgiftung.

FÜR DIE SUPPE
4 EL Olivenöl extra vergine
1 Zwiebel, abgezogen und gehackt
1 große Karotte, gewürfelt
1 große Stange Sellerie, gewürfelt
6 Knoblauchzehen, abgezogen und gehackt
1 Jalapeño-Chilischote, fein gehackt (optional)
900 g schwarze Bohnen aus der Dose
500 ml Gemüsebrühe (Rezept siehe S. 286)
1 EL gemahlener Kreuzkümmel
1 EL geräuchertes Paprikapulver
1 TL getrockneter Oregano
1 TL Meersalz

OPTIONALE TOPPINGS
frischer Koriander, gehackt
Hanfsamen
rohe Zwiebelwürfel
Avocadoscheiben oder -würfel

FÜR DIE SUPPE das Olivenöl in einen großen Topf geben und erhitzen. Zwiebel, Karotte, Sellerie, Knoblauch sowie Chili hineingeben und 6 bis 10 Minuten in dem Öl braten, bis das Gemüse weich zu werden beginnt.

Schwarze Bohnen mitsamt Flüssigkeit, Gemüsebrühe, Kreuzkümmel, Paprikapulver, Oregano und Salz hinzufügen. Alles gründlich verrühren und die Hitze erhöhen. Die Mischung zum Kochen bringen. Anschließend die Hitze reduzieren und die Suppe etwa 10 Minuten köcheln lassen.

Rund ¼ Liter der Suppe in den Mixer geben und auf hoher Stufe glatt mixen. Wieder zum Rest der Suppe geben und gründlich unterrühren. Alternativ einige der Bohnen mit einem Pürierstab oder Kartoffelstampfer im Topf zerdrücken.

ZUM FERTIGSTELLEN die Suppe auf Schalen verteilen. Mit einem oder mehreren der optionalen Toppings garnieren und servieren.

Weiße-Bohnen-Schwarzkohl-Suppe

FÜR 6 PORTIONEN GF VG | FB HD | VON LESLIE

Hülsenfrüchte, egal welche, unterstützen den weiblichen Körper auf zwei wichtige Weisen: Sie helfen ihm bei der Progesteronproduktion und sind reich an pflanzlichem Eiweiß, weshalb sie den Muskelaufbau fördern. Soll der Blutzucker nicht zu sehr in die Höhe schnellen, können Sie die Suppe vor dem Servieren mit einem gesunden Öl Ihrer Wahl beträufeln. Zusammen mit den Fastencrackern (Rezept siehe S. 123) ergibt sie eine ungeheuer leckere Mahlzeit, die für ein gesundes Darmmikrobiom sorgt.

3 EL Olivenöl extra vergine
150 g Zwiebelwürfel
150 g Karotte, geschält und in Scheiben geschnitten
100 g Stangenselleriescheiben
6 Knoblauchzehen, abgezogen und gehackt
1 TL getrockneter Oregano
1 TL getrockneter Thymian
1 Prise–1 TL Chiliflocken (optional)
450 g weiße Bohnen aus der Dose, abgegossen und abgespült
1½ l Gemüsebrühe (Rezept siehe S. 286)
150 g Schwarzkohl, von den Mittelrippen befreit und gehackt
Meersalz und schwarzer Pfeffer, frisch gemahlen
40 g Pinienkerne, geröstet

Das Olivenöl in einem großen Topf erhitzen. Zwiebelwürfel, Karotte, Sellerie sowie Knoblauch hineingeben und etwa 10 Minuten dünsten, bis das Gemüse weich zu werden beginnt.

Oregano, Thymian und Chiliflocken unterrühren. Alles 1 Minute weiterdünsten.

Die weißen Bohnen sowie die Gemüsebrühe hinzufügen und die Mischung zum Kochen bringen. Die Hitze reduzieren und die Suppe 15 bis 20 Minuten köcheln lassen, bis alle Zutaten weich sind.

Rund ½ Liter der Suppe in den Mixer geben und auf hoher Stufe glatt mixen. Zurück zur restlichen Suppe geben und alles gründlich verrühren.

Den Schwarzkohl in die Suppe geben und 2 bis 3 Minuten einrühren, bis er zusammenfällt. Die Suppe mit Salz und Pfeffer würzen.

Die Suppe auf Schalen verteilen und mit Pinienkernen bestreut warm servieren.

In einem luftdicht verschlossenen Behälter hält sich die Suppe im Kühlschrank bis zu 4 Tage und im Gefrierfach bis zu 1 Monat.

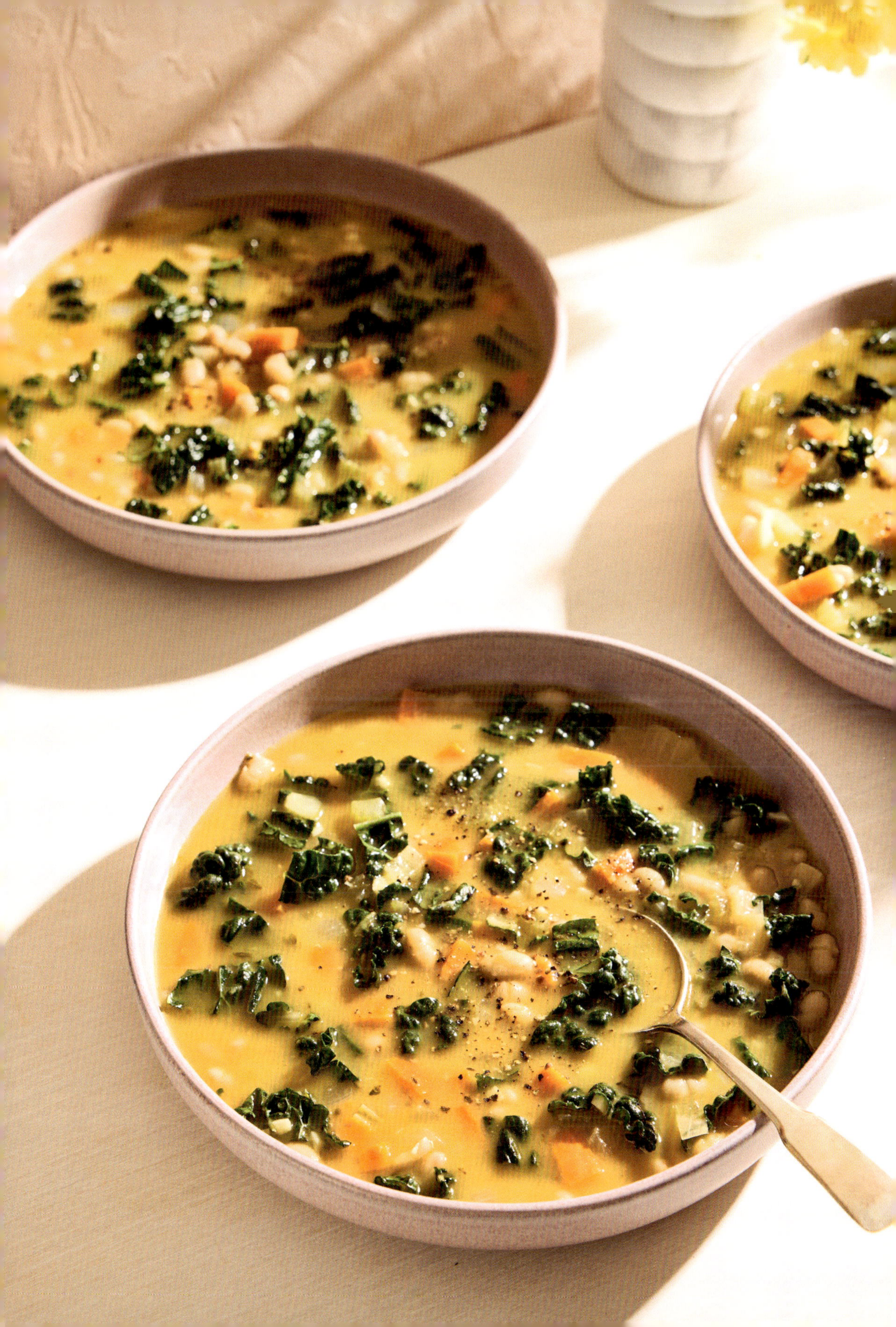

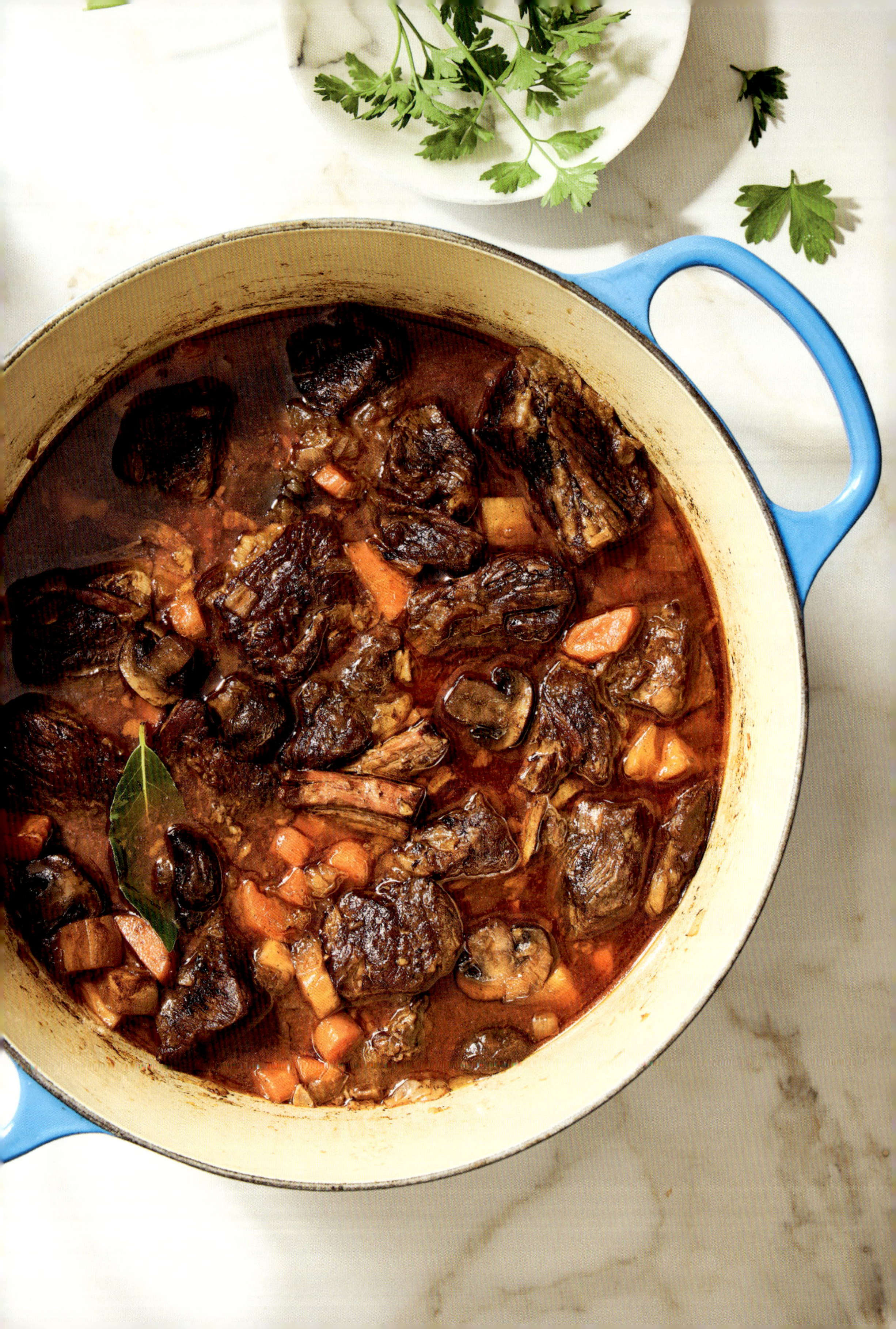

Rindereintopf mit Bier

FÜR 4 PORTIONEN GF | FB HD K | VON JEFF

Sie wollen Muskeln aufbauen? Dann ist das Ihr Rindereintopf, denn er steckt bis zum Rand voller Eiweiß! Und Jeff hat dafür gesorgt, dass alle Süßungsmittel in diesem Rezept einen niedrigen glykämischen Index aufweisen, um Blutzuckerspitzen zu vermeiden.

1 kg Rindernacken, in ca. 2–3 cm große Stücke geschnitten
Meersalz und schwarzer Pfeffer, frisch gemahlen
4 EL Butter
Olivenöl extra vergine
1 große Gemüsezwiebel, Zwiebel oder rote Zwiebel, abgezogen und in mittelgroße Stücke geschnitten
2 EL Keto-Chilisauce (Rezept siehe S. 300)
1 EL Kokosblütenzucker
1 getrocknetes Lorbeerblatt
½ TL gemahlener Piment
250 ml glutenfreies Dunkelbier, z. B. Stout, Porter oder Belgian-Style Dubbel
250 ml Rinderknochenbrühe (Rezept siehe S. 282) oder Wasser
Dijonsenf oder grobkörniger Senf
2 große Karotten, geschält und in ca. 1 cm große Stücke geschnitten
2 mittelgroße Steckrüben, geschält und in ca. 1 cm große Stücke geschnitten
200 g kleine braune Champignons, halbiert
½ Bund glatte Petersilie, grob gehackt

Einen großen Teller für das gegarte Fleisch bereitstellen. Die Rindernackenstücke rundum mit Salz und Pfeffer würzen und beiseitestellen.

Einen großen Schmortopf auf mittlere bis hohe Temperatur erhitzen. Die Butter sowie 2 Esslöffel Olivenöl hineingeben und die Hälfte des Fleischs hinzufügen. Der Topf sollte nicht zu voll sein. Das Fleisch in etwa 5 Minuten, ohne zu rühren, auf einer Seite dunkelbraun anbraten, wenden und auf der anderen Seite weitere 5 Minuten braten. Das Fleisch anschließend auf den bereitgestellten Teller geben und mit dem restlichen Fleisch ebenso verfahren.

Bei Bedarf mehr Öl in den Topf geben und die Zwiebel sowie 1 große Prise Salz hinzufügen. Unter Rühren in etwa 6 Minuten goldbraun braten, dabei den Bratensatz vom Topfboden lösen. Die Hitze etwas reduzieren und Chilisauce, Kokosblütenzucker, Lorbeerblatt sowie Piment in den Topf geben. Unter häufigem Rühren etwa 2 Minuten mitbraten.

Das Fleisch mitsamt dem ausgetretenen Saft, Bier, Knochenbrühe, 1 Esslöffel Senf und 2 Teelöffel Salz unterrühren. Alles zum Kochen bringen, dann die Hitze reduzieren und den Eintopf zugedeckt bei gelegentlichem Rühren mindestens 1 Stunde köcheln lassen.

Karotten, Steckrüben sowie Pilze hinzufügen und alles 1 weitere Stunde sanft köcheln lassen, bis die Flüssigkeit reduziert und das Gemüse gar ist.

Mit Salz, Pfeffer und Senf abschmecken.

In Schalen geben und mit der gehackten Petersilie garniert servieren.

Chana Masala

FÜR 4 PORTIONEN GF V | FB HD K | VON JEFF

Dieses Gericht schmeckt nicht nur fantastisch, es sieht auch noch toll aus! Durch die vielfältigen Gewürze unterstützt es als Präbiotikum Ihre Darmgesundheit, wobei die Betonung hier auf »vielfältig« liegt. Denn eine der wichtigsten Regeln der zyklusgerechten Ernährung besteht im abwechslungsreichen Essen. Ganz hervorragend eignet sich das Chana Masala in der Manifestations- und Nährphase. Für noch mehr Farbe sorgen Sie, wenn Sie es mit grünem Gemüse und gelben Zucchini servieren.

FÜR DIE GEWÜRZPASTE

¼ Zwiebel oder Gemüsezwiebel, abgezogen und gehackt
2 große Knoblauchzehen, abgezogen und gehackt
3 cm frischer Ingwer, geschält und gehackt
1 Jalapeño-Chilischote, entkernt und gehackt
Saft von 1 Zitrone

FÜR DAS CHANA MASALA

50 g Ghee oder ungesalzene Butter
1 kleine Gemüsezwiebel, Zwiebel oder rote Zwiebel, abgezogen und in mittelgroße Stücke geschnitten
1 EL Keto-Chilisauce (Rezept siehe S. 300)
1 EL getrocknete Bockshornkleeblätter (optional)
2 TL Garam Masala
2 TL mildes Currypulver
1½ TL schwarze Senfkörner
1½ TL gelbe Senfkörner
2 getrocknete Lorbeerblätter
Meersalz und schwarzer Pfeffer, frisch gemahlen
Kokosblütenzucker
800 g stückige Tomaten aus der Dose
850 g Kichererbsen aus der Dose, abgegossen und abgespült
½ Bund Korianderblätter, gehackt

FÜR DIE GEWÜRZPASTE Zwiebel, Knoblauch, Ingwer, Chili und Zitronensaft in der Küchenmaschine zu einer glatten Paste verarbeiten. Beiseitestellen.

FÜR DAS CHANA MASALA das Ghee in einem mittelgroßen Topf oder Schmortopf bei mittlerer Temperatur zerlassen. Die Zwiebel hineingeben und in etwa 6 Minuten goldbraun braten. Die Gewürzpaste, Chilisauce, Bockshornklee, Garam Masala, Currypulver, schwarze und gelbe Senfkörner, Lorbeer, 2 Teelöffel Salz, 1 Teelöffel Pfeffer sowie 1 Esslöffel Kokosblütenzucker hinzufügen und alles unter häufigem Rühren 6 bis 10 Minuten karamellisieren lassen. (Sollte die Mischung zu schnell bräunen, die Hitze reduzieren.)

Tomaten, Kichererbsen sowie 120 Milliliter Wasser dazugeben, die Hitze erhöhen und die Mischung zum Kochen bringen. Anschließend die Hitze reduzieren und das Chana Masala teilweise zugedeckt unter gelegentlichem Rühren 15 bis 20 Minuten köcheln lassen.

Den Koriander unterrühren und mit Salz, Pfeffer sowie Kokosblütenzucker abschmecken.

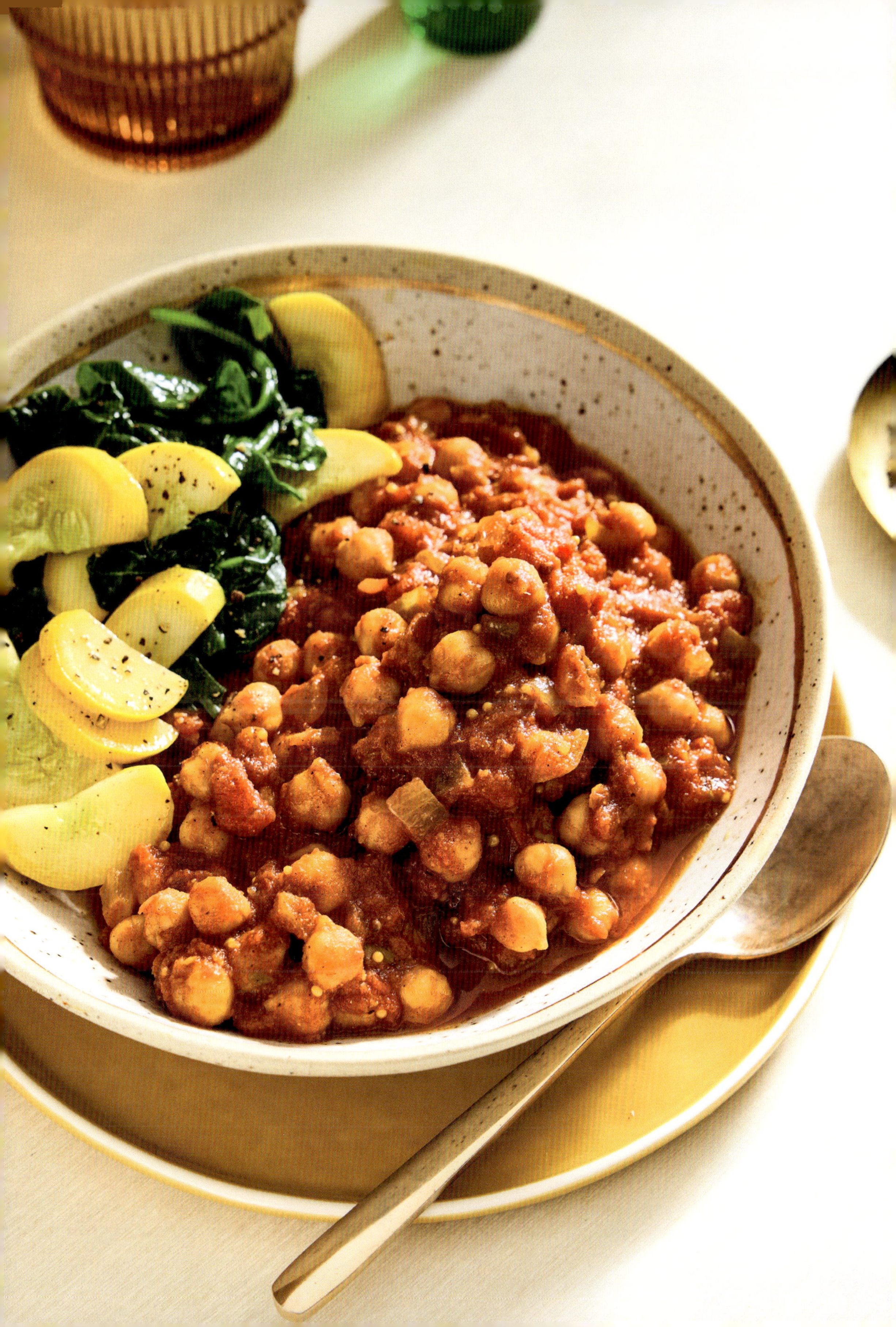

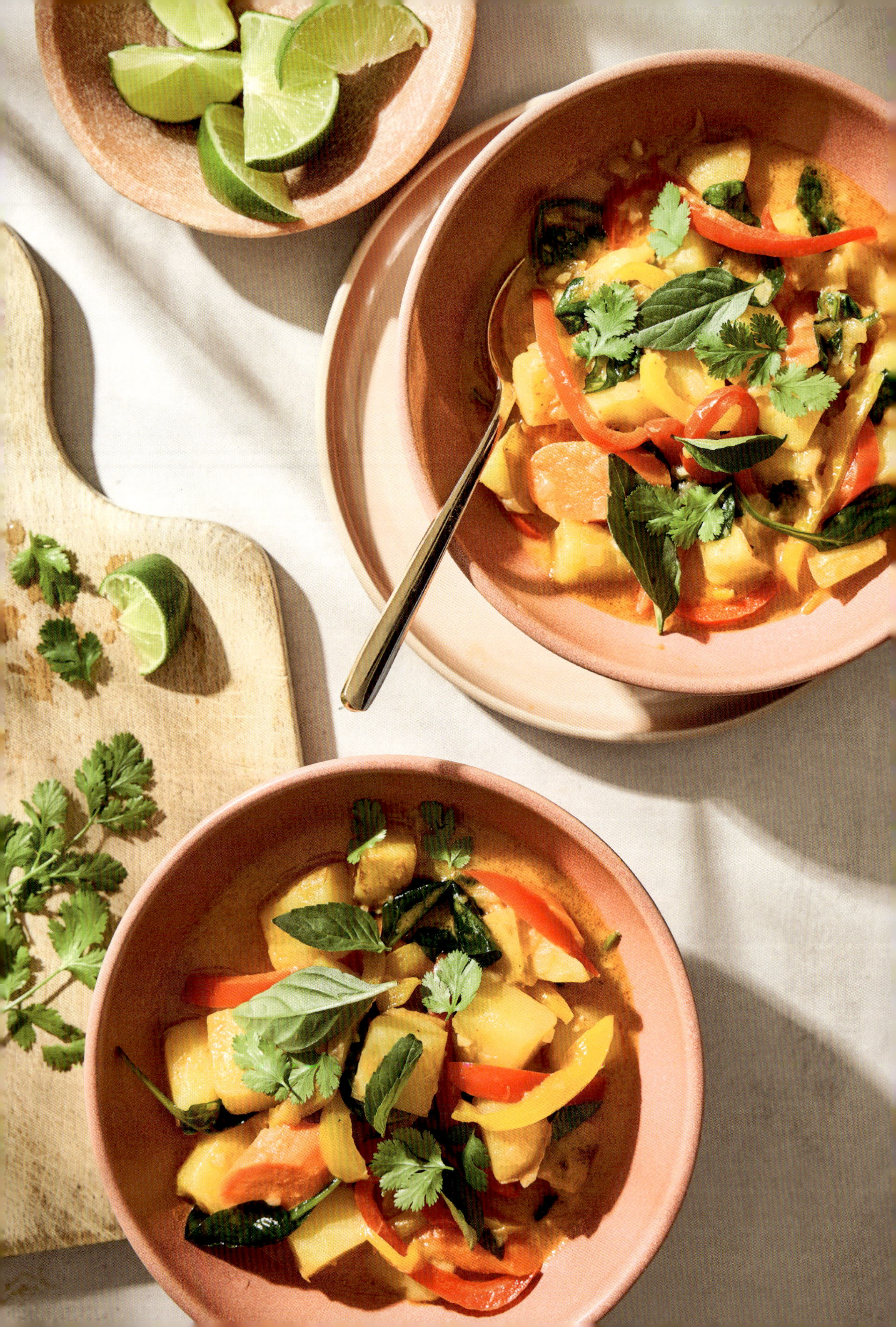

Rotes Thai-Curry

FÜR 4 PORTIONEN GF VG | FB HD | VON LESLIE

Mit dieser Köstlichkeit können Sie ganz wunderbar Ihr Darmmikrobiom unterstützen. Mit dem ballaststoffreichen Gemüse und einer gesunden Dosis Ingwer eignet sie sich am besten in der Manifestations- oder Nährphase. Leslie serviert das Curry gern mit Reis, ich empfehle diesbezüglich Natur- oder schwarzen Reis, da dieser für eine stabilere Blutzuckerreaktion sorgt.

1 EL Avocadoöl
150 g Zwiebelwürfel
4 Knoblauchzehen, abgezogen und gehackt
5 cm frischer Ingwer, fein gehackt
4 Yukon-Gold-Kartoffeln, geschält und in 2 cm große Würfel geschnitten
2 große Karotten, geschält und schräg in ca. 1 cm dicke Scheiben geschnitten
1 rote Paprikaschote, entkernt und in Streifen geschnitten
1 gelbe Paprikaschote, entkernt und in Streifen geschnitten
4 EL thailändische rote Currypaste
650 ml Kokosmilch
45 g frischer Spinat
8 g Thai-Basilikumblätter
Korianderblätter nach Geschmack
1 Bio-Limette, in 8 Spalten geschnitten

Das Avocadoöl in eine große Pfanne geben und erhitzen. Zwiebelwürfel, Knoblauch sowie Ingwer hineingeben und 2 bis 3 Minuten in dem Öl braten, bis die Zwiebelwürfel weich zu werden beginnen.

Die Kartoffeln hinzufügen, 60 Milliliter Wasser angießen und alles zugedeckt etwa 5 Minuten dämpfen, bis die Kartoffeln gar sind. Bei Bedarf Wasser nachgießen.

Karotten sowie Paprika hinzufügen und 8 Minuten mitgaren.

Die Currypaste unterrühren und anschließend die Kokosmilch angießen. Verrühren. Die Hitze reduzieren und das Curry rund 5 Minuten köcheln lassen, bis das Gemüse gar ist, aber noch Biss hat.

Die Pfanne vom Herd nehmen und den Spinat unter das Curry rühren.

Mit Basilikum sowie Koriander bestreuen und mit etwas Limettensaft beträufeln. Mit 1 weiteren Limettenspalte garniert servieren.

Kichererbsen-»Omelett«

FÜR 1 PORTION GF VG | FB HD K | VON LESLIE

Ich finde Leslies Idee, Kichererbsenmehl für dieses »Omelett« zu verwenden, ganz wunderbar. Die Hülsenfrüchte liefern eine ordentliche Portion Eiweiß, weshalb sich das Gericht hervorragend als Mahlzeit nach einem Work-out eignet, wenn Sie sich pflanzenbasiert ernähren und Muskeln aufbauen wollen. Das auch als Kala Namak bekannte schwarze Salz schmeckt zwar köstlich, kann problemlos aber durch Meersalz ersetzt werden. Da Kichererbsenmehl etwas klebt, sollten Sie das Olivenöl in der Pfanne gut erhitzen, bevor Sie den Teig hineingeben, und das »Omelett« immer wieder mit einem Spatel lösen.

35 g Kichererbsenmehl
2 EL Hefeflocken
¼ TL gemahlene Kurkuma
¼ TL Backpulver
¼ TL schwarzes Salz oder Meersalz
4 EL Olivenöl extra vergine
1 großer weißer oder brauner Champignon, in Scheiben geschnitten
15 g frischer Spinat, gehackt
20 g Lauch, nur das Weiße, in Ringe geschnitten
1 Knoblauchzehe, abgezogen und fein gehackt

Kichererbsenmehl, Hefeflocken, Kurkuma, Backpulver sowie Salz in eine große Schüssel geben und gründlich verrühren. 80 Milliliter Wasser dazugießen und glatt rühren. Beiseitestellen.

3 Esslöffel Olivenöl in eine große Pfanne geben und erhitzen. Pilz, Spinat, Lauch sowie Knoblauch hinzufügen und in etwa 5 Minuten in dem Öl weich braten. Die Füllung auf einen Teller geben.

Das restliche Olivenöl in die Pfanne geben und erhitzen. Den Kichererbsenteig hineingeben und durch Schwenken der Pfanne gleichmäßig darin verteilen, bis der Teig den gesamten Boden bedeckt. Das »Omelett« rund 5 Minuten braten, bis es in der Mitte trocken ist. Dabei an der Pfanne rütteln, damit das »Omelett« nicht haften bleibt, oder dieses mit einem Spatel lösen.

Die Füllung auf eine Seite des »Omeletts« geben, die andere Hälfte vorsichtig darüberklappen und das »Omelett« warm servieren.

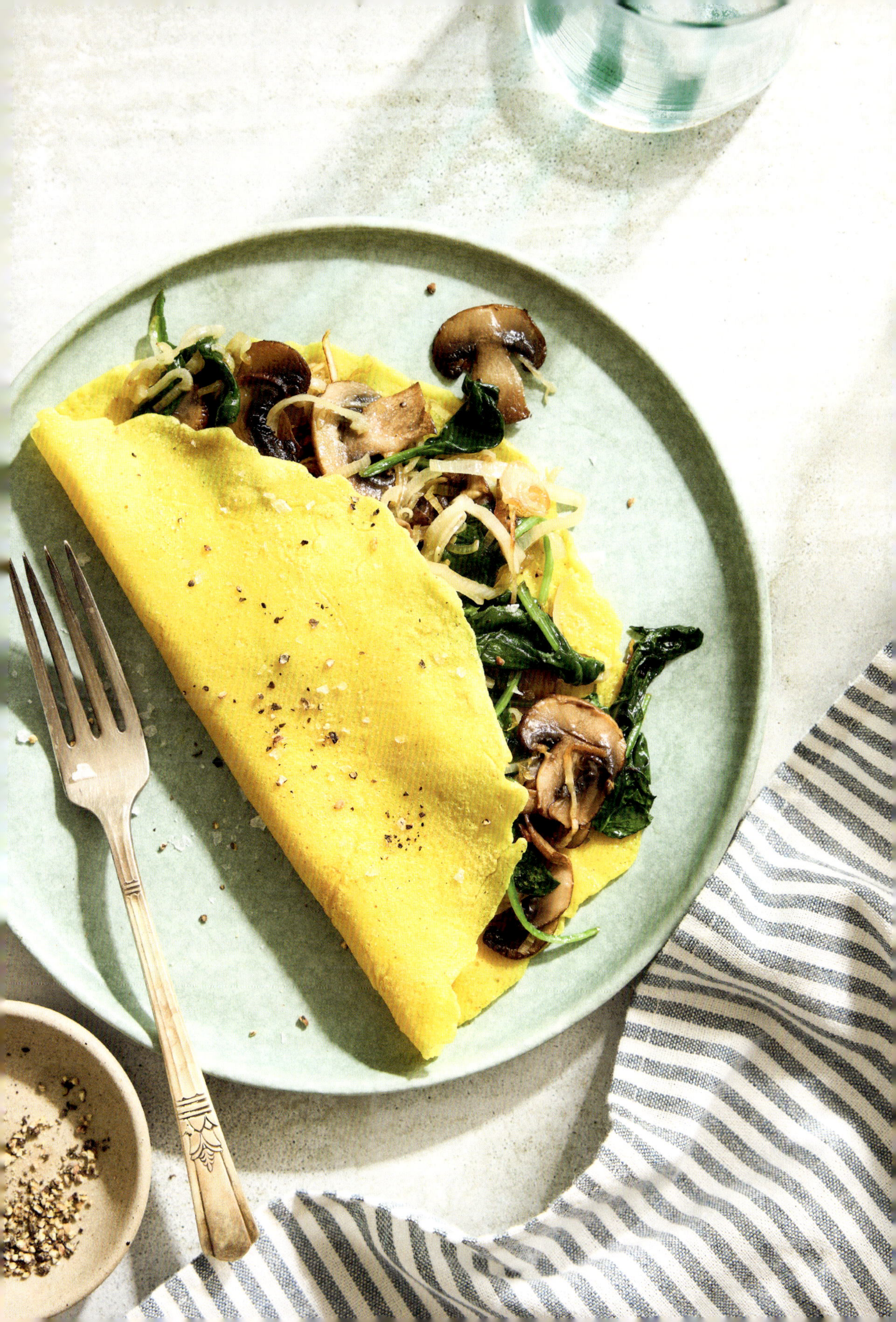

Tortilla Española

FÜR 4 PORTIONEN GF V | FB HD | VON JEFF

Dieses Gericht gehört zu denen, die immer besser gelingen, je öfter man sie zubereitet. Die Eier darin liefern einen ordentlichen Leucinkick, worüber sich vor allem diejenigen freuen, die mehr Eiweiß zu sich nehmen wollen. Experimentieren Sie ruhig mit verschiedenen Kartoffelsorten, da jede von ihnen andere Mikroben in Ihrem Darm füttert. Versuchen Sie es doch einmal mit Sorten, die Sie sonst nicht verwenden, das macht Ihre guten Darmbakterien wirklich happy! Mit einem Beilagensalat eignet sich die spanische Tortilla sehr gut als Mittag- oder Abendessen; ohne Beilage verzehrt, gibt sie ein tolles Frühstück oder einen leckeren Snack ab.

200 ml Olivenöl extra vergine
1 große Zwiebel oder Gemüsezwiebel, abgezogen, halbiert und in feine Juliennes oder Halbmonde geschnitten
650 g Russet-Kartoffeln, geschält, längs halbiert und quer in dünne Scheiben geschnitten
6 Eier (Größe L)
2 TL Meersalz

Das Olivenöl in eine große Pfanne geben und auf mittlere Temperatur erhitzen. Die Zwiebel hineingeben und unter gelegentlichem Rühren in etwa 4 Minuten weich braten. Die Kartoffeln hinzufügen und alles unter gelegentlichem Rühren rund 10 Minuten weiterbraten, bis die Kartoffeln gar sind, aber noch ihre Form behalten.

Ein großes feinmaschiges Sieb über eine Schüssel geben und die Kartoffel-Zwiebel-Mischung vorsichtig hineingießen, dabei das Öl in der Schüssel auffangen. Die Kartoffel-Zwiebel-Mischung auf Zimmertemperatur abkühlen lassen, das dauert etwa 10 Minuten, oder bis zur Weiterverwendung in den Kühlschrank stellen.

In einer weiteren Schüssel Eier und Salz verrühren. Die Kartoffel-Zwiebel-Mischung dazugeben und alles vorsichtig vermengen, bis die Kartoffeln rundum mit dem Ei bedeckt sind.

Eine beschichtete Pfanne (25 cm Ø) bei mittlerer Temperatur erhitzen. Einen gleich großen runden Teller sowie eine Servierplatte bereitstellen.

2 Esslöffel des aufgefangenen Öls in die Pfanne geben.

Die Eier-Kartoffel-Mischung dazugeben und die Pfanne schwenken, damit die Eier garen, dabei aber nichts am Pfannenboden oder Pfannenrand haften bleibt. Die Mischung aus demselben Grund immer wieder mit einem Spatel lösen.

Die Hitze reduzieren, die Tortilla darf nicht zu braun werden. Die Pfanne weiter schwenken, bis die Tortilla auf der Oberseite Bläschen wirft und am Rand trocken ist. Das dauert rund 5 Minuten.

Jetzt kommt der akrobatische Teil: Die Pfanne vom Herd nehmen und den Teller darauflegen. Nun in einer beherzten Bewegung das Ganze umdrehen, damit die Tortilla auf dem Teller zu liegen kommt. Die Pfanne wieder auf den Herd stellen und 1 weiteren Esslöffel des aufgefangenen Öls hineingeben. Die Tortilla vom Teller wieder in die Pfanne gleiten lassen und auf der anderen Seite braten. Dabei die Pfanne wieder schwenken, damit nichts anhaftet. Nach 6 bis 10 Minuten dürfte die Tortilla gar sein.

Die Tortilla noch einmal zirkusreif wenden, dieses Mal auf die Servierplatte, mindestens 5 Minuten ruhen lassen und schließlich in Stücke schneiden.

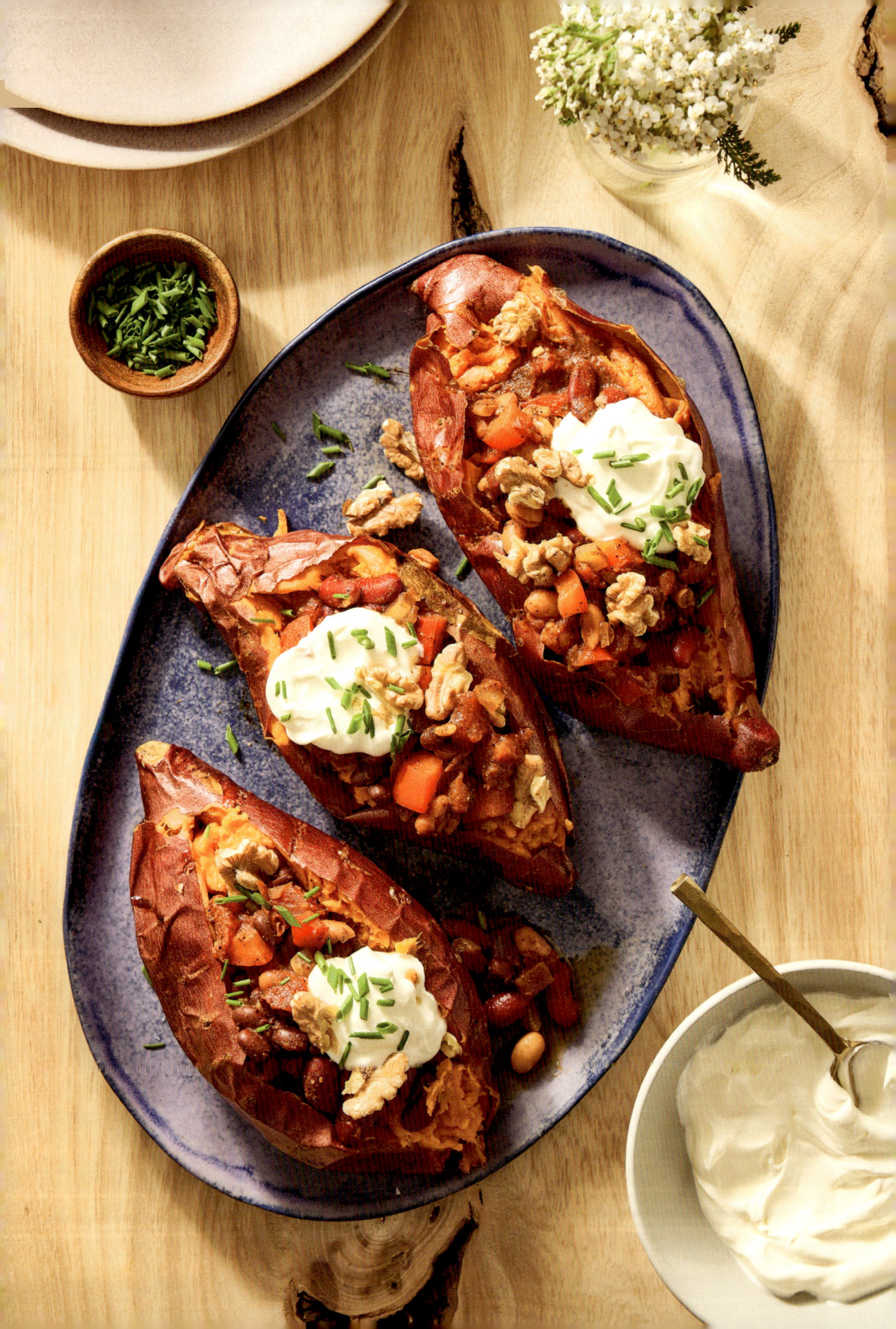

Gefüllte Süßkartoffeln mit Chili

FÜR 6 PORTIONEN GF VG | FB HD | VON LESLIE

Süßkartoffeln und Hülsenfrüchte sind meine absoluten Lieblingsnahrungsmittel für Hormondiättage. Erstere sind nicht nur mit Chili, sondern gewissermaßen auch mit jeder Menge Progesteron gefüllt, da die Zutatenkombi die Progesteronproduktion des Körpers perfekt unterstützt. Am besten genießen Sie dieses Gericht in der Nährphase.

FÜR DIE SÜSSKARTOFFELN

6 große Süßkartoffeln
1 EL Olivenöl extra vergine
Meersalz

FÜR DAS CHILI

3 EL Olivenöl extra vergine
150 g Zwiebelwürfel
1 rote Paprikaschote, entkernt und gewürfelt
30 g Chilipulver
1 EL Kakaopulver
1 ½ TL gemahlener Kreuzkümmel
1 ½ TL Meersalz
1 TL getrockneter Oregano
1 TL Knoblauchpulver
800 g stückige Tomaten aus der Dose
400 g schwarze Bohnen aus der Dose, abgegossen und abgespült
400 g Kidneybohnen aus der Dose, abgegossen und abgespült
400 g Pintobohnen aus der Dose, abgegossen und abgespült
500 ml Gemüsebrühe (Rezept siehe S. 286)

OPTIONALE TOPPINGS

veganer geriebener Käse
vegane Sour Cream
Schnittlauchröllchen
gehackte Walnüsse

ZUM BACKEN DER KARTOFFELN den Backofen auf 220 °C vorheizen. Die Süßkartoffeln auf ein Backblech legen, mit Olivenöl einreiben und mit Salz bestreuen. Mit einer Gabel mehrmals einstechen und 40 bis 45 Minuten im Ofen backen.

FÜR DAS CHILI das Olivenöl in einen großen Topf geben und erhitzen. Zwiebel- sowie Paprikawürfel hineingeben und in etwa 6 Minuten in dem Öl weich dünsten. Chili- sowie Kakaopulver, Kreuzkümmel, Salz, Oregano und Knoblauchpulver dazugeben und unter gelegentlichem Rühren 2 Minuten mitdünsten. Tomaten, schwarze Bohnen, Kidneybohnen und Pintobohnen hinzufügen, die Gemüsebrühe angießen und das Chili unter gelegentlichem Rühren rund 20 Minuten köcheln lassen, bis es eindickt.

ZUM FERTIGSTELLEN jede Kartoffel auf der Oberseite längs einschneiden und leicht öffnen. Mit Chili füllen (es wird reichlich Chili übrig bleiben) und mit Toppings nach Wahl belegen.

Das übrig gebliebene Chili schmeckt auch pur mit einem Salat. Es hält sich in einem luftdicht verschlossenen Behälter im Kühlschrank bis zu 1 Woche und im Gefrierfach bis zu 1 Monat.

Shepherd's Pie mit Linsen, Pilzen und Süßkartoffeln

FÜR 6 PORTIONEN GF VG | FB HD | VON LESLIE

Die Welt entdeckt gerade, dass Pilze heilende Kräfte haben, und in diesem Gericht werden sie sogar noch mit Süßkartoffeln kombiniert – perfekt für den weiblichen Hormonhaushalt! Ich verwende hier außerdem gern biodynamischen Naturwein, um eventuell zugesetzte Schadstoffe zu minimieren.

FÜR DAS TOPPING

450 g Süßkartoffeln
60–250 ml Cashew-Pflanzendrink oder ein anderer ungesüßter Pflanzendrink
Meersalz und schwarzer Pfeffer, frisch gemahlen

FÜR DIE FÜLLUNG

3 EL Olivenöl extra vergine
170 g Portobello-Pilze, gewürfelt
2 Karotten, geschält und gewürfelt
1 mittelgroße Zwiebel, abgezogen und gewürfelt
4 Knoblauchzehen, abgezogen und gehackt
Meersalz und schwarzer Pfeffer, frisch gemahlen
2 EL glutenfreies Mehl
500 ml Gemüsebrühe (Rezept siehe S. 286)
250 ml Rotwein, z. B. Bio-Cabernet-Sauvignon
3 EL Tamari (natürlich fermentierte Sojasauce)
2 EL Tomatenmark
1 EL frischer Oregano
200 g frischer Grünkohl, gehackt
400 g gegarte schwarze oder grüne Linsen
150 g frische oder TK-Erbsen

FÜR DAS TOPPING den Backofen auf 200 °C vorheizen. Die Süßkartoffeln mit einer Gabel rundum einstechen und 40 bis 45 Minuten im Ofen backen.

Schälen und in eine Schüssel geben. Mithilfe eines Kartoffelstampfers mit so viel Pflanzendrink zerdrücken, dass eine cremige Masse entsteht. Mit Salz und Pfeffer würzen.

FÜR DIE FÜLLUNG das Olivenöl in einen großen Topf geben und erhitzen. Pilze, Karotten, Zwiebel und Knoblauch mit 1 Prise Salz hineingeben und 7 bis 10 Minuten in dem Öl braten.

Das Mehl unterrühren. Gemüsebrühe, Wein, Tamari, Tomatenmark und Oregano hinzufügen und alles noch einmal gründlich verrühren. Die Mischung etwa 10 Minuten köcheln lassen, bis die Karotten gar sind.

Grünkohl, Linsen und Erbsen unterrühren. Mit Pfeffer und Salz würzen. Beiseitestellen.

ZUM FERTIGSTELLEN den Backofen auf 200 °C vorheizen.

Die Füllung gleichmäßig auf dem Boden einer ausreichend großen Keramikauflaufform verteilen und das Süßkartoffelpüree mit einem Spatel darübergeben. Etwa 30 Minuten im Ofen backen und anschließend sofort servieren.

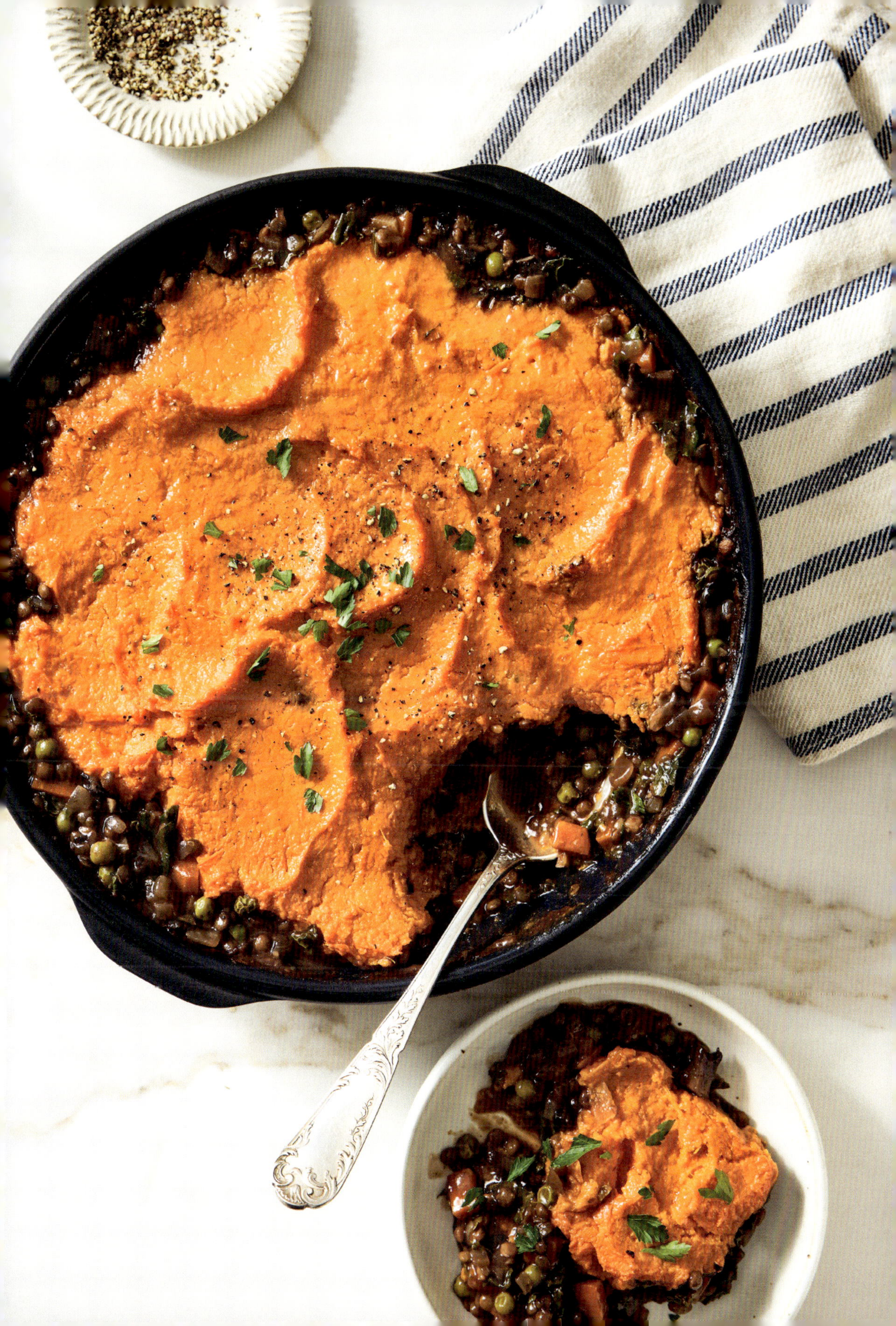

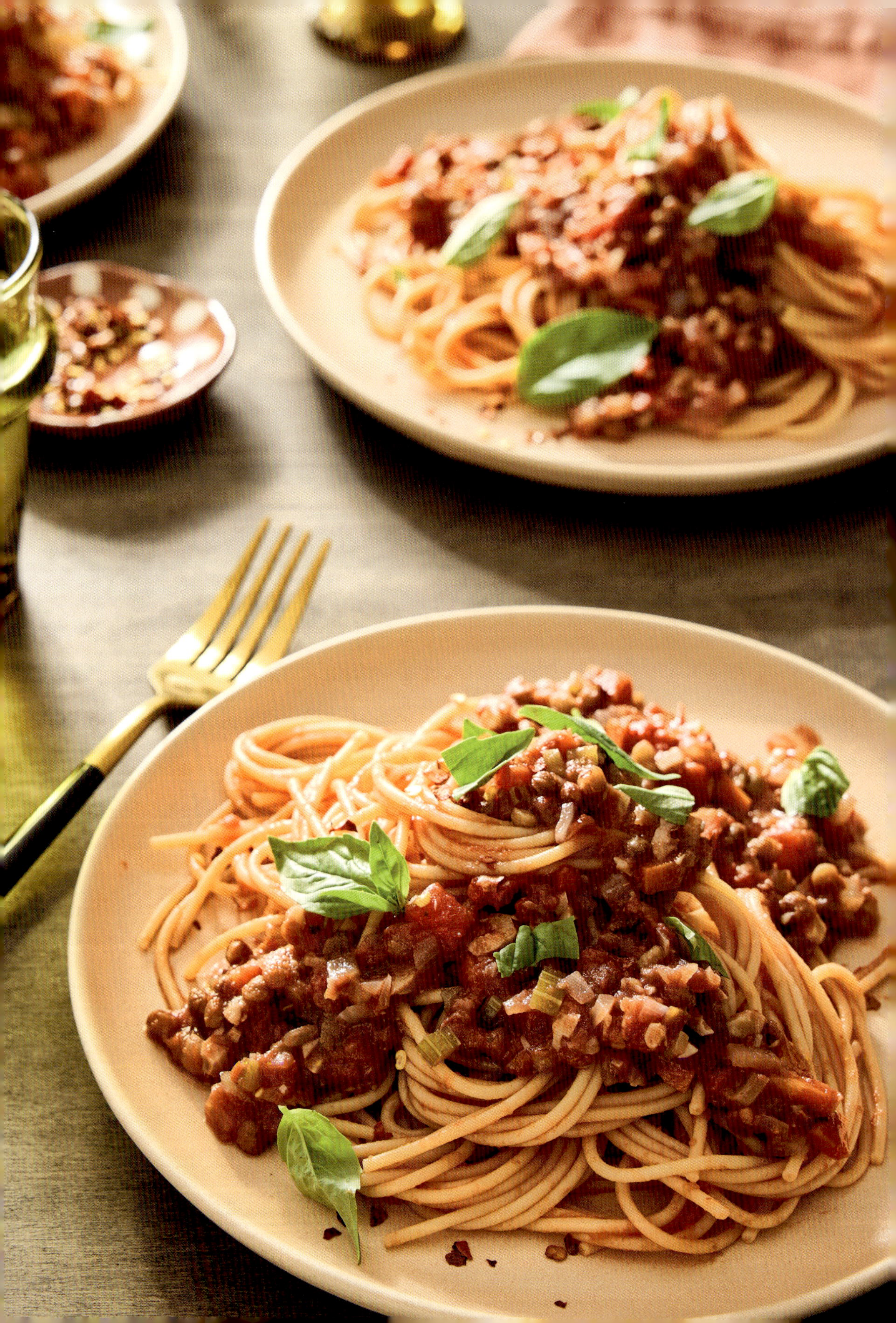

Spaghetti mit Linsen-»Bolognese«

FÜR 4 PORTIONEN GF VG | FB HD | VON LESLIE

Dieses köstliche Gericht bedient sich der heilenden Kraft der Walnüsse, die dem Gehirn ordentlich Treibstoff liefern. Die Linsen unterstützen ein gesundes Darmmikrobiom, verbessern den Cholesterinspiegel und wirken obendrein noch antientzündlich. Ein Glas Bio-Rotwein macht die Sauce aromatischer, ist aber kein Muss, wenn Sie Alkohol meiden möchten.

3 EL Olivenöl extra vergine
150 g Zwiebelwürfel
1 Karotte, in kleine Stücke geschnitten
1 große Stange Sellerie, in kleine Stücke geschnitten
4–8 Knoblauchzehen, abgezogen und fein gehackt
1 TL getrockneter Oregano
1 TL Meersalz
1 Prise Chiliflocken (optional)
400 g stückige Tomaten aus der Dose
60 g Walnüsse, gehackt
120 ml Bio-Rotwein (optional)
200 g gegarte Linsen
450 g Spaghetti aus Linsen- oder Kichererbsenmehl
20 g frische Basilikumblätter, gehackt

Das Olivenöl in einen großen Topf geben und erhitzen. Zwiebelwürfel, Karotte, Sellerie und Knoblauch hineingeben und 6 bis 10 Minuten in dem Öl braten, bis das Gemüse weich zu werden beginnt. Oregano, Salz und Chiliflocken unterrühren.

Tomaten sowie Walnüsse hinzufügen und den Wein angießen. Die Hitze auf niedrige Temperatur reduzieren und die Mischung zugedeckt zum Köcheln bringen. 10 Minuten köcheln lassen, dann die Linsen unterrühren und 5 Minuten mitgaren.

In einem großen Topf Wasser zum Kochen bringen und die Spaghetti darin nach Packungsanleitung al dente garen. Die Nudeln abgießen und auf Tellern anrichten.

Das Basilikum zur Sauce geben und unterrühren. Die Sauce über die Spaghetti geben und die Spaghetti mit Linsen »Bolognese« sofort servieren.

Tacos mit Süßkartoffeln und Tempeh

FÜR 8 TACOS GF VG | FB HD | VON LESLIE

Ich liebe Süßkartoffeln, die in der Kombination mit Tempeh noch heilsamere Kräfte entwickeln. Das Gericht bietet sich vor allem für die mittlere Manifestationsphase an, weil Tempeh Phytoöstrogene enthält und Süßkartoffeln die Progesteronproduktion unterstützen. Es eignet sich aber auch gut für die ausklingende Nährphase, wenn der Körper ein wenig Östrogen gut gebrauchen kann. Die Tacos schmecken einfach köstlich mit der Salsa, machen aber auch ohne sie eine Top-Figur.

FÜR DIE SALSA

340 g Tomatillos, von der Fruchthülle befreit und abgespült
1 mittelgroße Jalapeño-Chilischote, halbiert und nach Belieben entkernt
1 kleines Bund Koriander
½ TL Meersalz

FÜR DIE TACOS

4 EL Olivenöl extra vergine
2 Süßkartoffeln, geschält und in ca. 1 cm große Würfel geschnitten
225 g Tempeh, zerkrümelt
80 g Zwiebelwürfel
2 Knoblauchzehen, abgezogen und fein gehackt
1 EL geräuchertes Paprikapulver
1 TL gemahlener Kreuzkümmel
½ TL Zimtpulver
½ TL getrockneter Oregano
Meersalz und schwarzer Pfeffer, frisch gemahlen
Saft von 1 Limette
30 g Hanfsamen
1 mittelgroße Avocado, entsteint, geschält und in 8 Spalten geschnitten
8 Maistortillas (15 cm Ø)
25 g frische Korianderblätter, grob gehackt

FÜR DIE SALSA Tomatillos und Jalapeñohälften in eine Metallform geben und auf der obersten Schiene im Backofen etwa 6 Minuten grillen, bis das Gemüse schwarze Flecken bekommt. Die Tomatillos wenden und auf der anderen Seite weitere 5 Minuten grillen. Beides leicht abkühlen lassen und anschließend mit Koriander sowie Salz im Mixer grob pürieren.

FÜR DIE TACOS das Olivenöl in eine große Pfanne geben und erhitzen. Die Süßkartoffeln hineingeben und 6 Minuten in dem Öl braten, bis sie leicht gebräunt sind. Tempeh, Zwiebelwürfel, Knoblauch, Paprikapulver, Kreuzkümmel, Zimt und Oregano unterrühren. Mit Salz und Pfeffer würzen. Weiterbraten; sind die Süßkartoffeln gar, den Limettensaft unterrühren. Beiseitestellen.

Die Hanfsamen in eine breite, flache Form geben und die Avocadospalten damit panieren. Die Tortillas in einer heißen Pfanne etwa 30 Sekunden pro Seite erhitzen, bis sie biegsam sind und Blasen werfen. In Alufolie wickeln.

Tortillas mit der Süßkartoffelmischung füllen und mit je 1 Avocadospalte und Korianderblättern garniert servieren. Die Salsa dazu servieren.

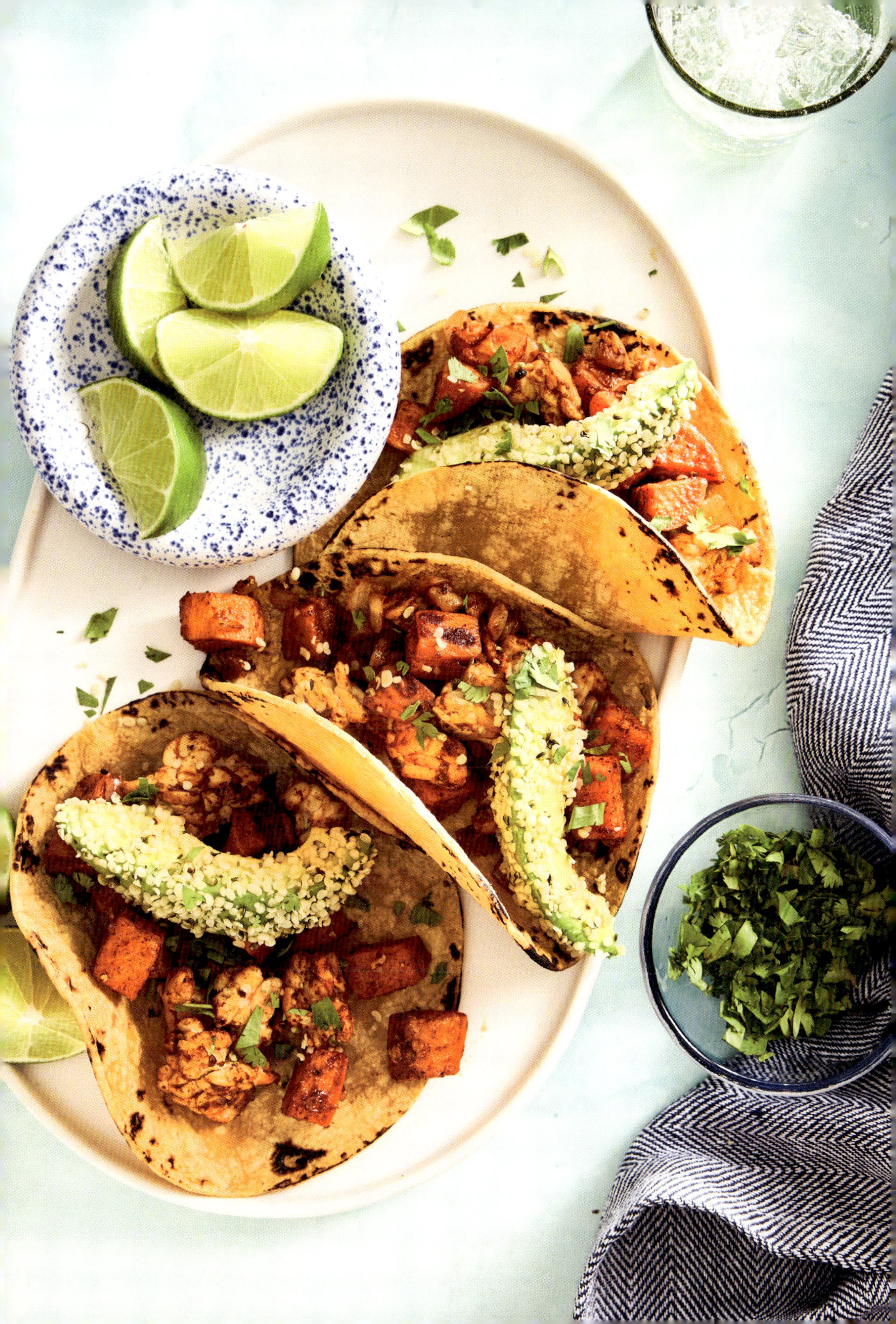

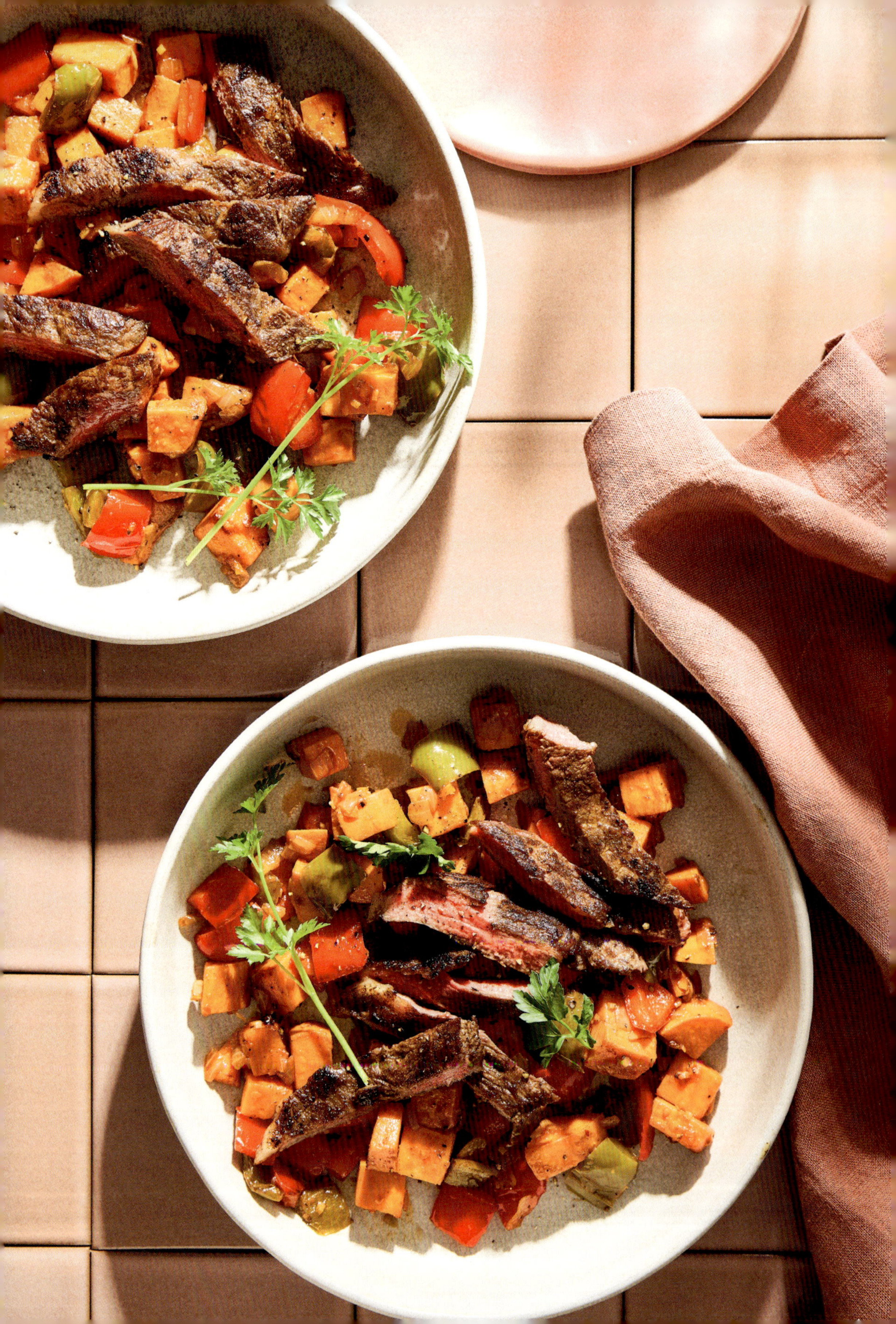

Southwest-Steak mit Süßkartoffel-Hash

FÜR 4 PORTIONEN GF | FB HD | VON JEFF

Nichts gibt uns einen größeren Aminosäurenkick als Steak. Ich empfehle dafür Fleisch von Weiderindern, da dieses ein besseres Fettsäurenprofil aufweist. Vielleicht überrascht das Mesquite-Pulver in diesem Rezept Sie, doch hat Jeff es wegen der rauchigen Süße gewählt; außerdem ist es relativ leicht erhältlich und verfügt über einen erstaunlich niedrigen glykämischen Index. Es erhöht den Blutzucker in ähnlicher Weise wie Kokosblütenzucker – ein großartiges alternatives Süßungsmittel.

FÜR DAS STEAK

1 TL Mesquite-Pulver oder Kokosblütenzucker
1 TL Meersalz
1 TL gemahlener Kreuzkümmel
1 TL Espressopulver
½ TL geräuchertes Paprikapulver, vorzugsweise spanisches
550–700 g Rumpsteak, ca. 2½–4 cm dick, vom Fettrand befreit
2 EL Olivenöl extra vergine

FÜR DAS SÜSSKARTOFFEL-HASH

1 EL Olivenöl extra vergine
1 kleine Zwiebel, Gemüsezwiebel oder rote Zwiebel, abgezogen und gehackt
Meersalz und schwarzer Pfeffer, frisch gemahlen
450 g Süßkartoffeln, geschält und in ca. 1 cm große Würfel geschnitten
1 kleine grüne Paprikaschote, entkernt und gehackt
1 kleine rote Paprikaschote, entkernt und gehackt
3 große Knoblauchzehen, abgezogen und fein gehackt
1 EL Tomatenmark
120 ml Rinderknochenbrühe (Rezept siehe S. 282) oder Wasser
Ihre Lieblingschilisauce

FÜR DAS STEAK einen großen Teller bereitstellen. Zucker, Salz, Kreuzkümmel, Espressopulver und Paprikapulver in einer kleinen, flachen Schüssel verrühren. Das Fleisch rundum mit der Gewürzmischung einreiben und auf den Teller legen.

Das Steak dann entweder sofort braten oder zugedeckt bis zu 24 Stunden kühl stellen und ruhen lassen. In letzterem Fall das Fleisch 1 Stunde vor der Weiterverarbeitung aus dem Kühlschrank nehmen, damit es sich auf Zimmertemperatur erwärmen kann. Einen weiteren Teller für das gebratene Fleisch bereitstellen.

FORTSETZUNG ▶

Southwest-Steak mit Süßkartoffel-Hash

FORTSETZUNG

Das Olivenöl in eine große Pfanne geben und erhitzen. Sobald das Öl sehr heiß ist, das Fleisch in die Pfanne legen. In etwa 3 Minuten auf einer Seite scharf anbraten, dann wenden und je nach gewünschtem Gargrad auf der anderen Seite braten – nach etwa 2 Minuten ist das Fleisch medium. Auf den bereitgestellten Teller legen, einige Minuten ruhen lassen und anschließend in Streifen schneiden.

FÜR DAS SÜSSKARTOFFEL-HASH in der Zeit, in der das Fleisch ruht, das Olivenöl in die Steakpfanne geben. Die Hitze auf mittlere Temperatur reduzieren und die Zwiebel sowie 1 große Prise Salz dazugeben. Die Zwiebel 3 bis 5 Minuten braten, bis sie leicht bräunt; dabei den Bratensatz vom Pfannenboden lösen. Süßkartoffeln, Paprika, Knoblauch sowie Tomatenmark hinzufügen und alles mit Salz sowie Pfeffer würzen. Gründlich verrühren. Die Hitze erhöhen, die Knochenbrühe angießen und die Mischung zum Kochen bringen.

Die Hitze jetzt wieder reduzieren und die Mischung unter gelegentlichem Rühren köcheln lassen, bis die Brühe verdunstet ist und die Süßkartoffeln gar sowie leicht gebräunt sind. Das dauert 16 bis 19 Minuten. 1 Esslöffel Lieblingschilisauce unterrühren, das Fleisch mitsamt Saft untermengen und erwärmen.

Mit Salz, Pfeffer und Chilisauce abschmecken. Auf Tellern anrichten und sofort servieren.

Herzhafter japanischer Pfannkuchen (Okonomiyaki)

FÜR 4 PORTIONEN GF | FB HD K | VON JEFF

Könnten Ihre Darmmikroben dieses Rezept sehen, würden sie jetzt jubeln! Diejenigen, die gern mehr Eiweiß zu sich nehmen würden, aber nicht in Form von Fleisch, sind mit dieser Kombi aus Meeresfrüchten und Eiern ausgezeichnet beraten.

60 g Calamari, mit Tentakeln in ca. 1 cm große Stücke geschnitten
60 g mittelgroße küchenfertige Garnelen ohne Schale und Schwanz, in mundgerechte Stücke geschnitten
4 Eier (Größe L), verquirlt
75 g Weißkohlstreifen
180 ml gekaufter Fischfond, Dashi (Rezept siehe S. 287) oder Wasser
30 g Frühlingszwiebeln, weiße und grüne Teile, in sehr feine Streifen geschnitten
30 g Zucchini, längs geviertelt und in dünne Scheiben geschnitten
30 g braune oder weiße Champignons, bei Bedarf halbiert
35 g Mandelmehl
35 g Kokosmehl
1 EL eingelegter Keto-Ingwer (Rezept siehe S. 292), abgegossen und fein gehackt
1 TL Xanthan (optional)
1 TL Backpulver
1 TL Meersalz
½ TL weißer Pfeffer, frisch gemahlen
3 EL ungesalzene Butter
150 g Kimchi
Miso-Ingwer-Dressing (Rezept siehe S. 304)
Sriracha-Sauce (optional)

Calamari, Garnelen, Eier, Weißkohl, Fischfond, Frühlingszwiebeln, Zucchini, Pilze, Mandelmehl, Kokosmehl, Ingwer, Xanthan, Backpulver, Salz und Pfeffer in einer großen Schüssel gründlich vermengen. Eier, Mehl und Fond sollten einen dickflüssigen Teig ergeben. Nach Belieben bis zu 4 Stunden kühl stellen.

Wurde der Teig kühl gestellt, vor der Weiterverwendung auf Zimmertemperatur erwärmen.

Eine beschichtete Pfanne (25 cm Ø) auf mittlere Temperatur erhitzen und einen Teller mit demselben Durchmesser bereitstellen.

Die Hälfte der Butter in der Pfanne erhitzen, bis sie schäumt. Die Teigmasse hineingeben und die Pfanne schwenken; den Teig am Rand vorsichtig mit einem Spatel lösen. Es sollte nichts am Pfannenboden oder -rand anhaften. Die Hitze reduzieren, sollte der Pfannkuchen zu schnell garen.

FORTSETZUNG ►

Herzhafter japanischer Pfannkuchen (Okonomiyaki)

FORTSETZUNG

Ist der Pfannkuchen nach etwa 7 Minuten größtenteils fest und beginnen die Ränder zu bräunen, die Pfanne vom Herd nehmen. Den bereitgestellten Teller umgekehrt auf die Pfanne legen; den Pfannkuchen in einer flüssigen Bewegung wenden und auf den Teller geben.

Die Pfanne wieder auf den Herd stellen und die restliche Butter hineingeben. Den Pfannkuchen in die Pfanne zurückgleiten lassen und auf der anderen Seite in rund 7 Minuten fertiggaren. Er sollte fest und der Boden sollte leicht gebräunt sein. Bräunt er zu schnell, die Hitze reduzieren.

Mit Kimchi garnieren und mit Miso-Ingwer-Dressing sowie Sriracha-Sauce beträufelt servieren.

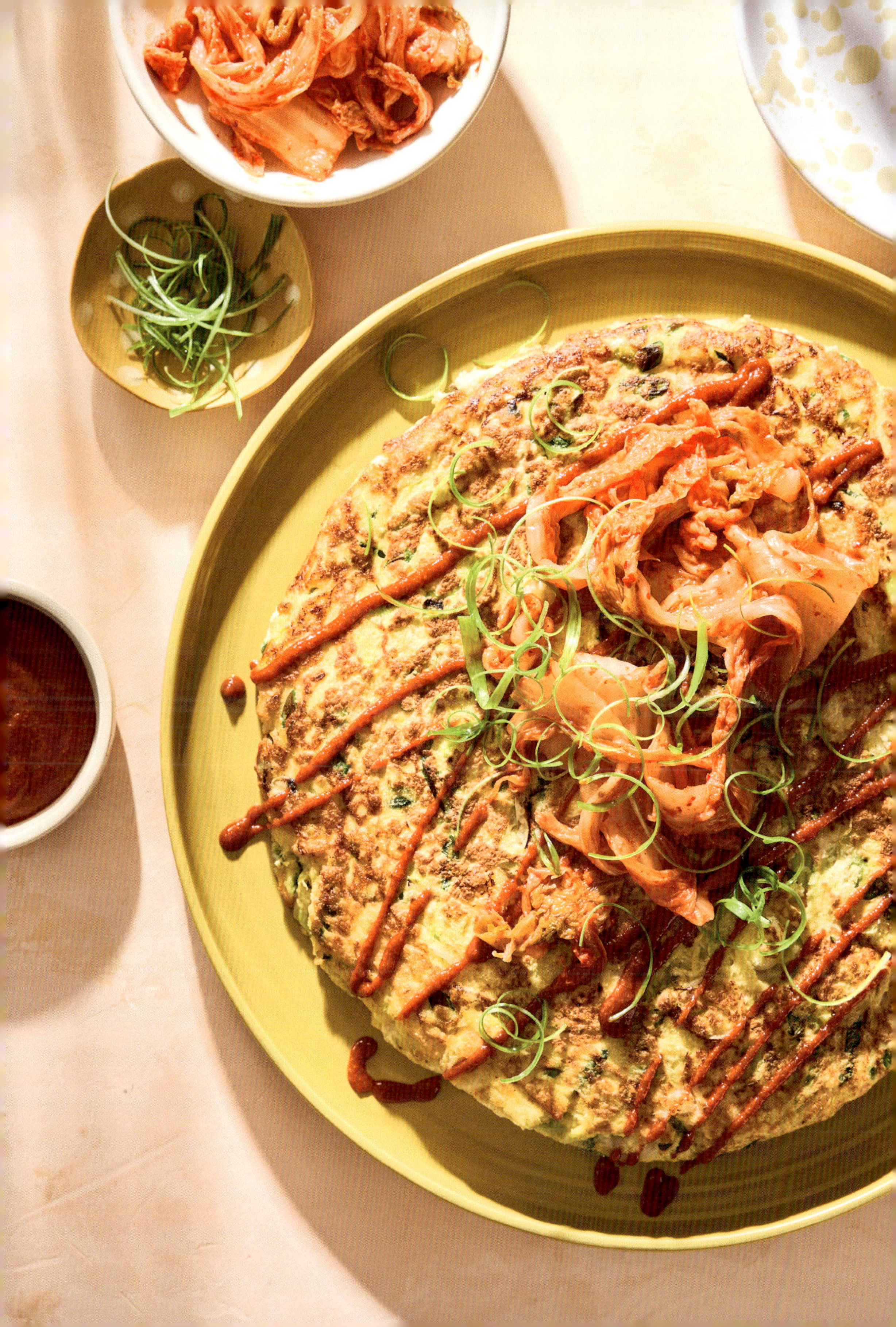

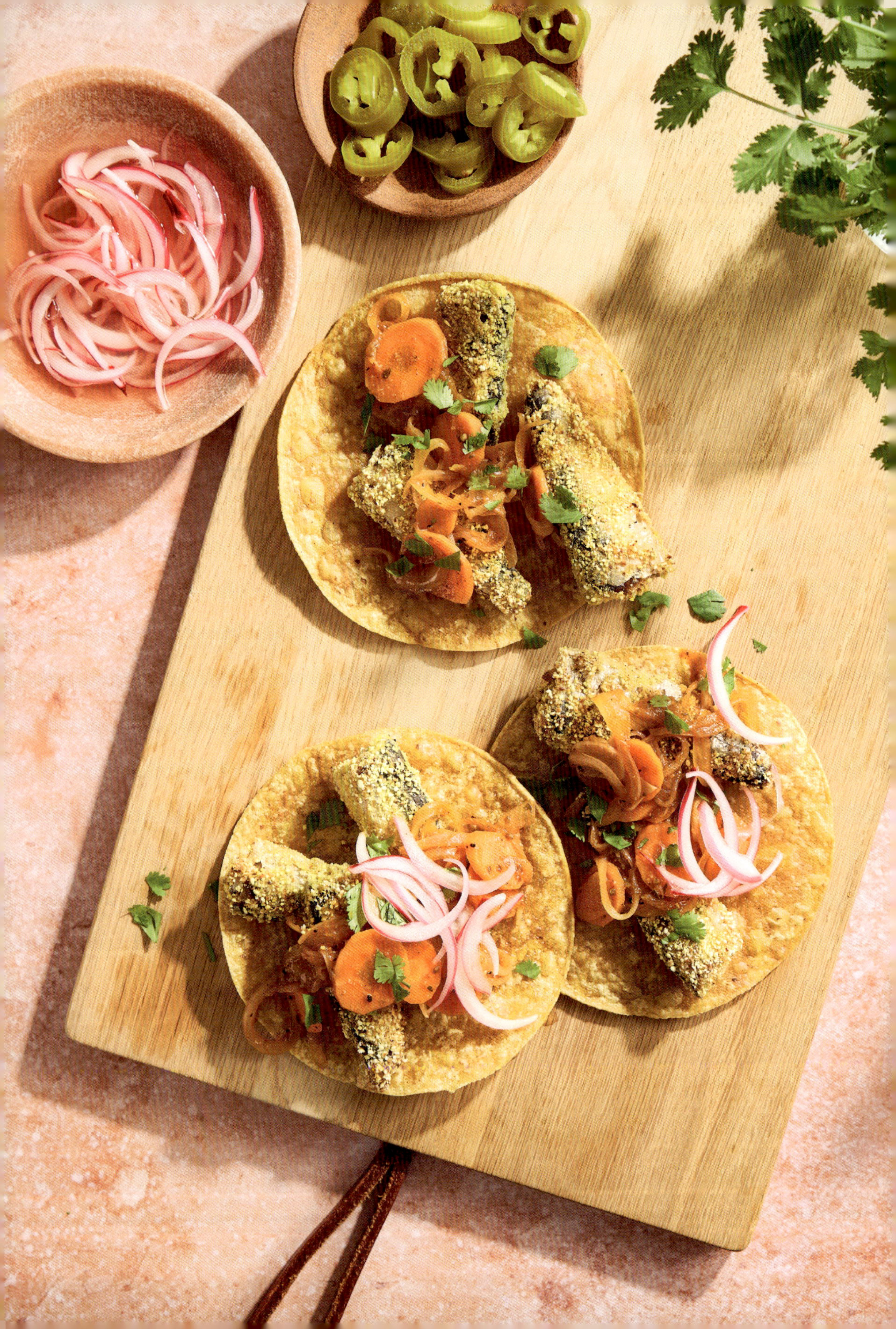

Sardinen-Tostadas

FÜR 3 PORTIONEN (6 MITTELGROSSE TOSTADAS) GF | FB HD | VON JEFF

Meiner Meinung nach ist dies eines von Jeffs aufregendsten Rezepten. Sardinen gehören zu den wenigen Nahrungsmitteln, die uns gut mit Vitamin D versorgen, einem Schlüsselnährstoff für die Hormongesundheit. Eigentlich mag ich fettreichen Fisch nicht so gern, doch dieses Gericht könnte mich wirklich in einen Sardinenfan verwandeln. Jeff empfiehlt für die Tostadas spanische Sardinen, den Goldstandard ihrer Art.

FÜR DEN ESCABECHE

70 g feines Maismehl
Meersalz
200 g spanische Sardinenfilets aus der Dose, in Olivenöl eingelegt
Eiweiß von 1 Ei (Größe L), mit 1 TL Wasser verquirlt
3 EL Olivenöl extra vergine
½ mittelgroße Zwiebel, Gemüsezwiebel oder rote Zwiebel, abgezogen und in feine Ringe geschnitten
2 mittelgroße Karotten, geschält und in dünne Scheiben geschnitten
3 große Knoblauchzehen, abgezogen und in sehr feine Scheiben geschnitten
1½ TL schwarze Pfefferkörner oder schwarzer Pfeffer, grob gemahlen
1½ TL getrockneter Oregano
1 getrocknetes Lorbeerblatt
3 EL trockener Weißwein
3 EL Weißweinessig
3 EL Chilisauce, vorzugsweise mit viel Essig

FÜR DIE TOSTADAS

6 mittelgroße Maistostadas (ca. 12 cm Ø), vor dem Servieren im Ofen erwärmt und knusprig geröstet
½ Bund Koriander, Blätter und Stängel grob gehackt
Meersalzflocken, z.B. Maldon
mexikanisch eingelegte Jalapeños und Karotten (Rezept siehe S. 295) oder gekaufte Jalapeño-Chilischoten, fein gehackt (optional)
eingelegte rote Zwiebeln (Rezept siehe S. 293; optional)
2 Bio-Limetten, geviertelt
1 mittelgroße Avocado, halbiert, entsteint, geschält und in feine Scheiben geschnitten

FÜR DEN ESCABECHE Maismehl und ¼ Teelöffel Salz in einer mittelgroßen Schüssel verrühren. Die Sardinenfilets nacheinander in dem Eiweiß wenden – überschüssiges Eiweiß abtropfen lassen – und anschließend mit der Maismehlmischung panieren. Auf einen Teller legen und beiseitestellen.

Das Olivenöl in eine große Pfanne geben und bei mittlerer Temperatur erhitzen. Einen großen Teller mit Küchenpapier belegen und für die gebratenen Sardinen bereitstellen.

FORTSETZUNG ►

Sardinen-Tostadas

FORTSETZUNG

Die Sardinen vorsichtig in die Pfanne legen, mit etwas Salz würzen und in 2 bis 3 Minuten auf beiden Seiten braun und knusprig braten. Anschließend auf dem bereitgestellten Teller abtropfen lassen.

Zwiebel, Karotten, Knoblauch, Pfeffer, Oregano und Lorbeerblatt in dieselbe Pfanne geben, mit 1 Teelöffel Salz würzen, verrühren und bei mittlerer Temperatur 5 bis 6 Minuten braten, bis das Gemüse weich ist.

Weißwein, Weißweinessig und Chilisauce angießen und unterrühren. Die Mischung zum Köcheln bringen, dann den Herd ausschalten.

ZUM FERTIGSTELLEN DER TOSTADAS auf jeder Tostada 3 Sardinen anrichten. Jeweils etwas Gemüse und Sauce darübergeben. Mit Koriander garnieren und mit Meersalzflocken bestreuen.

Die Sardinen-Tostadas servieren und mexikanisch eingelegte Jalapeños und Karotten, eingelegte rote Zwiebeln, Limettenviertel sowie Avocadoscheiben dazu reichen.

Pollo Cacciatore

FÜR 4 PORTIONEN GF | FB HD K | VON JEFF

Mit diesem Gericht feiert Ihr Körper eine wahre Aminosäurenparty! Wer Muskeln aufbauen will, ist hier genau richtig. Die Knochenbrühe repariert die Darmschleimhaut, die Oliven liefern eine ordentliche Portion Polyphenole und die verschiedenen Fleischsorten steuern alle Aminosäuren bei, die Sie zur Hormonproduktion brauchen.

FÜR DIE MARINADE

Meersalz und schwarzer Pfeffer, frisch gemahlen
1½ TL italienische Gewürzmischung
1½ TL getrockneter Oregano
1 TL Chiliflocken
2 EL Olivenöl extra vergine

FÜR DAS POLLO CACCIATORE

4 große Hähnchenschenkel mit Knochen und Haut, ca. 800 g
60 ml Olivenöl extra vergine
120 g Pancetta oder luftgetrockneter roher Schinken, in mittelgroße Würfel geschnitten
1 mittelgroße Zwiebel, Gemüsezwiebel oder rote Zwiebel, abgezogen und in mittelgroße Stücke geschnitten
1 rote Paprikaschote, entkernt und in mittelgroße Stücke geschnitten
3 Knoblauchzehen, abgezogen und gehackt
Meersalz und schwarzer Pfeffer, frisch gemahlen
225 g kleine braune oder weiße Champignons, geputzt und halbiert
40 g entsteinte Oliven, z. B. Kalamata
2 EL Kapern, abgegossen und abgespült
1 EL Kokosblütenzucker
120 ml Sherry (muss kein teurer sein)
800 g ganze, geschälte Tomaten aus der Dose
120 ml Hühnerknochenbrühe (Rezept siehe S. 284) oder Wasser
½ Bund glatte Petersilie, grob gehackt
½ Bio-Zitrone, in 2 Hälften geschnitten

FÜR DIE MARINADE 2 Teelöffel Salz, 1½ Teelöffel Pfeffer, italienische Gewürzmischung, Oregano und Chiliflocken in einer kleinen Schüssel verrühren. Das Olivenöl hinzufügen und so lange unterrühren, bis eine Paste entsteht. Abschmecken.

FÜR DAS POLLO CACCIATORE die Hähnchenschenkel rundum mit der Paste bedecken, auf einen Teller legen und zugedeckt für mindestens 2 Stunden und bis zu 48 Stunden in den Kühlschrank stellen.

Den Backofen auf 180 °C vorheizen. Einen Teller für das gegarte Hähnchen bereitstellen.

Das Olivenöl in einem großen Schmortopf erhitzen und die Hähnchenschenkel mit der Hautseite nach unten hineinlegen. Auf einer Seite 3 bis 5 Minuten braten, bis sich eine Kruste bildet, dann wenden und auf der anderen Seite etwa 3 Minuten weiterbraten. Anschließend das Fleisch auf den bereitgestellten Teller legen.

FORTSETZUNG ►

Pollo Cacciatore

FORTSETZUNG

Das Olivenöl und das ausgetretene Fett bis auf 2 Esslöffel aus dem Schmortopf gießen. Die Hitze reduzieren. Pancetta, Zwiebel, Paprika, Knoblauch sowie etwas Salz in den Topf geben und unter Rühren etwa 7 Minuten braten, bis die Zwiebel glasig wird und das restliche Gemüse etwas Flüssigkeit absondert. Pilze und Oliven hinzufügen und 10 bis 15 Minuten mitbraten, bis die Pilze weich sind. Die Kapern zugeben.

Den Kokosblütenzucker unterrühren. Alles zusammen weitere 2 Minuten braten, bis die Zwiebel leicht bräunt. Den Sherry angießen und etwa 2 Minuten mitkochen, bis er auf die Hälfte einreduziert ist. Die Tomaten in große Stücke zerteilen und in den Schmortopf geben. Die Knochenbrühe unterrühren und alles zum Köcheln bringen.

Mit Salz und Pfeffer abschmecken. Dabei im Hinterkopf behalten, dass die Sauce eindicken wird und sich die Aromen deshalb noch mehr konzentrieren werden.

Die Hähnchenschenkel in die Sauce legen und den Topf mit einem Deckel oder Alufolie bedecken. Das Pollo Cacciatore im Ofen fertiggaren, bis ein Küchenthermometer im Fleisch nach rund 30 Minuten 70 °C anzeigt. (Die empfohlenen 74 °C erreicht das Fleisch mit der Resthitze.)

Zum Servieren Gemüse und Sauce in eine flache Schüssel geben und das Fleisch darauflegen. Mit der Petersilie bestreuen und mit etwas Zitronensaft beträufeln.

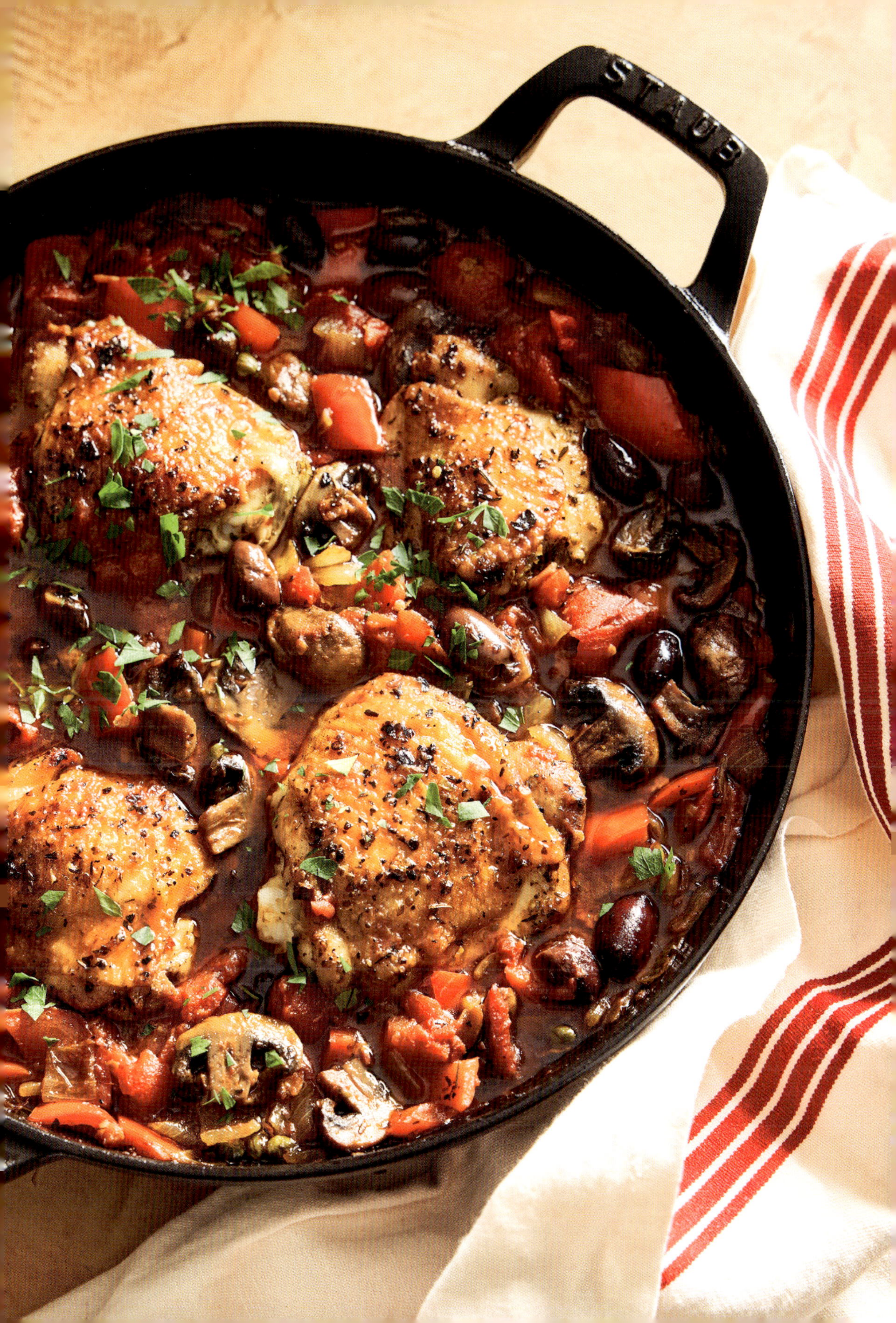
STAUB

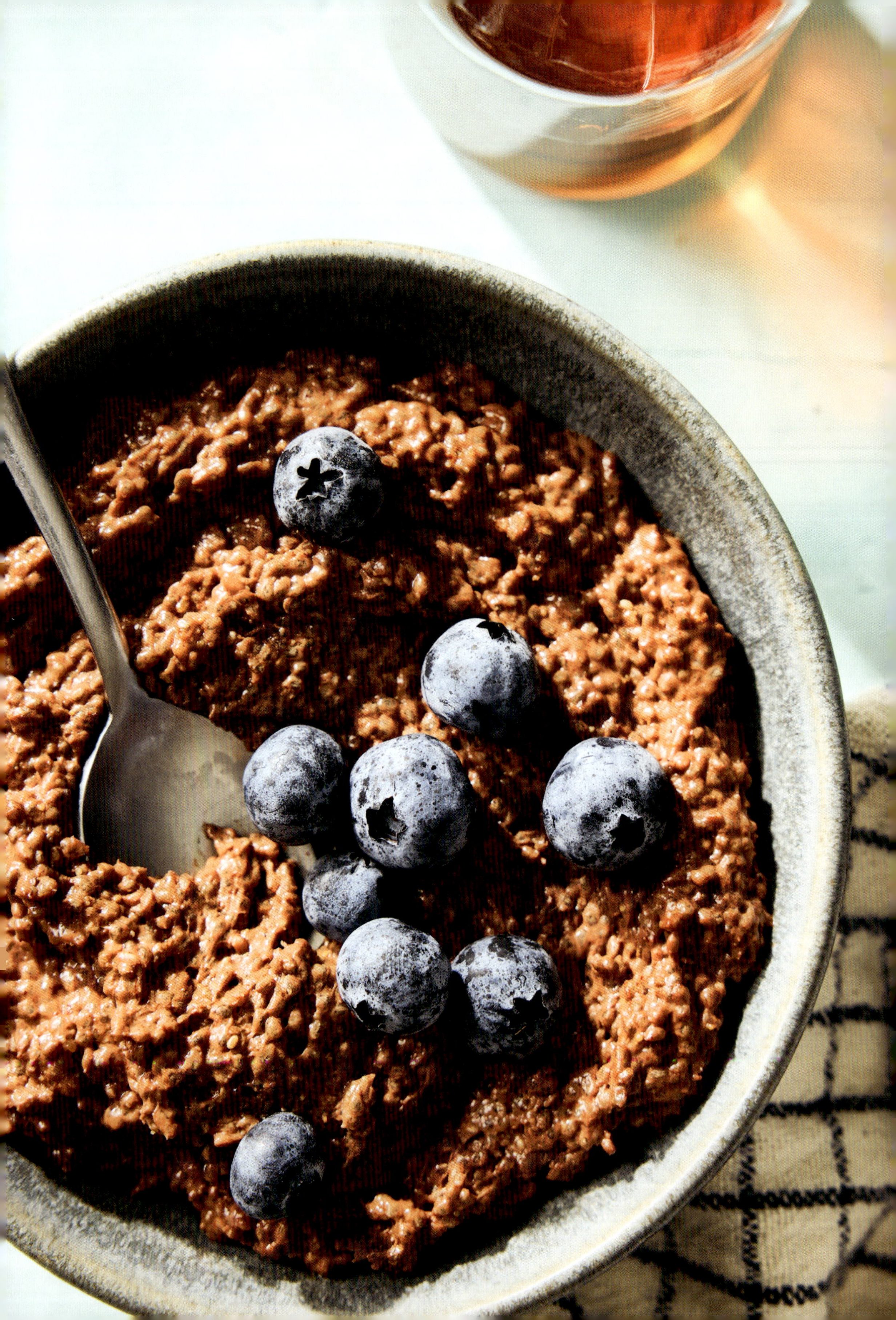

Schoko-Mandel-Chia-Pudding

FÜR 1–2 PORTIONEN GF VG | FB HD | VON LESLIE

Dieses Gericht eignet sich für viele Phasen in Ihrem Zyklus, Sie können mit dem Schoko-Mandel-Chia-Pudding in jeder Phase beispielsweise sehr gut das Fasten brechen. Durch die Kombination Mandel-/Pflanzendrink und Ahornsirup bietet er sich besonders in der Nährphase an, in der die Chiasamen zusätzlich die Entgiftung des Körpers unterstützen – eine ganz wunderbare Gabe der Natur. Bitte achten Sie beim Pflanzendrink unbedingt auf Bio-Qualität.

240 ml ungesüßter Mandel- oder Soja-Pflanzendrink
3 EL Mandel- oder Cashewbutter
2 EL Kakaopulver
2 EL Ahornsirup
5 EL Chiasamen
80 g Heidelbeeren, 30 g Himbeeren oder 80 g Erdbeeren (optional)

Pflanzendrink, Mandelbutter, Kakaopulver und Ahornsirup in einer Schüssel verrühren. Die Chiasamen unterrühren, alles 20 Minuten ziehen lassen und dann noch einmal umrühren.

Über Nacht kühl stellen und mit Beeren garniert servieren.

Ahornsirup-Erdnuss-Fudge

FÜR 20 STÜCK GF V | FB HD | VON JEFF

Und hier ein Rezept für alle Naschkatzen. Jeff hat sich praktisch selbst übertroffen, als er für seinen Ahornsirup-Erdnuss-Fudge die süßen Zutaten auf phänomenale Weise mit Eiweiß und Fett kombinierte – so steigt der Blutzucker nicht allzu sehr an.

100 g ungesalzene Butter
250 g ungesüßtes Erdnussmus
100 g Brauner-Zucker-Ersatz (Erythrit)
2 EL helle Misopaste
2 EL Ahornsirup
¼ TL Meersalz
1 EL Vanilleextrakt
2 TL Ahornzucker
2 TL Xanthan
2 EL Sahne
35 g geröstete Erdnüsse, grob gehackt
1 große Prise Meersalzflocken, z. B. Celtic oder Maldon

Eine quadratische Backform (ca. 20–23 cm) mit Backpapier auskleiden.

Die Hälfte der Butter in einen mittelgroßen Topf geben und bei mittlerer Temperatur zerlassen. Weiter erhitzen, bis die Butter dunkler wird und nussig duftet – das dauert 4 bis 6 Minuten. Den Topf vom Herd nehmen und die Butter 1 Minute ruhen lassen. Erdnussmus, Brauner-Zucker-Ersatz, Misopaste, Ahornsirup sowie Salz hinzufügen und alles gründlich verrühren. Den Topf wieder auf den Herd stellen. Die Mischung unter ständigem Rühren 3 bis 4 Minuten erhitzen, bis sie dunkler wird. Dabei darauf achten, dass sie nicht anbrennt.

Den Topf erneut vom Herd nehmen und Vanilleextrakt sowie Ahornzucker hineingeben. Gründlich verrühren.

Die restliche Butter würfeln. Die Erdnussmusmischung in den Mixer geben, die Butterwürfel dazugeben und alles auf niedriger Stufe mixen. Bei laufendem Mixer das Xanthan zur Mischung geben; so bricht der Fudge nicht, wenn sich Öl und Wasser beim Abkühlen trennen.

Auf mittlerer Stufe weitermixen und die Sahne zur Mischung geben. Etwa 1 Minute mitmixen, bis der Fudge heller wird.

Den warmen Fudge in die vorbereitete Backform füllen und mit einem Gummispatel gleichmäßig darin verteilen. Mit Erdnüssen sowie Meersalzflocken bestreuen und in 2 bis 4 Stunden vollständig abkühlen lassen.

Den Fudge in etwa 4 Zentimeter große Quadrate schneiden. In einem luftdicht verschlossenen Behälter hält er sich im Kühlschrank bis zu 1 Woche und im Gefrierfach bis zu 2 Monate.

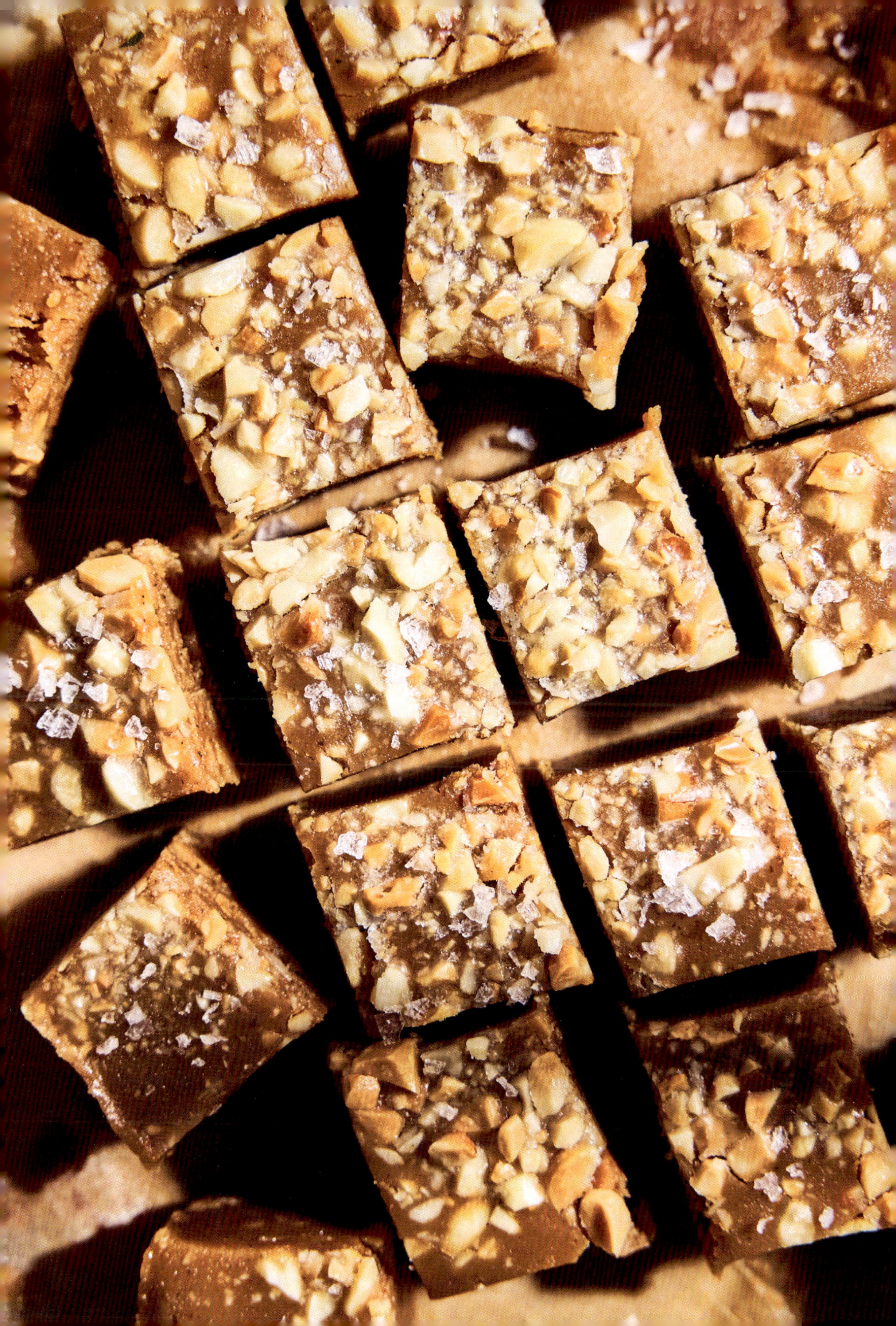

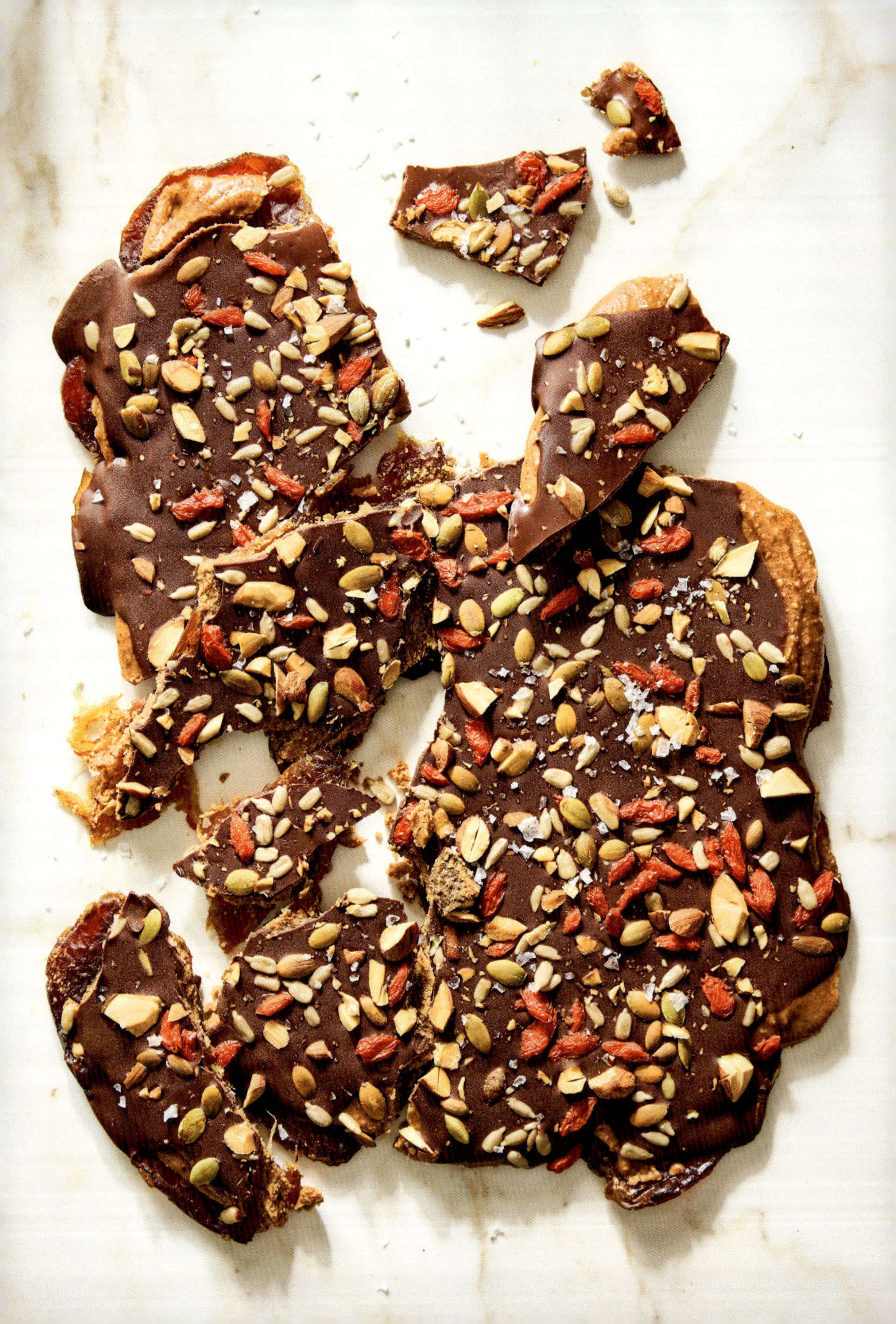

Dattel-Schoko-Bruch

FÜR 12–18 PORTIONEN GF VG | FB HD | VON LESLIE

Datteln gelten allgemein als Superfood. Sie sind reich an Antioxidanzien, Mineralstoffen sowie Vitaminen und wirken hinsichtlich der Hirnfunktion wahre Wunder. Darüber hinaus sind sie ein ganz phänomenales Süßungsmittel, das einen höheren Ballaststoffgehalt aufweist als die meisten anderen Süßelieferanten und damit den Blutzucker nicht so sehr in die Höhe schnellen lässt.

12–14 Datteln, z. B. Medjool
100 g Mandelbutter
1 EL Ahornsirup (optional)
½ TL Zimtpulver
½ TL Vanilleextrakt
80 g vegane Zartbitter-Chocolate-Chips
1 EL Kokosöl oder Hafer-Pflanzendrink

FÜR DIE OPTIONALEN TOPPINGS
Sonnenblumenkerne
Kürbiskerne
Gojibeeren
gehackte Mandeln
Meersalzflocken, z. B. Maldon

Ein Backblech mit Backpapier belegen. Die Datteln halbieren, entsteinen und mit der Schnittfläche nach oben auf das Backblech legen. Sie sollten so nah beieinanderliegen, dass sie beim nun folgenden Flachdrücken aneinander haften bleiben. Anschließend ein Blatt Backpapier auf die Datteln legen. Darauf wiederum ein zweites Backblech legen und damit die Datteln zu einer etwa ½ Zentimeter dicken Schicht pressen. Das zweite Backblech und das zweite Blatt Backpapier entfernen und die Datteln beiseitestellen.

Mandelbutter, Ahornsirup, Zimt und Vanilleextrakt in eine kleine Schüssel geben und verrühren. Die Mischung mit einem Gummispatel gleichmäßig auf den Datteln verteilen.

Chocolate Chips und Kokosöl in eine Glasschüssel geben und in 15-Sekunden-Intervallen in der Mikrowelle erhitzen. Dabei zwischendurch umrühren. So lange fortfahren, bis die Schokolade flüssig und eine glatte Mischung entstanden ist.

Die Schokomischung auf die Mandelbutterschicht geben und gleichmäßig darauf verteilen. Mit den gewünschten Toppings bestreuen.

Das Backblech für mindestens 1 Stunde ins Gefrierfach legen. Die Schicht anschließend in Stücke brechen und genießen. Im Kühlschrank hält sich der Dattel-Schoko-Bruch bis zu 1 Monat.

Muffins mit Orange und Chiasamen

FÜR 24 MUFFINS GF VG | FB HD | VON LESLIE

Diese Muffins sind für Tage gedacht, an denen Sie die Lust auf Kohlenhydrate überkommt. Durch die Zugabe von Apfelessig hält sich der Blutzuckeranstieg in Grenzen, der süße Genuss wird durch ihn nicht geschmälert. Ich empfehle glutenfreies Mehl, da dieses die Darmgesundheit schützt. Wer sich nicht vegan ernährt, kann die Muffins mit Butter von Weidekühen bestreichen oder – als pflanzenbasierte Alternative – mit einer Nussbutter. Letztere zügelt den Blutzuckeranstieg sogar noch mehr.

280 g glutenfreies Mehl
95 g Kokosblütenzucker
1 EL Backpulver
½ TL Meersalz
½ TL Zimtpulver
240 ml Orangensaft
120 ml raffiniertes Kokosöl, zerlassen
2 EL Apfelessig
1 TL Vanilleextrakt
abgeriebene Schale von ½ Bio-Orange
2 EL Chiasamen

Den Backofen auf 190 °C vorheizen. Zwei Muffinbleche mit je zwölf Mulden mit Papierförmchen auskleiden.

Mehl, Kokosblütenzucker, Backpulver, Salz und Zimt in einer großen Schüssel verrühren.

In einer zweiten Schüssel Orangensaft, Kokosöl, Apfelessig und Vanilleextrakt verrühren.

Die feuchten Zutaten zu den trockenen geben und alles noch einmal gründlich verrühren. Orangenschale sowie Chiasamen unterrühren.

Den Teig ¾ hoch in die vorbereiteten Förmchen füllen und die Muffins anschließend in 25 Minuten goldbraun im Ofen backen.

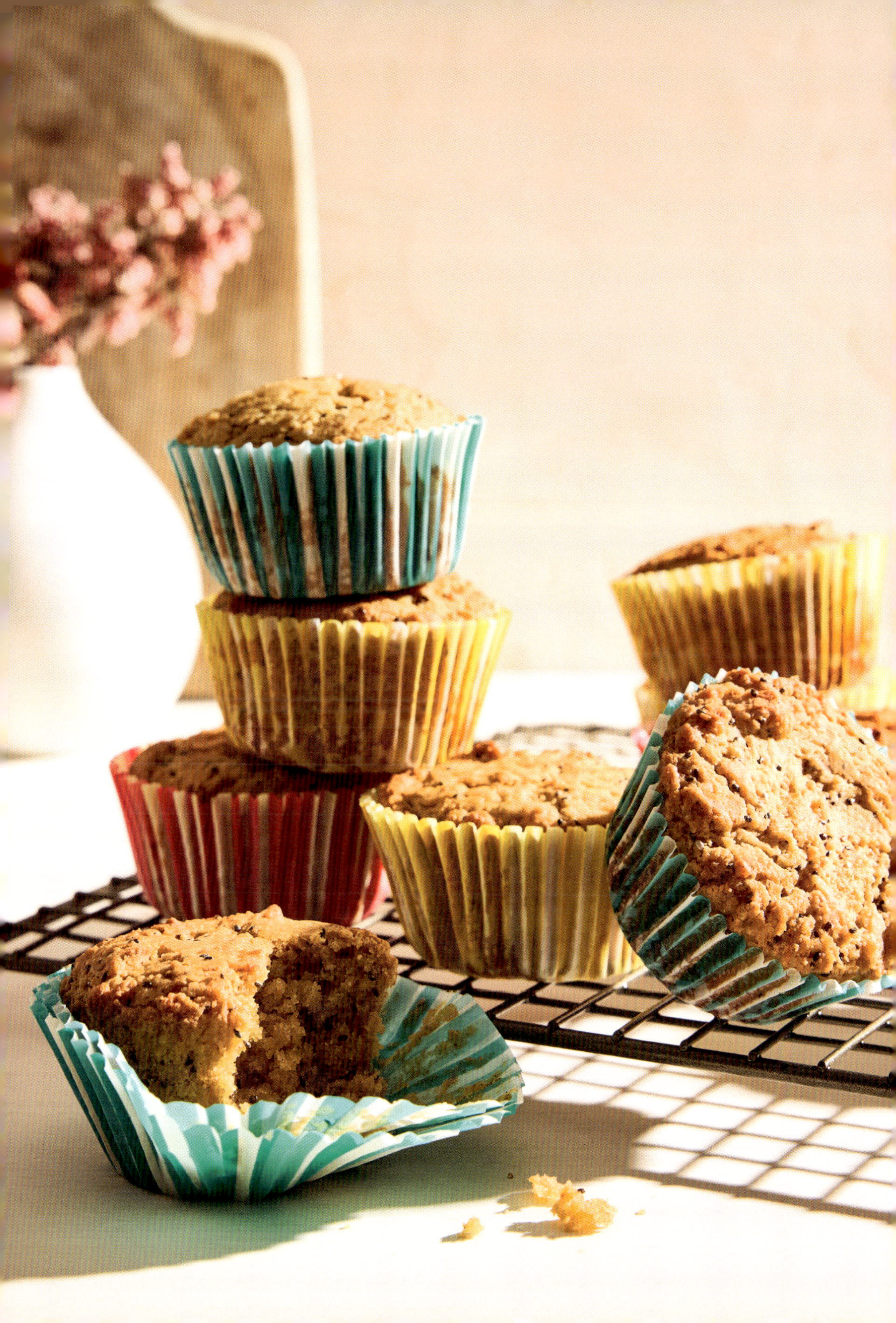

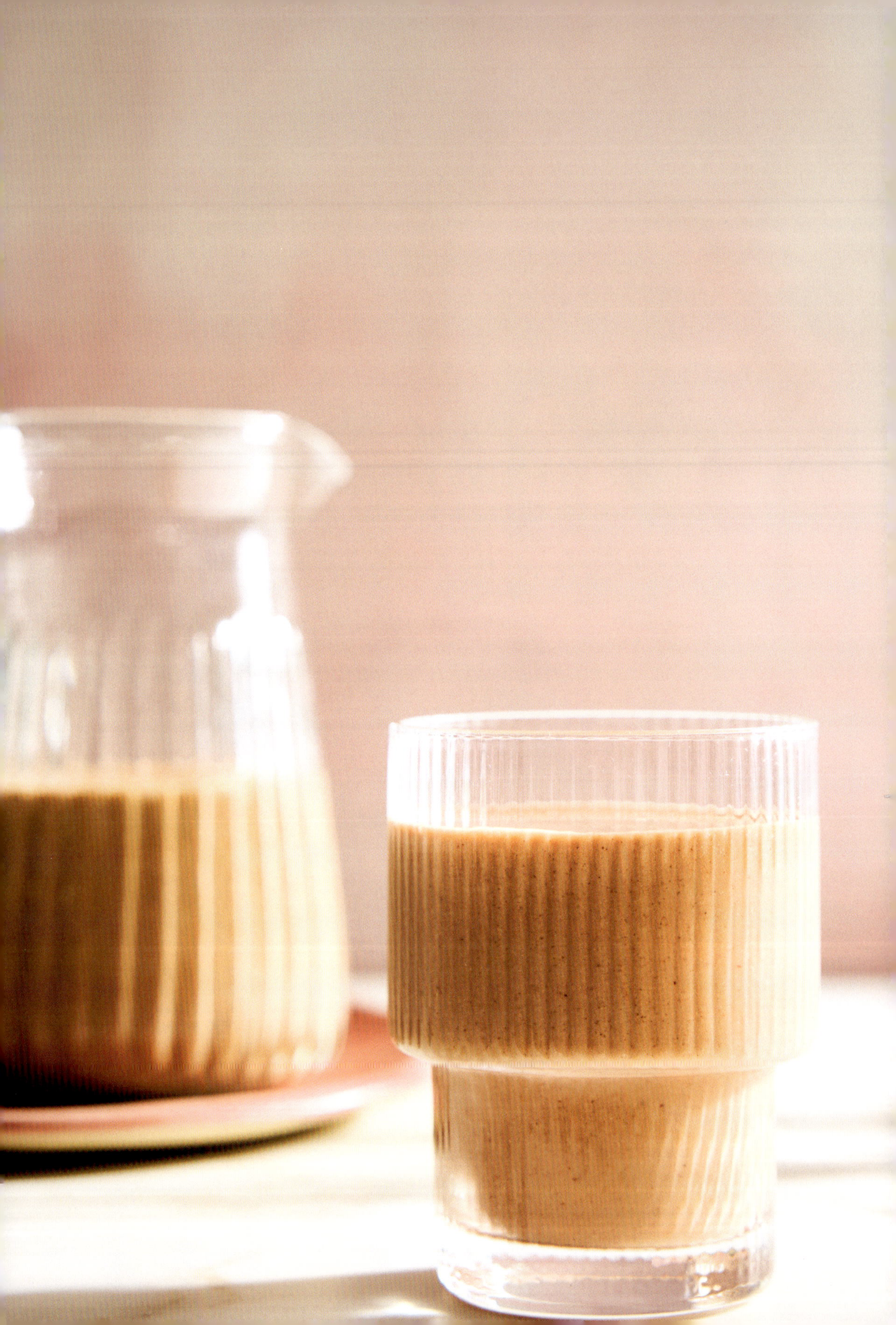

Schoko-Maca-Smoothie

FÜR 1 PORTION GF VG | FB HD | VON LESLIE

Maca ist eine ganz unglaublich effektive Pflanze für die Hormongesundheit. Sie steigert die Libido, verbessert die Fruchtbarkeit, schenkt uns mehr Energie und hebt die Stimmung; damit eignet sich dieser Smoothie perfekt für die Manifestationsphase. Maca-Pulver bekommen Sie im Reformhaus, aber auch in jedem gut sortierten Supermarkt oder Drogeriemarkt. Und noch eine Anmerkung: Sind die Bananen noch nicht ganz reif, ist das sogar noch besser für Ihr Darmmikrobiom.

2 Bananen, tiefgefroren und gehackt
240 ml ungesüßter Mandel-Pflanzendrink
2 EL Mandelbutter
1 EL Kakaopulver
1 EL Maca-Pulver

Bananen, Pflanzendrink, Mandelbutter, Kakaopulver sowie Maca-Pulver in den Mixer geben und auf hoher Stufe glatt mixen.

Smoothie mit Wildheidelbeeren

FÜR 1 PORTION GF VG | FB HD | VON LESLIE

Was den Pflanzendrink und das Proteinpulver in diesem Rezept angeht, so haben Sie viele Optionen. Wenn Sie sich ausschließlich pflanzenbasiert ernähren, empfehle ich Ihnen Soja-Pflanzendrink in Bio-Qualität oder einen entsprechenden Nuss-Pflanzendrink. Veganes Proteinpulver bekommen Sie inzwischen fast überall. Mir gefällt der Zusatz von Kreatin in diesem Rezept, da es einen exzellenten Treibstoff für Ihre Work-outs abgibt. Somit eignet sich der Smoothie ideal vor oder nach dem Sport. Eine weniger reife Banane sorgt für einen geringeren Blutzuckeranstieg.

1 Banane
360 ml Soja-Pflanzendrink
140 g TK-Wildheidelbeeren
70 g veganes Proteinpulver
1 TL Maca-Pulver
½ TL Kreatin

Banane, Pflanzendrink, Heidelbeeren, Proteinpulver, Maca-Pulver sowie Kreatin in den Mixer geben und auf hoher Stufe glatt mixen.

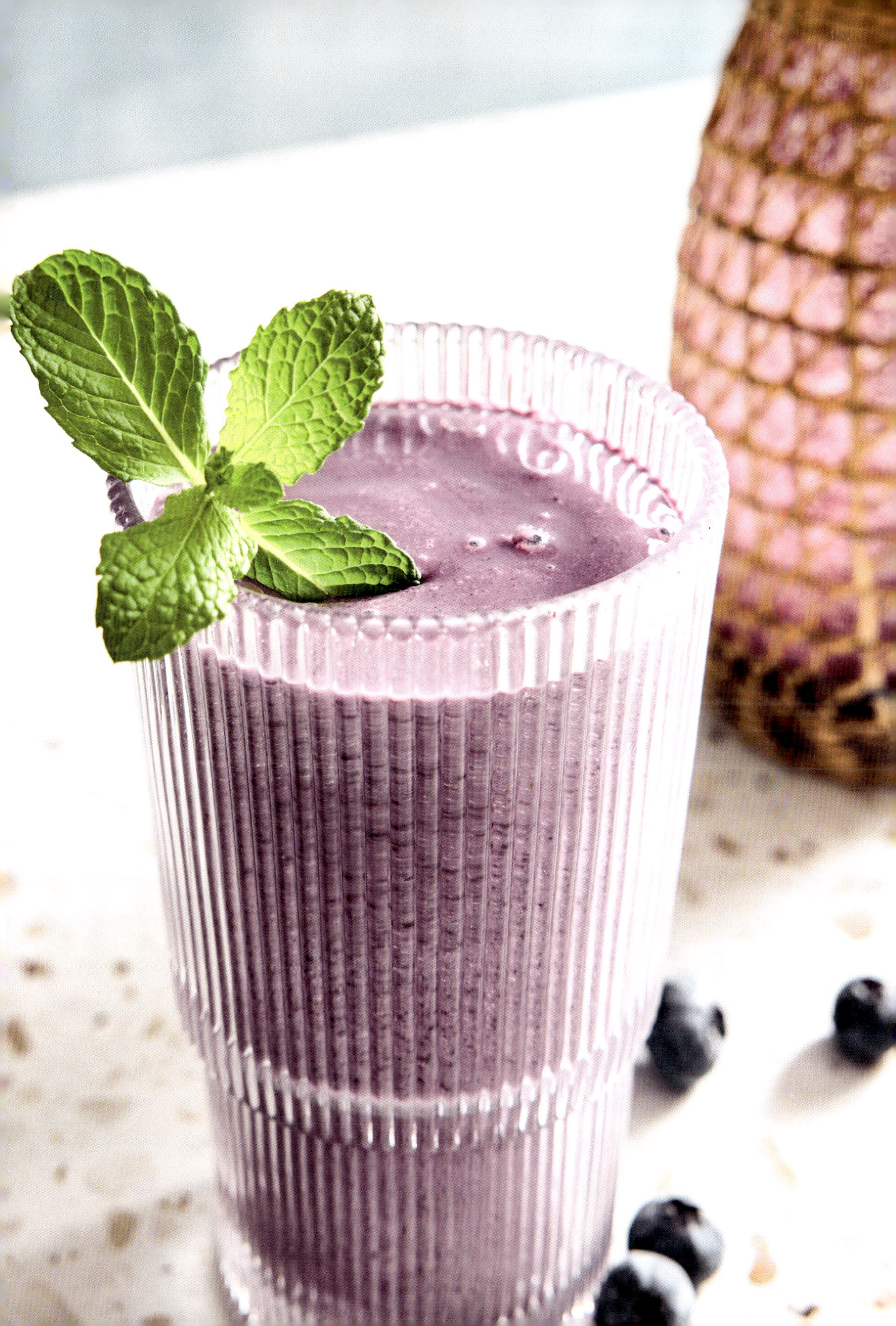

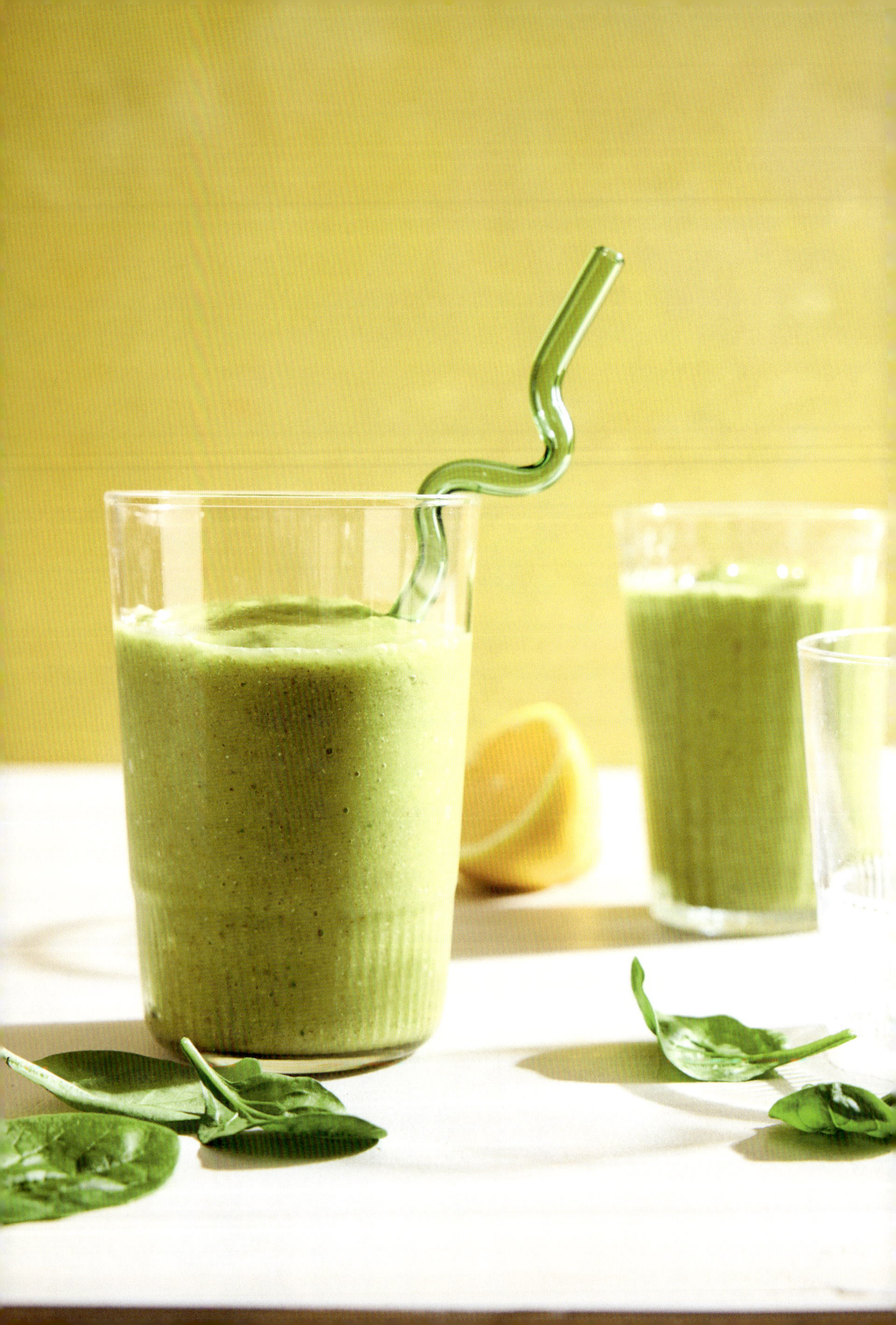

Heilender Smoothie

FÜR 4–5 PORTIONEN GF VG | FB HD | VON LESLIE

Der Name dieses Rezepts verspricht nicht zu viel. Kokoswasser hydriert den Körper nicht nur, es versorgt ihn auch mit einer Riesenportion Elektrolyte. Das Ashwagandha- und das Pilzpulver helfen bei der Regeneration an stressigen Tagen. Das Pulver aus der Wurzel des in Asien und Afrika heimischen Ashwagandha-Strauchs beruhigt das Gehirn, wirkt abschwellend, senkt den Blutdruck – was wiederum bei Erschöpfung sowie bei der Erholung nach dem Sport hilft – und stärkt das Immunsystem. Der Cordyceps-Pilz wirkt ebenfalls abwehrstärkend, steigert die körperliche Leistungsfähigkeit, unterstützt Antioxidanzien und bekämpft Entzündungen. Durch die Avocado steigt der Blutzucker weniger an, der Ingwer sorgt für eine gesunde Verdauung. Das Maca-Pulver hilft bei der Progesteronproduktion, und die Kurkuma schließlich wirkt ebenso wie der Pilz antientzündlich.

1 mittelgroßer Apfel, z. B. Gala, geschält, entkernt und gehackt
1 Banane
½ Avocado
100 g frischer Spinat
600 ml Kokoswasser
300 g gefrorene Ananasstücke
150 g gefrorene Mangostücke
5 cm frischer Ingwer, geschält und gehackt
5 cm frische Kurkuma, geschält und gehackt
2 EL Chiasamen
2 EL Maca-Pulver
2 EL Ashwagandha-Pulver
2 EL Cordyceps-Pilzpulver
Saft von ½ Zitrone
1 Prise Meersalz
1 Prise Cayennepfeffer

Apfel, Banane, Avocado, Spinat, Kokoswasser, Ananas, Mango, Ingwer, Kurkuma, Chiasamen, Maca-Pulver, Ashwagandha-Pulver, Pilzpulver, Zitronensaft, Salz und Cayennepfeffer in den Mixer geben und auf hoher Stufe glatt mixen.

Smoothie für Höchstleistungen

FÜR 1 PORTION GF VG | FB HD | VON LESLIE

Dieser Smoothie empfiehlt sich besonders für die Woche vor Ihrer Periode. Die Zutatenmischung erzeugt einen wirklich ansehnlichen Blutzuckeranstieg, der in dieser Zeit ungemein nützlich sein kann. Mit diesem Getränk stillen Sie Ihren Heißhunger auf Süßes, zudem hilft es bei Schmierblutungen vor der Periode. Leslie trinkt den Smoothie gern direkt vor oder nach einem Work-out. Die Rote Bete erhöht den Spiegel des Stickstoffmonoxids im Blut, was zu einer verbesserten Durchblutung, Blutbildung und Transporteffizienz führt und die Muskelkontraktion stärkt.

1 Banane
150 g gemischte TK-Beeren
180 ml Orangensaft oder Wasser
80 g rohe oder gegarte Rote Bete, gehackt

Banane, Beeren, Orangensaft sowie Rote Bete in den Mixer geben und auf hoher Stufe glatt mixen.

Kirsch-Minz-Mocktail

FÜR 1 PORTION GF VG | FB HD | VON LESLIE

Zu diesem einfachen, aber wirkungsvollen Getränk können Sie immer dann greifen, wenn Sie besonders viel Stress haben. Magnesium senkt den Kortisolspiegel, der Kirschsaft verbessert den Schlaf. Genießen Sie diesen köstlichen Mocktail am Ende eines langen, anstrengenden Tages aus Ihrem Lieblingscocktailglas. Er eignet sich perfekt für die Nährphase, denn Progesteron liebt Magnesium.

1 Zweig Minze
240 ml Sauerkirschsaft (ohne zugesetzten Zucker)
1 EL Magnesiumglycinatpulver

Die Minze in ein hohes Glas geben und mit einem Holzlöffelstiel etwas zerstoßen. Den Kirschsaft sowie das Magnesiumglycinatpulver dazugeben, mit 60 bis 120 Milliliter Wasser auffüllen, umrühren und genießen!

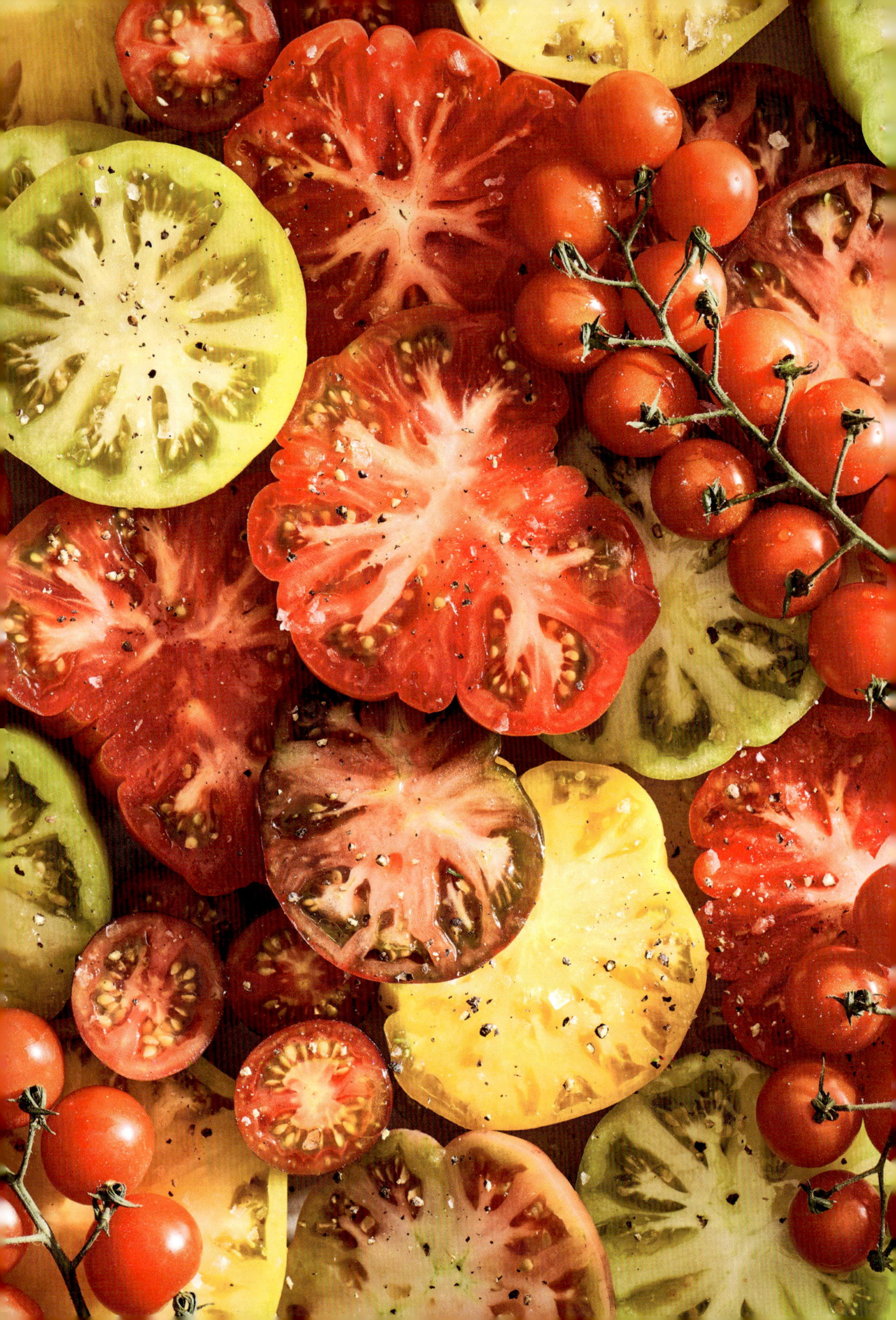

14

Ketobiotische Ernährung

GANZ BESONDERS FREUE ICH MICH, Ihnen nun die ketobiotischen Rezepte in diesem Buch vorstellen zu dürfen! Wer an Low Carb denkt, glaubt meist, dabei auf die Genüsse einer kohlenhydratreichen Kost verzichten zu müssen. Doch das stimmt nicht. Ich verstehe unter ketobiotischer Ernährung nicht nur den Verzehr von Nahrungsmitteln, die ein gesundes Darmmikrobiom unterstützen, sondern auch eine Kombination von Zutaten, die für eine minimale Blutzuckerreaktion sorgt. Hier heißt Kohlenhydrate vor allem Ballaststoffe, da diese einen geringeren Blutzuckeranstieg nach sich ziehen als andere kohlenhydratreiche Nahrungsmittel.

Es gibt mehrere Gründe, die für die Zubereitung der Gerichte auf den folgenden Seiten sprechen. Erstens schmecken sie fantastisch. Zweitens passen sie hervorragend in Ihre Powerphasen (wenn Sie noch einen Menstruationszyklus haben). Und drittens helfen sie Ihnen dabei, Gewicht zu verlieren und geistige Klarheit zu gewinnen (wenn Sie bereits in der Menopause sind). Obendrein können sie noch lästige Hitzewallungen mildern.

So wirkt sich die ketobiotische Ernährung nicht nur heilend auf Ihren Stoffwechsel aus, auch Ihre Freude am Essen wird dabei nicht zu kurz kommen. Versprochen!

Vergessen Sie nicht: Der Unterschied zwischen der ketobiotischen und der hormonfördernden Ernährung (Hormondiät) besteht in der Kohlenhydratmenge: Erstere ist Low Carb, bei Letzterer nehmen Sie mehr Kohlenhydrate zu sich. Das bedeutet, dass Sie an Hormondiättagen ruhig auch zu ketobiotischen Gerichten greifen dürfen, nicht aber anders herum.

Guacamole mit Gemüsechips

FÜR 2 PORTIONEN GF VG | FB HD K | VON LESLIE

Ich liebe Kreuzkümmel sowohl wegen seines Geschmacks als auch wegen seiner gesundheitlichen Vorzüge. Das Gewürz ist reich an Eisen, es fördert einen funktionsfähigen Verdauungstrakt und es hilft beim Abnehmen. Die Guacamole mit Gemüsechips eignet sich hervorragend zum Fastenbrechen, denn sie steckt voller gesunder Fette; zudem liefern die Chips eine Vielfalt an Vitaminen und Mineralstoffen.

FÜR DIE GEMÜSECHIPS

500 g Gemüse nach Wahl, in feine Scheiben gehobelt, z. B. Süßkartoffeln, Pastinake, Knollensellerie, Kohlrabi, Rote Bete oder Maniok
Meersalzflocken, z. B. Maldon
1–2 EL Avocadoöl oder Olivenöl extra vergine

FÜR DIE GUACAMOLE

1 Avocado, zerdrückt
10 g frische Korianderblätter, gehackt
2 EL Zwiebelwürfel
Saft von ½ Limette
¼ TL gemahlener Kreuzkümmel
¼ TL Meersalz
¼ TL Knoblauchpulver

FÜR DIE GEMÜSECHIPS den Backofen auf 150 °C vorheizen und ein oder zwei Backbleche mit Backpapier belegen.

Die Gemüsescheiben nebeneinander auf Küchenpapier legen, mit Meersalzflocken bestreuen und 20 Minuten ziehen lassen. Mit weiterem Küchenpapier trocken tupfen; das Gemüse sollte möglichst trocken sein.

Das Gemüse in eine große Schüssel geben und vorsichtig mit dem Öl vermengen. Anschließend auf den vorbereiteten Backblechen verteilen und in 30 bis 40 Minuten im Ofen knusprig backen. Dabei regelmäßig nachsehen, damit die Chips nicht verbrennen.

Abkühlen lassen und servieren. Nach Belieben vor dem Servieren mit weiteren Meersalzflocken bestreuen.

FÜR DIE GUACAMOLE Avocado, Koriander, Zwiebelwürfel, Limettensaft, Kreuzkümmel, Salz und Knoblauchpulver in einer Schüssel verrühren. In eine Servierschüssel geben und genießen. Die Gemüsechips dazu servieren.

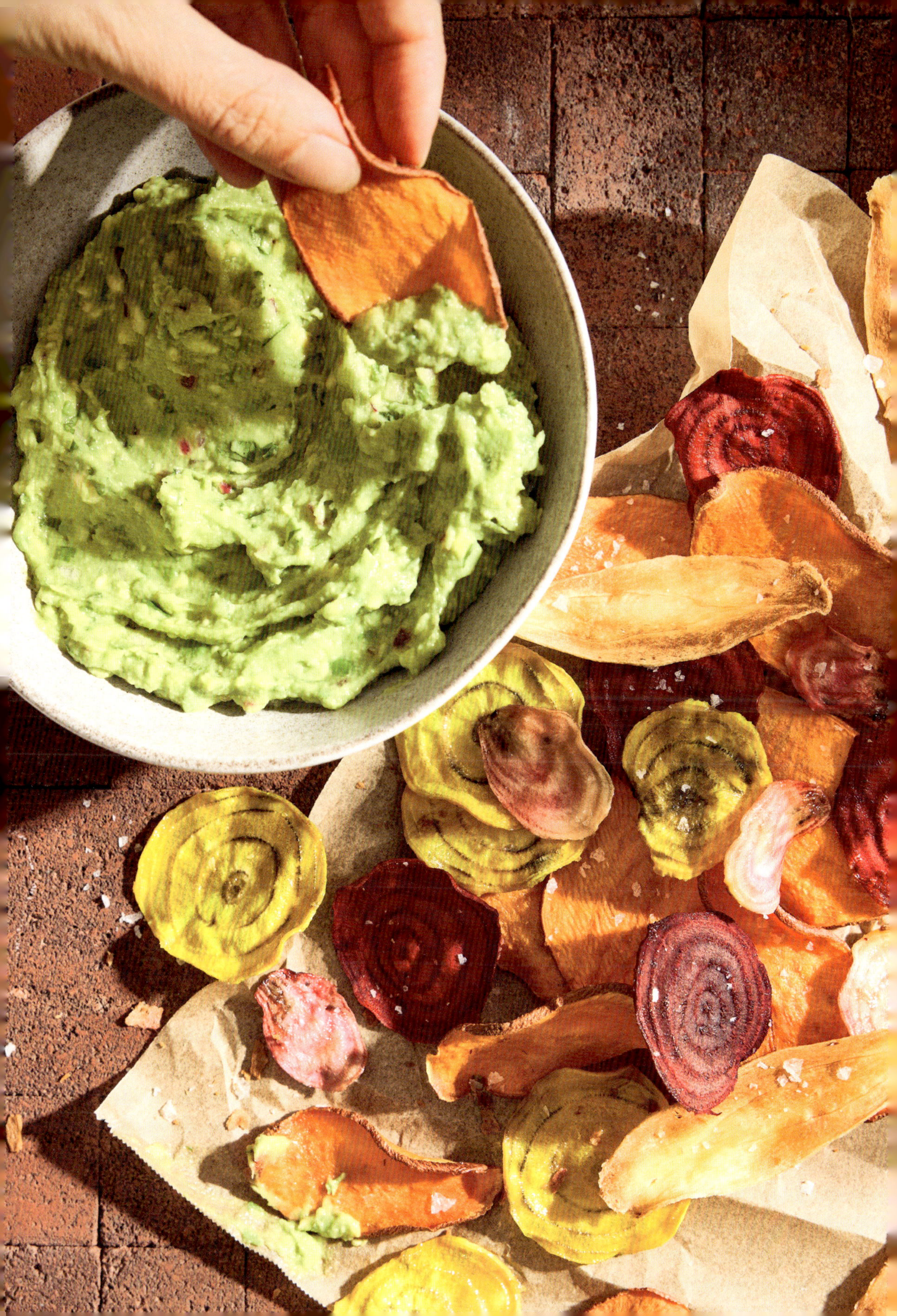

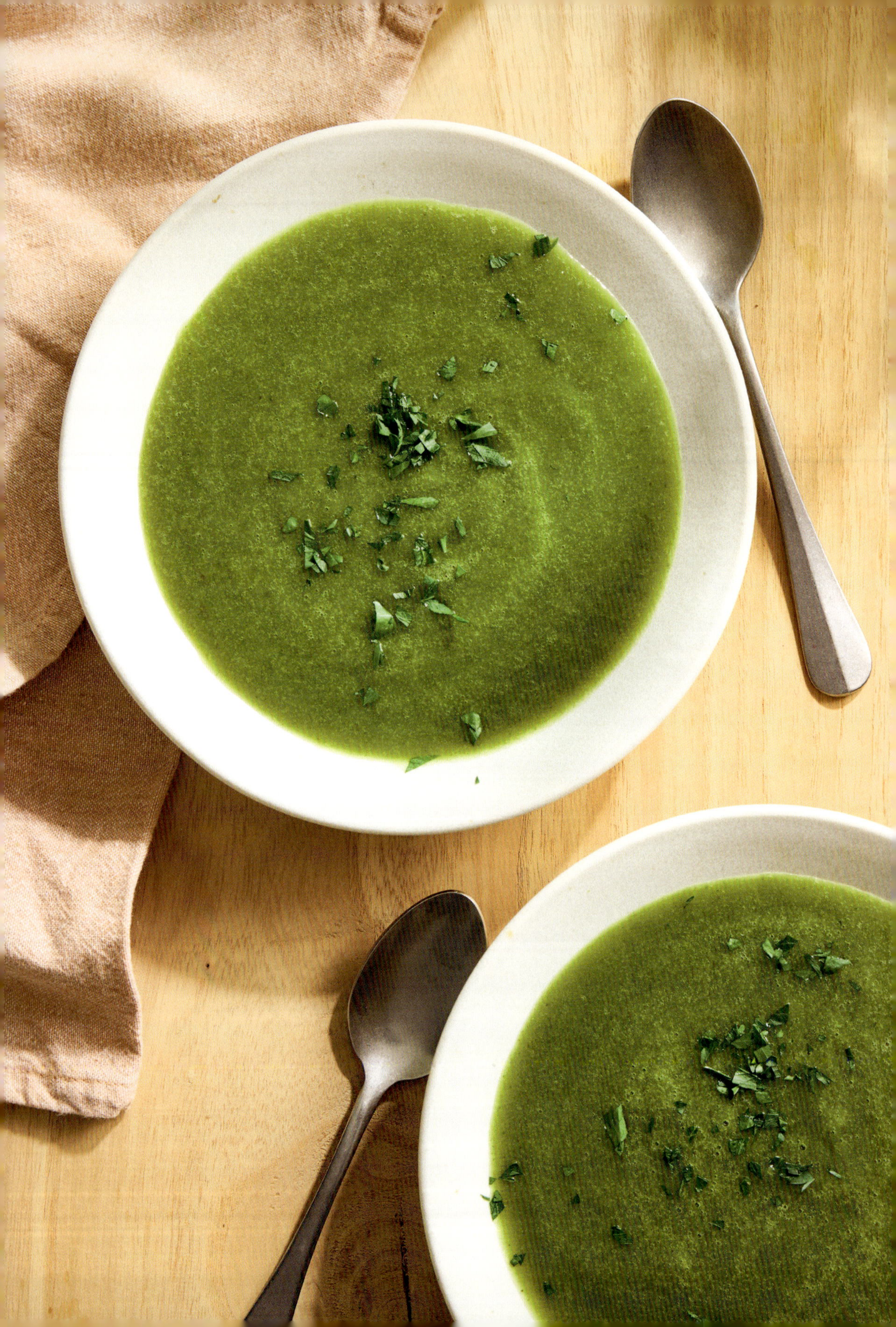

Zucchini-Bohnen-Suppe

FÜR 4–6 PORTIONEN GF VG | FB HD K | VON LESLIE

Wenn ich als Kind erkältet war, machte meine Mutter mir immer eine Entgiftungssuppe: die sogenannte Bieler-Brühe. Die Heilsuppe schmeckte furchtbar, half meinem Körper aber ausgesprochen effektiv durch die Erkrankung. So bat ich Leslie, ein Rezept für eine Suppe zu entwickeln, die dieselben heilenden Wirkungen hat, obendrein aber auch noch schmeckt. Leslie servierte mir ihre Zucchini-Bohnen-Suppe – und ich war begeistert! Sie lässt sich sehr gut vorbereiten und portionsweise einfrieren, sodass Sie sie nur noch aufwärmen müssen, wenn die nächste Erkältung Sie kalt erwischt.

450 g grüne Bohnen, geputzt und in ca. 2½ cm große Stücke geschnitten
3 mittelgroße Zucchini, geviertelt und in Stücke geschnitten
4 Stangen Sellerie, gehackt
½ mittelgroße Zwiebel, abgezogen und gewürfelt
1 Knoblauchzehe, abgezogen und fein gehackt
1 EL Meersalz
60 g frische Petersilie, gehackt
35 g frischer Spinat, gehackt

Grüne Bohnen, Zucchini, Sellerie, Zwiebel, Knoblauch und Salz mit 1 Liter Wasser in einen großen Topf geben und zum Kochen bringen. Die Hitze reduzieren, umrühren und die Mischung rund 10 Minuten zugedeckt köcheln lassen, bis das Gemüse gar ist.

Den Topf vom Herd nehmen. Petersilie und Spinat unter die Suppe rühren und darin zusammenfallen lassen. Die Suppe in einem Mixer oder mit dem Pürierstab portionsweise glatt mixen. Die pürierte Suppe wieder in den Topf geben und erwärmen, noch einmal gründlich umrühren und heiß servieren.

In einem luftdicht verschlossenen Behälter hält sich die Suppe im Kühlschrank bis zu 5 Tage und im Gefrierfach bis zu 1 Monat.

Kürbissuppe

FÜR 4–6 PORTIONEN GF VG | FB HD K | VON LESLIE

Der Kürbis ist ein weiterer Held unter den hormonfreundlichen Nahrungsmitteln. Zwar unterstützt er alle drei Geschlechtshormone, doch kommt es in diesem Rezept auf seine Eigenschaft an, den Blutzucker stabil zu halten. Auch dieses Gericht eignet sich hervorragend zum Fastenbrechen an Powerphasentagen. Je nachdem, wie dick Sie die Suppe mögen, geben Sie einfach mehr oder weniger Gemüsebrühe dazu.

3 EL Olivenöl extra vergine
1 mittelgroße Zwiebel, abgezogen und gehackt
6 Knoblauchzehen, abgezogen und fein gehackt
800 g geschälter und gewürfelter Kürbis
720 ml Gemüsebrühe (Rezept siehe S. 286)
1 große Karotte, geschält und grob gehackt
2 EL Currypulver
1 TL gemahlener Ingwer
1 TL Meersalz
1 Prise schwarzer Pfeffer, frisch gemahlen
1 Prise Cayennepfeffer
1 Prise Zimtpulver
140 g rohe, ungesalzene Cashewkerne

ZUM GARNIEREN (OPTIONAL)

gehackte Petersilie
geröstete Kürbiskerne

Olivenöl, Zwiebel sowie Knoblauch in einen großen Topf geben und erhitzen. Etwa 5 Minuten braten, bis die Zwiebel weich ist. Kürbis, Gemüsebrühe, Karotte, Currypulver, Ingwer, Salz, schwarzen Pfeffer, Cayennepfeffer und Zimt unterrühren. Die Mischung zum Kochen bringen.

Die Hitze reduzieren und die Mischung zugedeckt 20 bis 30 Minuten köcheln lassen, bis das Gemüse weich ist.

Die Cashewkerne zur Suppe geben und alles im Mixer oder mit dem Pürierstab portionsweise glatt mixen.

Die Suppe auf Schalen verteilen und mit Petersilie sowie Kürbiskernen bestreut servieren.

In einem luftdicht verschlossenen Behälter hält sich die Kürbissuppe im Kühlschrank bis zu 5 Tage und im Gefrierfach bis zu 1 Monat.

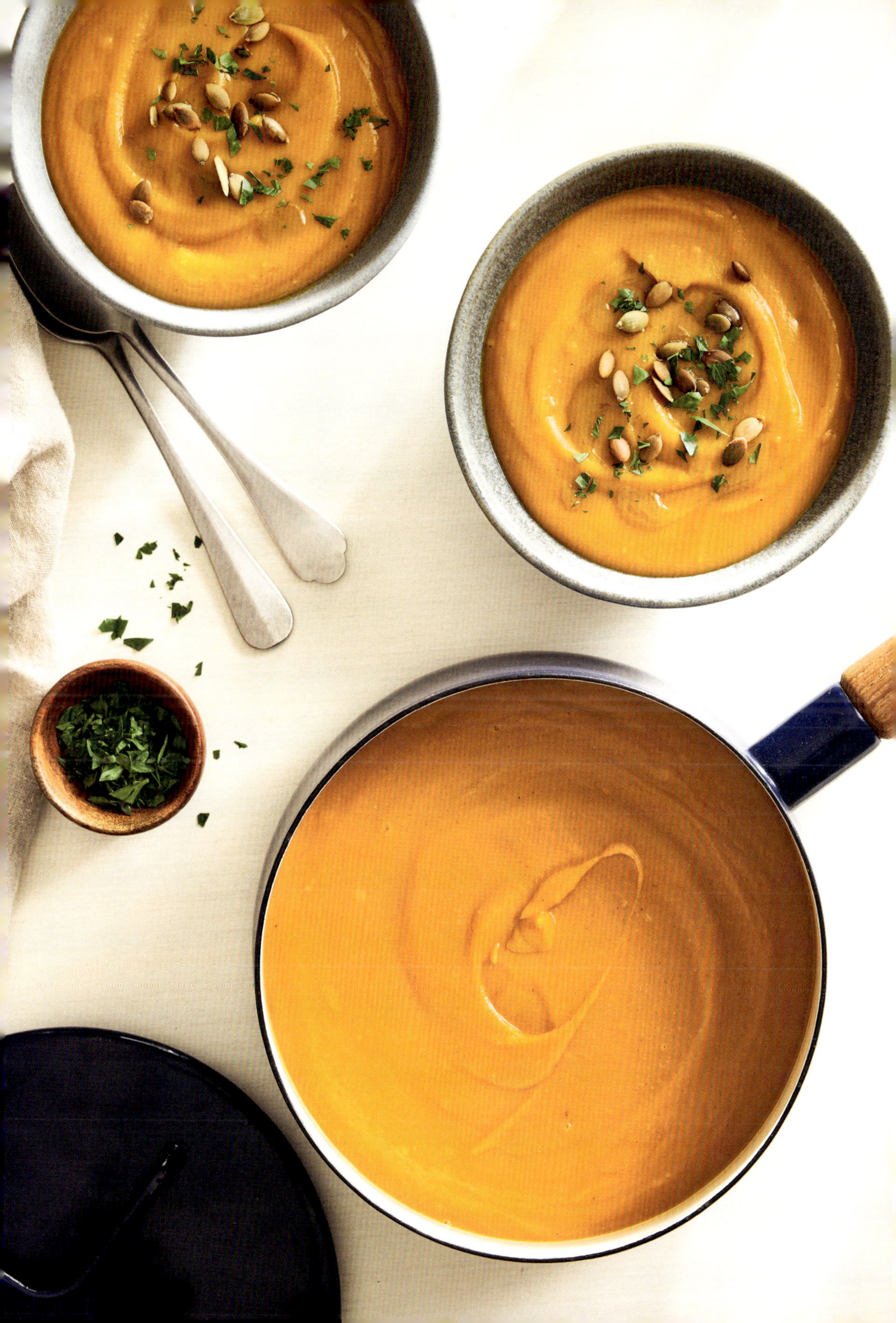

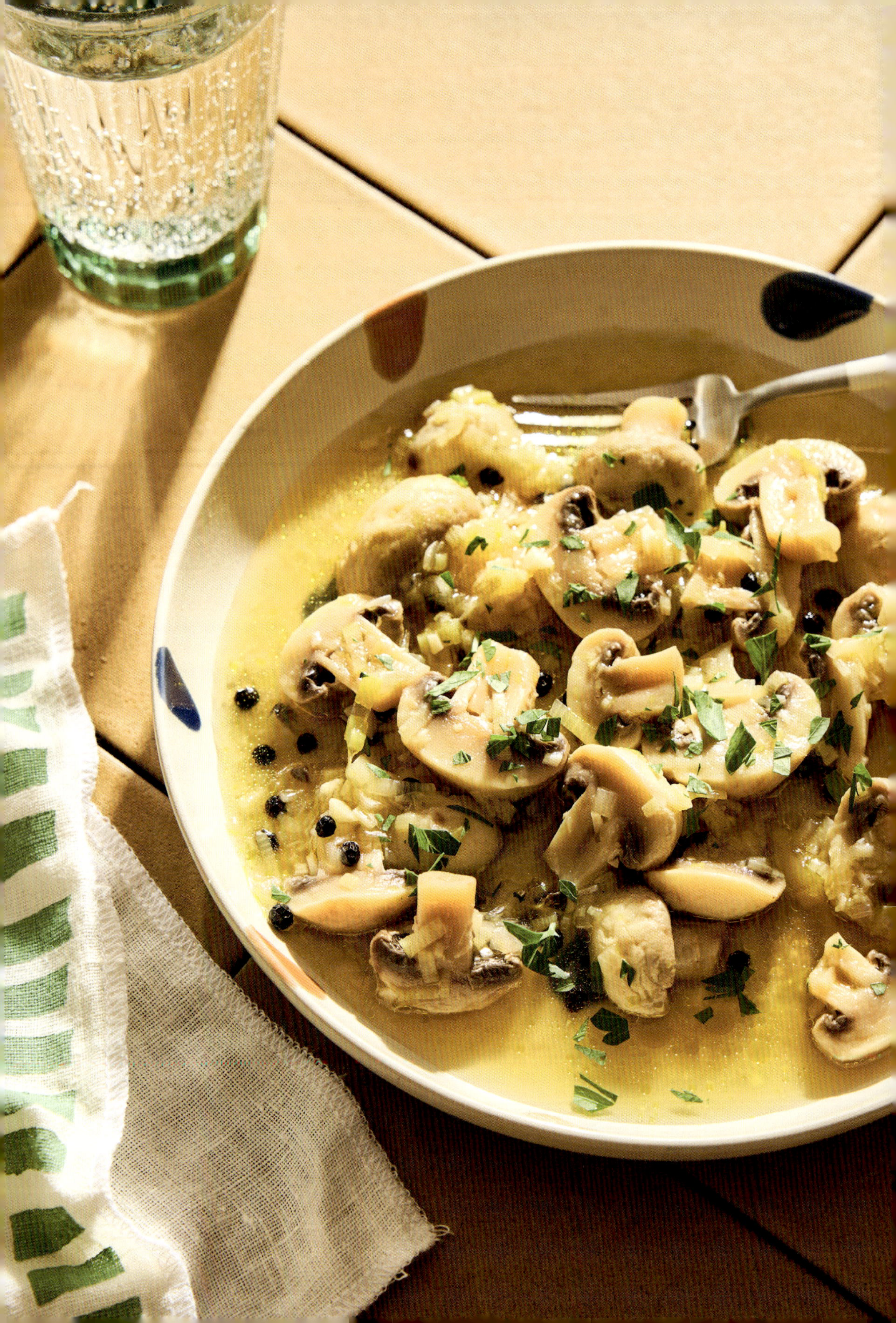

Salat aus marinierten Pilzen

FÜR 4 PORTIONEN GF VG | FB HD K | VON JEFF

Weiße Champignons sind erstaunlich gesundheitsfördernd. Sie weisen nicht nur einen hohen Gehalt an Ballaststoffen, sondern auch an Eiweiß auf und können das Risiko, an Alzheimer, Herzkrankheiten und Diabetes zu erkranken, verringern. Darüber hinaus liefern sie viel Selen, das wichtig für die Schilddrüse ist. Und weil Jeff dem Salat noch Knoblauch zugegeben hat, ist er auch noch gut fürs Darmmikrobiom.

FÜR DIE MARINADE

240 ml trockener Weißwein
240 ml Weißweinessig
Saft von 1 großen Zitrone
1 mittelgroße Schalotte, abgezogen und grob gehackt
6 große Knoblauchzehen, abgezogen und grob gehackt
1 kleine Stange Lauch, weiße und hellgrüne Teile längs halbiert und in feine Ringe geschnitten
5 Stängel glatte Petersilie
5 Zweige Thymian
1 Zweig Rosmarin
schwarze Pfefferkörner
Meersalz

FÜR DIE PILZE

450 g kleine weiße Champignons, geputzt und halbiert
1 EL Olivenöl extra vergine
10 g frische glatte Petersilie, gehackt
grobes Meersalz

FÜR DIE MARINADE 240 Milliliter Wasser, Weißwein, Weißweinessig, Zitronensaft, Schalotte, Knoblauch, Lauch, Petersilie, Thymian, Rosmarin, 1 Esslöffel Pfefferkörner und 1 Esslöffel Salz in einen mittelgroßen Topf geben und zum Kochen bringen. Die Hitze reduzieren und die Mischung 10 Minuten köcheln lassen.

Mit Pfeffer und Salz abschmecken. Die Marinade durch ein feinmaschiges Sieb gießen und anschließend wieder in den Topf geben.

FÜR DIE PILZE die Champignons zur Marinade geben. Zum Kochen bringen, dann die Hitze reduzieren und alles unter gelegentlichem Rühren 10 bis 12 Minuten köcheln lassen, bis die Pilze weich sind. Die Pilze mit einem Schaumlöffel aus der Marinade heben und in eine Servierschüssel geben.

Die Hitze auf mittlere bis hohe Temperatur erhöhen und die Marinade so lange köcheln lassen, bis sie auf 120 Milliliter eingekocht ist. Das dauert rund 10 Minuten. Den Topf vom Herd nehmen.

1 bis 2 Esslöffel Marinade über die Pilze geben und diese anschließend mit Olivenöl beträufeln sowie mit Petersilie und grobem Salz bestreuen. Kurz vermengen.

Zum Schluss noch einmal mit Marinade und Salz abschmecken.

Spanischer Tomaten-Thunfisch-Salat

FÜR 4 PORTIONEN GF | FB HD K | VON JEFF

Dieses fantastische Thunfischrezept erfordert Bonito del Norte, weißen (Albacore-) Thunfisch in Olivenöl, der besonders aromatisch ist. Wenn Sie jedoch skeptisch bezüglich des hohen Quecksilbergehalts sind, den größere Thunfische häufig aufweisen, können Sie den Bonito del Norte auch durch Echten Bonito oder Skipjack-Thunfisch ersetzen, der weniger Quecksilber enthält.

1 mittelgroße Zwiebel, Gemüsezwiebel oder rote Zwiebel, abgezogen und in mittelgroße Ringe geschnitten
60 ml Spaniens Lieblings-Sherryvinaigrette (Rezept siehe S. 303)
Meersalz
Kokosblütenzucker
4 mittelgroße Fleischtomaten oder eine alte Tomatensorte
300 g Mini-Rispentomaten
Meersalzflocken, z. B. Maldon
140 g Thunfisch aus der Dose, in Olivenöl eingelegt, vorzugsweise Bonito del Norte
2 EL katalanische Plancha-Sauce (Rezept siehe S. 299; optional)

Zwiebel, 2 Esslöffel Sherryvinaigrette, 1 Esslöffel Meersalz und 1 Esslöffel Kokosblütenzucker in einer großen Schüssel gründlich verrühren. Die Zwiebel etwa 5 Minuten in der Mischung marinieren.

In der Zwischenzeit die größeren Tomaten in Spalten schneiden und die kleineren halbieren. Zur Zwiebelmischung geben, mit der restlichen Vinaigrette beträufeln und noch einmal alles gründlich vermengen. Mit Meersalz und Kokosblütenzucker abschmecken.

Den Tomatensalat auf einer großen Servierplatte anrichten und mit Meersalzflocken bestreuen. Den Thunfisch auf den Salat geben und alles mit der Plancha-Sauce beträufeln.

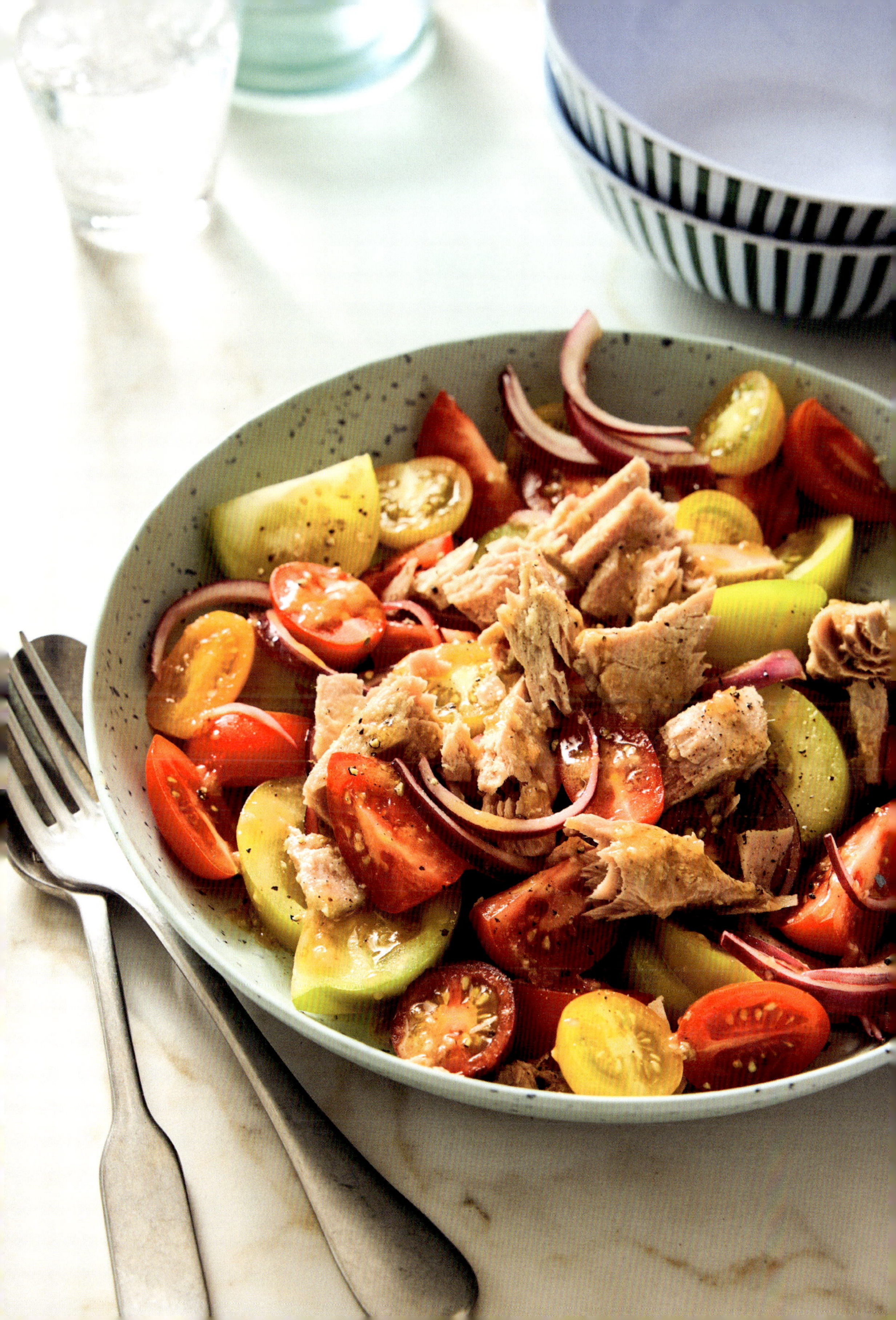

Rucolasalat

FÜR 4 PORTIONEN GF V | FB HD K | **VON JEFF**

Rucola ist mein absoluter grüner Lieblingssalat, und ich verrate Ihnen auch, warum: Rucola nährt die Leber, lässt sich vielen Gerichten hinzufügen und bringt jedes Dressing schön zur Geltung. Da sie jedoch rasch welkt, sollte man das Dressing erst kurz vor dem Servieren über den Salat geben.

115 g Rucola, abgespült und trocken getupft
50 g Parmigiano Reggiano, in feine Späne gehobelt
120 ml Zitronendressing (Rezept siehe S. 306)
1 ½ TL Meersalz
1 EL schwarzer Pfeffer, frisch gemahlen

Rucola und Parmesan in eine große Schüssel geben. Das Dressing darübergeben und mit der Rucola und dem Käse vermengen. Dabei dürfen die Käsespäne ruhig in kleinere Stücke brechen. Mit Salz und Pfeffer würzen und sofort servieren.

Palmkohlsalat mit Tahinidressing

FÜR 4 PORTIONEN GF VG | FB HD K | VON JEFF

An diesem Rezept gefällt mir besonders, dass Jeff drei verschiedene Arten von Samen in dem Salat untergebracht hat. Samen sind schlichtweg phänomenal darin, alle Hormone zu unterstützen. Zusammen mit einem Fleischgericht aus diesem Buch ergibt der Palmkohlsalat mit Tahinidressing insbesondere in den Powerphasen eine sättigende und leckere Mahlzeit.

FÜR DEN SALAT
1 Bund Palmkohl, ca. 280 g, die Blätter grob gehackt
Saft von ½ Zitrone
1 Prise Meersalz
60–120 ml Tahinidressing (Rezept siehe S. 305)

FÜR DIE DUKKAH
2 EL geröstete Kürbiskerne
2 EL geröstete Sonnenblumenkerne
2 EL geröstete helle Sesamsamen
1 TL Sumach
1 TL Zatar
½ TL schwarzer Pfeffer, frisch gemahlen
½ TL Meersalz

FÜR DEN SALAT Palmkohl, Zitronensaft und Salz in eine große Schüssel geben. 60 Milliliter Tahinidressing dazugeben und alles gründlich vermengen. Nach Belieben mehr Dressing hinzufügen.

FÜR DIE DUKKAH Kürbiskerne, Sonnenblumenkerne, Sesamsamen, Sumach, Zatar, Pfeffer und Salz in einer kleinen Schüssel verrühren.

Den Salat auf Tellern anrichten und mit etwas Dukkah bestreut servieren.

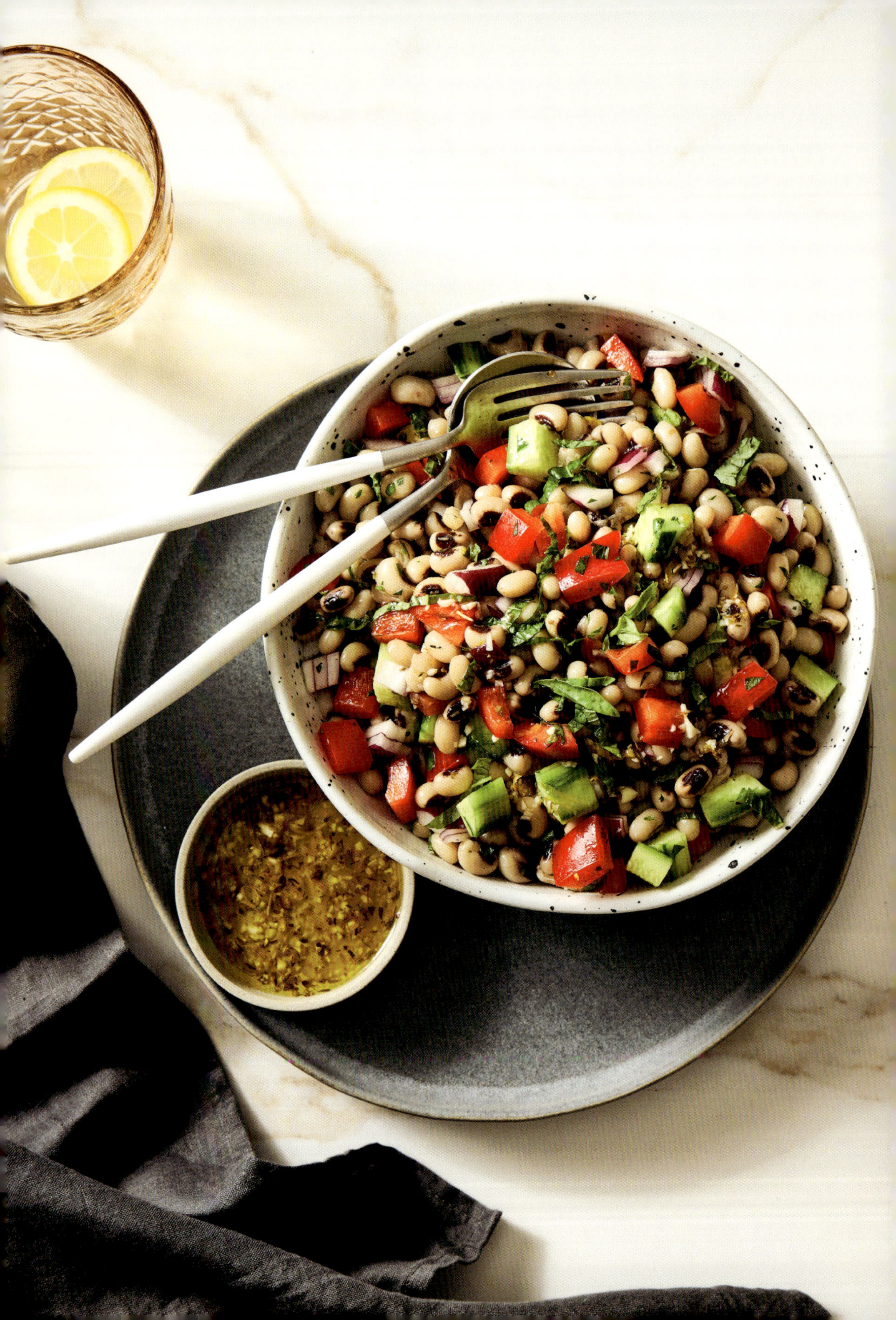

Knackiger Schwarzaugenbohnensalat

FÜR 4–6 PORTIONEN GF VG | FB HD K | VON LESLIE

Schwarzaugenbohnen unterstützen wie viele Hülsenfrüchte die Gewichtsabnahme, verbessern die Herzgesundheit, halten das Darmmikrobiom intakt und sorgen nicht nur für ordentlich Eiweiß, sondern auch für jede Menge Ballaststoffe. Sie schmecken fantastisch und, ach ja: sehen auch noch sehr hübsch aus!

FÜR DIE SCHWARZAUGENBOHNEN

300 g getrocknete Schwarzaugenbohnen, sorgfältig auf Steinchen hin verlesen

FÜR DAS DRESSING

120 ml Olivenöl extra vergine
abgeriebene Schale und Saft von 1 Bio-Zitrone
1 TL getrockneter Oregano
1 TL Ahornsirup
½ TL Meersalz
1 Knoblauchzehe, abgezogen und fein gehackt

FÜR DEN SALAT

130 g geschälte und entkernte Salatgurke, gehackt
100 g rote Zwiebel, abgezogen und gehackt
80 g rote Paprikaschote, entkernt und gehackt
2 EL gehacktes frisches Basilikum
2 EL gehackte frische glatte Petersilie
2 EL gehackte frische Minze
Meersalz und schwarzer Pfeffer, frisch gemahlen

FÜR DIE SCHWARZAUGENBOHNEN die Bohnen mit 1,2 Liter Wasser in eine große Schüssel geben und über Nacht einweichen.

Die Bohnen am nächsten Tag abgießen, abspülen und in einen großen Topf geben. Mit frischem Wasser bedecken und zum Kochen bringen. 5 Minuten kochen, dann die Hitze reduzieren und 20 bis 30 Minuten köcheln lassen, bis die Bohnen gar sind.

Abgießen und mit kaltem Wasser abspülen. Beiseitestellen.

FÜR DAS DRESSING Olivenöl, Zitronenschale, Zitronensaft, Oregano, Ahornsirup, Salz und Knoblauch in einer kleinen Schüssel verrühren. Ebenfalls beiseitestellen.

FÜR DEN SALAT Schwarzaugenbohnen, Gurke, Zwiebel, Paprika, Basilikum, Petersilie und Minze in einer großen Schüssel vermengen.

Das Dressing über den Salat geben und alles noch einmal gründlich vermengen. Mit Salz und Pfeffer würzen.

Der Salat schmeckt zimmerwarm genauso köstlich wie gekühlt. Er hält sich im Kühlschrank bis zu 4 Tage.

Avocado-Paranuss-Salat

FÜR 1 PORTION GF VG | FB HD K | VON LESLIE

Paranüsse sind ein wahres Wundermittel, wenn es um die Gesundheit der Schilddrüse geht. Nur sechs Paranüsse am Tag braucht das Organ, um voll funktionsfähig zu bleiben. Die Samen in diesem Salat fördern die Hormonproduktion, was das Gericht insgesamt zu einem Traum fürs endokrine System macht.

FÜR DAS DRESSING

2 EL Olivenöl extra vergine
1 TL Zitronensaft, frisch gepresst
1 Prise Meersalz
1 Prise schwarzer Pfeffer, frisch gemahlen

FÜR DEN SALAT

30 g Babygrünkohl oder -spinat
½ mittelgroße Avocado, in Spalten geschnitten
4–6 Mandeln, gehackt
1–3 Paranüsse, gehackt
1 TL geschälte Kürbiskerne
1 TL gehackte frische Petersilie
1 TL gehackter frischer Dill
½ TL Sonnenblumenkerne

FÜR DAS DRESSING Olivenöl, Zitronensaft, Salz und Pfeffer in einer kleinen Schüssel verrühren. Beiseitestellen.

FÜR DEN SALAT den Babygrünkohl auf einem Teller oder in einer Schüssel anrichten. Die Avocadoscheiben darauflegen und alles mit Mandeln, Paranüssen, Kürbiskernen, Petersilie, Dill sowie Sonnenblumenkernen bestreuen.

Mit dem Dressing beträufeln und servieren.

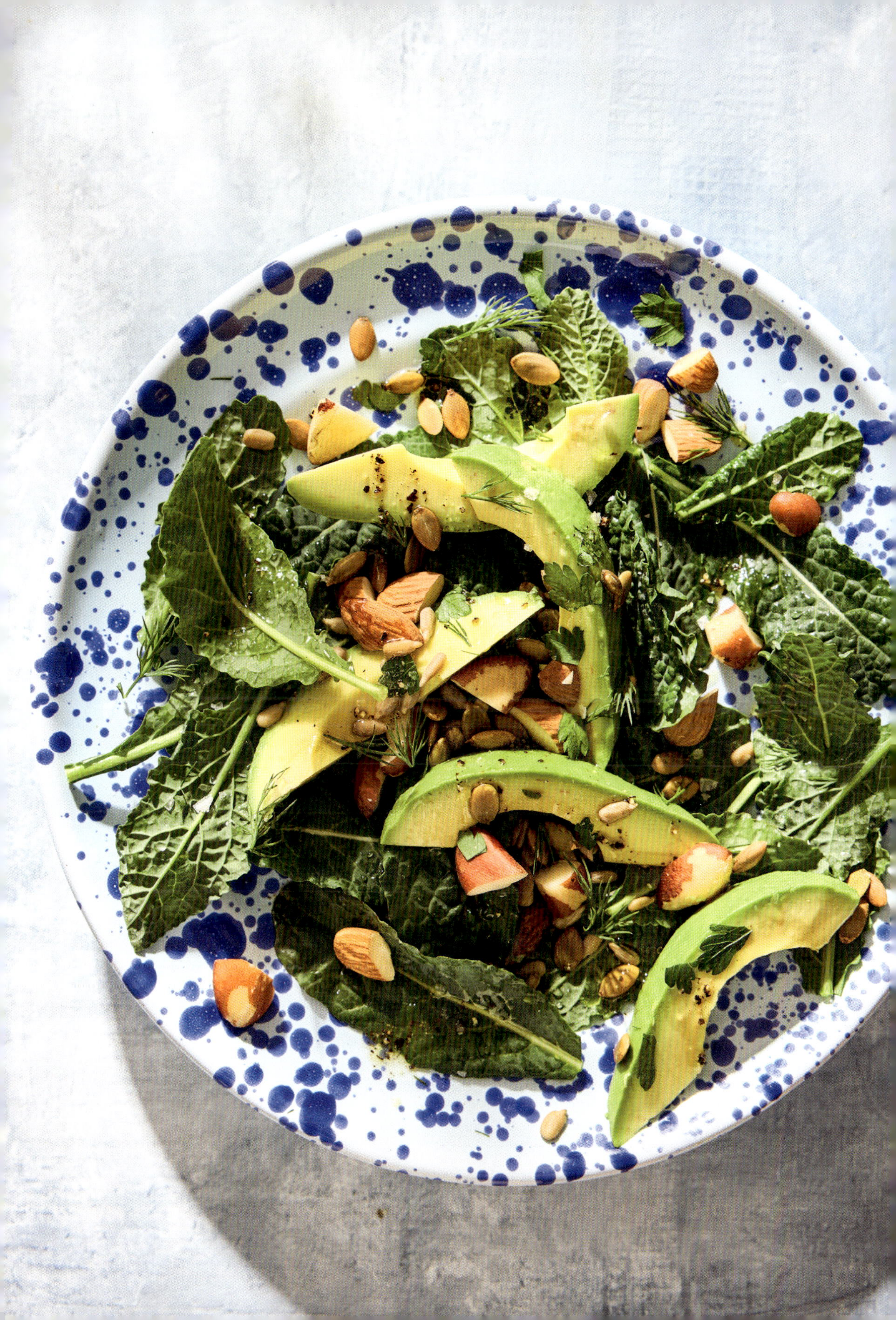

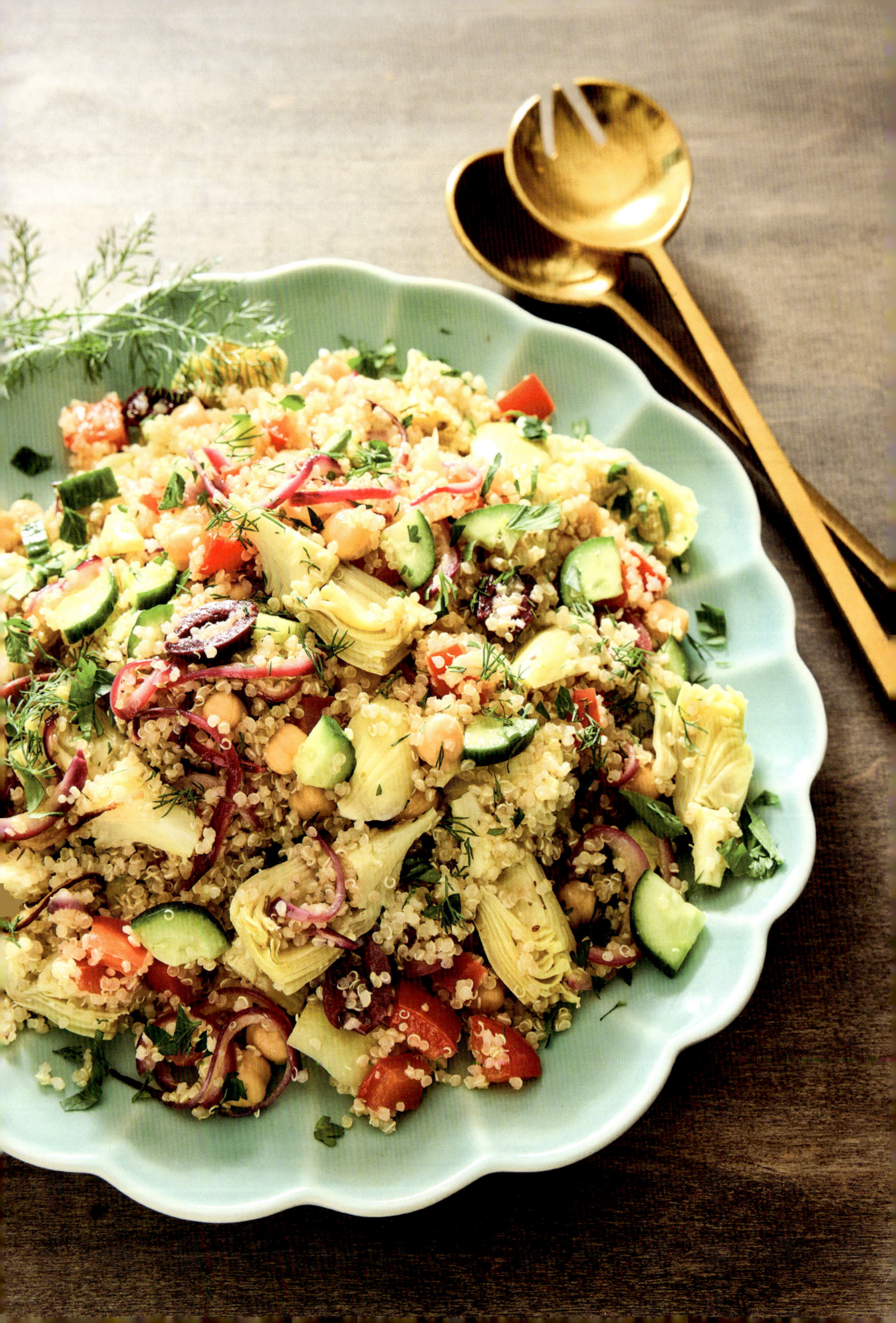

Mediterraner Quinoasalat

FÜR 6 PORTIONEN GF VG | FB HD K | VON LESLIE

Ich koche sehr gern mit Quinoa, bei mir ersetzt sie häufig Reis. Das Pseudogetreide löst eine weniger starke Blutzuckerreaktion aus und ist reich an Eiweiß. Artischockenherzen sind ein großartiges Präbiotikum, die Kalamataoliven steuern Polyphenole bei. Allerdings sollten die Artischockenherzen und die Oliven in Wasser oder Olivenöl eingelegt sein, nicht in Rapsöl.

FÜR DEN SALAT

180 g Quinoa, abgespült
1 rote Paprikaschote, entkernt und gewürfelt
80 g rote Zwiebel, abgezogen und in mittelgroße Ringe geschnitten
Olivenöl extra vergine
Meersalz
425 g Kichererbsen aus der Dose, abgegossen
425 g Artischockenherzen aus der Dose, in Wasser eingelegt, abgegossen
80 g Salatgurkenwürfel
70 g Kalamataoliven ohne Stein, halbiert
10 g frischer Dill, gehackt
15 g frische Petersilie, gehackt

FÜR DIE VINAIGRETTE

60 ml Olivenöl extra vergine
2 EL Zitronensaft
2 EL Rotweinessig
1 TL getrockneter Oregano
1 Knoblauchzehe, abgezogen und fein gehackt

FÜR DEN SALAT den Backofen auf 200 °C vorheizen und ein Backblech mit Backpapier belegen.

1/2 Liter Wasser in einen mittelgroßen Topf füllen und zum Kochen bringen. Die Quinoa hineingeben und die Hitze reduzieren. Die Quinoa zugedeckt 15 Minuten köcheln lassen, bis sie das Wasser aufgesogen hat. Den Topf vom Herd nehmen und die Quinoa zugedeckt 5 Minuten quellen lassen. Mit einer Gabel auflockern und beiseitestellen.

Paprika und Zwiebel auf dem vorbereiteten Backblech verteilen. Mit Olivenöl beträufeln und mit Meersalz bestreuen.

Das Gemüse 15 Minuten im Ofen rösten, bis es weich ist. Ebenfalls beiseitestellen.

FÜR DIE VINAIGRETTE Olivenöl, Zitronensaft, Rotweinessig, Oregano und Knoblauch in einer kleinen Schüssel gründlich verrühren.

ZUM FERTIGSTELLEN Quinoa, geröstetes Gemüse, Kichererbsen, Artischockenherzen, Gurkenwürfel, Oliven, Dill und Petersilie in eine große Schüssel geben. Die Vinaigrette dazugeben und alles gründlich vermengen.

Kimchi-Edamame-Bowl

FÜR 2 PORTIONEN GF VG | FB HD K | VON LESLIE

Diese Bowl eignet sich ausgezeichnet für Tage, an denen Sie etwas mehr Östrogen brauchen, da Edamame natürliches Östrogen enthalten. Ganz besonders kann ich dieses Gericht meinen Freundinnen in der Menopause empfehlen, die Symptome eines niedrigen Östrogenspiegels aufweisen, etwa Hitzewallungen, Brain Fog, Gelenkschmerzen oder Migräne.

FÜR DAS DRESSING

2 EL Kokos-Aminos
2 EL Olivenöl extra vergine
1 EL frischer Ingwer, gerieben
1 TL Limettensaft, frisch gepresst

FÜR DIE BOWL

180 g Quinoa, abgespült
160 g Edamame, aufgetaut, falls TK
150 g Salatgurkenwürfel
100 g geröstete Tofuwürfel
40 g Rotkohl, geraspelt
½ mittelgroße Avocado, in Spalten geschnitten
100 g veganes Kimchi
1 Noriblatt, in Streifen geschnitten

FÜR DAS DRESSING Kokos-Aminos, Olivenöl, Ingwer und Limettensaft in einer kleinen Schüssel verrühren.

FÜR DIE BOWL in einem mittelgroßen Topf 1/2 Liter Wasser zum Kochen bringen. Quinoa hineingeben und die Hitze auf mittlere bis niedrige Temperatur reduzieren. Die Quinoa zugedeckt 15 Minuten köcheln lassen, bis sie das Wasser aufgesogen hat. Den Topf vom Herd nehmen und die Quinoa zugedeckt 5 Minuten quellen lassen. Mit einer Gabel auflockern und beiseitestellen.

Quinoa, Edamame, Gurkenwürfel, Tofuwürfel, Rotkohl, Avocado, Kimchi und Noristreifen nebeneinander in einer Schale anrichten und mit dem Dressing beträufelt servieren.

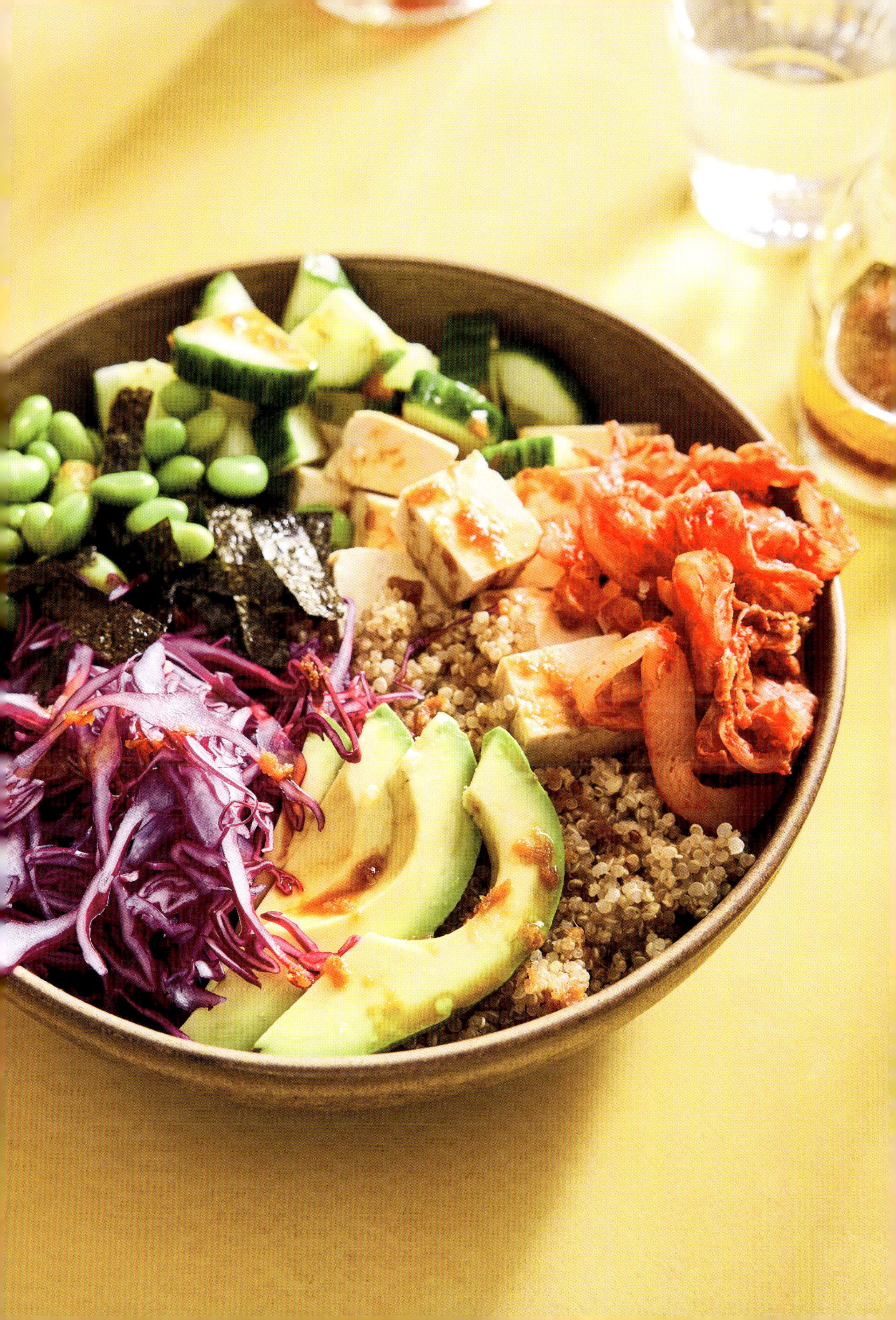

Bowl mit Blumenkohlreis

FÜR 2 PORTIONEN GF VG | FB HD K | VON LESLIE

Blumenkohlreis – Blumenkohl, der so klein gehackt ist, dass er an Reis erinnert – ist eine Alternative für alle, die gern Reis essen, ihren Blutzucker aber nicht allzu sehr in die Höhe treiben wollen. Ungelogen: Der Blumenkohlreis schmeckt tatsächlich so ähnlich wie Reis. Probieren Sie es aus!

FÜR DAS TAHINIDRESSING

2 EL Tahini
2 EL Zitronensaft, frisch gepresst
½ TL Meersalz
¼ TL Knoblauchpulver
¼ TL schwarzer Pfeffer, frisch gemahlen

FÜR DIE BOWL

3 EL Tamari
1 EL Hefeflocken
½ TL Meersalz
¼ TL Knoblauchpulver
200 g fester Tofu, gewürfelt
Avocado-Kochspray
2 EL Olivenöl extra vergine
100 g Mangoldblätter, in Stücke gezupft
1 Knoblauchzehe, abgezogen und in dünne Scheiben geschnitten
115 g braune Champignons, in Scheiben geschnitten
200 g Blumenkohlreis aus dem Supermarkt oder Bioladen, gegart
1 Avocado, gewürfelt
1 EL Hanfsamen
8 Mini-Rispentomaten, halbiert

FÜR DAS TAHINIDRESSING Tahini, Zitronensaft, Salz, Knoblauchpulver und Pfeffer mit 1 Teelöffel Wasser verrühren. Ist die Mischung zu dickflüssig, weiteres Wasser zugeben. Beiseitestellen.

FÜR DIE BOWL den Backofen auf 200 °C vorheizen und ein Backblech mit Backpapier belegen.

Tamari, Hefeflocken, Salz und Knoblauchpulver in einer mittelgroßen Schüssel gründlich verrühren. Bei Bedarf 1 Teelöffel Wasser zugeben, sollte die Mischung zu dickflüssig sein. Den Tofu hinzufügen und gründlich in der Mischung wenden.

Das Backpapier mit Avocado-Kochspray besprühen und den Tofu auf dem Backblech verteilen. In 15 Minuten im Ofen goldbraun backen. Beiseitestellen.

1 Esslöffel Olivenöl in eine mittelgroße Pfanne geben und erhitzen. Mangold und Knoblauch hineingeben und etwa 1 Minute in dem Öl braten, bis der Mangold zusammengefallen ist. In eine Schüssel umfüllen.

Das restliche Olivenöl in die Pfanne geben und erhitzen. Die Pilze dazugeben und etwa 5 Minuten in dem Öl braten.

ZUM FERTIGSTELLEN den noch heißen Blumenkohlreis in eine Schale füllen und darauf nebeneinander Mangold, Pilze, Tofu sowie Avocadowürfel anrichten. Mit Hanfsamen bestreuen, die Tomatenhälften dazugeben und mit Tahinidressing beträufelt servieren.

Quinoa-Taboulé mit gegrilltem Tofu

FÜR 4 PORTIONEN GF VG | FB HD K | VON LESLIE

Tofu ist inzwischen wieder ein fester Bestandteil meines Kochrepertoires. Besonders liebe ich an ihm, dass er nicht nur jede Menge Phytoöstrogene mitbringt, sondern auch alle Aromen annimmt, mit denen man ihn kombiniert. Dieses Gericht eignet sich aufgrund der Edamame und des Proteins von der Quinoa vor allem für Ihre Powerphasen.

FÜR DAS TABOULÉ

180 g Quinoa, abgespült
75 g Petersilie, gehackt
80 g vorgegarte Edamame, aufgetaut, falls TK
30 g Hanfsamen
2 Roma-Tomaten, gewürfelt
3 Frühlingszwiebeln, grüne und weiße Teile, gehackt
4 EL Olivenöl extra vergine
3 EL frische Minze, gehackt
Saft von 1 Zitrone
Meersalz und schwarzer Pfeffer, frisch gemahlen

FÜR DEN TOFU

800 g extrafester Tofu
2 EL Tamari
1 Prise Meersalz
4 EL Avocadoöl

FÜR DAS TABOULÉ in einem mittelgroßen Topf 1/2 Liter Wasser zum Kochen bringen. Die Quinoa hineingeben und die Hitze reduzieren. Die Quinoa zugedeckt 15 Minuten köcheln lassen, bis sie das Wasser aufgesogen hat. Den Topf vom Herd nehmen und die Quinoa zugedeckt 5 Minuten quellen lassen. Mit einer Gabel auflockern.

Quinoa, Petersilie, Edamame, Hanfsamen, Tomatenwürfel, Frühlingszwiebeln, Olivenöl, Minze und Zitronensaft in eine große Schüssel geben und gründlich vermengen. Mit Salz sowie Pfeffer würzen und zugedeckt kühl stellen.

FÜR DEN TOFU diesen in Küchenpapier oder ein sauberes Geschirrtuch wickeln, mit einem Gewicht beschweren und 30 Minuten auspressen. Abgießen. Eine Grillpfanne auf mittlere bis hohe Temperatur erhitzen.

Die Tofublöcke längs vierteln und rundum mit Tamari sowie Salz würzen.

Die Grillpfanne mit Avocadoöl auspinseln und den Tofu hineinlegen. 3 Minuten grillen. Den Tofu wenden; sollte er am Pfannenboden haften bleiben, etwas länger grillen, dann lässt er sich leichter lösen. Auf der anderen Seite ebenfalls etwa 3 Minuten grillen. Beide Seiten sollten Grillstreifen aufweisen.

Das Taboulé auf Schalen verteilen und den gegrillten Tofu darauf anrichten. Sofort servieren.

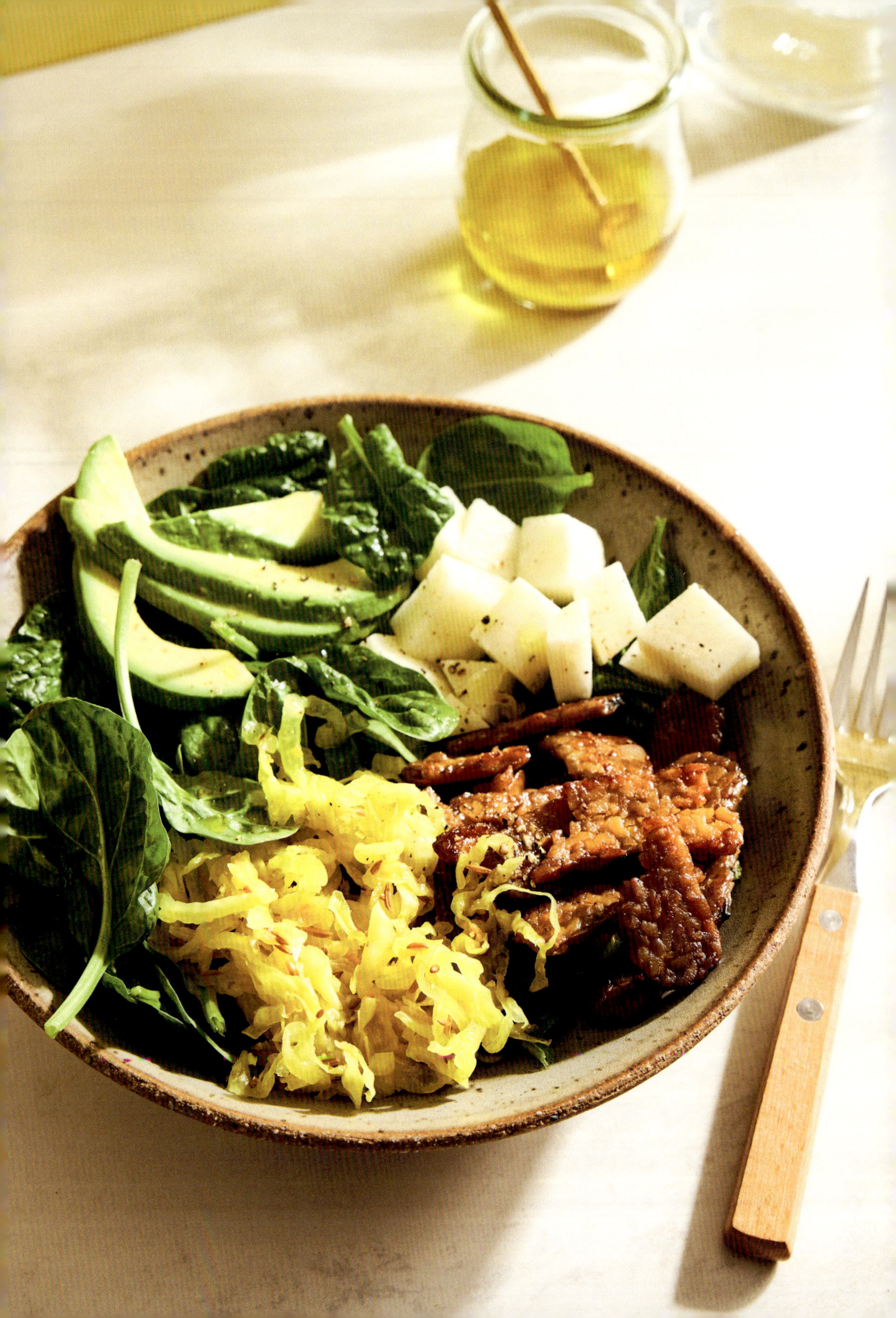

Probiotische Bowl

FÜR 1 PORTION GF VG | FB HD K | VON LESLIE

Mit dieser Bowl machen Sie Ihrem Darmmikrobiom ein großartiges Geschenk. Ich empfehle sie für das Ende der Powerphase 1, kurz vor dem Eintritt in die Manifestationsphase, wenn es besonders auf Ihr Mikrobiom ankommt: Es muss dann nämlich Hormone aufspalten. Sollten Sie in der Perimenopause sein und mit bioidentischen Hormonen experimentieren, hilft Ihnen dieses Gericht dabei, dass die Hormone auch in Ihren Zellen ankommen.

FÜR DAS SAUERKRAUTDRESSING
2 EL Olivenöl extra vergine
1 EL Sauerkrautsaft
½ TL Dijonsenf
¼ TL Mönchsfruchtzucker

FÜR DEN TEMPEH
3 EL Kokosöl
115 g Smoky Tempeh, in mundgerechte Stücke geschnitten

FÜR DIE BOWL
60 g Babyspinat
80 g Sauerkraut mit Kurkuma (Rezept siehe S. 298) oder gekauftes Sauerkraut mit 1 Prise gemahlener Kurkuma
½ mittelgroße Avocado, in Spalten geschnitten
30 g frische Yambohne, gewürfelt

FÜR DAS SAUERKRAUTDRESSING Olivenöl, Sauerkrautsaft, Senf und Mönchsfruchtzucker in einer kleinen Schüssel verrühren. Sollte die Mischung zu dickflüssig sein, 1 Teelöffel Wasser unterrühren.

FÜR DEN TEMPEH das Kokosöl in eine Pfanne geben und erhitzen. Den Tempeh hineingeben und in 3 bis 5 Minuten pro Seite goldbraun braten.

FÜR DIE BOWL den Spinat in eine Schale geben und Tempeh, Sauerkraut mit Kurkuma, Avocadoscheiben sowie Yambohnenwürfel nebeneinander darauf anrichten. Mit dem Sauerkrautdressing beträufelt servieren.

Frittata mit Spinat, Grünkohl und Ziegenkäse

FÜR 2–4 PORTIONEN GF V | FB HD K | VON JEFF

Ziegenkäse verleiht beinahe jedem Gericht einen einzigartigen Geschmack, außerdem ist er ein besonders gut verdauliches Milchprodukt. Vielleicht möchten Sie hier sogar Ziegenmilch und Sahne aus Ziegenmilch verwenden. Die Frittata im Allgemeinen ist ausgesprochen vielseitig, Sie können Gemüse und Käse also problemlos durch Ihre Lieblingssorten ersetzen. Sehr gut dazu passt ein Radicchiosalat oder der Rucolasalat von Seite 226.

2 EL Milch
2 TL helle Misopaste
6 Eier (Größe L)
2 EL Sahne
2 EL geriebener Parmesan
Meersalz
1 TL weißer Pfeffer, frisch gemahlen
abgeriebene Schale von ½ Bio-Zitrone
80 g Ziegenkäse, zerkrümelt
2 EL Olivenöl extra vergine
¼ mittelgroße Zwiebel, Gemüsezwiebel oder rote Zwiebel, abgezogen und in dünne Streifen bzw. Ringe geschnitten
1 mittelgroße Stange Lauch, nur die weißen und hellgrünen Teile, in dünne Ringe geschnitten
20 g Grünkohlblätter, fein gehackt
30 g Babyspinat, grob gehackt

Den Backofen auf 200 °C vorheizen.

Milch und Misopaste in einer mittelgroßen Schüssel glatt rühren. Eier, Sahne, Parmesan, 1 Teelöffel Salz, Pfeffer sowie Zitronenschale hinzufügen und unterrühren. Den Ziegenkäse dazugeben, noch einmal alles gründlich verrühren und anschließend beiseitestellen.

Das Olivenöl in eine ofenfeste Pfanne (20 cm Ø) geben und erhitzen. Zwiebel sowie Lauch hineingeben, leicht mit Salz würzen und unter häufigem Rühren etwa 8 Minuten in dem Öl dünsten, bis die Zwiebel weich und glasig ist. Sollte die Mischung zu schnell bräunen, die Hitze auf mittlere bis niedrige Temperatur reduzieren.

Den Grünkohl hinzufügen und unter häufigem Rühren etwa 2 Minuten mitdünsten, bis er zusammenfällt.

Den Spinat unterrühren und anschließend die Eiermischung dazugeben. Sanft an der Pfanne rütteln. Sind die Eier halbfest, die Pfanne in den Ofen stellen und die Frittata in 6 bis 8 Minuten bis zur gewünschten Konsistenz backen. Wer mag, kann die Frittata mit der Grillfunktion des Backofens ein wenig bräunen.

Die Frittata leicht abkühlen lassen, dann in Stücke schneiden. Dazu passt bestens ein Salat von Radicchioblättern mit Zitronendressing (Rezept siehe S. 306).

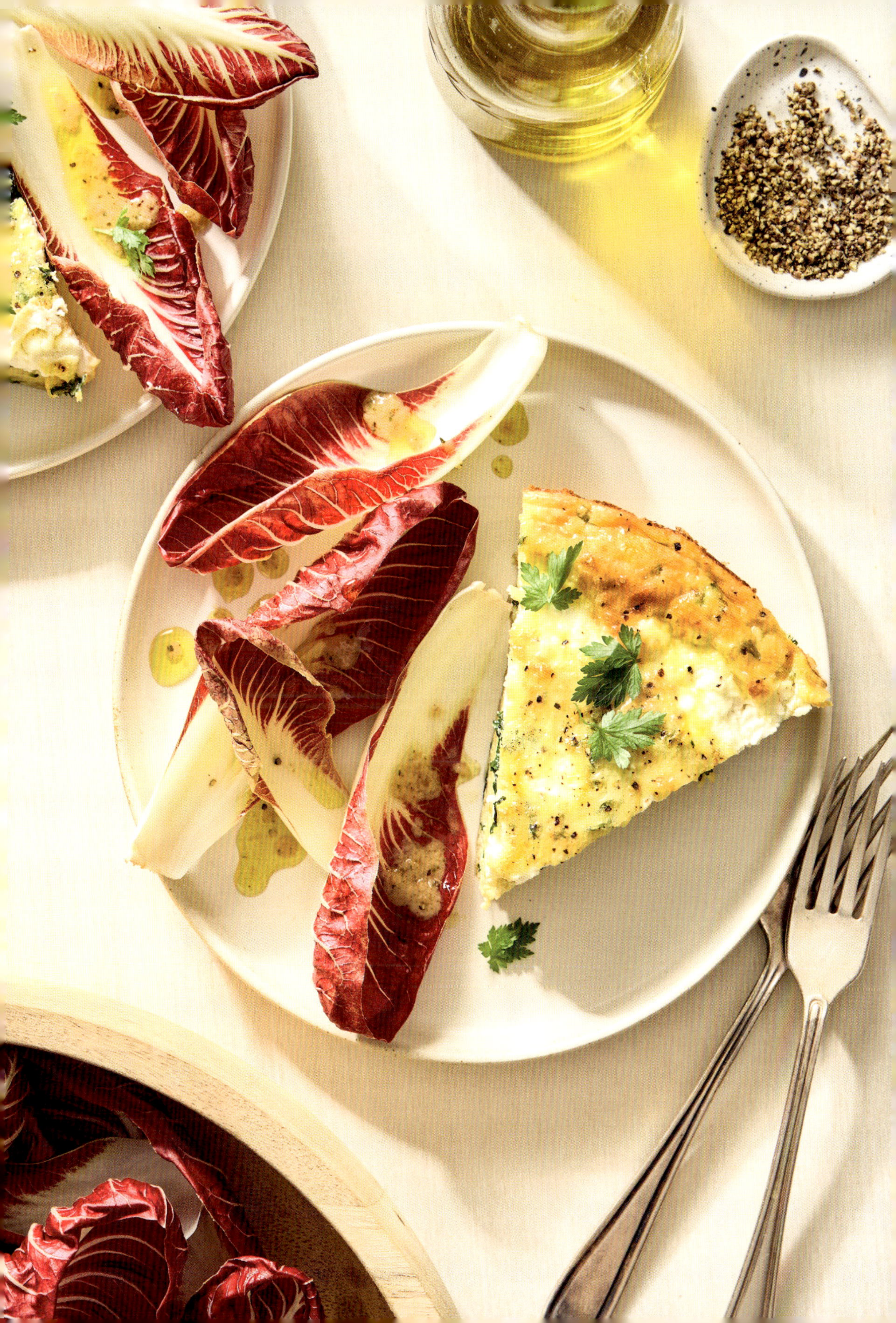

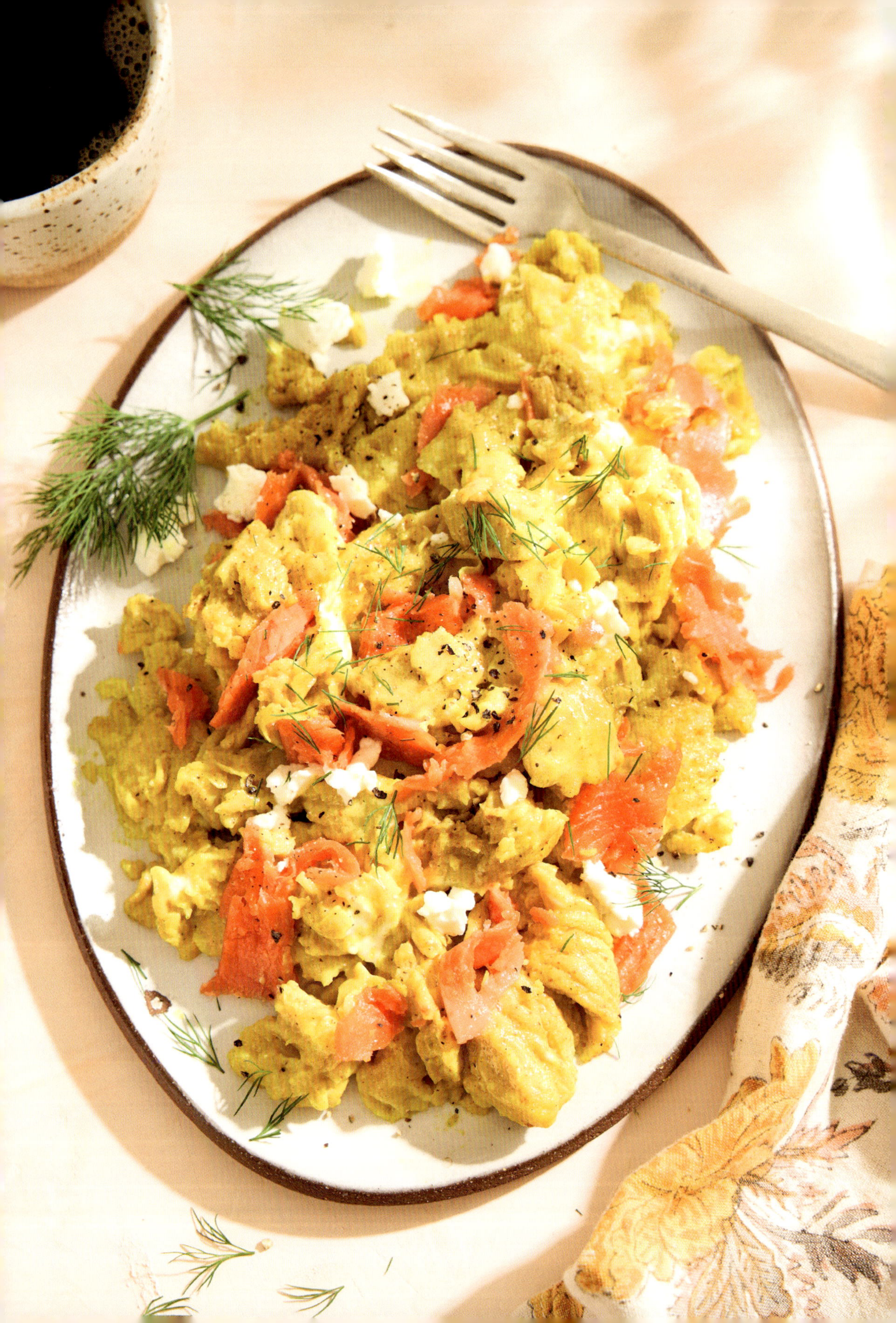

Rührei mit Kurkuma, Räucherlachs und Ziegenkäse

FÜR 4 PORTIONEN GF | FB HD K | VON JEFF

Wenn Sie das Fastenbrechen lieber morgens durchführen, möchte ich Ihnen als erste Mahlzeit im Essensfenster an ketobiotischen Tagen dieses Gericht wärmstens ans Herz legen. Während die Kurkuma antientzündlich wirkt, steuert der Lachs eine ansehnliche Portion Omega-3-Fettsäuren bei.

8 Eier (Größe L)
1 TL gemahlene Kurkuma
1 TL Meersalz
1 TL schwarzer Pfeffer, frisch gemahlen
2 EL ungesalzene Butter
85 g Räucherlachs, in Streifen geschnitten
6 EL zerkrümelter Ziegenkäse
3 Stängel Dill, mit Stängeln grob gehackt

Eier, Kurkuma, Salz und Pfeffer in einer mittelgroßen Schüssel verquirlen. Beiseitestellen.

Die Butter in eine mittelgroße Pfanne geben und erhitzen. Die Eiermischung hinzufügen und rühren; die Eier sollen garen, dabei aber nicht bräunen.

Sind die Eier halbfest, mit einem Gummi- oder Silikonspatel weiterrühren, bis die Eier die gewünschte Konsistenz erreicht haben. Die Pfanne vom Herd nehmen und Räucherlachs sowie Ziegenkäse unter die Eiermischung rühren.

Das Rührei auf Teller geben und mit Dill garniert servieren.

Türkische Eier mit Joghurt und brauner Chilibutter

FÜR 2 PORTIONEN GF V | FB HD K | VON JEFF

Dieses hübsche Frühstücksgericht ist eine tolle Alternative zum Spiegelei! Die braune Chilibutter ist einfach unwiderstehlich, und die Zugabe von griechischem Joghurt macht die Eier zu einer wahren Proteinbombe – perfekt für Muskelaufbautage.

FÜR DEN JOGHURT
240 g griechischer Joghurt (Vollfettstufe)
2 Knoblauchzehen, abgezogen und gehackt
1 EL fein gehackter frischer Dill
1 EL fein gehackte frische Minze
½ TL Meersalz
½ TL weißer Pfeffer, frisch gemahlen

FÜR DIE BRAUNE CHILIBUTTER
2 EL ungesalzene Butter
1½ TL Olivenöl extra vergine
1 TL Chilipulver, z. B. Aleppo oder Ancho
¼ TL Cayennepfeffer
Saft von ¼ Zitrone
1 Prise Meersalz

FÜR DIE EIER
4 Eier
8 EL Olivenöl extra vergine
Meersalz und schwarzer Pfeffer, frisch gemahlen
4 EL ungesalzene Butter

FÜR DEN JOGHURT diesen mit Knoblauch, Dill, Minze, Salz und weißem Pfeffer in einen kleinen Topf geben und beiseitestellen.

FÜR DIE BRAUNE CHILIBUTTER die Butter in einem zweiten kleinen Topf etwa 4 Minuten erhitzen, bis sie nussig duftet und sich hellbraun verfärbt.

Den Topf vom Herd nehmen und Olivenöl, Chilipulver sowie Cayennepfeffer zur Butter geben. Dabei wird die Butter Bläschen werfen, sich dann aber wieder beruhigen. Zitronensaft und Salz unterrühren. Beiseitestellen.

FÜR DIE EIER eine mittelgroße Pfanne erhitzen und einen großen, mit Küchenpapier bedeckten Teller für die fertigen Eier bereitstellen.
1 Ei in eine kleine Schüssel aufschlagen; dabei sicherstellen, dass das Eigelb intakt bleibt.
2 Esslöffel Olivenöl in die heiße Pfanne geben und diese schräg halten, sodass sich das Öl auf einer Seite sammelt. Das Ei hineingleiten lassen und 10 Sekunden in dem Öl anbraten, dann die Pfanne auf den Herd stellen. Das Ei mit Salz und Pfeffer würzen.

1 Esslöffel Butter in die Pfanne geben und aufschäumen. Nach Belieben etwas Butteröl über das Ei träufeln und dieses bis zur gewünschten Konsistenz garen.

Das Ei auf den vorbereiteten Teller geben und mit den restlichen Eiern ebenso verfahren.

Den Joghurt leicht erwärmen. Jeweils etwas Joghurt auf jeden Servierteller geben, die Eier darauf anrichten und alles mit warmer Chilibutter beträufelt servieren.

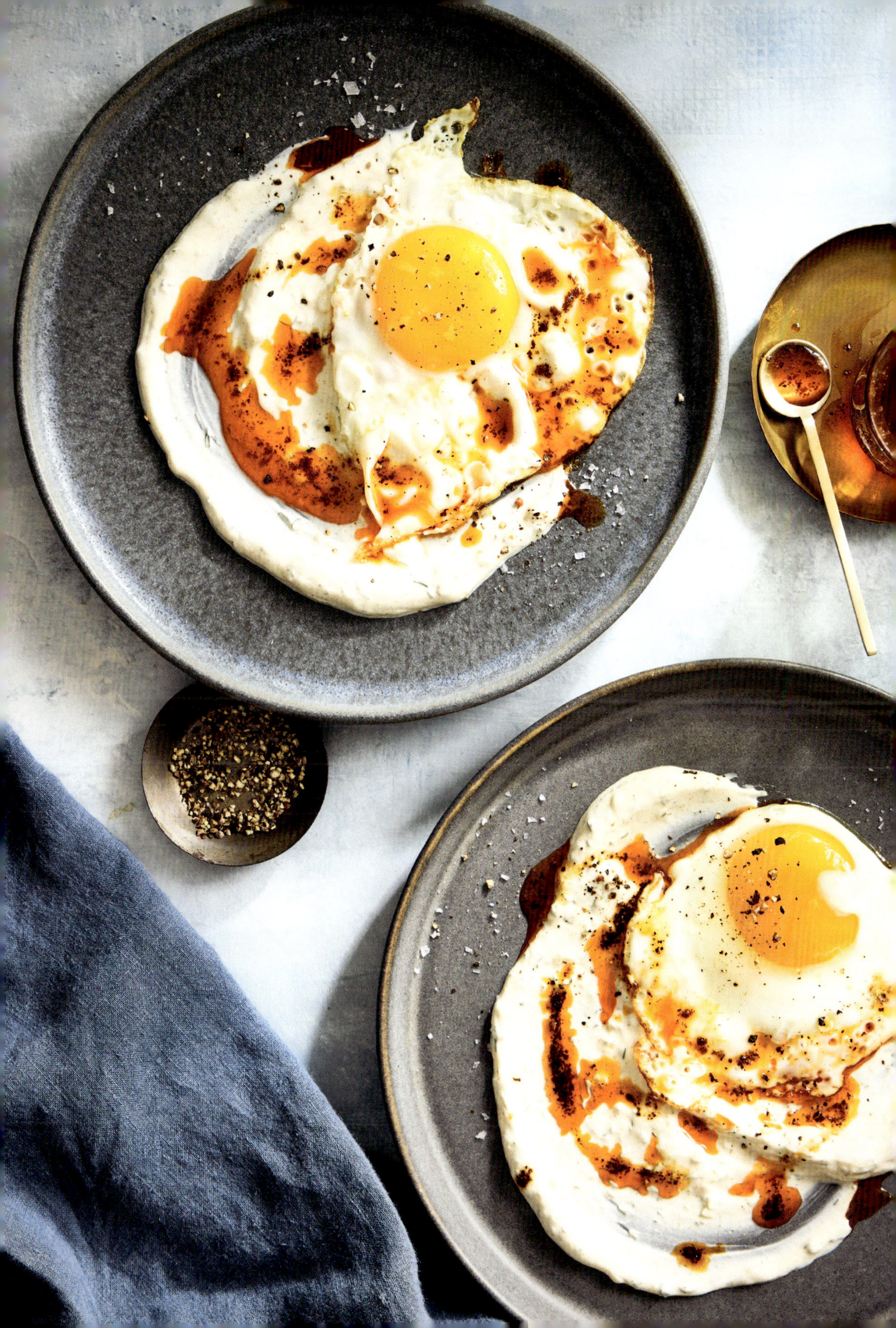

Weiches Rührei mit Zatar und Feta

FÜR 2 PORTIONEN GF V | FB HD K | VON JEFF

An Eiern liebe ich besonders, dass sie voller Nährstoffe stecken, die wichtig für die Gesundheit unserer Knorpel, Organe, Haut, Muskeln und Haare sind. Da Schafskäse leichter verdaulich ist als andere Milchprodukte, eignet sich dieses Gericht ausgezeichnet zum Fastenbrechen an ketobiotischen Tagen. Je nachdem, wie cremig Sie Ihr Rührei mögen, können Sie ihm noch Milch hinzufügen.

6 Eier (Größe L)
2 EL Milch
1 TL Meersalz
2 EL ungesalzene Butter, gewürfelt
3 EL zerkrümelter Feta
1 EL Zatar
1 EL Sumach
1 EL Olivenöl extra vergine

Die Eier in einer Schüssel mit Milch und Salz verquirlen. Die Mischung in eine mittelgroße beschichtete Pfanne gießen und diese dann auf mittlere Temperatur erhitzen. Die Butter dazugeben. Die Mischung in der Pfanne mit dem Schneebesen verrühren, damit sie nicht anhaftet oder bräunt.

Sobald die Eier halbgar sind, mit einem Gummi- oder Silikonspatel weiterrühren, bis sie die gewünschte Konsistenz erreicht haben. Die Pfanne vom Herd nehmen und noch kurz weiterrühren.

Die Eier auf Teller geben und mit Feta, Zatar sowie Sumach bestreuen. Mit Olivenöl beträufelt servieren.

Tempeh und Brokkoli mit schwarzem Reis

FÜR 6 PORTIONEN GF VG | FB HD K | VON LESLIE

Tempeh ist eine ganz unglaubliche pflanzliche Proteinquelle. Es ist reich an Phytoöstrogenen und eignet sich deshalb hervorragend für Frauen in der Menopause. Das Gericht bietet sich auch für die Powerphasen an, da die Zutatenkombination den Blutzucker stabil hält. Schwarzer Reis weist einen höheren Ballaststoffgehalt auf als andere Reissorten und leistet so einen wichtigen Beitrag zum Aufspalten der Hormone.

60 ml Vitalpilzbrühe (Rezept siehe S. 288)
2 EL Pfeilwurzelmehl
4 EL Avocadoöl
450 g Tempeh, in ca. 2 cm große Würfel geschnitten
550 g Brokkoli, in ca. 1 cm große Röschen geteilt, die Stiele in ca. 1 cm große Würfel geschnitten
120 ml salzarme Tamari
4 Knoblauchzehen, abgezogen und fein gehackt
5 cm frischer Ingwer, geschält und fein gehackt
Meersalz und schwarzer Pfeffer, frisch gemahlen
780 g gegarter schwarzer Reis
2 Frühlingszwiebeln, die grünen und weißen Teile schräg in feine Ringe geschnitten

Vitalpilzbrühe und Pfeilwurzelmehl in einer kleinen Schüssel verrühren. Beiseitestellen.

2 Esslöffel Avocadoöl in eine große Pfanne oder einen Wok geben und auf mittlere bis hohe Temperatur erhitzen. Die Tempehwürfel hineingeben und unter häufigem Rühren in dem Öl in 4 bis 5 Minuten auf jeder Seite goldbraun und knusprig braten. Auf einen Teller geben.

Das restliche Avocadoöl in die Pfanne geben, den Brokkoli sowie 60 Milliliter Wasser hinzufügen und den Brokkoli 3 bis 5 Minuten dünsten, bis das Wasser verdampft und das Gemüse fast gar ist.

Tempeh, Tamari, Knoblauch, Ingwer und je 1 Prise Salz sowie Pfeffer dazugeben und alles gründlich verrühren. Die Vitalpilzbrühenmischung angießen, umrühren und alles etwa 3 Minuten kochen lassen, bis die Sauce eindickt und der Brokkoli ganz gar ist.

Den Reis auf Schalen verteilen, die Mischung aus der Pfanne darübergeben und mit Frühlingszwiebeln garniert servieren.

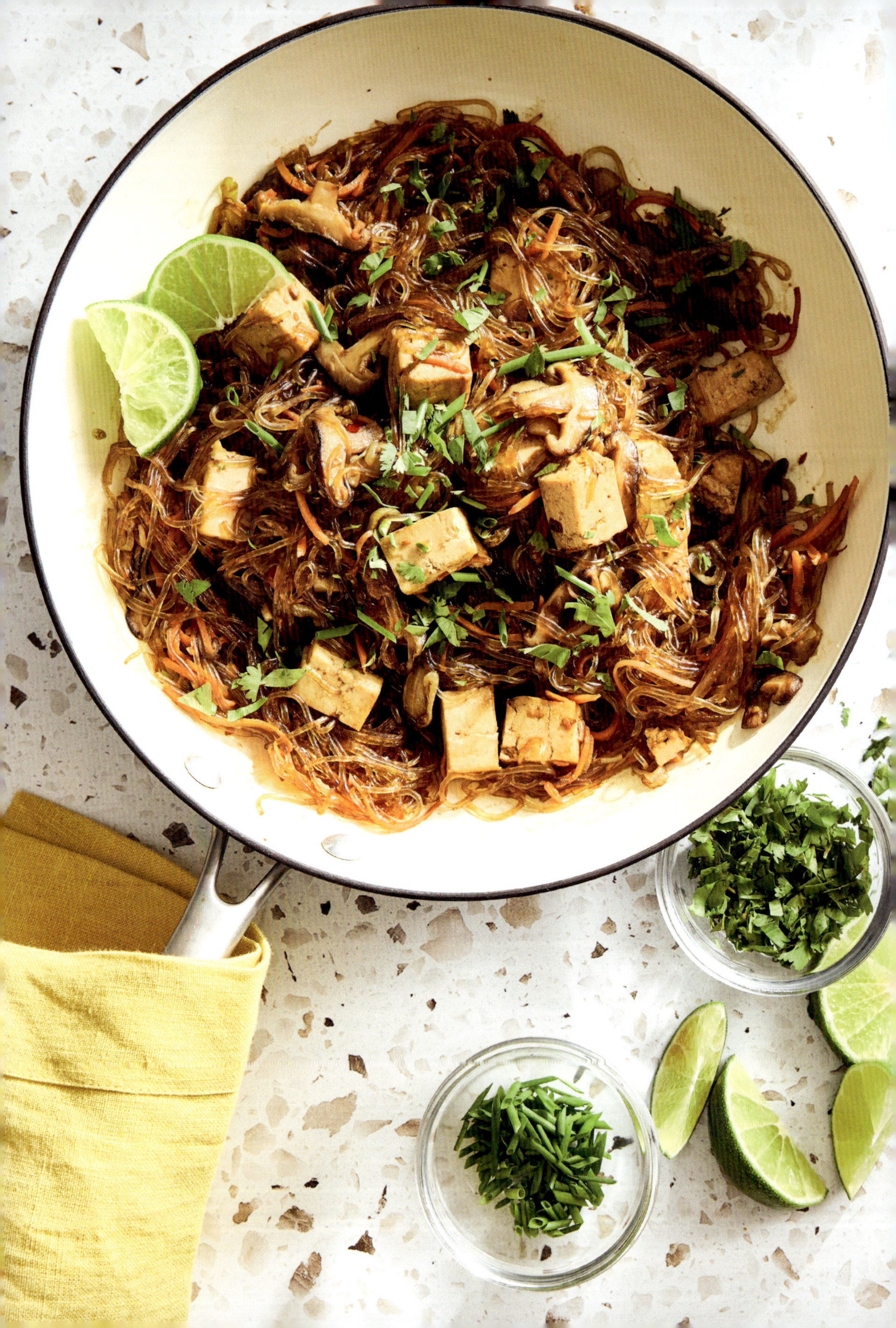

Pad Thai mit Algennudeln

FÜR 2 PORTIONEN GF VG | FB HD K | VON LESLIE

Der Star auf diesem Teller sind die Algennudeln, die sich ganz hervorragend für die Powerphasen eignen. Wer den Blutzuckeranstieg in Grenzen halten will, reduziert den Zucker.

2 EL thailändische Tamarindenpaste
2 EL Palm- oder brauner Zucker
2 EL Tamari
1 Prise Chiliflocken (optional)
340 g Algennudeln
60 ml Zitronensaft
2 TL Natron
3 EL Kokosöl
90 g Shiitakepilze, in Streifen geschnitten
60 g Karotten, geraspelt
1 Schalotte, abgezogen und gehackt
3 Knoblauchzehen, abgezogen und gehackt
400 g fester Tofu, abgegossen und in ca. 1 cm große Würfel geschnitten
100 g frische Bohnensprossen
20 g frische Korianderblätter
20 g frische Schnittlauchröllchen

Tamarindenpaste, Palmzucker, Tamari und Chiliflocken in einer kleinen Schüssel verrühren. Beiseitestellen.

Algennudeln, Zitronensaft sowie Natron in eine Schüssel geben und Zitronensaft sowie Natron mit den Händen in die Nudeln massieren. Die Nudeln anschließend abspülen und ebenfalls beiseitestellen.

Das Kokosöl in einem Wok oder einer großen Pfanne auf hohe Temperatur erhitzen. Pilze, Karotten, Schalotte, Knoblauch sowie Tofu hineingeben und 3 bis 5 Minuten in dem Öl braten, bis der Knoblauch goldbraun ist. Algennudeln sowie Tamarindenmischung hinzufügen und gründlich vermengen, bis alles gleichmäßig mit Sauce bedeckt ist.

Das Pad Thai mit Bohnensprossen, Koriander und Schnittlauchröllchen bestreut servieren.

Socca-Pizza

FÜR 1 PIZZA (25 CM Ø) GF VG | FB HD K | VON LESLIE

Eine kohlenhydratarme Pizza?! Danke, Leslie! Ich liebe dieses Rezept aus vielen Gründen, von denen der vielleicht wichtigste der ist, dass die Pizza so hervorragend in die Powerphasen passt, in denen wir Blutzuckerspitzen vermeiden wollen.

FÜR DIE TOMATENSAUCE

1 EL Olivenöl extra vergine
3 Knoblauchzehen, abgezogen und gehackt
400 g stückige Tomaten aus der Dose
6–8 frische Basilikumblätter

FÜR DIE VEGANE BÉCHAMELSAUCE

60 g rohe, ungesalzene Cashewkerne
2 EL Hefeflocken
2 TL Tapiokastärke
½ TL helle Misopaste
¼ TL Knoblauchpulver
¼ TL Meersalz

FÜR DEN PIZZABODEN

140 g Kichererbsenmehl
240 ml Mineralwasser mit Kohlensäure
3 EL Olivenöl extra vergine
1 Prise Meersalz

FÜR DIE OPTIONALEN TOPPINGS

Zwiebelstreifen
Champignonscheiben
Babyspinat
Knoblauchscheiben

FÜR DIE TOMATENSAUCE das Olivenöl in einen Topf geben und erhitzen. Den Knoblauch hineingeben und anbraten. Die Tomaten hinzufügen, die Hitze reduzieren und die Tomaten 15 Minuten köcheln lassen. Kurz vor der Weiterverwendung die Basilikumblätter unterrühren.

FÜR DIE VEGANE BÉCHAMELSAUCE 240 Milliliter Wasser, Cashewkerne, Hefeflocken, Tapiokastärke, Misopaste, Knoblauchpulver sowie Salz in den Mixer geben und auf hoher Stufe glatt mixen.

Die Sauce in einen kleinen Topf gießen und zum Kochen bringen. Dabei konstant rühren, bis die Sauce eindickt. Den Topf vom Herd nehmen und die Sauce beiseitestellen.

FÜR DEN PIZZABODEN eine gusseiserne Pfanne (25 cm Ø) in den Backofen stellen und auf 230 °C vorheizen. Kichererbsenmehl, Mineralwasser, 2 Esslöffel Olivenöl und Salz in einer mittelgroßen Schüssel glatt rühren. Die Schüssel mit einem sauberen Geschirrtuch bedecken und den Teig 20 bis 30 Minuten ruhen lassen.

Die gusseiserne Pfanne aus dem Ofen nehmen und das restliche Olivenöl hineingeben. Den Teig hineingießen und 15 bis 20 Minuten im Ofen backen, bis er goldbraun und an den Rändern knusprig ist.

Den Pizzaboden mit einem Spatel vom Pfannenboden lösen und mit der Tomatensauce bestreichen. Die Béchamelsauce esslöffelweise daraufgeben und alles mit Toppings belegen. Die Pfanne wieder in den Ofen stellen und die Pizza so lange überbacken, bis die Béchamelsauce leicht bräunt.

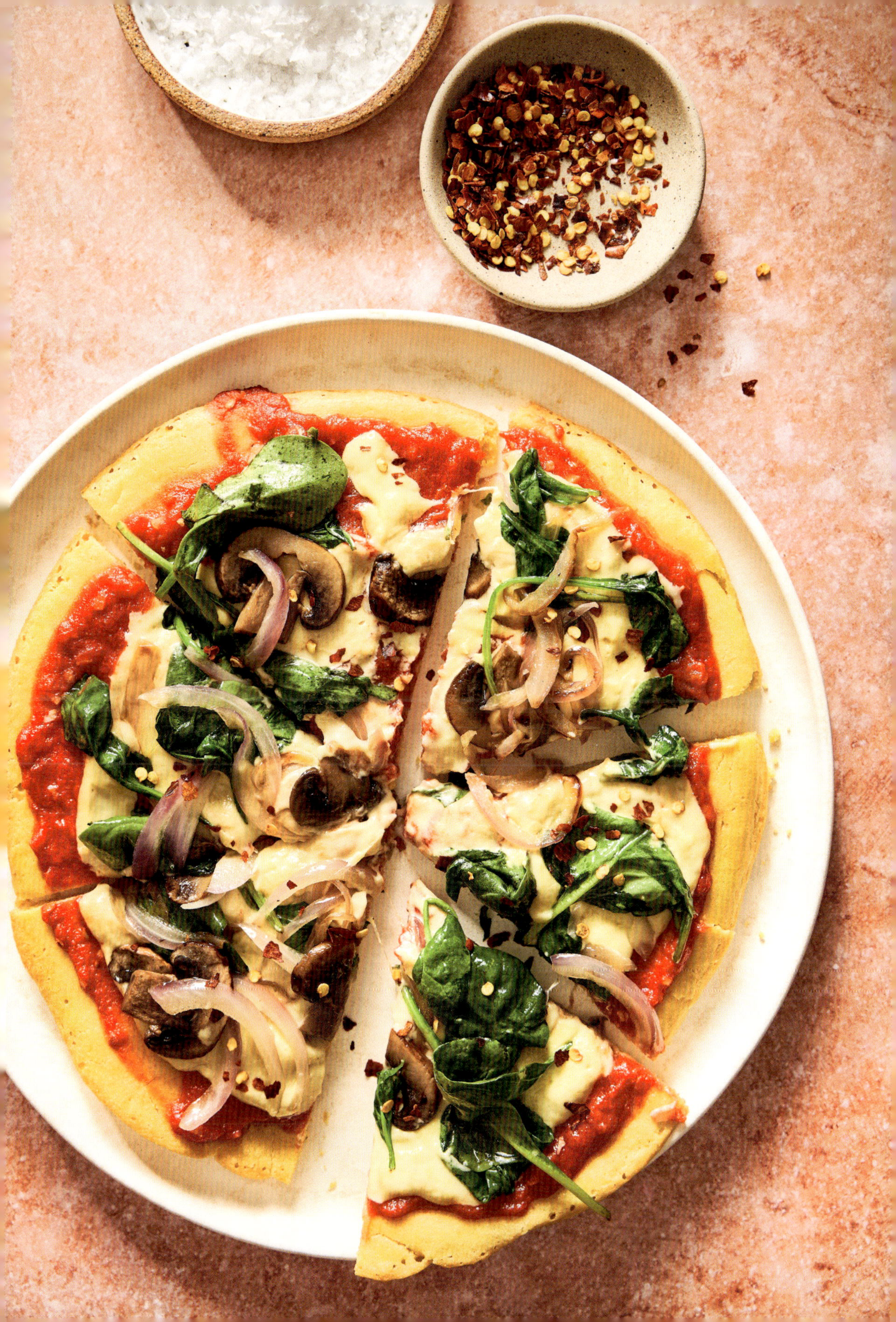

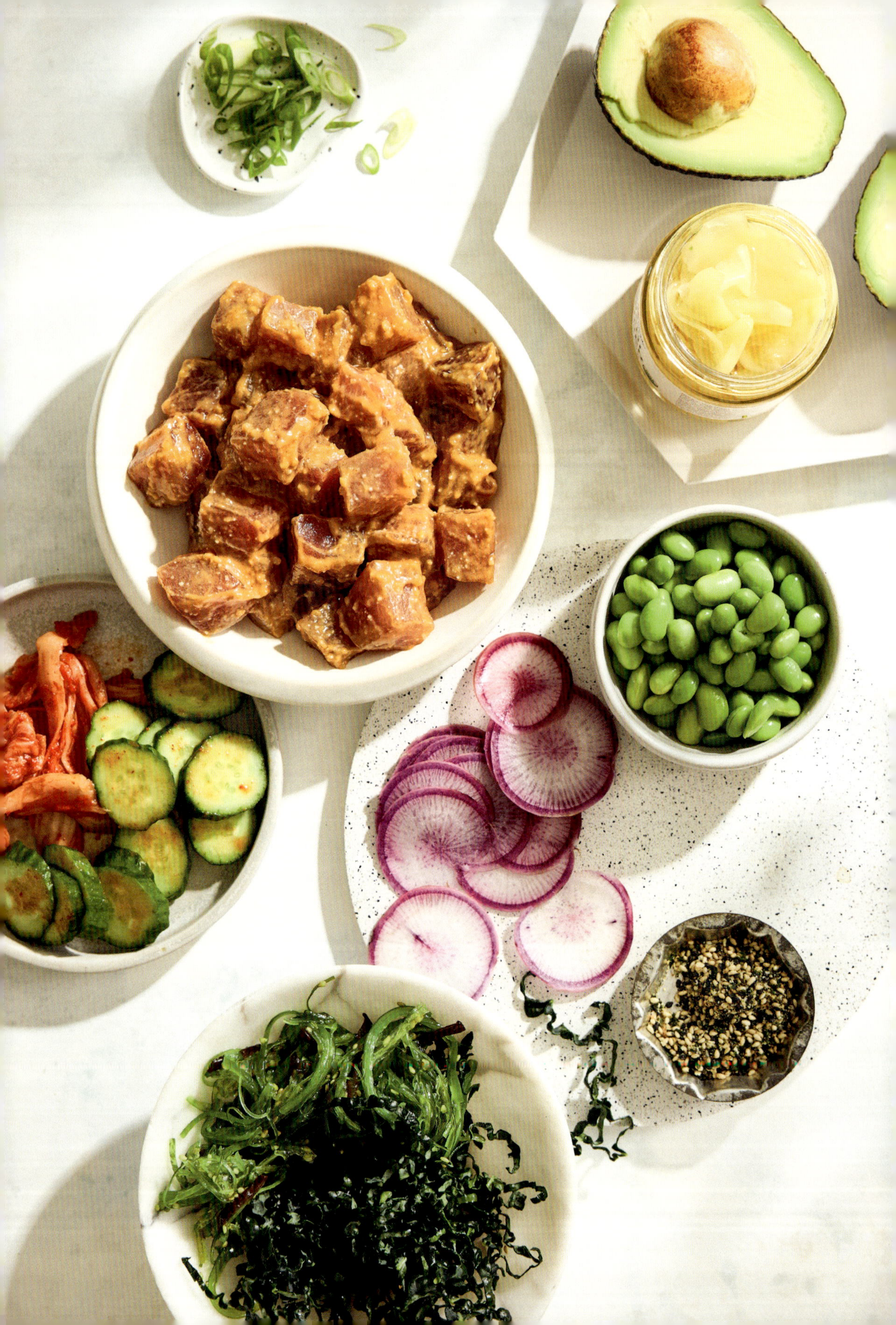

Poke Bowl mit Miso und Ingwer

FÜR 4 PORTIONEN GF | FB HD K | VON JEFF

Wer mag sie nicht, die Poke Bowl? Sie erfrischt und liefert Unmengen von Eiweiß, was vor allem diejenigen freut, die Muskeln aufbauen wollen. Wählen Sie wenn möglich stets Wildfisch, da er mehr Fettsäuren enthält und meist eine geringere Schadstoffbelastung aufweist. Mit Ihren Lieblingstoppings können Sie die Bowl ganz nach Ihrem persönlichen Geschmack gestalten.

FÜR DIE MARINADE

65 g helle Misopaste
2 ½ cm frischer Ingwer, geschält und gehackt
1 große Knoblauchzehe, abgezogen
2 EL geröstetes Sesamöl
1 EL Tamari
1 EL Reis- oder Weißweinessig
1 EL roher Honig
1 EL Sriracha-Sauce oder Keto-Chilisauce (Rezept siehe S. 300)
Meersalz

FÜR DEN FISCH

450 g Gelbflossenthunfisch, Lachs oder ein anderer Fisch in Sushiqualität, in ca. 1 cm große Würfel geschnitten (siehe Info)
2 EL Nori Komi Furikake oder Sesamsamen

FÜR DIE OPTIONALEN TOPPINGS

140 g Grünkohlblätter, gehackt
100 g eingelegter Keto-Ingwer (Rezept siehe S. 292 oder gekauft)
100 g koreanisch eingelegte Gurken (Rezept siehe S. 291)
100 g Daikon-Karotten-Salat (Rezept siehe S. 296)
150 g Kimchi
100 g Seetangsalat
150 g Edamame
40 g Frühlingszwiebeln, die grünen und weißen Teile in feine Ringe geschnitten
1 Avocado, entsteint, geschält, geviertelt und in dünne Scheiben geschnitten
Sriracha-Sauce, Miso-Ingwer-Dressing (Rezept siehe S. 304) oder Keto-Chilisauce (Rezept siehe S. 300)

FÜR DIE MARINADE Misopaste, Ingwer, Knoblauch, Sesamöl, Tamari, Reisessig, Honig, Sriracha-Sauce und Salz im Mixer auf hoher Stufe zu einer groben Paste mixen. Mit Salz abschmecken.

FÜR DEN FISCH die Marinade, den Fisch und Nori Komi Furikake in einer großen Schüssel vermengen, bis der Fisch gut mit der Marinade bedeckt ist.

DIE BOWL mit den gewünschten Toppings zusammenstellen und genießen.

INFO Fisch für den Rohverzehr wird mindestens 24 Stunden bei minus 20 °C tiefgefroren, um Parasiten zuverlässig abzutöten. Fisch in »Sushi-Qualität« muss so behandelt worden sein, und kann deshalb gefahrlos roh verzehrt werden.

Lachs mit Furikake

FÜR 4 PORTIONEN GF | FB HD K | VON JEFF

Lachs ist als Proteinquelle ausgesprochen interessant, denn wenn Sie den richtigen wählen, können Sie ein wunderbar nährstoffdichtes Gericht daraus zaubern. Entscheiden Sie sich immer für Wildlachs, der weit mehr gesunde Fettsäuren enthält als Lachs von Fischfarmen. Jeff serviert seinen Lachs gern mit koreanisch eingelegten Gurken.

Meersalz
2 TL Salz
2 TL Kokosblütenzucker
4 Wildlachsfilets à 115–170 g, ohne Haut und Gräten
2 EL Honig
2 EL Dijonsenf
2 EL Olivenöl extra vergine
1 EL Furikake, vorzugsweise Nori Komi, oder geröstete Sesamsamen
koreanisch eingelegte Gurken (Rezept siehe S. 291; optional)

In einer kleinen Schüssel Salz und Kokosblütenzucker verrühren.

Die Lachsfilets auf einen großen Teller legen und großzügig mit der Salz-Zucker-Mischung bestreuen. Den Fisch mindestens 1 Stunde, besser aber bis zu 4 Stunden ins Gefrierfach stellen.

Den Lachs vor der Weiterverarbeitung aus dem Gefrierfach nehmen und Zimmertemperatur annehmen lassen. Abspülen, trocken tupfen und 30 Minuten ruhen lassen.

Honig und Senf in einer kleinen Schüssel verrühren. Beiseitestellen.

Den Grill des Backofens auf höchster Stufe vorheizen und ein Backblech mit 1 Esslöffel Olivenöl bepinseln.

Die Lachsfilets mit der Seite, wo früher die Haut war, nach unten auf das vorbereitete Blech legen und die andere Seite mit dem restlichen Olivenöl bestreichen.

5 bis 6 Minuten im Backofen grillen, bis der Lachs rosa und fast gar ist. Die genaue Grillzeit hängt von der Dicke der Filets ab.

Das Blech aus dem Ofen nehmen und die Honig-Senf-Mischung mit einem Löffel gleichmäßig auf dem Fisch verteilen. Weitere 1 bis 2 Minuten grillen, bis die Honig-Senf-Mischung leicht bräunt.

Den Lachs großzügig mit Furikake bestreuen und sofort servieren. Nach Belieben koreanisch eingelegte Gurken dazu servieren.

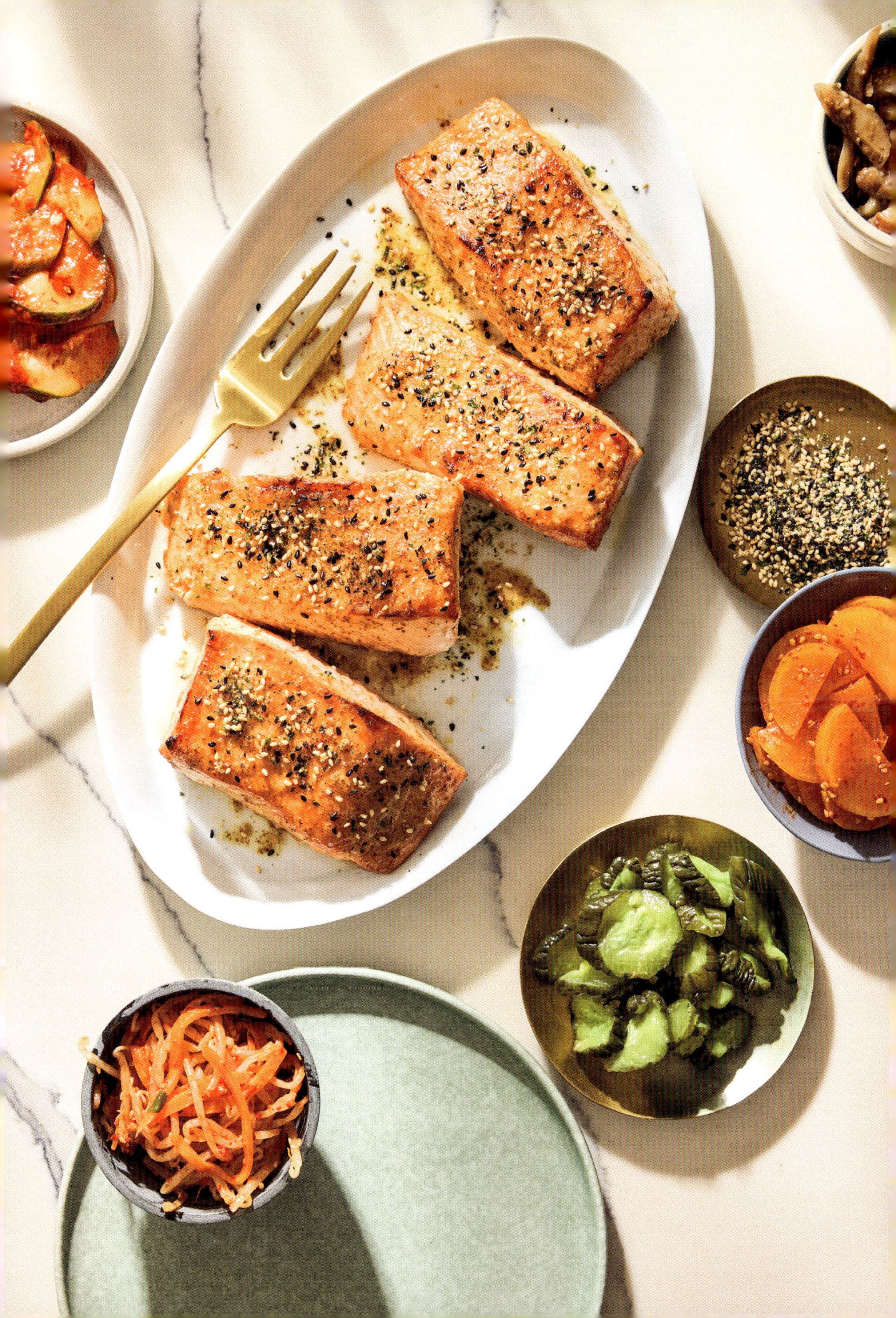

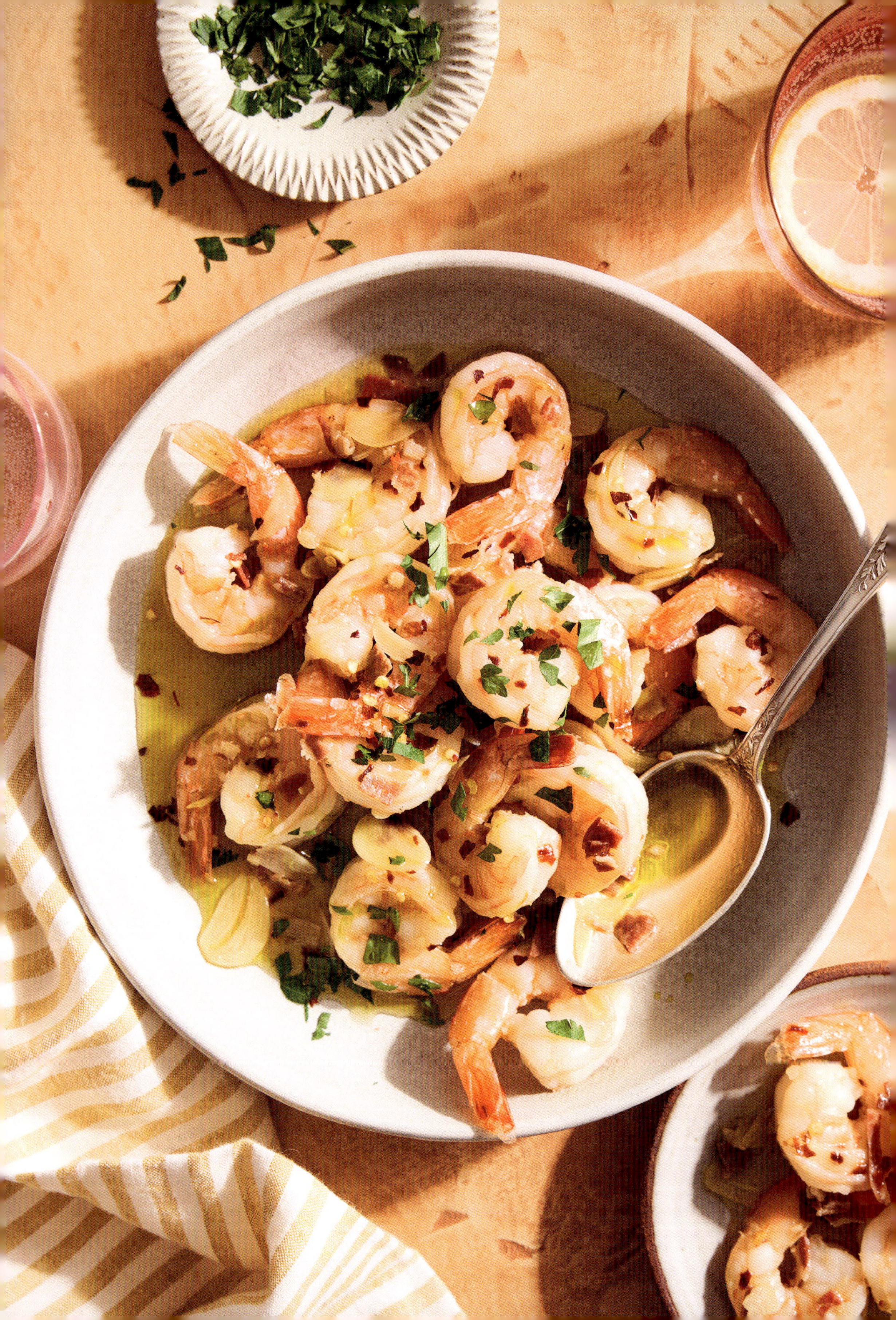

Spanische Knoblauchgarnelen

FÜR 4 PORTIONEN GF | FB HD K | VON JEFF

Dieses Power-Protein-Rezept eignet sich perfekt für all diejenigen, die Muskeln aufbauen wollen oder nach einem Gericht mit einem hochwertigen Aminosäurenprofil suchen. Ich finde es toll, wie viel Knoblauch Jeff hier verwendet, denn er schmeckt nicht nur köstlich, sondern unterstützt auch das Immunsystem. Obendrein ist er ein gesundes Leckerli, das Ihre Darmmikroben lieben werden. Jeff empfiehlt, alle Zutaten vor der Zubereitung bereitzustellen, weil es dann schnell gehen muss.

120 ml Olivenöl extra vergine
Meersalz
15 Knoblauchzehen, abgezogen und in sehr feine Scheiben geschnitten
1 Chile de árbol, entkernt und fein gehackt, oder 1 TL Chiliflocken
60 g roher Schinken, z. B. Jamón Ibérico, gehackt (optional)
450 g große Garnelen (26/30), geschält und vom Darmfaden befreit
Saft von 1 Zitrone
1 EL ungesalzene Butter
½ Bund glatte Petersilie, grob gehackt
Meersalzflocken, z. B. Maldon

Das Olivenöl mit 1 Teelöffel Salz in eine Pfanne geben und erhitzen, bis es zu rauchen beginnt. Den Knoblauch hineingeben; er wird sofort anfangen zu brutzeln. Chili sowie Schinken hinzufügen und alles verrühren. Die Garnelen dazugeben und unter Rühren in dem heißen Öl 2 bis 3 Minuten braten, bis sie sich hellrosa verfärben. Die Pfanne vom Herd nehmen.

Den Zitronensaft unterrühren. Die Butter dazugeben und die Pfanne leicht schwenken, damit die Butter mit der Sauce emulgiert. Mit Salz abschmecken.

Die Garnelen mit der Sauce auf flache Schalen verteilen und mit der Petersilie sowie Meersalzflocken bestreut servieren.

Hähnchen mit Zitronengras

FÜR 4 PORTIONEN GF | FB HD K | VON JEFF

Ganz besonders an diesem eiweißreichen Gericht liebe ich den Geschmack von Zitronengras gemischt mit Ingwer. Das Rezept eignet sich ideal für die Powerphasen und enthält Avocadoöl, eines der gesündesten antientzündlichen Fette überhaupt.

FÜR DIE MARINADE

½ kleine Zwiebel, abgezogen und gehackt
2 Stängel Zitronengras, nur das Weiße in feine Scheiben geschnitten
3 große Knoblauchzehen, abgezogen
3 EL Kokosblütenzucker
3 EL Avocadoöl
2 EL geschälter und gehackter frischer Ingwer
1 ½ EL Fischsauce
1 ½ EL Tamari
Saft von 3 Limetten
2 TL schwarzer Pfeffer, frisch gemahlen
Meersalz

FÜR DAS HÄHNCHEN

4 große Hähnchenschenkel ohne Haut und ohne Knochen, insgesamt ca. 650 g, oder 4 kleine Hähnchenbrustfilets ohne Haut, ebenfalls insgesamt ca. 650 g
Meersalz und schwarzer Pfeffer, frisch gemahlen
1 Bio-Limette, halbiert

FÜR DEN DIP

2 EL Kokosblütenzucker
2 EL Fischsauce
abgeriebene Schale und Saft von 2 Bio-Limetten
1 Knoblauchzehe, abgezogen und fein gehackt
1 kleine Chilischote, vorzugsweise thailändische Bird's Eye, Fresno oder Jalapeño, entkernt und fein gehackt (optional)

FÜR DIE MARINADE Zwiebel, Zitronengras, Knoblauch, Kokosblütenzucker, Avocadoöl, Ingwer, Fischsauce, Tamari, Limettensaft, 2 Teelöffel Pfeffer und 1 Teelöffel Salz in der Küchenmaschine auf hoher Stufe zu einem stückigen Püree verarbeiten. Mit Salz abschmecken.

FÜR DAS HÄHNCHEN das Fleisch in eine große, chemisch nicht reagierende Schüssel mit Deckel oder in einen großen Zipbeutel geben und mit der Marinade begießen. Gründlich in der Marinade wenden. Die zugedeckte Schüssel oder den verschlossenen Zipbeutel für 2 Stunden oder über Nacht in den Kühlschrank stellen.

Das Fleisch 1 Stunde vor der Weiterverarbeitung aus dem Kühlschrank nehmen und auf Zimmertemperatur erwärmen. Anschließend aus der Marinade nehmen, mit Salz sowie Pfeffer würzen und beiseitestellen.

FORTSETZUNG ▶

Hähnchen mit Zitronengras

FORTSETZUNG

FÜR DEN DIP 60 Milliliter Wasser, Kokosblütenzucker, Fischsauce, Limettenschale, Limettensaft, Knoblauch und Chili in einer kleinen Schüssel gründlich verrühren. Mit Limettensaft abschmecken. Beiseitestellen.

FÜR DIE ZUBEREITUNG AUF DEM GRILL einen Grill kräftig vorheizen. Idealerweise verfügt er über eine heißere Seite zum Anbraten des Fleischs und eine weniger heiße zum Fertiggaren. Einen großen Teller für das Fleisch bereitstellen.

Das Fleisch auf die heißere Seite des Grills legen. Hat er einen Deckel, den Grill schließen und das Fleisch etwa 4 Minuten scharf anbraten. Wenden, weitere 2 Minuten braten und anschließend auf die kühlere Seite des Grills legen. 4 bis 6 Minuten weitergaren, bis ein Fleischthermometer an der dicksten Stelle des Fleischs 70°C anzeigt. Das Fleisch auf den bereitgestellten Teller legen und ruhen lassen. Dabei erreicht es die empfohlene Kerntemperatur von 74°C.

Das Fleisch mit Limettensaft beträufeln. In Scheiben schneiden, etwas Dip darübergeben und servieren. Den restlichen Dip dazu servieren.

FÜR DIE ZUBEREITUNG IM OFEN den Backofen auf 220°C vorheizen. Einen großen Teller für das Fleisch bereitstellen.

Das Fleisch locker ausgebreitet auf ein Backblech legen und je nach Größe der Fleischteile 30 bis 40 Minuten im Ofen backen oder so lange, bis ein Fleischthermometer an der dicksten Stelle des Fleischs 70°C anzeigt. Das Fleisch auf den bereitgestellten Teller legen und ruhen lassen. Dabei erreicht es die empfohlenen 74°C.

Das Fleisch mit Limettensaft beträufeln. In Scheiben schneiden, etwas Dip darübergeben und servieren. Den restlichen Dip dazu servieren.

Gegrilltes Schweinefleisch in Misomarinade

FÜR 4 PORTIONEN GF | FB HD K | VON JEFF

Schweinefleisch enthält eine ausgesprochen wirksame Kombination aus Eisen, Selen, Vitamin B12, Zink und Magnesium – alles Schlüsselnährstoffe, die für die Hormonproduktion unentbehrlich sind. Zudem ist es sehr eiweißreich: Ein Schweinesteak liefert 43 Gramm Protein. Jeff empfiehlt Fleisch vom Ibérico-Schwein, da sein Gehalt an einfach ungesättigten Fettsäuren besonders hoch ist. Bekommen Sie jedoch keines, können Sie es durch Schweinekoteletts ohne Knochen ersetzen.

FÜR DIE MARINADE

½ mittelgroße Zwiebel, Gemüsezwiebel oder rote Zwiebel, abgezogen und grob gehackt
1 mittelgroße Karotte, geschält und grob gehackt
5 große Knoblauchzehen, abgezogen und grob gehackt
knapp 4 cm frischer Ingwer, geschält und gehackt
140 g helle Misopaste
1 TL schwarze Pfefferkörner

FÜR DAS FLEISCH

4 Steaks vom Ibérico-Schwein, vorzugsweise Secreto, Lendenkoteletts, Schultersteaks oder andere zum Grillen geeignete Stücke
Meersalz und schwarzer Pfeffer, frisch gemahlen
1 Bio-Zitrone, halbiert
Meersalzflocken, z. B. Maldon
Olivenöl extra vergine für die Zubereitung in der Pfanne

FÜR DIE MARINADE Zwiebel, Karotte, Knoblauch, Ingwer, Misopaste und Pfeffer in der Küchenmaschine auf hoher Stufe zu einer dicken, stückigen Masse verarbeiten. Dabei die Mischung zwischendurch ein- oder zweimal vom Rand des Behälters schaben.

FÜR DAS FLEISCH die Steaks in eine flache Auflaufform geben. Mit einem Spatel die Marinade auf beide Seiten des Fleisches streichen. Zugedeckt für mindestens 4 Stunden, am besten aber über Nacht in den Kühlschrank stellen.

Das Fleisch 1 Stunde vor der Weiterverarbeitung aus dem Kühlschrank nehmen und Zimmertemperatur annehmen lassen. Dann aus der Marinade nehmen, dabei überschüssige Marinade abkratzen. Die Steaks mit Salz sowie Pfeffer würzen und beiseitestellen.

FORTSETZUNG ►

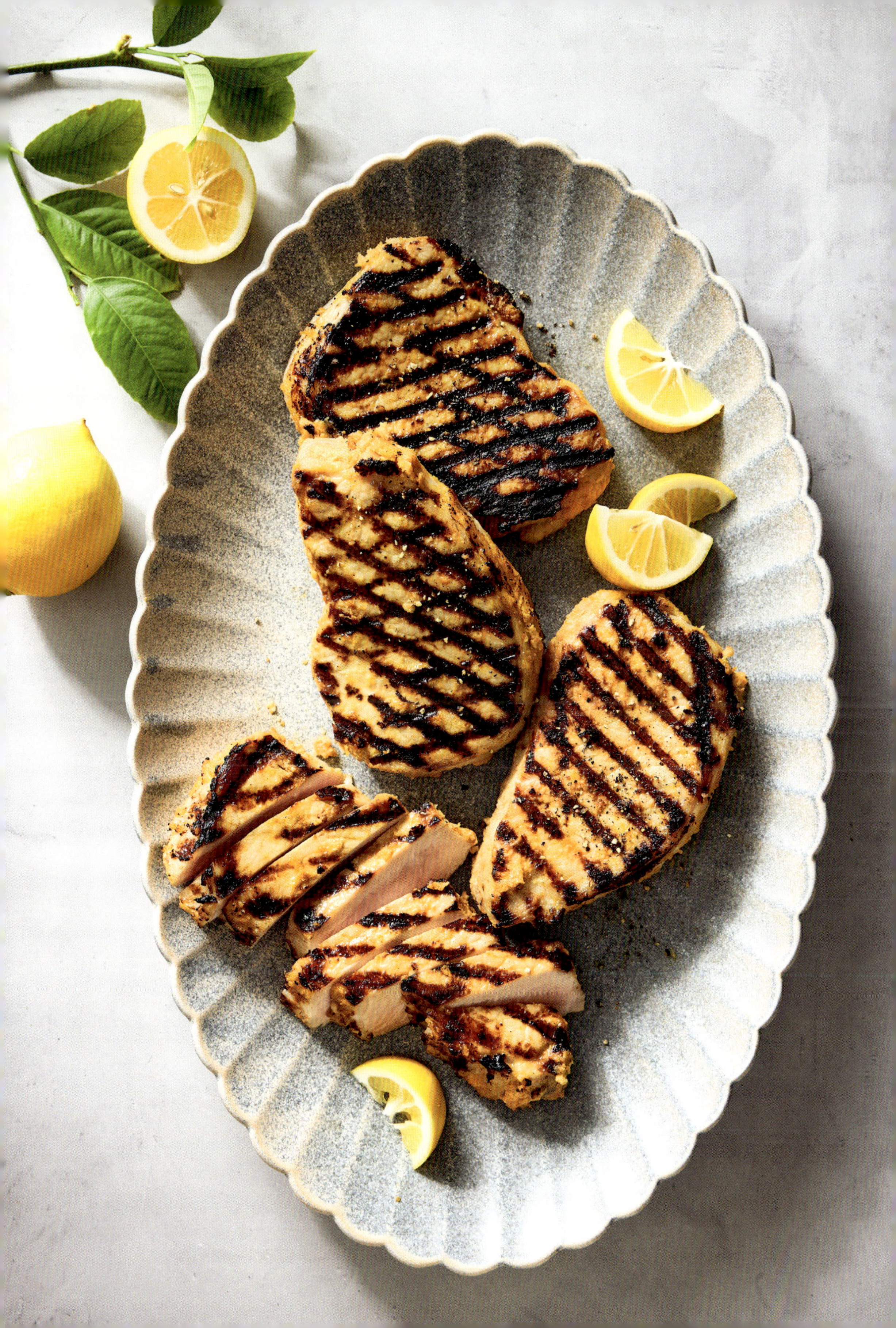

Gegrilltes Schweinefleisch in Misomarinade

FORTSETZUNG

FÜR DIE ZUBEREITUNG AUF DEM GRILL einen Grill auf rund 200 °C vorheizen. Idealerweise verfügt er über eine heißere Seite zum Anbraten des Fleischs und eine weniger heiße zum Fertiggaren. Einen großen Teller für das Fleisch bereitstellen. Die Steaks auf die heißere Seite des Grills legen und auf beiden Seiten in etwa 10 Minuten scharf anbraten. Dabei nur einmal wenden. Auf der kühleren Seite des Grills 3 bis 5 Minuten weiterbraten, bis ein Thermometer an der dicksten Stelle des Fleischs 60 °C anzeigt. Das Fleisch auf den bereitgestellten Teller legen. Beim Ruhen erreicht es die empfohlenen 63 °C Kerntemperatur.

Das Fleisch mit Zitronensaft beträufeln, quer zur Faser in Scheiben schneiden und mit Pfeffer sowie Meersalzflocken bestreut servieren.

FÜR DIE ZUBEREITUNG IN DER PFANNE ein Backblech in den Backofen schieben und den Ofen auf 220 °C vorheizen. Einen großen Teller für das Fleisch bereitstellen.

Eine große Pfanne auf mittlere bis hohe Temperatur erhitzen. 2 bis 3 Esslöffel Olivenöl und 1 bis 2 Fleischstücke hineingeben; die Pfanne sollte nicht zu voll sein. Das Fleisch auf einer Seite 5 bis 8 Minuten scharf anbraten. Wenden und weitere 5 Minuten braten. Auf das Blech im Ofen legen und mit Olivenöl bepinseln. Das Öl aus der Pfanne gießen, die Pfanne mit Küchenpapier auswischen und das restliche Fleisch wie zuvor beschrieben anbraten.

Die Steaks im Ofen in 5 bis 7 Minuten fertiggaren, bis ein Thermometer an der dicksten Stelle des Fleischs 60 °C anzeigt. Das Fleisch auf den bereitgestellten Teller legen. Beim Ruhen erreicht es die empfohlenen 63 °C.

Das Fleisch mit Zitronensaft beträufeln, quer zur Faser in Scheiben schneiden und mit Pfeffer sowie Meersalzflocken bestreut servieren.

TIPP Das Rezept funktioniert sehr gut mit fast allen Marinaden und Dressings in diesem Buch (siehe »Auf Vorrat«, S. 281 ff.).

INFO In den letzten Jahren ist die empfohlene Temperatur für gegartes Schweinefleisch herabgesetzt worden, wir müssen es also nicht mehr auf 70 °C übergaren. Das gilt vor allem für Fleisch vom Ibérico-Schwein, das eher wie ein Rindersteak behandelt und am besten rare bis medium serviert wird.

Griechische Lamm-T-Bones mit Fetacreme

FÜR 4 PORTIONEN GF | FB HD K | VON JEFF

In meiner Familie wechseln wir beim roten Fleisch gern ab, und Lamm gehört eindeutig zu unseren Lieblingsalternativen – wobei ich Ihnen auf jeden Fall Fleisch vom Weidelamm empfehlen würde. In einem einzigen Lammkotelett stecken bemerkenswerte 26 Gramm Eiweiß, wobei rotes Fleisch im Allgemeinen eines der besten Aminosäurenprofile überhaupt aufweist.

FÜR DIE FETACREME

225 g Feta in Salzlake, die Salzlake aufbewahren
abgeriebene Schale von 1 Bio-Zitrone
2 EL Olivenöl extra vergine
schwarzer Pfeffer, frisch gemahlen

FÜR DIE MARINADE

60 ml Olivenöl extra vergine
60 ml Zitronensaft
60 ml Feta-Salzlake (siehe Fetacreme)
2 TL getrockneter Oregano
2 TL Chiliflocken

FÜR DAS LAMM

8 Lamm-T-Bone-(Lenden-)Koteletts, jedes ca. 2½ cm dick, insgesamt ca. 900 g; rund 2 Koteletts pro Person
Meersalz und schwarzer Pfeffer, frisch gemahlen
Saft von 1 Bio-Zitrone
Olivenöl extra vergine
frische Petersilie, gehackt

FÜR DIE FETACREME Feta, Zitronenschale, Olivenöl und Pfeffer mit einem Spritzer der aufbewahrten Feta-Salzlake in der Küchenmaschine zu einer cremigen, glatten Masse verarbeiten. Wahrscheinlich muss die Mischung dafür einige Male vom Rand des Behälters geschabt werden, damit sich alles gut verbindet. Mit Pfeffer abschmecken und beiseitestellen.

FÜR DIE MARINADE Olivenöl, Zitronensaft, Feta-Salzlake, Oregano und Chiliflocken in einer kleinen Schüssel verrühren. Ebenfalls beiseitestellen.

FÜR DAS LAMM die Koteletts in eine große, chemisch nicht reagierende Schüssel mit Deckel oder einen großen Zipbeutel legen und die Marinade darübergießen. Das Fleisch gründlich in der Marinade wenden und anschließend für mindestens 4 Stunden und bis zu 48 Stunden in den Kühlschrank geben.

FORTSETZUNG ▶

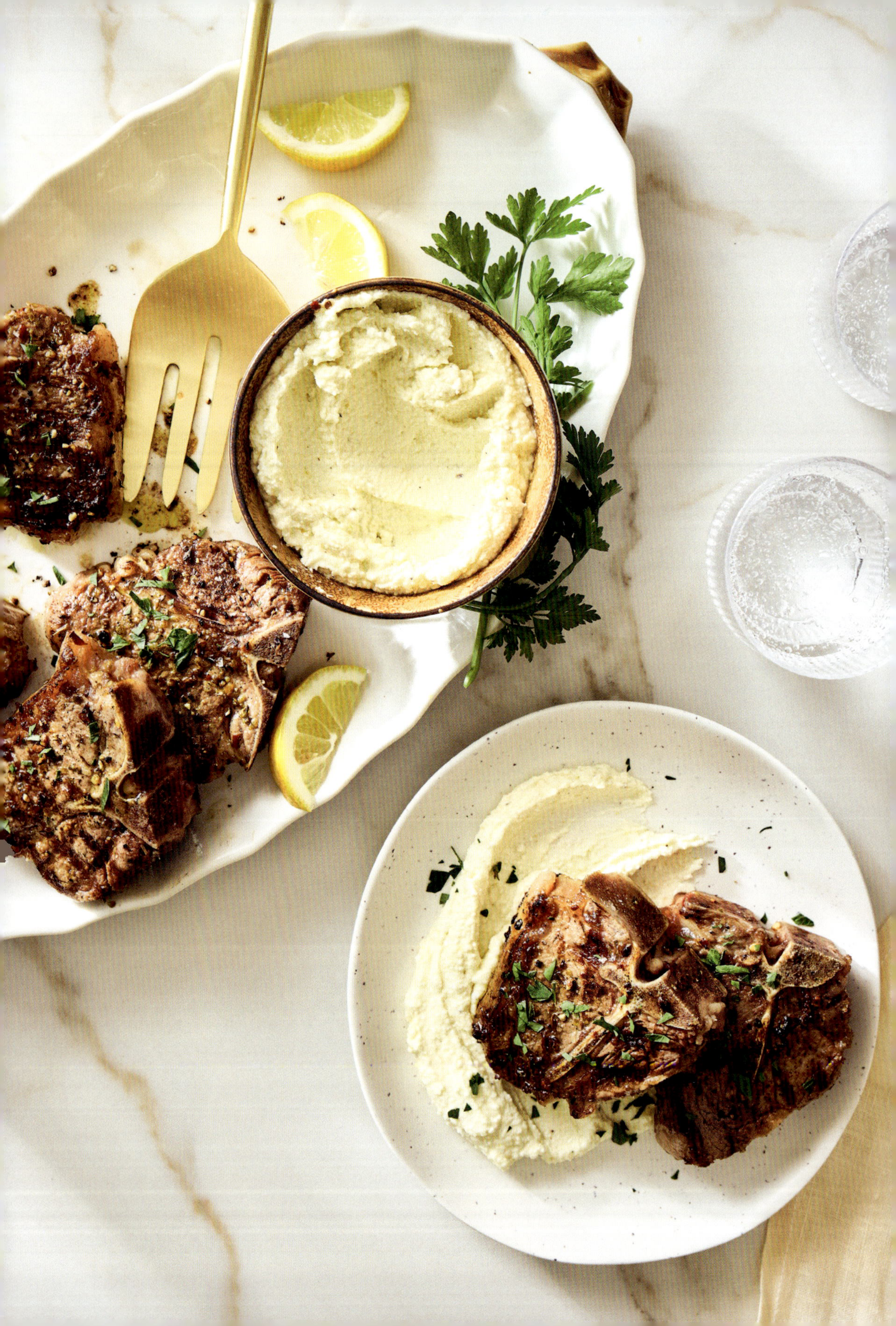

Griechische Lamm-T-Bones mit Fetacreme

FORTSETZUNG

Das Fleisch 1 Stunde vor der Weiterverarbeitung aus dem Kühlschrank nehmen und Zimmertemperatur annehmen lassen. Aus der Marinade nehmen, Letztere entsorgen, die Lammkoteletts mit Salz sowie Pfeffer würzen und beiseitestellen.

FÜR DIE ZUBEREITUNG AUF DEM GRILL einen Grill auf rund 150 °C vorheizen. Idealerweise hat der Grill eine heißere Seite zum Anbraten des Fleischs und eine weniger heiße zum Fertiggaren. Einen großen Teller für das Fleisch bereitstellen.

Die Lammkoteletts auf die heißere Seite des Grills legen. Hat dieser einen Deckel, den Grill schließen und das Lamm in etwa 5 Minuten scharf anbraten. (Profigriller drehen das Fleisch nach rund 4 Minuten um 45 Grad, um Grillstreifen in Kreuzschraffur zu erzeugen.) Das Fleisch wenden und auf die kühlere Seite des Grills legen. Weitere 4 bis 5 Minuten grillen, bis ein Fleischthermometer an der dicksten Stelle des Fleischs 54 °C für medium-rare oder 57 °C für medium anzeigt. Das Fleisch anschließend auf den bereitgestellten Teller legen.

Mit Zitronensaft und ein wenig Olivenöl beträufeln und mit Petersilie bestreut servieren. Die Fetacreme dazu reichen.

FÜR DIE ZUBEREITUNG IN DER PFANNE den Backofen auf 220 °C vorheizen. Ein Backblech und einen großen Teller bereitstellen.

Eine große Pfanne auf hohe Temperatur erhitzen. 60 Milliliter Olivenöl hineingeben und so viele Koteletts hinzufügen, dass die Pfanne nicht übervoll ist. Das Fleisch 4 bis 6 Minuten braten, wenden und auch auf der anderen Seite 4 bis 6 Minuten braten. Die Koteletts auf das bereitgestellte Backblech legen. Das Öl aus der Pfanne gießen, die Pfanne mit Küchenpapier auswischen und das restliche Fleisch braten.

Die Koteletts in 6 bis 10 Minuten im Ofen fertiggaren, bis ein Küchenthermometer an der dicksten Stelle des Fleischs 54 °C für medium-rare oder 57 °C für medium anzeigt. Das Fleisch anschließend auf den bereitgestellten Teller legen.

Wer mag, gießt erneut das Öl aus der Pfanne, erhitzt diese wieder, gibt 60 Milliliter Wasser oder Brühe hinein, kocht damit den Bratensatz vom Pfannenboden los, lässt die Flüssigkeit auf die Hälfte einreduzieren und beträufelt das Lamm damit, während es ruht.

Die Koteletts mit Zitronensaft und ein wenig Olivenöl beträufeln und mit Petersilie bestreut servieren. Die Fetacreme dazu servieren.

Gegrillter Spargel mit Granatapfelkernen, Cashew-»Ricotta« und Röstknoblauchdressing

FÜR 2–4 PORTIONEN GF VG | FB HD K | VON LESLIE

Granatäpfel sind wahre Nährstoff- und Antioxidanzienbomben, verfügen über mehrere krebshemmende Eigenschaften und wirken obendrein noch antientzündlich. Da sie schädliche Bakterien bekämpfen, unterstützen sie ein gesundes Darmmikrobiom. Ich liebe ihre knackigen Kerne, die mit ihrem leuchtenden Rot jedes Gericht zu einem echten Hingucker machen. Cashewkerne weisen einen reichhaltigeren, komplexeren Geschmack als viele andere Nüsse auf und sind eine ausgezeichnete Magnesium-, Zink- sowie Eisenquelle – alles Nährstoffe, die unglaublich nützlich für den weiblichen Körper sind.

FÜR DAS RÖSTKNOBLAUCHDRESSING

1 Knoblauchknolle
Olivenöl extra vergine
Zitronensaft, frisch gepresst
1 TL Dijonsenf
Meersalz und schwarzer Pfeffer, frisch gemahlen

FÜR DEN CASHEW-»RICOTTA«

200 g fester Tofu, abgegossen
30 g rohe Cashewkerne
2 EL Hefeflocken
2 EL Olivenöl extra vergine
1 TL helle Misopaste
¼ TL Zwiebelpulver
¼ TL Knoblauchpulver
Zitronensaft
Meersalz

FÜR DEN SPARGEL

340 g mitteldicker grüner Spargel, geputzt und im unteren Drittel geschält
Olivenöl extra vergine
Meersalz und schwarzer Pfeffer, frisch gemahlen
50 g Granatapfelkerne
2 EL Marcona-Mandeln
2 EL schalenlose Kürbiskerne, geröstet

FÜR DAS RÖSTKNOBLAUCHDRESSING den Backofen auf 180 °C vorheizen.

Die Knoblauchknolle quer halbieren, die Schnittflächen mit etwas Olivenöl beträufeln und in Alufolie wickeln. Etwa 45 Minuten im Ofen rösten, bis der Knoblauch sehr weich ist.

Den Knoblauch auswickeln und vollständig abkühlen lassen.

Den Knoblauch aus den Zehen in den Becher eines Pürierstabs drücken. 3 Esslöffel Olivenöl, 1 Esslöffel Zitronensaft und den Senf hinzufügen. Mit Salz sowie Pfeffer würzen und alles zu einem glatten Dressing mixen. Beiseitestellen.

FORTSETZUNG ▶

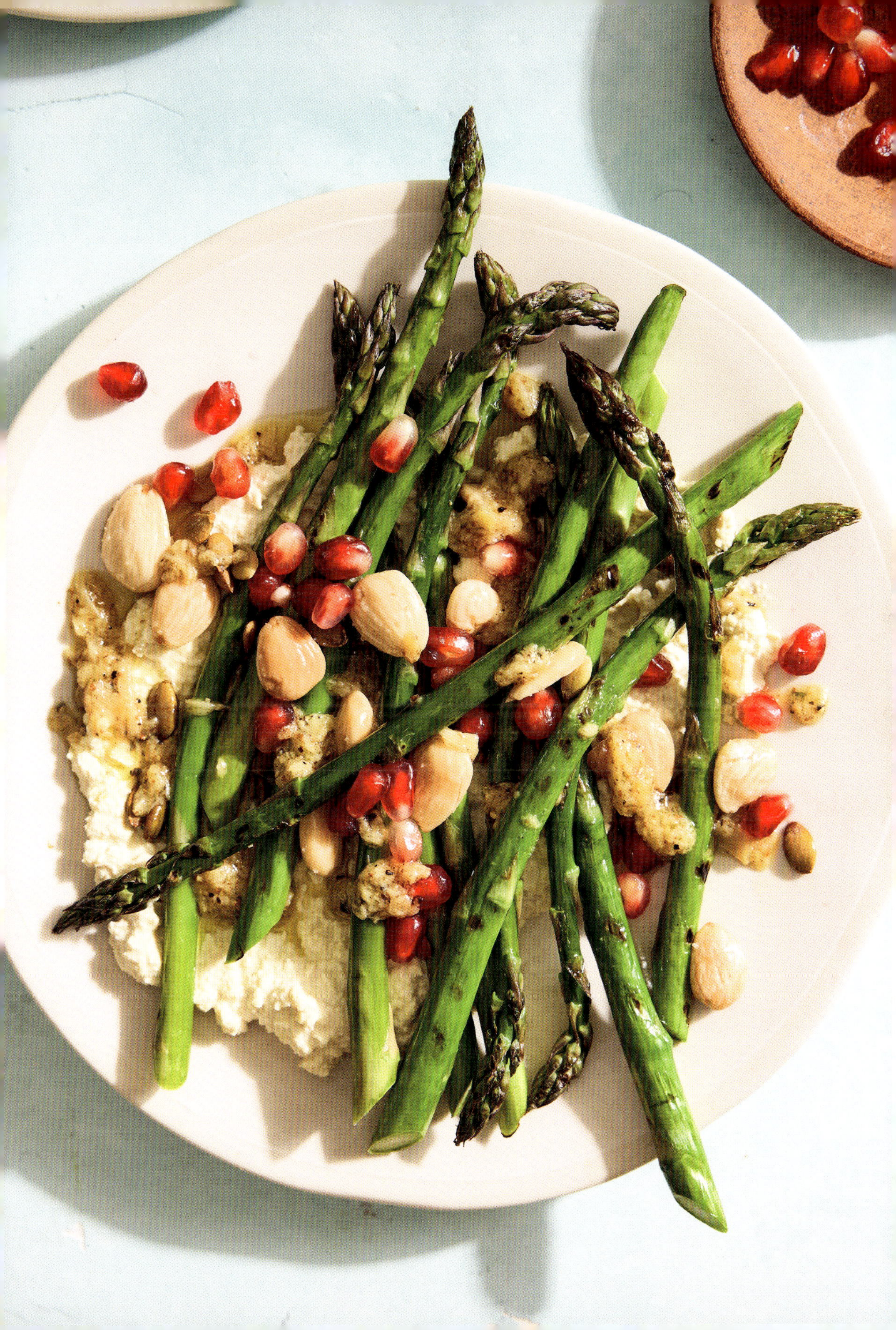

Gegrillter Spargel mit Granatapfelkernen, Cashew-»Ricotta« und Röstknoblauchdressing

FORTSETZUNG

FÜR DEN CASHEW-»RICOTTA« den Tofu in eine große Schüssel geben und mit der Gabel oder einem Kartoffelstampfer zerdrücken.

2 Esslöffel Tofustampf in den gereinigten Becher des Pürierstabs geben. Cashewkerne, 2 Esslöffel Wasser, Hefeflocken, Olivenöl, Misopaste, Zwiebelpulver, Knoblauchpulver sowie 1 Teelöffel Zitronensaft dazugeben, mit Salz würzen und alles glatt mixen. Die Cashewmischung zur Tofumischung geben und gründlich verrühren. Mit Salz sowie Zitronensaft abschmecken und beiseitestellen.

FÜR DEN SPARGEL den Backofengrill auf 200 °C vorheizen oder eine Grillpfanne auf hohe Temperatur erhitzen. Den Spargel mit Olivenöl beträufeln und mit Salz sowie Pfeffer würzen. Unter den Grill oder in die Pfanne legen und unter gelegentlichem Wenden etwa 4 Minuten grillen, bis der Spargel braune Stellen bekommt.

ZUM FERTIGSTELLEN den Cashew-»Ricotta« auf Teller verteilen, den Spargel darauf anrichten und alles mit Granatapfelkernen, Mandeln sowie Kürbiskernen bestreuen. Mit dem Röstknoblauchdressing beträufelt servieren.

Walnuss-Pâté

FÜR 4 PORTIONEN GF VG | FB HD K | VON LESLIE

Walnüsse sind ein ganz ausgezeichnetes Brain Food. Zusammen mit den Fastencrackern (siehe S. 123) eignet sich die Creme hervorragend als Snack mit niedrigem glykämischem Index. Sie hilft auch an Tagen, an denen der Kopf aufgrund großer Beanspruchung ein wenig Extratreibstoff braucht.

FÜR DIE PÂTÉ

125 g Walnüsse, gehackt
2 EL Olivenöl extra vergine
225 g braune Champignons, in Scheiben geschnitten
80 g Schalotten, abgezogen und gehackt
4 Knoblauchzehen, abgezogen und fein gehackt
Meersalz und schwarzer Pfeffer, frisch gemahlen
2 getrocknete Tomaten, nicht in Öl eingelegt
1 EL Tamari
½ TL Thymian
20 g frische Petersilie, gehackt

ZUM GARNIEREN (OPTIONAL)

getrocknete Tomaten, gehackt
geröstete Walnüsse, gehackt

Die Walnüsse in eine große Pfanne geben und ohne Fettzugabe bei mittlerer Hitze etwa 2 Minuten rösten, bis sie bräunen und zu duften beginnen. Auf einen Teller umfüllen.

In derselben Pfanne das Olivenöl auf mittlere Temperatur erhitzen. Pilze, Schalotten, Knoblauch sowie 1 Prise Salz hinzufügen und unter häufigem Rühren 5 Minuten braten. Getrocknete Tomaten, Tamari sowie Thymian dazugeben und rund 5 Minuten mitbraten, bis das Gemüse weich ist. Die Pfanne vom Herd nehmen und die Petersilie unter die Pilzmischung rühren.

Die Mischung in der Küchenmaschine zu einer fast glatten Masse mit der Konsistenz einer Pâté verarbeiten. Die Walnüsse dazugeben und einarbeiten. Dabei die Mischung gelegentlich mit einem Spatel vom Rand des Behälters schaben. Mit Pfeffer würzen und mit Salz abschmecken.

Die Pâté in eine Servierschüssel füllen und zugedeckt für mindestens 3 Stunden, am besten aber über Nacht kühl stellen.

Mit getrockneten Tomaten sowie gerösteten Walnüssen garniert servieren. Nach Belieben Fastencracker (siehe S. 123) dazu servieren.

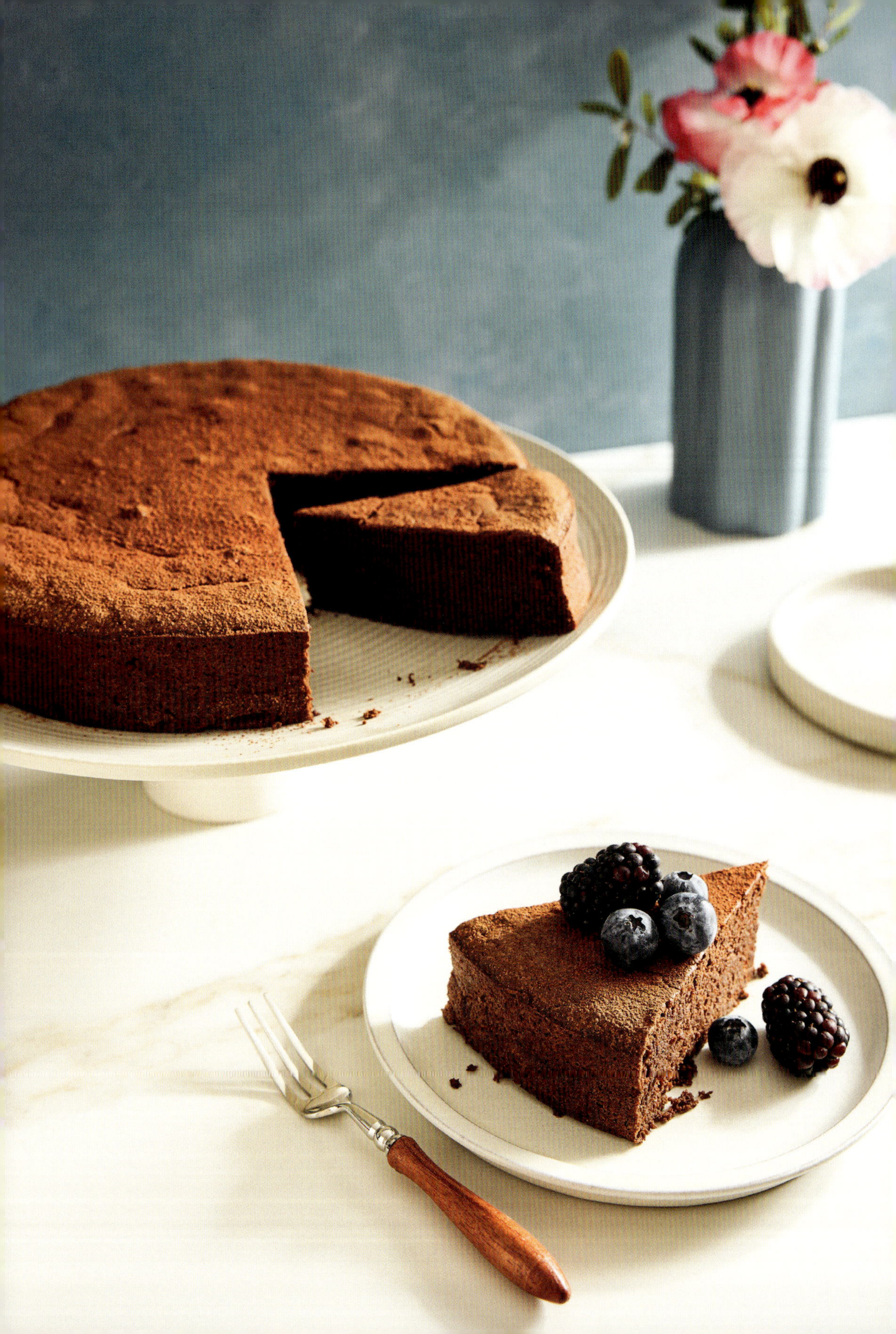

Schoko-Mandel-Kuchen ohne Mehl

FÜR 8 STÜCKE GF V | HD K | **VON JEFF**

Diesen Kuchen können Sie ganz ohne schlechtes Gewissen mitbringen, wenn Sie das nächste Mal bei einer Freundin zum Essen eingeladen sind. Wer sich kohlenhydratarm ernährt, lässt beim Auswärtsessen häufig den Nachtisch aus – doch das muss nicht sein! Jeff hat dieses Rezept ausgesprochen blutzuckerfreundlich gestaltet und so ein Keto-Dessert kreiert, das alle lieben werden.

Avocadoölspray
170 g Keto-Chocolate-Chips, z. B. Guittard Santé 72 % dunkle Schokolade mit Kokosblütenzucker
200 g ungesalzene Butter, gewürfelt
50 g Mandelbutter
2 EL helle Misopaste
6 Eier (Größe L), getrennt
190 g Kokosblütenzucker
140 g Mandelmehl
2 EL Kakaopulver, z. B. von Guittard oder Valrhona
2 EL Instant-Espressopulver
2 EL Brandy oder Wodka
1 EL Vanilleextrakt
¼ TL Meersalz

Den Backofen auf 180 °C vorheizen und eine Springform (24 cm Ø) mit Avocadoölspray einfetten.

Einen mittelgroßen Topf zur Hälfte mit Wasser füllen und das Wasser erhitzen.

Keto-Chocolate-Chips, Butter, Mandelbutter und Misopaste in eine Metall- oder Glasschüssel geben und die Schüssel auf den Topf mit dem heißen Wasser setzen. Dabei darauf achten, dass der Boden der Schüssel das Wasser nicht berührt, sonst wird die Masse zu heiß. Die Mischung unter ständigem Rühren erhitzen, bis Schokolade und Butter geschmolzen sind. Den Herd ausschalten und die Schokoladenmischung mit der Resthitze warm halten.

Das Eiweiß in einer großen Schüssel in etwa 2 Minuten halbsteif schlagen. 2 Esslöffel Kokosblütenzucker dazugeben und die Masse dann vollkommen steif schlagen. Beiseitestellen.

FORTSETZUNG ▶

Schoko-Mandel-Kuchen ohne Mehl

FORTSETZUNG

Die Eigelbe mit dem restlichen Kokosblütenzucker in einer zweiten großen Schüssel mit dem elektrischen Handrührgerät schaumig rühren. Mandelmehl, Kakaopulver, Espressopulver, Brandy, Vanilleextrakt sowie Salz hinzufügen und alles gründlich verrühren. Anschließend die Schokoladen-Butter-Mischung unterrühren.

Ein Drittel des Eischnees mit einem Gummispatel unter die Eigelbmischung heben. Ein weiteres Drittel unterheben. (Sind noch weiße Streifen in der Masse zu erkennen, ist das in Ordnung.)

Zum Schluss das restliche Drittel unterheben; dabei nach Möglichkeit die weißen Streifen glatt rühren, ohne dass die Masse dabei zusammenfällt.

Den Teig in die vorbereitete Springform gießen, mit dem Gummispatel glatt streichen und 30 bis 35 Minuten im Ofen backen, bis an einem in der Mitte in den Kuchen gesteckten Zahnstocher kein Teig mehr haften bleibt.

Den Kuchen in der Form auf einem Kuchengitter in etwa 1 Stunde vollständig auskühlen lassen und anschließend aus der Form lösen.

Salzkaramellsauce

FÜR 6–8 PORTIONEN (CA. 250 ML) GF V | HD K | VON JEFF

Als Jeff das Rezept für die Salzkaramellsauce entwickelte und ausprobierte, schmeckte sie ihm so gut, dass er mir sofort eine begeisterte Nachricht schrieb. Eine Süßigkeit zu erfinden, die den Blutzucker nicht in die Höhe schießen lässt, ist nicht leicht, aber Jeff hat es geschafft. Wunderbar passt die Sauce beispielsweise zum Schoko-Mandel-Kuchen ohne Mehl (Rezept siehe S. 271 f.) sowie zum baskischen Keto-Käsekuchen (Rezept siehe S. 279) – und bestimmt auch zu Ihrem Lieblingsnachtisch.

6 EL ungesalzene Butter
6 EL Brauner-Zucker-Ersatz, z. B. Swerve, oder Kokosblütenzucker
6 EL Sahne
1 EL + 1 TL helle Misopaste
Meersalz
2 TL Instant-Espressopulver
2 TL Vanilleextrakt

Butter und Brauner-Zucker-Ersatz in einen kleinen Topf geben und erhitzen. Unter Rühren zum Kochen bringen und etwa 1 Minute stark kochen lassen, bis sich alles gut miteinander verbunden hat. Etwa 3 Minuten weiter rühren und kochen lassen, bis die Mischung dunkler geworden ist. Den Topf vom Herd nehmen und die Sahne unter die Butter-Zucker-Masse rühren. Achtung, das wird ein wenig spritzen, aber die Mischung wird sich bald wieder beruhigen.

Misopaste, ½ Teelöffel Salz und das Espressopulver hinzufügen, den Topf wieder auf den Herd stellen und alles auf mittlere Temperatur erhitzen. Unter häufigem Rühren 1 bis 3 Minuten kochen lassen, bis die Masse leicht eindickt. Den Topf erneut vom Herd nehmen. Zum Schluss Vanilleextrakt unter die Sauce rühren. Mit Salz abschmecken und abkühlen lassen.

Die Salzkaramellsauce hält sich in einem luftdicht verschlossenen Behälter im Kühlschrank bis zu 1 Woche.

Kokos-Fudge

FÜR 25 STÜCK GF VG | HD K | VON LESLIE

Diese kleinen Köstlichkeiten sind der ideale Snack, wenn Sie die Lust auf Süßes überkommt. Kokosöl besitzt ungeheuer viele gesundheitsfördernde Eigenschaften: Es schaltet das Hungerhormon ab, bringt uns leichter in die Ketose und regeneriert das Darmmikrobiom. Wer sicherstellen will, dass der Blutzucker wirklich stabil bleibt, sollte zu Ahornsirup Grad B greifen.

120 ml raffiniertes Kokosöl
70 g Kakaopulver
100 g Mandelbutter
80 ml Ahornsirup
⅛ TL Meersalz

Eine quadratische Backform (20 cm) mit Backpapier auskleiden.

Kokosöl, Kakaopulver, Mandelbutter, Ahornsirup und Salz in einen kleinen Topf geben, erhitzen und dabei glatt rühren.

Die Mischung in die vorbereitete Backform gießen und mit einem Gummispatel gleichmäßig darin verteilen. In 2 bis 4 Stunden vollständig abkühlen lassen oder über Nacht in den Kühlschrank stellen. Anschließend in etwa 4 Zentimeter große Quadrate schneiden. In einem luftdicht verschlossenen Behälter hält sich der Kokos-Fudge im Kühlschrank bis zu 1 Woche und im Gefrierfach bis zu 2 Monate.

Fettbomben-Smoothie

FÜR 2 PORTIONEN GF VG | FB HD K | VON LESLIE

Dieser Smoothie eignet sich perfekt für hektische Tage, an denen wir den Hunger stillen und den Blutzucker trotzdem konstant halten wollen. Er lässt sich im Handumdrehen zubereiten und schmeckt fantastisch. Ein superpraktisches Getränk, das uns satt macht und Energie schenkt.

400 ml Kokosmilch
1 reife, mittelgroße Avocado, entsteint und geschält
120 g Eiswürfel
35 g Kakaopulver
50 g Mandelbutter

Kokosmilch, Avocado, Eiswürfel, Kakaopulver und Mandelbutter im Mixer auf hoher Stufe glatt mixen.

Erdbeer-Sahne-Eis am Stiel

FÜR 6–9 STÜCK GF VG | FB HD K | VON LESLIE

Mit diesem Rezept können Sie Ihren Freundinnen zeigen, dass sie an Low-Carb-Tagen auf nichts verzichten müssen! Das eiweißreiche Eis am Stiel sieht nicht nur lustig aus, es schmeckt auch noch fantastisch. Wenn Sie seine Auswirkung auf den Blutzucker noch mehr minimieren wollen, verwenden Sie nur eine halbe Banane oder eine unreife.

360 ml ungesüßter Pflanzendrink
90 g veganes Proteinpulver
8 Erdbeeren, halbiert
1 Banane
5 Erdbeeren, gehackt

Pflanzendrink, Proteinpulver, halbierte Erdbeeren und Banane im Mixer auf hoher Stufe glatt mixen.

Die gehackten Erdbeeren unterrühren und die Mischung in eine Eis-am-Stiel-Form gießen.

Über Nacht ins Gefrierfach stellen. Um das Eis aus der Form zu nehmen, diese für einige Sekunden unter heißes Wasser halten, bis sich das Eis am Stiel löst.

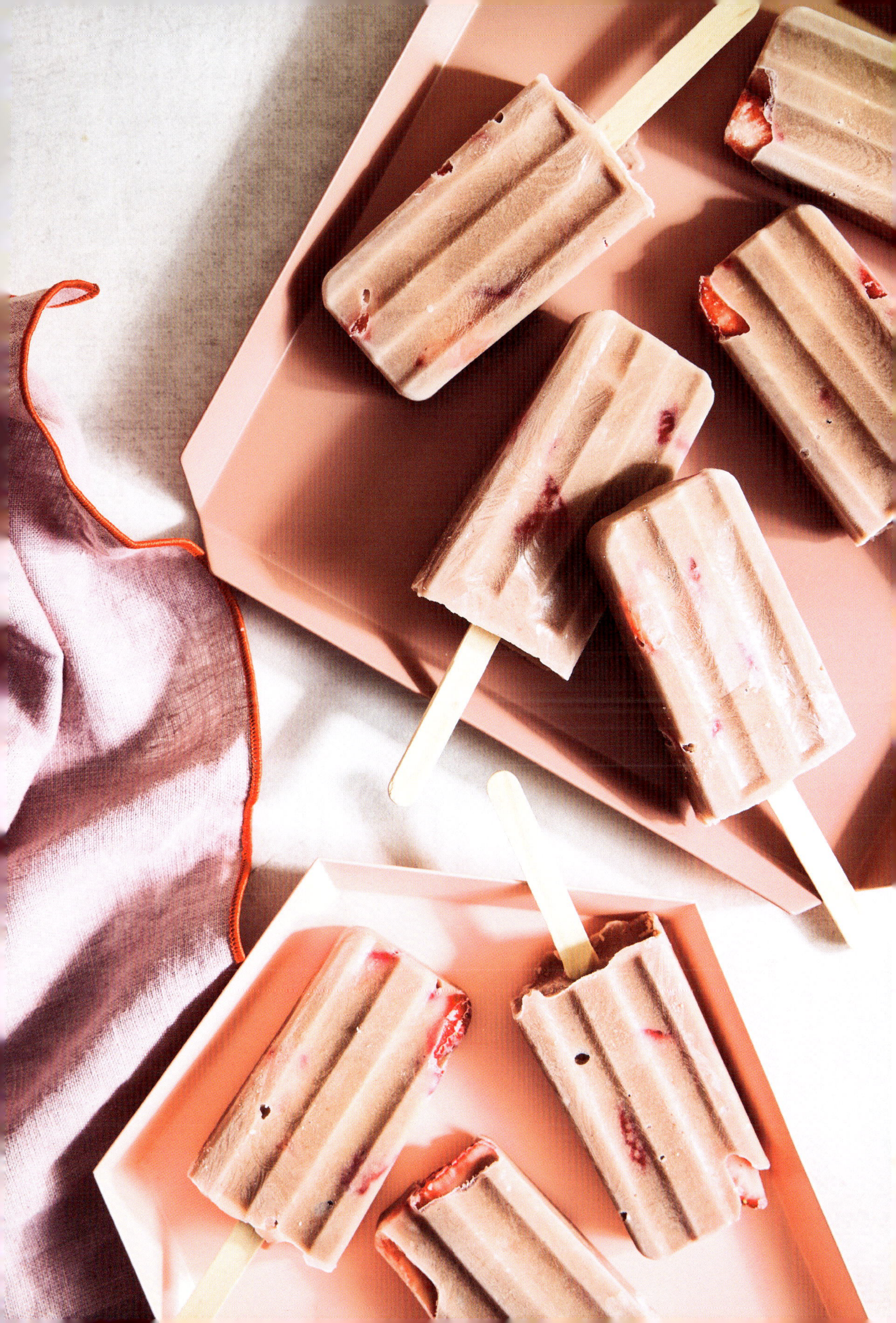

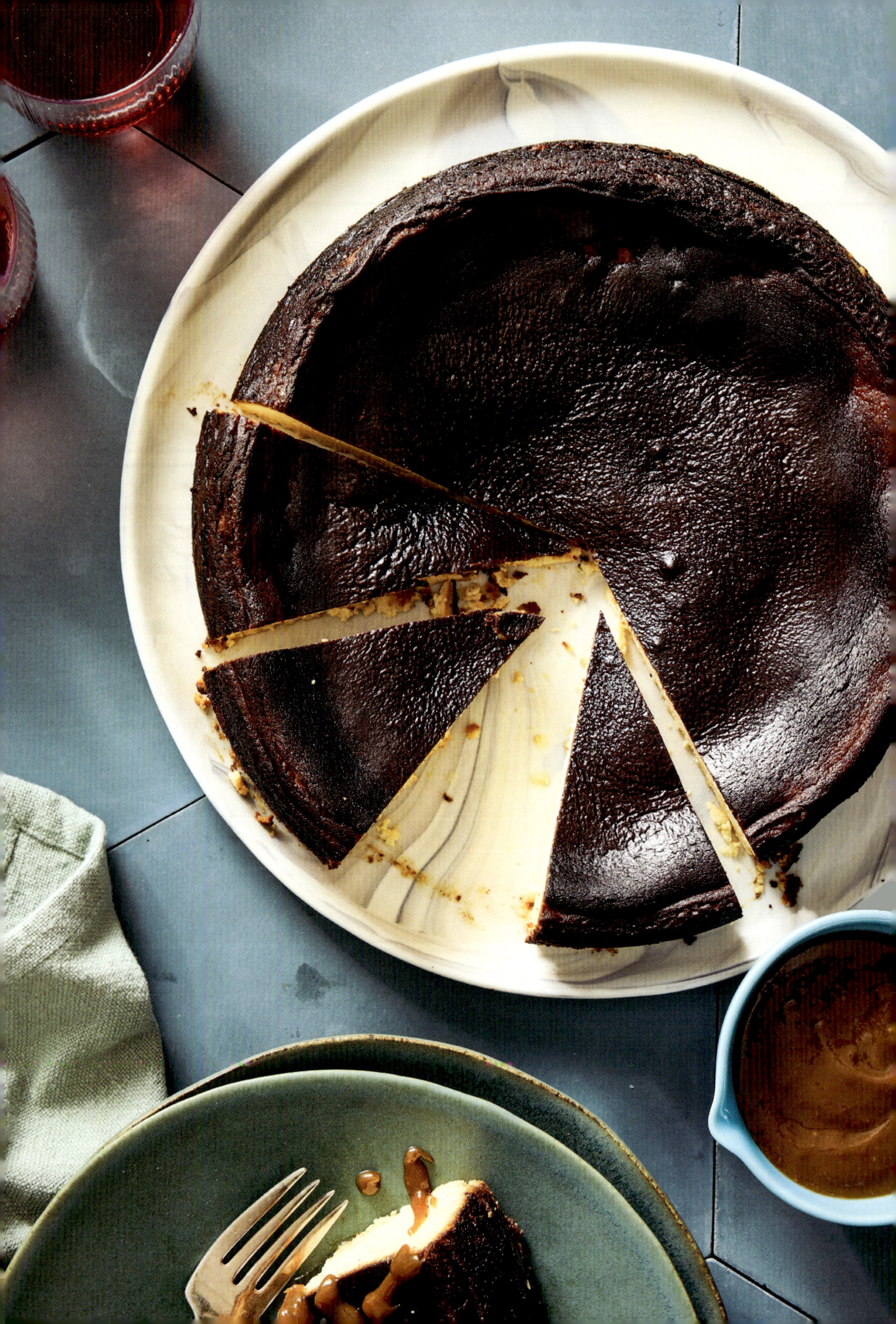

Baskischer Keto-Käsekuchen

FÜR 10–12 STÜCKE GF V | FB HD K | VON JEFF

Das köstliche Fett in diesem Dessert tut fast nichts anderes, als Ihren Blutzuckerspiegel konstant zu halten. Ich empfehle rohen Honig, da dieser mehr Enzyme enthält, die ebenfalls Blutzuckerspitzen vermeiden. Zum baskischen Keto-Käsekuchen passt die Salzkaramellsauce (Rezept siehe S. 273) ausgezeichnet.

Avocadoölspray
480 g Ziegenfrischkäse
450 g Frischkäse
70 g Puderzuckerersatz, z. B. von Swerve (Internet)
85 g roher Honig
2 EL helle Misopaste
½ TL Meersalz (optional)
350 g Sahne
5 Eier (Größe L)
1 EL Vanilleextrakt
70 g Mandelmehl

Den Backofen auf 180 °C vorheizen.

Eine Springform (24 cm Ø) mit Avocadoölspray einfetten. Den Boden der Form mit Backpapier belegen und dieses ebenfalls einfetten. Die Form auf ein Backblech stellen.

Ziegenfrischkäse, Frischkäse, Zuckerersatz, Honig, Misopaste sowie Salz in einen Standmixer mit Paddelaufsatz geben und in etwa 2 Minuten verrühren. Dabei zwischendurch bei Bedarf mit einem Spatel den Teig vom Rand des Behälters schaben.

Sahne, Eier und Vanilleextrakt in einer Schüssel verrühren.

Die Eiermischung zur Frischkäsemischung geben und alles auf niedriger Stufe noch einmal im Mixer verrühren; dabei wiederum bei Bedarf den Teig vom Rand des Behälters schaben. Auf hohe Stufe schalten und 5 Minuten weiterrühren, um die Mischung luftig aufzuschlagen.

Das Mandelmehl hinzufügen und auf niedriger Stufe unterrühren.

Den Teig in die vorbereitete Springform gießen und das Backblech auf der mittleren Schiene in den Ofen schieben.

Den Teig 10 Minuten bei 180 °C backen, dann die Ofentemperatur auf 190 °C erhöhen und den Kuchen 20 Minuten weiterbacken. Die Temperatur auf 200 °C erhöhen und den Kuchen in 30 Minuten fertigbacken.

Der fertige Kuchen sollte oben stark gebräunt sein. Den Kuchen in der Form und auf dem Backblech auf Zimmertemperatur abkühlen lassen und vor dem Servieren zugedeckt über Nacht kühl stellen.

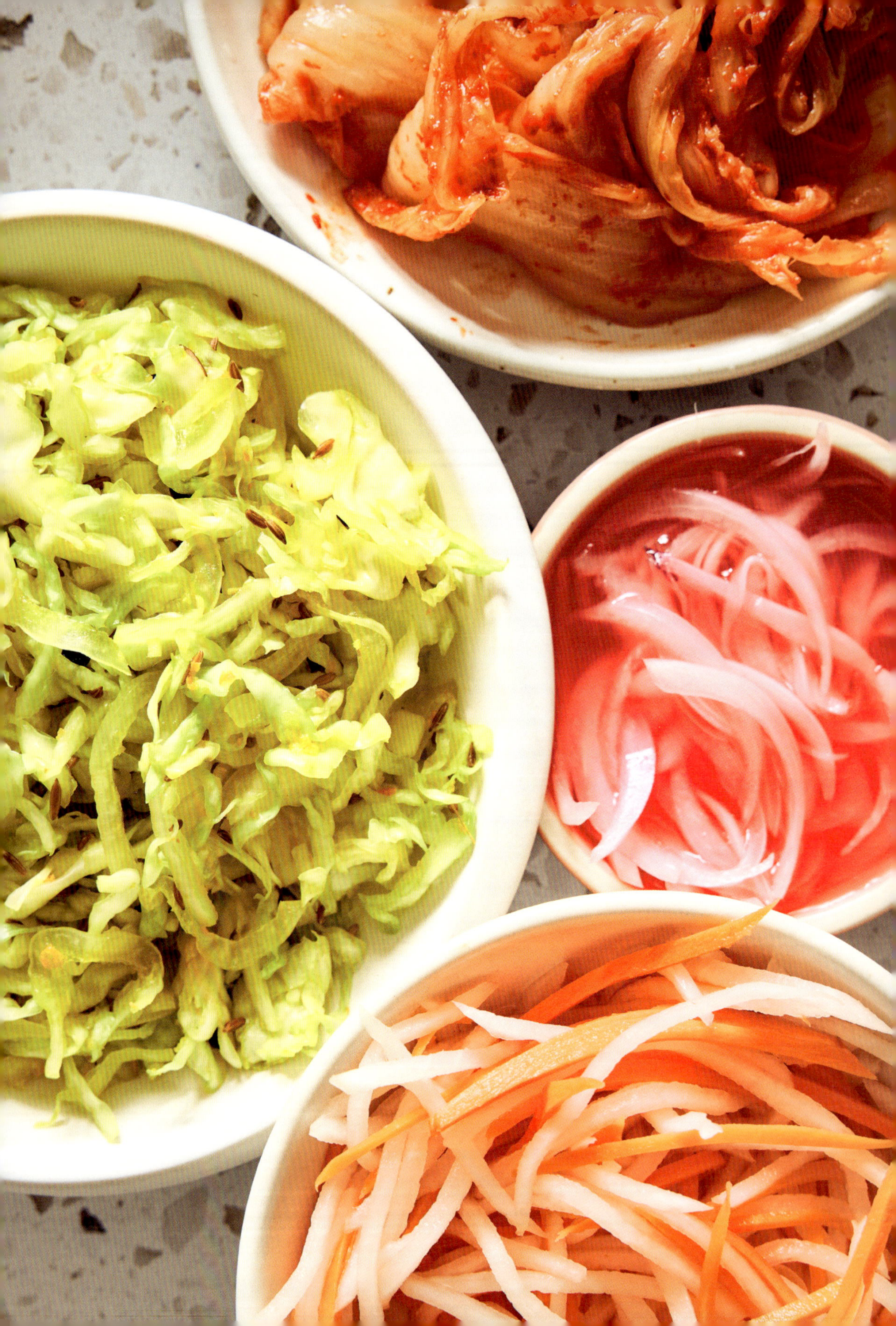

15

Auf Vorrat

FERTIGDRESSINGS UND -SUPPEN stecken voller Obesogene – es ist beinahe unmöglich, ein chemiefreies Dressing oder Würzmittel im Supermarkt zu finden. Aus diesem Grund freue ich mich besonders, Ihnen die folgenden Rezepte präsentieren zu dürfen: gesunde, selbst gemachte Grundgerichte, die sich ausgezeichnet auf Vorrat und leicht zubereiten lassen, die köstlich schmecken und die vor allem auch frei von Schadstoffen sind.

Bereiten Sie eine große Menge Brühe zu und frieren Sie sie portionsweise ein; so haben Sie sie für verschiedene Rezepte immer zur Hand oder können sie pur genießen. Darüber hinaus finden Sie in diesem Kapitel Rezepte für leckeres und darmfreundliches Eingelegtes sowie Dressings, die Sie in Salaten oder Wokgerichten verwenden können. Sie werden staunen, wie vielfältig Sie Ihren Speiseplan im Laufe des Monats und sogar während des Fastens gestalten können!

Rinderknochenbrühe

FÜR CA. 2 L GF | FB HD FS K | VON JEFF

Alle, die schon einmal eine Fastenkur gemacht haben, lieben Brühen. Einige von ihnen können Sie beim Fasten verzehren, andere eignen sich hervorragend zum Fastenbrechen. Welche Sie wählen, hängt ganz von Ihrem persönlichen Geschmack und Fastenstil ab. Die Rinderknochenbrühe lässt sich gut portionsweise einfrieren und bei Bedarf auftauen. Jeff empfiehlt einen Schinkenknochen, der die Brühe geschmacklich enorm aufpeppt. Beim Sherry dürfen Sie ruhig zu einem preiswerteren greifen, da der Alkohol größtenteils verkocht. Sie können ihn aber auch ganz weglassen.

FÜR DAS FLEISCH UND DIE KNOCHEN

1,2 kg fleischige Rinderknochen, z. B. Ochsenschwänze
1,2 kg Beinscheibe vom Rind
1,2 kg Rindermarkknochen
½ Schinkenknochen oder Rinderhaxe (optional)
60 ml Olivenöl extra vergine
70 g Tomatenmark
120 ml Sherry
2 EL Sherry-, Rotwein- oder Weißweinessig

FÜR DIE BRÜHE

1 kg Karotten, geschält und in große Stücke geschnitten
2 große Zwiebeln, abgezogen und in große Stücke geschnitten
2 große Stangen Sellerie, in große Stücke geschnitten
800 g stückige Tomaten aus der Dose
140 g Knoblauchzehen, abgezogen
100 g frische Shiitakepilze, weiße oder braune Champignons
140 g rote Misopaste (optional)
1 EL schwarze Pfefferkörner
1 getrocknetes Lorbeerblatt
5–10 Zweige Thymian
1 Zweig Rosmarin
13–15 cm Parmesanrinde (optional)

FÜR DAS FLEISCH UND DIE KNOCHEN den Backofen auf 220 °C vorheizen.

Das Fleisch und die Knochen ohne den Schinkenknochen auf mehreren Backblechen verteilen. Großzügig mit Olivenöl beträufeln und anschließend 20 Minuten im Ofen rösten. Sobald das Fleisch und die Knochen goldbraun sind, wenden und mit dem Tomatenmark bestreichen.

Weitere 20 bis 30 Minuten rösten, bis die Knochen ordentlich braun sind.

Fleisch sowie Knochen mit dem Schinkenknochen in einen großen Topf geben und die leeren Backbleche wieder in den Ofen schieben. Den Sherry daraufgießen und 10 Minuten erwärmen. Die Bleche vorsichtig aus dem Ofen nehmen und mit einem Holzlöffel den Bratensatz lösen. Diesen Fond zum Fleisch und zu den Knochen im Topf gießen. Den Sherryessig unterrühren.

FÜR DIE BRÜHE die Mischung im Topf 3 bis 5 Zentimeter hoch mit kaltem Wasser bedecken und zum Kochen bringen.

Dabei werden sich Fett und Verunreinigungen an der Oberfläche sammeln. Diese immer wieder abschöpfen. Die Temperatur reduzieren, sodass die Brühe nur leicht köchelt, und weiter abschöpfen, bis sie relativ klar ist. Das dauert etwa 30 Minuten.

Den Topf bis knapp unter den Rand mit heißem Wasser füllen und die Brühe mindestens 12 Stunden köcheln lassen. Dabei gelegentlich den Schaum abschöpfen, bis keiner mehr an die Oberfläche steigt.

Karotten, Zwiebeln, Sellerie, Tomaten, Knoblauch, Pilze, Misopaste, Pfefferkörner und Lorbeerblatt in die Brühe geben und diese weitere 2 bis 3 Stunden köcheln lassen. Danach werden Fleisch und Knochen auseinanderfallen und das Gemüse wird sehr weich werden.

Den Herd ausschalten und Thymian, Rosmarin sowie Parmesanrinde in die Brühe geben. Alles 30 Minuten ziehen lassen.

Mit einer Schaumkelle größere Knochen und Fleischstücke aus der Brühe nehmen und diese anschließend durch ein feinmaschiges Sieb abgießen. Ist die Brühe noch trüb, weitere Male abgießen, bis sie klar ist.

Die Brühe wieder in den Topf geben, zum Kochen bringen und so lange kochen lassen, bis sie auf etwa 2 Liter einreduziert ist.

Auf Zimmertemperatur abkühlen lassen. Dann in einen Behälter gießen, der in den Kühlschrank passt, und über Nacht kühl stellen. Die kalte, etwas wabbelige Masse anschließend portionsweise einfrieren und bei Bedarf auftauen, erwärmen und leicht nachgewürzt genießen. Im Kühlschrank hält sich die Brühe bis zu 7 Tage, im Gefrierfach bis zu 3 Monate.

Hühnerknochenbrühe

FÜR CA. 3 L GF | FS FB HD K | VON JEFF

Ich liebe diese Brühe, weil sie ein köstliches Gericht zum Fastenbrechen ist und einer ganzen Reihe von Rezepten den Extraprotein- und -aromakick verleiht. Huhn enthält mehr Eiweiß als Rindfleisch, weshalb sich diese Brühe als Fastensnack vor allem für diejenigen eignet, die den Muskelaufbau im Blick haben. Noch mehr Geschmack liefert die Zugabe einer geräucherten Schweinshaxe. Der Sherry muss nicht teuer sein und kann auch weggelassen werden, wenn Sie Alkohol generell meiden. Weiße oder braune Champignons sind absolut in Ordnung, aromatischer sind jedoch Shiitakepilze.

FÜR DAS FLEISCH UND DIE KNOCHEN

1,2 kg Hähnchenflügel
1,2 kg Hähnchenrücken, Hähnchenhälse oder Hähnchenkarkassen; ganze Hühner oder Suppenhühner sind in Ordnung
1,2 kg Putenschenkel oder -flügel
½ Schinkenknochen oder Schweinshaxe
120 ml Sherry
2 EL Sherry-, Rotwein- oder Weißweinessig

FÜR DIE BRÜHE

450 g Karotten, geschält und in große Stücke geschnitten
1 große Zwiebel, abgezogen und in große Stücke geschnitten
4 Stangen Sellerie, in große Stücke geschnitten
70 g Knoblauchzehen, abgezogen
50 g frische Shiitakepilze, weiße oder braune Champignons
70 g helle Misopaste (optional)
½ EL schwarze Pfefferkörner
1 getrocknetes Lorbeerblatt
2 Zweige Thymian
1 Zweig Rosmarin
8 cm Parmesanrinde (optional)

FÜR DAS FLEISCH UND DIE KNOCHEN diese in einen großen Topf geben.

3 bis 5 Zentimeter hoch mit kaltem Wasser bedecken und die Mischung zum Kochen bringen. Anschließend den Herd ausschalten, den Topf vorsichtig vom Herd nehmen und das Wasser abgießen. Kaltes Wasser nachfüllen und auch dieses wieder abgießen, um die Knochen von restlichen Schmutzpartikeln zu befreien. Zum Schluss die Mischung im Topf ein letztes Mal knapp mit kaltem Wasser bedecken und den Topf wieder auf den Herd stellen.

Sherry und Sherryessig dazugeben.

FÜR DIE BRÜHE die Mischung im Topf zum Kochen bringen. Dabei werden sich Fett und Verunreinigungen als Schaum an der Oberfläche sammeln. Diesen immer wieder abschöpfen, bis die Brühe kocht. Dann die Temperatur reduzieren und die Brühe 30 Minuten köcheln lassen; dabei weiterhin den Schaum abschöpfen.

So fortfahren, bis die Brühe relativ klar ist. Die Hitze auf eine Temperatur reduzieren, bei der nur alle paar Sekunden Bläschen aufsteigen.

Karotten, Zwiebel, Sellerie, Knoblauch, Pilze, Misopaste, Pfefferkörner sowie Lorbeerblatt in die Brühe geben und alles 2 bis 3 Stunden weiterköcheln lassen. Danach werden Fleisch und Knochen auseinanderfallen und das Gemüse wird sehr weich werden.

Den Herd ausschalten und Thymian, Rosmarin sowie Parmesanrinde in die Brühe geben. Alles 30 Minuten ziehen lassen.

Mit einer Schaumkelle größere Knochen und Fleischstücke aus der Brühe nehmen und diese anschließend durch ein feinmaschiges Sieb abgießen. Ist die Brühe noch trüb, weitere Male abgießen, bis sie klar ist.

Die Brühe wieder in den Topf geben, zum Kochen bringen und so lange kochen lassen, bis sie auf etwa 3 Liter einreduziert ist. Das dauert rund 20 Minuten. Man kann der konzentrierten Brühe bei der späteren Weiterverwendung auch Wasser hinzufügen.

Auf Zimmertemperatur abkühlen lassen und anschließend in einen Behälter gießen, der in den Kühlschrank passt. Über Nacht kühl stellen. Die kalte, etwas wabbelige Masse anschließend portionsweise einfrieren und bei Bedarf auftauen, erwärmen und leicht nachgewürzt genießen. Im Kühlschrank hält sich die Brühe bis zu 7 Tage, im Gefrierfach bis zu 3 Monate.

Gemüsebrühe

FÜR CA. 2 L GF VG | FB HD K | VON LESLIE

Es gibt viele Gründe, warum Brühen unbedingt zum Fasten dazugehören. Zum einen eignen sie sich fürs Fasten selbst, wobei Sie immer einen Blutzuckertest machen sollten. Zum anderen sind sie perfekt fürs Fastenbrechen. Und eine Gemüsebrühe bekommt, möchte ich behaupten, keiner so gut hin wie Leslie! Die Zutaten hier beinhalten so viele präbiotische Nahrungsmittel, dass Ihre Darmmikroben jubeln werden.

- 2½ mittelgroße Karotten, in Scheiben geschnitten
- 2 mittelgroße Zwiebeln, abgezogen und geviertelt
- 1½ große rote Paprikaschoten, entkernt und in 8–10 cm große Stücke geschnitten
- 5 mittelgroße Stangen Sellerie, mit den Blättern in kleinere Stücke geschnitten
- 1 Eiertomate, halbiert
- 115 g braune Champignons, geviertelt
- ½ Bund Petersilie
- 3 Knoblauchzehen, abgezogen
- 1 getrocknetes Lorbeerblatt
- 1½ TL Tomatenmark
- ½ TL getrockneter Thymian
- ½ TL Meersalz
- ¼ TL schwarzer Pfeffer, frisch gemahlen

Karotten, Zwiebeln, Paprika, Sellerie, Tomate, Pilze, Petersilie, Knoblauch, Lorbeerblatt, Tomatenmark, Thymian, Salz und Pfeffer mit 2 Liter Wasser in einen großen Topf geben und zum Kochen bringen. Anschließend die Hitze auf niedrige Temperatur reduzieren und alles 1 Stunde köcheln lassen.

Den Topf vom Herd nehmen und die Brühe vollständig abkühlen lassen.

In einen luftdicht verschließbaren Behälter abseihen. So hält sich die Gemüsebrühe im Kühlschrank bis zu 7 Tage und im Gefrierfach bis zu 1 Monat.

Dashi

FÜR CA. 2 L GF VG | FB HD K | VON JEFF

Diese Brühe ist unglaublich gut für die Schilddrüse. Als Kombu wird getrockneter Seetang bezeichnet, der voller Jod steckt, einem Schlüsselnährstoff für die Schilddrüsenfunktion. Diese Dashi kann nicht nur in anderen Rezepten verwendet werden, sondern auch den Stoffwechsel so richtig ankurbeln. Dafür einfach einige Male pro Woche eine Tasse warme Dashi-Brühe trinken.

1 großes Stück Kombu, ca. 60 g, in zwei Hälften gebrochen
60 g Bonito-Flocken

Kombu mit 2 Liter kaltem Wasser in einen großen Topf geben und bis fast zum Kochen bringen; ganz langsam, es sollte etwa 30 Minuten dauern. Zum Schluss sollten kaum Bläschen an die Oberfläche steigen.

Den Topf vom Herd nehmen und Kombu herausfischen; dabei sollte der Seetang fast auseinanderfallen. Die Bonito-Flocken in die Brühe geben und unter Wasser drücken, ohne dabei allzu viel zu rühren.

Beginnen die Bonito-Flocken zu sinken, die Dashi etwa 10 Minuten ziehen lassen. Anschließend abseihen und kühl stellen. Im Kühlschrank hält sich die Brühe bis zu 7 Tage, im Gefrierfach bis zu 3 Monate.

Vitalpilzbrühe

FÜR CA. 3 L GF VG | FS FB HD K | VON LESLIE

Ich habe ungeheuer viele Anfragen von Fastenden bekommen, die sich pflanzenbasiert ernähren und eine Heilbrühe wünschten, die sich sowohl fürs Fasten als auch fürs Fastenbrechen eignet. Diese Bitte habe ich an Leslie weitergegeben, die diese köstliche und gesundheitsfördernde Brühe kreierte. Ich breche das Fasten, vor allem längeres Fasten, gern mit Brühen, war bislang aber auch auf der Suche nach einer pflanzenbasierten, die auch noch gut schmeckt. Für den Geschmack in dieser Brühe sorgen insbesondere die Vitalpilze. Experimentieren Sie ruhig mit verschiedenen Pilzen und auch mit Pilzpulver, das in Ihr Budget passt.

900 g nährstoffreiche getrocknete Pilze nach Wahl, z. B. Shiitake, Maitake, Cordyceps, Schmetterlings-Tramete, Reishi, Igel-Stachelbart, weiße oder braune Champignons
1 mittelgroße Zwiebel, die Enden abgeschnitten und mit Schale geviertelt
1 große Stange Sellerie, in 2–3 cm große Stücke geschnitten
1 große Karotte, geschält und in 2–3 cm große Stücke geschnitten
9–12 Knoblauchknollen, mit Schale quer halbiert
2½ cm frischer Ingwer
2½ cm frische Kurkuma
3 Zweige Thymian
1 EL getrocknete Petersilie
1 getrocknetes Blatt Kombu (optional)
Meersalz und schwarzer Pfeffer, frisch gemahlen

Pilze, Zwiebel, Sellerie, Karotte, Knoblauch, Ingwer, Kurkuma, Thymian, Petersilie und Kombu mit etwas Salz sowie Pfeffer und 4 Liter Wasser in einen großen Topf geben. Unter gelegentlichem Rühren zum Kochen bringen.

Die Hitze reduzieren und die Brühe 4 bis 6 Stunden leise köcheln lassen.

Auf Zimmertemperatur abkühlen lassen. Anschließend die Brühe durch ein feinmaschiges Sieb in Gläser mit Schraubverschluss abgießen.

Die Vitalpilzbrühe hält sich im Kühlschrank 1 Woche und im Gefrierfach bis zu 3 Monate. Für Letzteres die Brühe in eine Eiswürfelform gießen. Die gefrorenen Würfel dann in einem luftdicht verschlossenen Behälter im Gefrierfach aufbewahren.

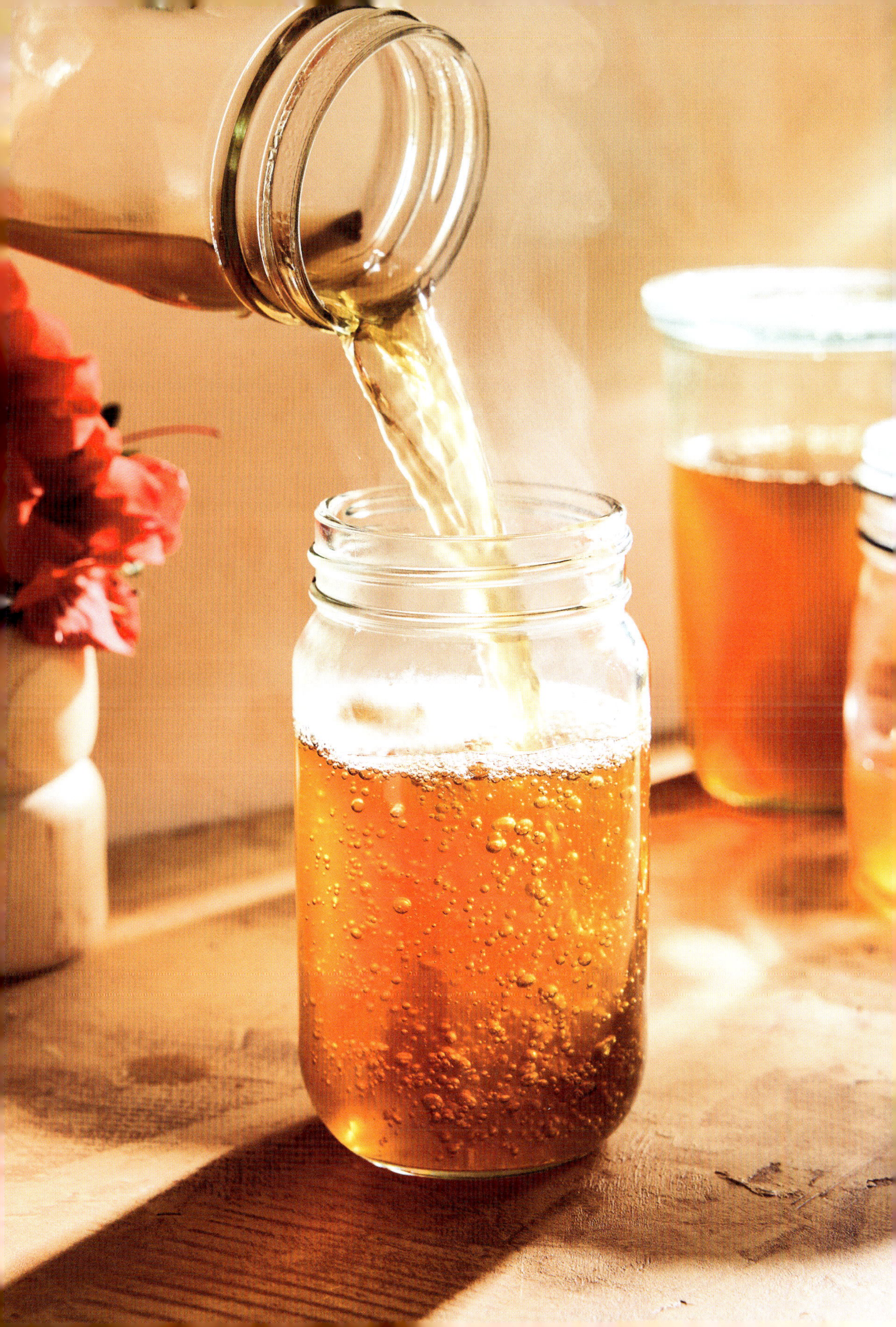

Lakengrundrezept

FÜR CA. 480 ML GF V | FB HD K | VON JEFF

Jedes eingelegte Nahrungsmittel ist ein Segen für Ihren Körper, und ich liebe die salzige Knackigkeit eingelegter Gurken besonders. Kann doch jedes eingelegte Gemüse Ihrem Körper die Extraelektrolyte liefern, die er vor einem längeren Fasten meist braucht. Zudem lindert solches Gemüse Muskelkrämpfe, es verlangsamt den Blutzuckeranstieg und schenkt in fermentierter Form dem Darm neue gesunde Mikroben, die ihm helfen, Hormone zu verstoffwechseln. Deshalb finden Sie hier zunächst ein tolles Grundrezept für eine Einlegeflüssigkeit und auf den folgenden Seiten weitere wunderbare Rezepte zum Einlegen von Gemüse. Genießen Sie dieses beispielsweise als Fastensnack, wobei Sie natürlich immer auch Ihren Blutzucker im Auge behalten sollten.

Keto-Süßungsmittel, z. B. Mönchsfrucht, Kokosblütenzucker oder Keto-Ahornsirup
2 TL roher Honig
Meersalz
300 ml Reisessig oder ein anderer Essig
120 g Crushed Ice

180 Milliliter heißes Wasser, 2 Esslöffel Keto-Süßungsmittel, Honig und 2 Teelöffel Salz in eine große Schüssel geben und so lange verrühren, bis sich Süßungsmittel, Honig und Salz aufgelöst haben. Reisessig sowie Eis unterrühren. Mit Keto-Süßungsmittel und Salz abschmecken.

INFO Roher Honig minimiert den Blutzuckeranstieg, den Honig normalerweise zur Folge hat. Zudem wird er für den Fermentationsprozess gebraucht.

TIPP Die Lake wird noch besser, wenn man sie über Nacht ziehen lässt. Sie hält sich im Kühlschrank bis zu 1 Monat.

Koreanisch eingelegte Gurken

FÜR CA. 250 G GF V | FB HD K | VON JEFF

Jetzt wird es mal kurz scharf. Viele scharfe Lebensmittel stecken voller Capsaicin, das den Stoffwechsel ordentlich auf Trab bringt. Darüber hinaus ist koreanisches Chilipulver reich an drei bioaktiven Komponenten: Carotinoiden, Capsaicinoiden und Flavonoiden. Sie liefern eine Menge Antioxidanzien und schützen uns so vor den Zellschäden, die Umweltgifte verursachen können.

1 EL Sesamsamen; falls Sie diese bereits geröstet kaufen, können Sie den ersten Schritt überspringen
450 g Kirby- oder Vesper-Gurken, geschält und in ½ cm dicke Scheiben geschnitten
Kokosblütenzucker
Meersalz
2 Knoblauchzehen, abgezogen
1 EL rote oder helle Misopaste
1 EL roher Honig
1 EL Tamari
1 EL Sesamöl
Gochugaru (koreanisches Chilipulver) oder Chiliflocken, fein gemahlen
2 EL Lake (Rezept siehe S. 290) mit Reisessig

Die Sesamsamen in eine kleine Pfanne geben und ohne Fettzugabe bei mittlerer bis hoher Temperatur hellbraun rösten, bis sie zu duften beginnen. Die Pfanne vom Herd nehmen und die Sesamsamen beiseitestellen.

Gurkenscheiben, 1 Esslöffel Kokosblütenzucker sowie 1 Teelöffel Salz in einer mittelgroßen Schüssel gründlich vermengen. Die Mischung 10 Minuten ziehen lassen, anschließend die Flüssigkeit, die entstanden ist, abgießen.

Den Knoblauch fein reiben und in eine Schüssel geben. Misopaste, Honig, Tamari, Sesamöl sowie 1 Teelöffel Gochugaru dazugeben und alles gründlich verrühren. Die Lake unterrühren. Die Mischung über die Gurken gießen und alles noch einmal vermengen. Mit Salz, Kokosblütenzucker sowie Gochugaru abschmecken. Zum Schluss die gerösteten Sesamsamen unterrühren.

Vor dem Servieren 1 Stunde kühl stellen. Innerhalb von 1 bis 2 Tagen aufbrauchen.

TIPP Je länger man die Gurken einlegt, desto weicher und aromatischer werden sie. Je nach Dicke der Scheiben verlieren sie nach etwa 48 Stunden ihre Knackigkeit.

Eingelegter Keto-Ingwer

FÜR CA. 180 G GF V | FB HD K | VON JEFF

Dieses Gericht könnte man mit Fug und Recht auch als Darmhelden bezeichnen, denn Ingwer gehört mit zum Besten, was Sie Ihrem Darm antun können. Er beruhigt einen verdorbenen Magen, hilft bei Übelkeit und bekämpft bakterielle sowie durch Pilze verursachte Infektionen. Eingelegter Ingwer wirkt noch besser. Allerdings enthält dieser auch Zucker, weswegen Jeff eine Keto-Version davon entwickelt hat. Ein wahres Stoffwechselwunder!

60 g frischer Ingwer
120 ml Lake (Rezept siehe S. 290) mit Reisessig
Meersalz

Mit einem Messer die hervortretenden Stellen an der Ingwerwurzel abschneiden. Anschließend mit dem Rücken des Messers die Ingwerschale abkratzen und diese entsorgen.

Den Ingwer mit einem Sparschäler in Streifen hobeln und diese in ein Glas geben.

ZUM SCHNELLEN EINLEGEN die Lake in einen kleinen Topf geben und einmal aufkochen. Über den Ingwer gießen und die Mischung im offenen Glas abkühlen lassen. Das Glas schließen und den Ingwer für mindestens 1 Stunde kühl stellen.

ZUM LANGSAMEN EINLEGEN die Lake über den Ingwer gießen. Das Glas schließen und den Ingwer für mindestens 8 Stunden kühl stellen.

Mit Salz abschmecken.

TIPP Der eingelegte Keto-Ingwer schmeckt am besten, wenn er einige Tage ziehen konnte. Im Kühlschrank hält er sich bis zu 1 Monat.

Eingelegte rote Zwiebeln

FÜR CA. 450 G GF V | FB HD K | VON JEFF

Eingelegte rote Zwiebeln haben viele gesundheitliche Vorzüge. So liefern sie beispielsweise eine ordentliche Dosis Pro- und Präbiotika sowie Folsäure; Letztere ist, was die Hormonproduktion betrifft, ein Schlüsselnährstoff.

2–3 große rote Zwiebel, abgezogen (die Schale aufbewahren) und in feine Ringe geschnitten
360 ml Lake (Rezept siehe S. 290)
1 TL Koriandersamen
1 TL Kreuzkümmelsamen
1 TL schwarze Pfefferkörner
1 TL ganze Gewürznelken
1 kleines Lorbeerblatt
Meersalz

Die Zwiebelstreifen in eine hitzebeständige Schüssel geben.

ZUM SCHNELLEN EINLEGEN Lake, Koriandersamen, Kreuzkümmelsamen, Pfefferkörner, Nelken sowie Lorbeerblatt in einen kleinen Topf geben und einmal aufkochen. Die Mischung über die Zwiebelstreifen gießen und die Schale so darauflegen, dass sie später leicht entfernt werden kann. Abkühlen lassen und anschließend zugedeckt für mindestens 1 Stunde kühl stellen. Die Zwiebelschale von der Mischung nehmen.

ZUM LANGSAMEN EINLEGEN Lake, Koriandersamen, Kreuzkümmelsamen, Pfefferkörner, Nelken sowie Lorbeerblatt in einer mittelgroßen Schüssel verrühren und anschließend über die Zwiebelstreifen gießen. Alles gründlich vermengen. Die Schale so darauflegen, dass sie später leicht entfernt werden kann. Zugedeckt für mindestens 24 Stunden kühl stellen.

Mit Salz abschmecken.

TIPP Die eingelegten roten Zwiebeln schmecken am besten, wenn sie einige Tage ziehen konnten. Im Kühlschrank halten sie sich bis zu 1 Monat.

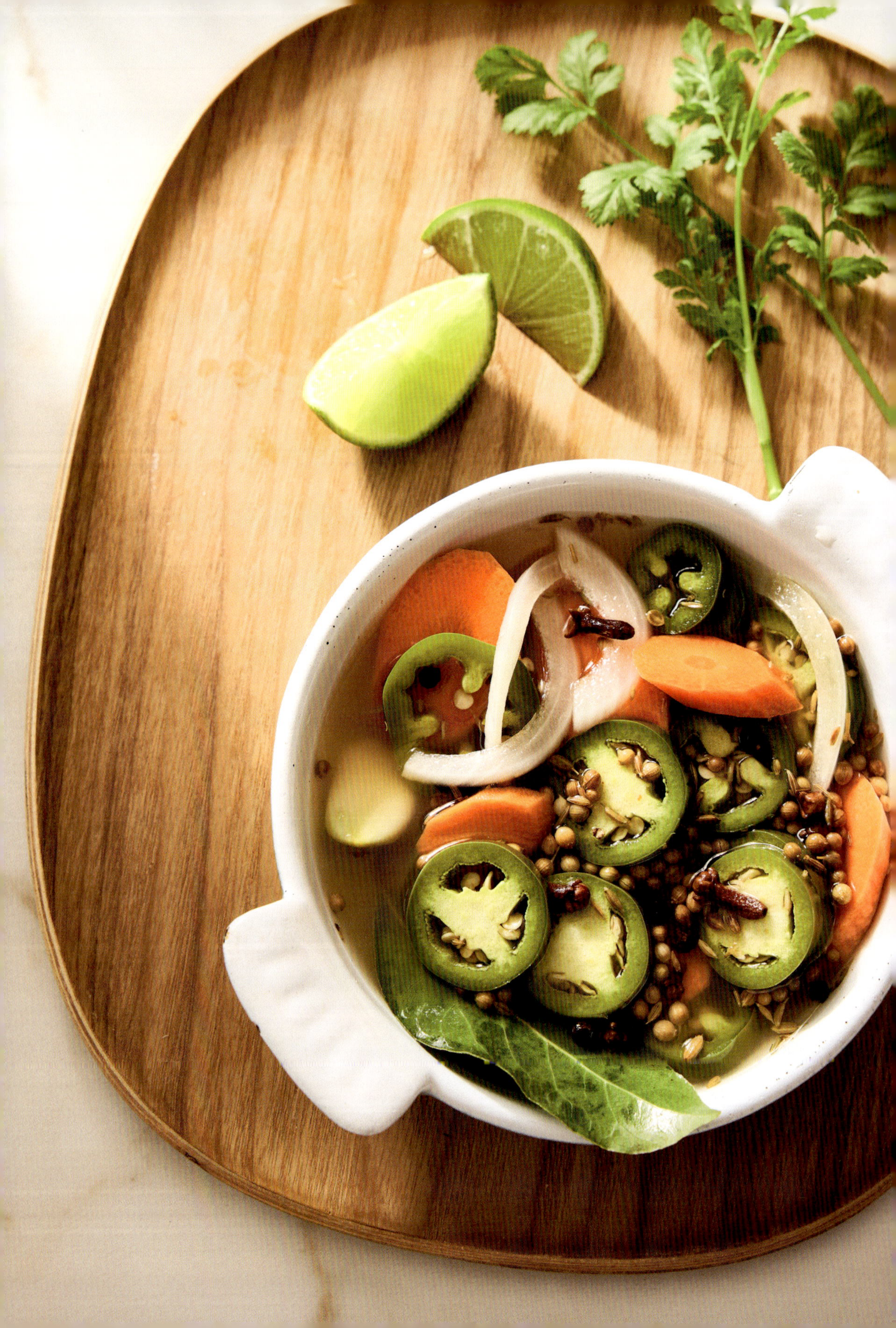

Mexikanisch eingelegte Jalapeños und Karotten

FÜR CA. 650 G GF V | FB HD K | VON JEFF

Eines der wichtigsten Prinzipien der zyklusgerechten Ernährung ist Abwechslung bei der Auswahl der Nahrungsmittel. Das gilt natürlich auch fürs eingelegte Gemüse, denn verschiedene Gemüsesorten liefern verschiedene Probiotika. Eingelegte Karotten sind zudem reich an Vitamin C, während eingelegte Jalapeños uns einen Capsaicinschub verschaffen, der uns bei der Fettverbrennung hilft. Mit anderen Worten: In diesem Gericht ist viel enthalten, das dem weiblichen Körper guttut.

1 mittelgroße Karotte, geschält und schräg in ca. ½ cm dicke Scheiben geschnitten
½ kleine Gemüsezwiebel, abgezogen und in feine Streifen geschnitten
3 Knoblauchzehen, abgezogen
2 große Jalapeño-Chilischoten, entstielt und in ca. ½ cm dicke Ringe geschnitten
2 TL Koriandersamen
2 TL Kreuzkümmelsamen
2 TL schwarze Pfefferkörner
1 TL ganze Gewürznelken
1 getrocknetes Lorbeerblatt
480 ml Lake (Rezept siehe S. 290)
Meersalz

Karotte, Zwiebel, Knoblauch und Jalapeños in eine chemisch nicht reagierende Schüssel geben.

ZUM SCHNELLEN EINLEGEN Koriandersamen, Kreuzkümmelsamen, Pfefferkörner, Nelken, Lorbeerblatt sowie Lake in einen kleinen Topf geben und einmal aufkochen. Die Mischung über das Gemüse gießen und abkühlen lassen. Zugedeckt für mindestens 1 Stunde kühl stellen.

ZUM LANGSAMEN EINLEGEN Koriandersamen, Kreuzkümmelsamen, Pfefferkörner, Nelken, Lorbeerblatt sowie Lake in einer mittelgroßen Schüssel verrühren und anschließend über das Gemüse gießen. Zugedeckt für mindestens 24 Stunden kühl stellen.

Mit Salz abschmecken.

TIPPS Wenn Sie nicht alle Gewürze einzeln kaufen wollen, können Sie auch zu einer Gewürzmischung zum Einlegen von Gemüse greifen. Dann die Gewürze durch 2 Esslöffel Gewürzmischung ersetzen.

Die eingelegten Chilischoten und Karotten schmecken am besten, wenn sie einige Tage ziehen konnten. Im Kühlschrank halten sie sich bis zu 1 Monat.

Daikon-Karotten-Salat

FÜR CA. 750 G GF V | FB HD K | VON JEFF

Das Ungleichgewicht zwischen »guten« und »bösen« Bakterien im Darm wird häufig als Darmdysbiose bezeichnet. Eingelegter Daikon-Rettich bringt sogar ein stark geschädigtes Mikrobiom, das durch die Antibabypille, Antibiotika und chronischen Stress in Not geraten ist, wieder in die Balance. Der Daikon-Karotten-Salat passt als Beilage zu vielen Gerichten und bringt Ihren Darm bei der Heilung einen großen Schritt voran. Lassen Sie ihn sich schmecken!

1 kleiner Daikon-Rettich, insgesamt ca. 200 g, geschält und in mittelgroße Stifte geschnitten
2 mittelgroße Karotten, geschält und in mittelgroße Stifte geschnitten
360 ml Lake (Rezept siehe S. 290) mit Reisessig
Meersalz

Daikon- und Karottenstifte in eine Schüssel geben.

ZUM SCHNELLEN EINLEGEN die Lake in einen kleinen Topf geben und einmal aufkochen. Über die Gemüsemischung gießen und abkühlen lassen. Zugedeckt für mindestens 1 Stunde kühl stellen.

ZUM LANGSAMEN EINLEGEN die Lake über die Gemüsemischung gießen. Zugedeckt für mindestens 8 Stunden kühl stellen.

Mit Salz abschmecken.

TIPP Der Daikon-Karotten-Salat schmeckt am besten, wenn er einige Tage ziehen konnte. Im Kühlschrank hält er sich bis zu 1 Monat.

INFO Beim ersten Öffnen des Behälters mit dem eingelegten Gemüse ist ein kräftiger Schwefelgeruch ganz normal.

Koreanisch eingelegter Rettich

FÜR CA. 500 G GF V | FB HD K | VON JEFF

Rettich ist reich an Kalium und bekannt dafür, dass er das Immunsystem stärkt, die Hydrierung verbessert, die Durchblutung fördert, den Körper entgiftet und den Blutdruck senkt. Legt man ihn ein, verstärken sich all diese heilenden Wirkungen noch!

1 koreanischer Rettich (225 g) oder 1 kleiner Daikon-Rettich (225 g), geschält, geputzt und in dicke Stifte geschnitten; oder 225–250 g gewöhnlicher Rettich, geputzt und in mundgerechte Stücke geschnitten
240 ml Lake (Rezept siehe S. 290) mit Reisessig
½ TL gemahlene Kurkuma (optional)
Meersalz

Den Rettich in eine Schüssel geben.

ZUM SCHNELLEN EINLEGEN Lake sowie Kurkuma in einen kleinen Topf geben und einmal aufkochen. Über den Rettich gießen und abkühlen lassen. Zugedeckt für mindestens 1 Stunde kühl stellen.

ZUM LANGSAMEN EINLEGEN Lake sowie Kurkuma in einer mittelgroßen Schüssel verrühren und über den Rettich gießen. Zugedeckt für mindestens 8 Stunden kühl stellen.

Mit Salz abschmecken.

TIPP Der koreanisch eingelegte Rettich schmeckt am besten, wenn er einige Tage ziehen konnte. Im Kühlschrank hält er sich bis zu 1 Monat.

Sauerkraut mit Kurkuma

FÜR CA. 1 L GF VG | FB HD K | VON LESLIE

Fermentierter Weißkohl mit Kurkuma – wie ungeheuer lecker! Und obendrein noch der antientzündliche Sechser im Lotto für Ihren Körper. Ich empfehle, hier gleich eine Riesenportion zuzubereiten und das Sauerkraut als Beilage zu all Ihren Lieblingsgerichten zu genießen. Ihr Darm wird Ihnen danken.

- 1 kg Weißkohl, 1 Blatt aufbewahrt, der Rest geraspelt
- 1 EL Meersalz
- 4 Knoblauchzehen, abgezogen und fein gehackt
- ¼ Gemüsezwiebel, abgezogen und in feine Scheiben geschnitten
- 1 TL schwarze Pfefferkörner
- ½ TL Kümmelsamen
- 2 ½ cm frischer Ingwer, geschält und gerieben
- 2 ½ cm frische Kurkuma, geschält und gerieben

Weißkohl und Salz in eine große Schüssel geben. Das Salz mit den Händen in den Kohl massieren und alles 15 Minuten bei Zimmertemperatur ziehen lassen.

Den Kohl noch einmal mit den Händen durchkneten, damit er seine Säfte abgibt. Knoblauch, Zwiebel, Pfefferkörner, Kümmelsamen, Ingwer sowie Kurkuma hinzufügen und alles gründlich vermengen.

Die Mischung mit einem Löffel in ein Gefäß mit 1 Liter Fassungsvermögen pressen, dabei oben einen Rand von etwa 5 Zentimetern frei lassen. Das aufbewahrte Kohlblatt auf die Mischung legen und alles noch einmal fest zusammenpressen.

Einen kleinen Zipbeutel mit Wasser nach Bedarf füllen und verschließen. Auf das Kohlblatt legen und vorsichtig noch einmal alles zusammendrücken. Der Beutel sollte so viel Wasser enthalten, dass sich keine Luft mehr im Glas befindet. Den Deckel auf das Glas legen, das Glas aber nicht verschließen.

Das Glas für 1 Woche an einen dunklen Ort stellen. Danach dürfte der Kohl weicher aussehen und eine gelblich-grüne Farbe angenommen haben. Nun ist das Sauerkraut verzehrfertig.

TIPPS Nimmt die Flüssigkeit im Glas ab, 6 ½ Esslöffel Wasser mit knapp ½ Teelöffel Salz verrühren und die Mischung über den Kohl im Glas gießen. Sie können den Kohl 1 weitere Woche gären lassen oder das Glas mit dem Deckel verschließen und das Sauerkraut in den Kühlschrank stellen. Dort hält es sich bis zu 6 Monate.

Katalanische Plancha-Sauce

FÜR CA. 500 G GF VG | FB HD K | VON JEFF

Knoblauch ist ein ganz erstaunliches Präbiotikum, das die guten Mikroben in Ihrem Darm glücklich macht. Deshalb eignet sich diese Sauce perfekt für Tage, an denen Ihr Darm Treibstoff braucht, um Hormone aufzuspalten, Neurotransmitter herzustellen und Ihr Immunsystem zu stärken. Abgesehen davon schmeckt sie einfach köstlich zu vielen von Jeffs Fleischgerichten.

abgeriebene Schale und Saft von 3 Bio-Zitronen
5 große Knoblauchzehen, abgezogen
1 Bund krause Petersilie, in Blätter und Stängel getrennt, die Stängel grob gehackt
2 EL Meersalz
1 EL Mönchsfruchtzucker
480 ml Olivenöl extra vergine

Zitronenschale, Zitronensaft, Knoblauch und Petersilienstängel im Mixer auf mittlerer Stufe zerkleinern, bis der Knoblauch grob gehackt ist.

Petersilienblätter, Salz sowie Mönchsfruchtzucker dazugeben und alles auf hoher Stufe mixen, bis auch die Petersilienblätter grob gehackt sind.

Das Olivenöl angießen und alles auf niedriger Stufe glatt pürieren. Mit Salz sowie Mönchsfruchtzucker abschmecken.

TIPPS Es ist ganz normal, dass sich die Sauce in ihre Bestandteile trennt, wenn sie ruht. Deshalb vor der Verwendung umrühren oder den verschlossenen Behälter schütteln.
Die Sauce möglichst rasch verzehren, da sie schnell ihre schöne Farbe verliert.

Keto-Ketchup und -Chilisauce

FÜR CA. 400 G GF V | BF HF K | VON JEFF

Liebes Ketchup, ich habe überall nach einer gesunden Version von dir gesucht – erfolglos. Immerhin bist du bis zum Rand vollgepackt mit Zucker. Doch dann: Jeff kam, kochte und siegte. Keto-Ketchup, ein Gewinn für Frauen auf der ganzen Welt.

FÜR DAS KETCHUP
400 g passierte Tomaten
2 EL Apfelessig
2 EL Weißweinessig
2 EL roher Honig
2 EL Brauner-Zucker-Ersatz, z. B. Swerve, oder Kokosblütenzucker
1 EL Meersalz

ZUSÄTZLICH FÜR DIE CHILISAUCE
1 ½ TL Chilipulver
1 TL Zwiebelflocken
1 TL Knoblauchpulver

FÜR DAS KETCHUP passierte Tomaten, 60 Milliliter Wasser, Apfelessig, Weißweinessig, Honig, Brauner-Zucker-Ersatz sowie Salz in einen mittelgroßen Topf geben und zum Kochen bringen.

Die Hitze reduzieren und die Mischung etwa 30 Minuten köcheln lassen, bis sie zu ketchupähnlicher Konsistenz eindickt.

Mit Salz, Zuckerersatz und Essig abschmecken.

FÜR DIE CHILISAUCE wie oben beschrieben verfahren, zusätzlich aber noch Chilipulver, Zwiebelflocken sowie Knoblauchpulver zur Tomatenmischung geben.

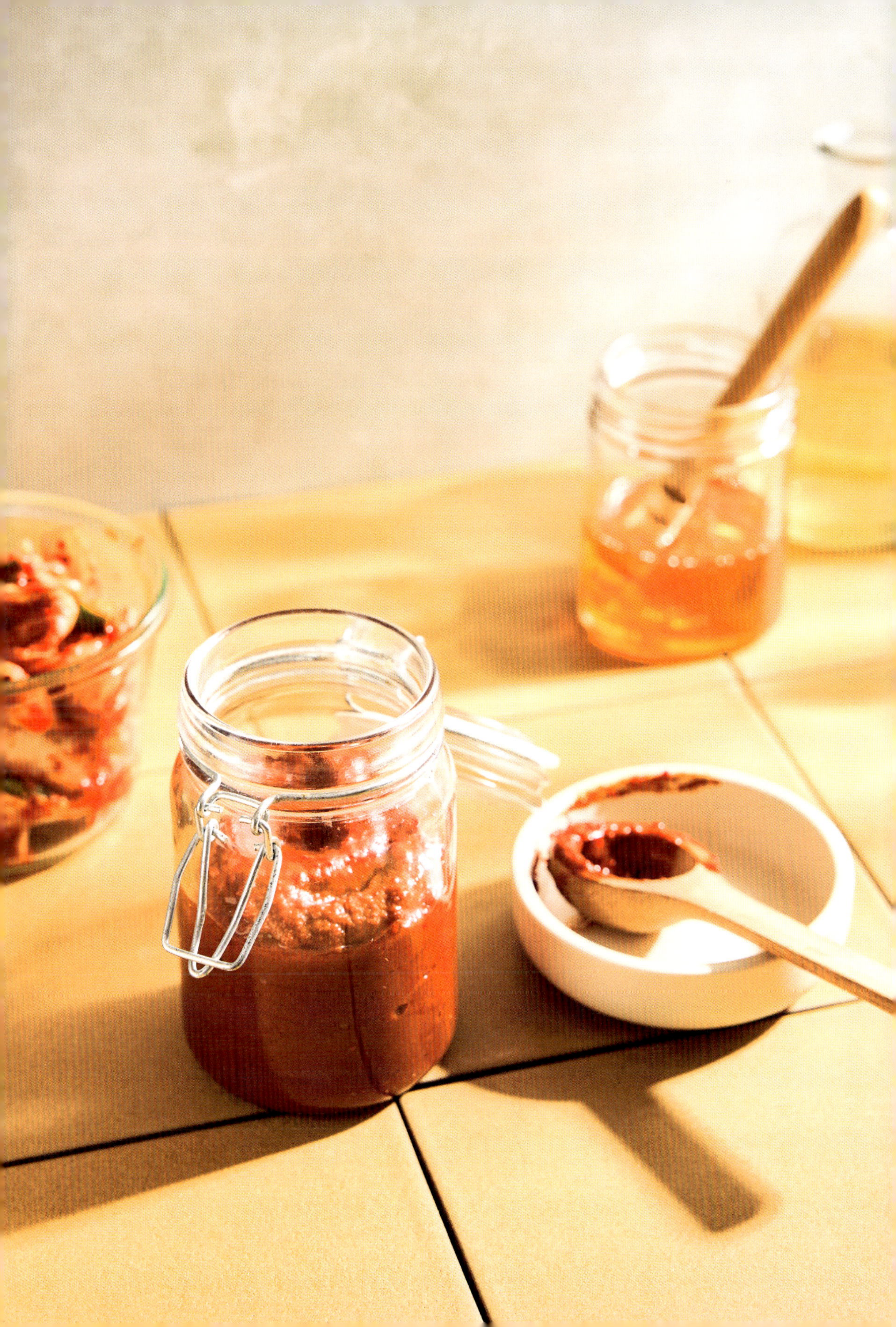

Chimichurri

FÜR CA. 400 G GF V | FB HD K | VON JEFF

Chimichurri gehört eindeutig zu meinen Lieblingssaucen. Ich träufle sie beispielsweise gern über das Steak – ein echter Dopaminkick! Zwar kann hier jeder Honig verwendet werden, doch versorgt roher Honig Sie zusätzlich mit Nährstoffen, mit denen Sie Allergien vorbeugen, Husten bekämpfen und Ihr Gehirn auf Trab halten können. Danke, Jeff, für dieses wunderbare Rezept.

2 EL getrockneter Oregano
1 TL edelsüßes Paprikapulver
1 TL Chiliflocken
1 TL gemahlener Kreuzkümmel
2 EL Meersalz
1 EL roher Honig
5 große Knoblauchzehen, abgezogen
240 ml Rotweinessig
1 Bund glatte Petersilie, die Stängel gehackt
1 Bund Koriander, die Stängel gehackt
1 Bund frischer Oregano
120 ml Olivenöl extra vergine

Getrockneten Oregano, Paprikapulver, Chiliflocken, Kreuzkümmel, Salz und Honig in eine kleine Schüssel geben. 60 Milliliter heißes Wasser angießen, umrühren und alles 10 Minuten ziehen lassen.

Knoblauch sowie die Hälfte des Rotweinessigs in der Küchenmaschine so lange auf hoher Stufe verarbeiten, bis der Knoblauch gehackt ist. Den restlichen Rotweinessig untermixen.

Petersilie, Koriander, frischen Oregano und die eingeweichten Gewürze dazugeben und in der Küchenmaschine so lange auf hoher Stufe verarbeiten, bis die Kräuter zerkleinert sind.

Das Olivenöl angießen und alles noch einmal gründlich mixen. Mit Salz sowie Honig abschmecken.

TIPPS Es ist ganz normal, dass sich die Sauce in ihre Bestandteile trennt, wenn sie ruht. Deshalb vor der Verwendung umrühren oder den verschlossenen Behälter schütteln.
Die Sauce möglichst rasch verzehren, da sie schnell ihre schöne Farbe verliert.

Spaniens Lieblings-Sherryvinaigrette

FÜR CA. 200 G GF V | FB HD K | VON JEFF

Ich finde es toll, wie viel Knoblauch in dieser Vinaigrette ist! Denn Knoblauch ist nicht nur ein großartiges Präbiotikum, das unsere Darmmikroben füttert, er ist auch eine der ersten Adressen, wenn es um die Stärkung des Immunsystems geht.

60 ml spanischer Sherryessig
2 große Knoblauchzehen, abgezogen
2 TL Dijonsenf
½ reife Roma-Tomate
1 ½ TL roher Honig
1 ½ TL Kokosblütenzucker
1 TL Meersalz
120 ml Olivenöl extra vergine

Sherryessig, Knoblauch und Senf in den Mixer geben.

Die Tomate halbieren und auf der Schnittfläche bis auf die Schale reiben. Das Fruchtfleisch zur Mischung im Mixer geben und Honig, Kokosblütenzucker sowie Salz hinzufügen. Die Tomatenschalen entsorgen.

Alles auf hoher Stufe mixen, bis der Knoblauch gehackt ist.

Den Mixer auf niedriger Stufe weiterlaufen lassen und das Olivenöl in einem dünnen Strahl zur Mischung geben, um das Dressing zu binden. Mit Salz und Kokosblütenzucker abschmecken.

TIPPS Es ist ganz normal, dass sich die Vinaigrette in ihre Bestandteile trennt, wenn sie ruht. Deshalb vor der Verwendung umrühren oder den verschlossenen Behälter schütteln.
Die Vinaigrette schmeckt noch besser, wenn sie über Nacht zieht. Im Kühlschrank hält sie sich bis zu 1 Woche.

Miso-Ingwer-Dressing

FÜR CA. 250 G GF V | FB HD K | VON JEFF

Essig ist eines der heilsamsten Nahrungsmittel überhaupt. Insbesondere Reisessig ist bekannt dafür, die Durchblutung zu fördern, Erkältungen vorzubeugen, den Stoffwechsel anzukurbeln und nahrhaft für Blut sowie Haut zu sein. Darüber hinaus ist er reich an Vitamin B1, Vitamin B2, Niacin und Vitamin E – Schlüsselnährstoffe für die reibungslose Hormonproduktion.

1 kleine Karotte, geschält und gehackt
2 ½ cm frischer Ingwer, geschält und gehackt
2 EL gehackte Zwiebel oder Gemüsezwiebel
2 EL helle Misopaste
2 EL Reisessig
2 EL Keto-Ahornsirup oder roher Honig
1 EL Tamari
1 TL Dijonsenf
½ TL Meersalz
1 EL Kokosblütenzucker
60 ml Avocadoöl
1 EL Sesamöl

Karotte, Ingwer, Zwiebel, Misopaste, Essig, Ahornsirup, Tamari, Senf, Salz und Kokosblütenzucker im Mixer auf hoher Stufe cremig und glatt mixen.

Den Mixer auf niedriger Stufe weiterlaufen lassen und Avocado- sowie Sesamöl in einem dünnen Strahl dazugeben, damit sich das Öl gut mit den restlichen Zutaten verbindet. Mit Salz und Kokosblütenzucker abschmecken.

TIPP Das Dressing schmeckt sogar noch besser, wenn man es über Nacht ziehen lässt. Im Kühlschrank hält es sich bis zu 1Woche.

Tahinidressing

FÜR CA. 200 G GF V | FB HD K | VON JEFF

Mit diesem Rezept steuert Jeff ein weiteres ausgesprochen heilsames Dressing bei. Tahini besteht aus gemahlenen Sesamsamen, die über viele gesundheitliche Vorzüge verfügen: Sie senken den Cholesterinspiegel, fördern die Leber- und Nierengesundheit, unterstützen die Hirnfunktion, verbessern die Knochendichte und beugen hormonell bedingten Krebserkrankungen vor. Darüber hinaus sind Sesamsamen reich an Magnesium, dem Mineralstoff, der wahre Wunder für den weiblichen Hormonhaushalt wirkt!

60 ml Reisessig
2 EL Tahini
1 ½ TL roher Honig
1 TL geschälter und geriebener frischer Ingwer
1 Knoblauchzehe, abgezogen und gehackt
1 ½ TL Kokosblütenzucker
½ TL Meersalz
120 ml Avocadoöl

Essig, Tahini, Honig, Ingwer, Knoblauch, Kokosblütenzucker und Salz im Mixer auf hoher Stufe glatt mixen.

Den Mixer auf niedriger Stufe weiterlaufen lassen und das Avocadoöl in einem dünnen Strahl dazugeben, damit es sich gut mit den restlichen Zutaten verbindet. Ist das Dressing zu dickflüssig, teelöffelweise Wasser untermixen.

Mit Salz und Kokosblütenzucker abschmecken.

TIPP Das Dressing schmeckt sogar noch besser, wenn man es über Nacht ziehen lässt. Im Kühlschrank hält es sich bis zu 1 Woche.

Zitronendressing

FÜR CA. 300 G GF V | FB HD K | VON JEFF

Die Zitrone gehört zu den vielseitigsten Nahrungsmitteln überhaupt. Sie besitzt viele heilsame Eigenschaften: Sie hilft bei der Entgiftung, reguliert den Wasserhaushalt im Körper, unterstützt eine gewollte Gewichtsabnahme und fördert die Darmgesundheit. Zudem schenkt sie uns Energie und beruhigt das Gehirn. Ich empfehle rohen Honig, wenn möglich aus der Region, für dieses Dressing, da dieser Allergien vorbeugt.

abgeriebene Schale und Saft von 2 Bio-Zitronen
3 große Knoblauchzehen, abgezogen
1½ TL Dijonsenf
1½ TL roher Honig
1 TL Meersalz
1½ TL Mönchsfruchtzucker
240 ml Olivenöl extra vergine

Zitronenschale, Zitronensaft, Knoblauch, Senf, Honig, Salz und Mönchsfruchtzucker im Mixer auf mittlerer Stufe glatt pürieren.

Den Mixer auf niedriger Stufe weiterlaufen lassen und das Olivenöl in einem dünnen Strahl dazugeben, damit es sich gut mit den restlichen Zutaten verbindet. Mit Salz und Mönchsfruchtzucker abschmecken.

TIPP Es ist ganz normal, dass sich das Dressing in seine Bestandteile trennt, wenn es ruht. Deshalb vor der Verwendung umrühren oder den verschlossenen Behälter schütteln.

Kalabrisches Chilidressing

FÜR CA. 300 G GF V | FB HD K | VON JEFF

Kalabrische Chilischoten, auch bekannt als Peperoncini, stammen, wie der Name schon vermuten lässt, ursprünglich aus Kalabrien, einer Region im Südwesten Italiens. Sie haben ein sehr kräftiges Aroma, weshalb sich dieses Dressing hervorragend dazu eignet, schlicht über einen gemischten grünen Salat geträufelt zu werden. Die Schoten sind reich an Antioxidanzien, besitzen ausgesprochen wirksame antientzündliche Eigenschaften, bringen den Stoffwechsel auf Trab und können bei Nasennebenhöhlenentzündungen sogar die Nasenwege frei machen.

80 g Kirschpaprika aus dem Glas, entstielt
60 ml Weißweinessig
40 g rote Zwiebel, abgezogen und grob gehackt
2 große Knoblauchzehen, abgezogen
2 TL fein gehackte kalabrische Chilischoten aus dem Glas
2 TL italienische Gewürzmischung
1 TL getrockneter Oregano
1 TL getrocknetes Basilikum
½ TL schwarzer Pfeffer, frisch gemahlen
½ TL Meersalz
2 TL roher Honig
180 ml Olivenöl extra vergine

Kirschpaprika, Essig, Zwiebel, Knoblauch, kalabrische Chilischoten, italienische Gewürzmischung, Oregano, Basilikum, Pfeffer, Salz und Honig im Mixer auf hoher Stufe überwiegend glatt mixen.

Den Mixer auf niedriger Stufe weiterlaufen lassen und das Olivenöl in einem dünnen Strahl dazugeben, damit es sich gut mit den restlichen Zutaten verbindet.

Mit Salz und Honig abschmecken.

TIPPS Es ist ganz normal, dass sich das Dressing in seine Bestandteile trennt, wenn es ruht. Deshalb vor der Verwendung umrühren oder den verschlossenen Behälter schütteln.
Das Dressing schmeckt sogar noch besser, wenn man es über Nacht ziehen lässt. Im Kühlschrank hält es sich bis zu 1 Woche.

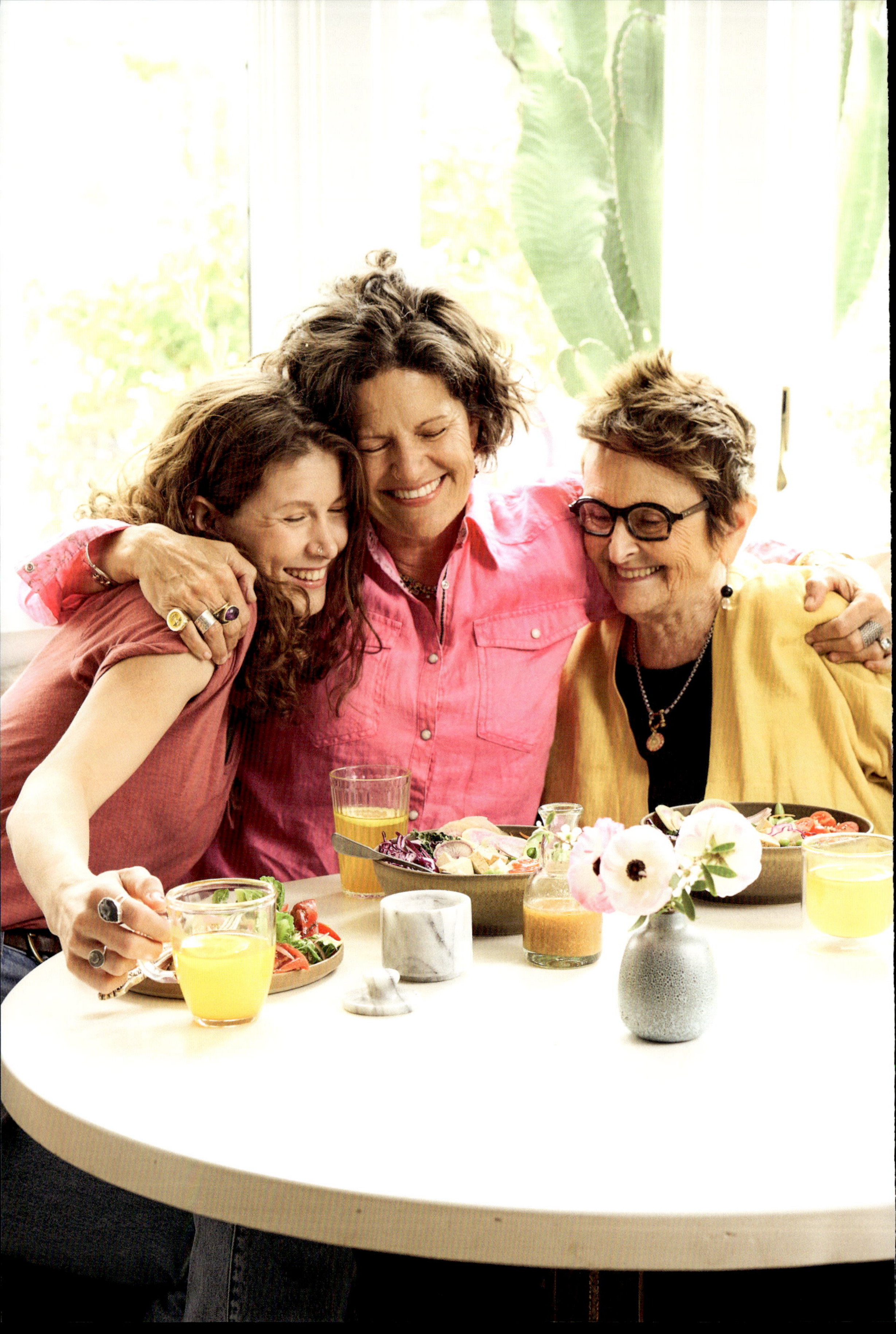

EIN WORT ZUM SCHLUSS

WENN FRAUEN HEILEN, HEILT DIE WELT

EINE FRAU ZU SEIN, IST EIN GESCHENK. Ich hoffe, dass Sie das jetzt erkannt haben. Den wundervollen Körper, in dem Sie leben, ehren zu lernen, ist ungeheuer wichtig – nicht nur für Ihr Wohlbefinden, sondern auch für das Wohl der ganzen Menschheit. »Wenn Frauen heilen, heilt die Welt«, heißt es, und, ja, das Wohlergehen der Frauen auf dieser Welt hat massiven Einfluss auf die Gesundheit und Harmonie der Welt insgesamt. Frauen spielen eine entscheidende Rolle bei den sozialen, ökonomischen und ökologischen Aspekten der Gesellschaften rund um den Globus. Sind die Frauen gesund, gebildet und in der Lage, eigene Entscheidungen zu treffen, wirkt sich dies enorm auf das Wohlergehen ihrer Familien, ihrer Umgebung und darüber hinaus aus, was letztlich zu positiven Veränderungen in globalem Ausmaß führt. Es ist an der Zeit, dass wir Frauen gesund werden – die Welt braucht uns!

Betrachten Sie das eben Gelesene bitte mit Milde. Denn allzu oft nehmen wir neue Informationen nur schwer auf. Wir sind darauf konditioniert, die Zähne zusammenzubeißen und die Signale unseres Körpers zu ignorieren. Wir denken in Kategorien von richtig und falsch. Es ist an der Zeit, dass sich das ändert, an der Zeit, auf die Weisheit unserer Hormone zu hören, die uns sanft etwas ins Ohr flüstern. Es gibt keinen falschen Weg – es gibt nur Ihren Weg.

Spielen Sie mit den Gedanken, die ich Ihnen nahegelegt habe. Fühlen Sie sich von all den neuen Informationen in diesem Buch überfordert, konzentrieren Sie sich auf eine oder zwei Vorstellungen, die Ihnen gefallen. Beschäftigen Sie sich mit ihnen. Seien Sie neugierig, wie Ihr Körper auf sie reagiert. Probieren Sie nach und nach auch die anderen Ideen aus. Und bevor Sie sich's versehen, werden Sie im Einklang mit Ihrem weiblichen Körper leben.

Teilen Sie das Neue, das Sie durch die Kunst der zyklusgerechten Ernährung an sich entdeckt haben, mit anderen. Denn zu viele Frauen auf dieser Welt leiden. Sie brauchen uns. Siegt eine, siegen alle. Wenn Sie lernen, in Harmonie mit Ihren Hormonen zu leben, werden Sie anderen Frauen ein wahrer Leuchtturm der Hoffnung sein. Wir können einander heilen und ein neues Paradigma der Gesundheit erschaffen. Eine Version der Gesundheitspflege, die für alle Frauen funktioniert. Der nährende Weg der Frauen ist der der Zusammenarbeit, nicht der der Konkurrenz. Lassen Sie uns die Einzigartigkeit, die jede von uns in die Welt bringt, feiern.

Ich fühle mich ungeheuer geehrt, Sie auf Ihrer Reise begleiten zu dürfen. Ich möchte Sie anfeuern und unterstützen. Sie können sich immer an mich wenden, entweder über meine sozialen Kanäle oder die Reset Academy, in der ich Tausenden von Frauen auf ihrem Weg zu einer besseren Gesundheit helfe. Glauben Sie weiterhin an sich selbst! Die Welt liegt Ihnen zu Füßen!

Eine feste Umarmung

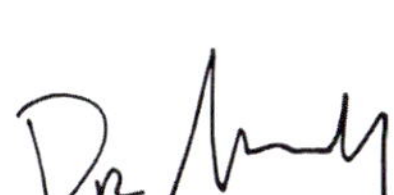

ANHANG A: OBESOGENE

Obesogene in Nahrungsmitteln

Acesulfam-Kalium: Dieser Süßstoff findet sich überwiegend in zuckerfreien und »Diät«-Produkten, etwa in Softdrinks, Fruchtsäften, Eiscreme, Kaugummis, Backwaren und Nahrungsmitteln für Diabetiker.

Aspartam: Ähnlich wie Acesulfam-Kalium kommt auch Aspartam in vielen zuckerfreien und »Diät«-Produkten vor, etwa in Diätlimos, zuckerfreien Kaugummis, kalorienarmen Desserts und kalorienarmem Joghurt sowie in Tafelsüßstoff.

Polysorbat 80: Dieser Stoff kommt häufig als Emulgator in Eiscreme, Schlagsahne, milchfreiem Kaffeeweißer sowie verschiedenen Backwaren vor, um deren Konsistenz und Stabilität zu verbessern.

Benzoate (z. B. Natriumbenzoat): Diese Stoffe finden sich in säurehaltigen Nahrungsmitteln wie kohlensäurehaltigen Getränken, Fruchtsäften und eingelegtem Gemüse sowie in Würzmitteln wie Ketchup und Salatdressings. Sie sollen das mikrobielle Wachstum hemmen.

Propionate (z. B. Kalziumpropionat): Diese Stoffe werden zur Haltbarmachung von Backwaren verwendet, etwa von Brot, Kuchen und Gebäck. Sie sollen das Wachstum von Schimmel und Bakterien hemmen.

Butylhydroxyanisol und Butylhydroxytoluol (BHA und BHT): Sie kommen in vielerlei Lebensmitteln vor, darunter in Frühstücksflocken, Snacks, Kaugummis und Fleischkonserven, um die Oxidation zu verhindern und die Lebensmittel haltbarer zu machen.

Saccharin: Wie andere künstliche Süßstoffe wird auch Saccharin in »Diät«-Getränken, zuckerfreien Süßwaren, zuckerfreien Kaugummis und als Tafelsüßstoff verwendet. Es war einst in »Diät«-Softdrinks weitverbreitet, bis es durch andere Süßstoffe ersetzt wurde.

Carboxymethylcellulose (CMC oder Cellulosegummi): Dieser Verdicker und Stabilisator ist in Eiscremes, Milchprodukten, Dressings und Saucen sowie in glutenfreien und fettreduzierten Produkten enthalten.

Sucralose: Dieser Stoff wird ähnlich wie Aspartam und Saccharin verwendet. Er findet sich in »Diät«-Getränken, zuckerfreien Desserts und als Tafelsüßstoff.

Sulfite (z.B. Natriumsulfit): Sie werden zur Haltbarmachung von Trockenobst, Wein, Bier und abgepackten Meeresfrüchten verwendet und sollen das Oxidieren verhindern.

Mononatriumglutamat (MNG): Dieser Stoff wird herzhaften Snacks, Suppen und Brühwürfeln zugegeben und in der asiatischen Küche als Geschmacksverstärker verwendet.

Per- und Polyfluoralkylsubstanzen (PFAS): Diese Stoffe finden sich manchmal in Verpackungsmaterialien für Lebensmittel, etwa in Pergamentpapier und Pappbehältern.

Polychlorierte Biphenyle (PCB): Sie sind zwar größtenteils verboten, kommen aber immer noch in fettreichen Lebensmitteln insbesondere tierischen Ursprungs vor, weil sie auch aus der Umwelt noch nicht ganz verschwunden sind.

Organophosphat-Pestizide: Sie sind in der Landwirtschaft weitverbreitet und finden sich als Rückstände in Obst, Gemüse, Getreide und anderen Nahrungsmitteln.

Wachstumshormone: Manchmal werden Tiere damit behandelt. So gelangen sie auch in den menschlichen Körper.

Glukose-Fruktose-Sirup: Er wird als Süßstoff in vielen verarbeiteten Lebensmitteln und Getränken verwendet. Manche Studien verbinden ihn mit Übergewicht, Fettleibigkeit und anderen Stoffwechselstörungen.

Schwermetalle: Schwermetalle wie Blei, Quecksilber, Arsen und Kadmium können sich aufgrund von Umweltverschmutzung, landwirtschaftlichen Praktiken oder Verarbeitungsmethoden in bestimmten Lebensmitteln finden. Zu diesen Lebensmitteln gehören vor allem Fisch und Meeresfrüchte, Reis, verschiedene Fruchtsäfte, Wasser, verarbeitete Lebensmittel und billige Nahrungsergänzungsmittel.

GESUNDE KÜCHENHELFERALTERNATIVEN

Um sich so wenig wie möglich Obesogenen auszusetzen, könnten Sie es mit den folgenden sichereren Alternativen versuchen:

- Pfannen und Töpfe aus Edelstahl oder Gusseisen statt mit Antihaftbeschichtung
- Küchengeräte aus Silikon oder Holz statt aus Plastik
- Aufbewahrungsbehälter aus Glas oder Edelstahl statt aus Plastik

Prüfen und ersetzen Sie abgenutzte oder beschädigte Küchengeräte regelmäßig, um zu verhindern, dass schädliche Substanzen in die Nahrung gelangen.

Sie vermeiden den Kontakt mit Obesogenen in der Küche auch, wenn Sie qualitativ hochwertige, haltbare Küchengeräte wählen und Produkte aus fragwürdigen Materialien oder mit fragwürdigen Beschichtungen meiden.

ANHANG B: DER 30-TAGE-FASTENPLAN

DAS 30-TAGE-FASTEN-RESET / OMNIVOR

SONNTAG	MONTAG	DIENSTAG	MITTWOCH	DONNERSTAG	FREITAG	SAMSTAG
	TAG 1 | (K) **Zyklustag 1**	TAG 2 | (K) **Powerphase 1**	TAG 3 | (K) **Powerphase 1**	TAG 4 | (K) **Powerphase 1**	TAG 5 | (K) **Powerphase 1**	TAG 6 | (K) **Powerphase 1**
	EINSTEIGER	EINSTEIGER	EINSTEIGER	EINSTEIGER	EINSTEIGER	EINSTEIGER
	IF: 13 Stunden	**IF:** 13 Stunden	**IF:** 13 Stunden	**IF:** 13 Stunden	**IF:** 15 Stunden	**IF:** 17 Stunden
	FB: Heilender Smoothie	**FB:** Frittata mit Spinat, Grünkohl und Ziegenkäse	**FB:** Fettbomben-Smoothie	**FB:** Weiches Rührei mit Zatar und Feta	**FB:** Schoko-Mandel-Chia-Pudding (ohne Ahornsirup)	**FB:** Kokos-Fudge (ohne Sirup)
	M: Buddha Bowl (ohne Agavendicksaft)	**M:** Avocado-Paranuss-Salat (Fleisch dazu)	**M:** Spanischer Tomaten-Thunfisch-Salat (ohne Zucker)	**M:** Bowl mit Blumenkohlreis (Fleisch dazu)	**M:** Probiotische Bowl	**M:** Poke Bowl mit Miso und Ingwer (ohne Honig)
	A: Gegrilltes Schweinefleisch in Misomarinade und Sauerkraut mit Kurkuma	**A:** Lachs mit Furikake (ohne Zucker) und koreanisch eingelegte Gurken	**A:** Hähnchen mit Zitronengras und Salat aus marinierten Pilzen	**A:** Pollo Cacciatore und Gazpacho	**A:** Pad Thai mit Algennudeln (ohne braunen Zucker; Fleisch dazu)	**FS:** Fastensalat mit Kräutern
	PROFIS	PROFIS	PROFIS	PROFIS	PROFIS	PROFIS
	IF: 15 Stunden (siehe Speiseplan oben)	**IF:** 15 Stunden (siehe Speiseplan oben)	**IF:** 15 Stunden (siehe Speiseplan oben)	**IF:** 15 Stunden (siehe Speiseplan oben)	**IF:** 15 Stunden (siehe Speiseplan oben)	**F:** 24 Stunden
						***FS:** Siehe Speiseplan oben
						FB: Rinderknochenbrühe und Kurkumatee mit Apfelessig (ohne Honig)
						***A:** Salat aus marinierten Pilzen (Fleisch dazu)

LEGENDE: **FB** = Fastenbrechen, **FS** = Fastensnack, **FR** = Frühstück, **M** = Mittagessen, **A** = Abendessen, **D** = Dessert, (K) = Ketobiotisch, (HD) = Hormondiät, **IF** = Intervallfasten, **AP** = Autophagie, **F** = Fasten, ***** = Optionale Mahlzeit

SONNTAG	MONTAG	DIENSTAG	MITTWOCH	DONNERSTAG	FREITAG	SAMSTAG
TAG 7 | K **Powerphase 1**	TAG 8 | K **Powerphase 1**	TAG 9 | K **Powerphase 1**	TAG 10 | K **Powerphase 1**	TAG 11 | HD **Manifestation**	TAG 12 | HD **Manifestation**	TAG 13 | HD **Manifestation**
EINSTEIGER UND PROFIS	EINSTEIGER UND PROFIS	EINSTEIGER UND PROFIS	EINSTEIGER UND PROFIS	EINSTEIGER	EINSTEIGER	EINSTEIGER
AP: 17 Stunden	**AP:** 17 Stunden	**AP:** 17 Stunden	**AP:** 17 Stunden	**IF:** 13 Stunden	**IF:** 13 Stunden	**IF:** 13 Stunden
FB: Schicht-dessert mit Knuspernüssen (ohne Sirup)	**FB:** Schoko-Maca-Smoothie	**FB:** Schoko-Mandel-Chia-Pudding (ohne Ahornsirup)	**FB:** Guacamole mit Gemüse-chips	**FB:** Schoko-Maca-Smoothie	**FB:** Lila Quinoa-Porridge	**FB:** Herzhafter japanischer Pfannkuchen
M: Rührei mit Kurkuma, Räucherlachs und Ziegenkäse	**M:** Kimchi-Edamame-Bowl und Vitalpilzbrühe	**M:** Türkische Eier mit Joghurt und brauner Chilibutter	**M:** Probiotische Bowl	**M:** Buddha Bowl	**M:** Mediterraner Quinoasalat (Fleisch dazu)	**M:** Tortilla Española und mexikanisch eingelegte Jalapeños und Karotten
***FS:** Zitronen-Basilikum-Chia-Wasser	***FS:** Kurkuma-tee mit Apfelessig (ohne Honig)	***FS:** Fasten-salat mit Kräutern	***FS:** Limetten-Ingwer-Minze-Mocktail	**A:** Socca-Pizza (Fleischtopping dazu)	**A:** Portugiesi-scher Eintopf mit Schwein, Grünkohl und Kartoffeln	**A:** Spanische Knoblauch-garnelen und Bowl mit viel Grünzeug
				***D:** Ahornsirup-Erdnuss-Fudge	***D:** Dattel-Schoko-Bruch	***D:** Erdbeer-Sahne-Eis am Stiel
				PROFIS	PROFIS	PROFIS
				IF: 15 Stunden (siehe Speise-plan oben)	**IF:** 15 Stunden (siehe Speise-plan oben)	**IF:** 15 Stunden (siehe Speise-plan oben)

DAS 30-TAGE-FASTEN-RESET / OMNIVOR FORTSETZUNG

SONNTAG	MONTAG	DIENSTAG	MITTWOCH	DONNERSTAG	FREITAG	SAMSTAG
TAG 14 | HD **Manifestation**	TAG 15 | HD **Manifestation**	TAG 16 | K **Powerphase 2**	TAG 17 | K **Powerphase 2**	TAG 18 | K **Powerphase 2**	TAG 19 | K **Powerphase 2**	TAG 20 | HD **Nährphase**
EINSTEIGER	EINSTEIGER	EINSTEIGER	EINSTEIGER	EINSTEIGER	EINSTEIGER	EINSTEIGER
IF: 13 Stunden	**IF:** 13 Stunden	**IF:** 15 Stunden	**IF:** 15 Stunden	**IF:** 15 Stunden	**IF:** 15 Stunden	Kein Fasten (siehe Speiseplan unten)
FB: Schichtdessert mit Knuspernüssen	**FB:** Eiweißreiche Kürbis-Pancakes	**FB:** Gazpacho	**FB:** Kokos-Fudge (ohne Sirup)	**FB:** Fettbomben-Smoothie	**FB:** Schichtdessert mit Knuspernüssen (ohne Sirup)	
M: Hochsommerlicher Veggie-Salat (Fleisch dazu)	**M:** Chana Masala (Fleisch dazu) und Rucolasalat	**M:** Poke Bowl mit Miso und Ingwer	**M:** Palmkohlsalat mit Tahinidressing (Fleisch dazu)	**M:** Knackiger Schwarzaugenbohnensalat	**M:** Chana Masala (ohne Zucker) und Gazpacho	
A: Lasagne (Fleisch dazu) und Gazpacho	**A:** Griechische Lamm-T-Bones mit Fetacreme und Salat in Rot, Weiß, Grün	**A:** Fettuccine »Alfredo« (Fleisch dazu) und Salat aus marinierten Pilzen	**A:** Gegrilltes Schweinefleisch in Misomarinade und Rucolasalat	**A:** Pollo Cacciatore und gegrillter Spargel	**A:** Spanische Knoblauchgarnelen und Sauerkraut mit Kurkuma	
***D:** Dattel-Schoko-Bruch	***D:** Schoko-Mandel-Chia-Pudding					
PROFIS	PROFIS	PROFIS	PROFIS	PROFIS	PROFIS	PROFIS
IF: 15 Stunden (siehe Speiseplan oben)	**IF:** 15 Stunden (siehe Speiseplan oben)	**F:** 24 Stunden	**AP:** 17 Stunden	**AP:** 17 Stunden	**AP:** 17 Stunden	**IF:** 13 Stunden
		***FS:** Fettbomben-Smoothie	**FB:** Rinderknochenbrühe	**FB:** Hühnerknochenbrühe	**FB:** Walnuss-Pâté und (5) Fastencracker	**FR:** Lila Quinoa-Porridge
		FB: Hühnerknochenbrühe	**M:** Siehe Speiseplan oben	**M:** Siehe Speiseplan oben	**M:** Siehe Speiseplan oben	**M:** Buddha Bowl
		***A:** Siehe Speiseplan oben	**FS:** Fastensalat mit Kräutern	**FS:** Limetten-Ingwer-Minze-Mocktail	**FS:** Kokos-Fudge (ohne Sirup)	**A:** Rindertopf mit Bier und Fastencracker oder Guacamole mit Gemüsechips
						***D:** Dattel-Schoko-Bruch

LEGENDE: **FB** = Fastenbrechen, **FS** = Fastensnack, **FR** = Frühstück, **M** = Mittagessen, **A** = Abendessen, **D** = Dessert, K = Ketobiotisch, HD = Hormondiät, **IF** = Intervallfasten, **AP** = Autophagie, **F** = Fasten, ***** = Optionale Mahlzeit

SONNTAG	MONTAG	DIENSTAG	MITTWOCH	DONNERSTAG	FREITAG	SAMSTAG
TAG 21 | HD **Nährphase**	TAG 22 | HD **Nährphase**	TAG 23 | HD **Nährphase**	TAG 24 | HD **Nährphase**	TAG 25 | HD **Nährphase**	TAG 26 | HD **Nährphase**	TAG 27 | HD **Nährphase**
EINSTEIGER	**EINSTEIGER**	**EINSTEIGER**	**EINSTEIGER**	**EINSTEIGER**	**EINSTEIGER**	**EINSTEIGER**
Kein Fasten (siehe Speiseplan unten)	Kein Fasten (siehe Speiseplan unten)	Kein Fasten (siehe Speiseplan unten)	Kein Fasten (siehe Speiseplan unten)	Kein Fasten (siehe Speiseplan unten)	Kein Fasten (siehe Speiseplan unten)	Kein Fasten (siehe Speiseplan unten)
PROFIS	**PROFIS**	**PROFIS**	**PROFIS**	**PROFIS**	**PROFIS**	**PROFIS**
IF: 13 Stunden	**IF:** 13 Stunden	**IF:** 13 Stunden	**IF:** 13 Stunden	**IF:** 13 Stunden	**IF:** 13 Stunden	**IF:** 13 Stunden
FR: Schoko-Maca-Smoothie	**FR:** Schichtdessert mit Knuspernüssen	**FR:** Smoothie mit Wildheidelbeeren	**FR:** Chia-Eiweißriegel	**FR:** Protein-Donutkugeln mit Banane	**FR:** Lila Quinoa-Porridge	**FR:** Heilender Smoothie
M: Spanischer Tomaten-Thunfisch-Salat	**M:** Weiße-Bohnen-Schwarzkohl-Suppe (Fleisch dazu) und Fastencracker	**M:** Salat in Rot, Weiß, Grün (Fleisch dazu)	**M:** Buddha Bowl (Fleisch dazu)	**M:** Linsensuppe (Fleisch dazu) und Fastencracker	**M:** Pad Thai mit Algennudeln (Fleisch dazu)	**M:** Bowl mit viel Grünzeug (Fleisch dazu)
A: Sardinen-Tostadas und Palmkohlsalat mit Tahinidressing	**A:** Pollo Cacciatore und mediterraner Quinoasalat	**A:** Rotes Thai-Curry (Fleisch dazu) und Gazpacho	**A:** Gefüllte Süßkartoffeln mit Chili (Fleisch dazu) und Avocado-Paranuss-Salat	**A:** Socca-Pizza (Fleischtopping dazu) und koreanisch eingelegte Gurken	**A:** Hähnchen mit Zitronengras und Rucolasalat	**A:** Southwest-Steak mit Süßkartoffel-Hash und eingelegte rote Zwiebeln
***D:** Ahornsirup-Erdnuss-Fudge	***D:** Schoko-Mandel-Chia-Pudding	***D:** Kokos-Fudge	***D:** Kokos-Fudge	***D:** Dattel-Schoko-Bruch	***D:** Baskischer Keto-Käsekuchen und Salzkaramellsauce	***D:** Baskischer Keto-Käsekuchen und Salzkaramellsauce

DAS 30-TAGE-FASTEN-RESET / OMNIVOR FORTSETZUNG

SONNTAG	MONTAG	DIENSTAG	MITTWOCH	DONNERSTAG	FREITAG	SAMSTAG
TAG 28 | HD **Nährphase**	TAG 29 | HD **Nährphase**	TAG 30 | HD **Nährphase**				
EINSTEIGER	EINSTEIGER	EINSTEIGER				
Kein Fasten (siehe Speiseplan unten)	Kein Fasten (siehe Speiseplan unten)	Kein Fasten (siehe Speiseplan unten)				
PROFIS	PROFIS	PROFIS				
IF: 13 Stunden	**IF:** 13 Stunden	**IF:** 13 Stunden				
FR: Rührei mit Kurkuma, Räucherlachs und Ziegenkäse und Muffins mit Orange und Chiasamen	**FR:** Türkische Eier mit Joghurt und brauner Chilibutter	**FR:** Southwest-Steak mit Süßkartoffel-Hash				
M: Buddha Bowl (Fleisch dazu)	**M:** Mediterraner Quinoasalat (Fleisch dazu)	**M:** Knackiger Schwarzaugenbohnensalat (Fleisch dazu)				
A: Lasagne (Fleisch dazu) und Salat in Rot, Weiß, Grün	**A:** Rotes Thai-Curry (Fleisch dazu) und Gazpacho	**A:** Portugiesischer Eintopf mit Schwein, Grünkohl und Kartoffeln und Fastencracker				
***D:** Schoko-Mandel-Kuchen ohne Mehl	***D:** Schoko-Mandel-Kuchen ohne Mehl und Salzkaramellsauce	***D:** Erdbeer-Sahne-Eis am Stiel				

LEGENDE: FB = Fastenbrechen, **FS** = Fastensnack, **FR** = Frühstück, **M** = Mittagessen, **A** = Abendessen, **D** = Dessert, K = Ketobiotisch, HD = Hormondiät, **IF** = Intervallfasten, **AP** = Autophagie, **F** = Fasten, ***** = Optionale Mahlzeit

DAS 30-TAGE-FASTEN-RESET / PFLANZENBASIERT

SONNTAG	MONTAG	DIENSTAG	MITTWOCH	DONNERSTAG	FREITAG	SAMSTAG
	TAG 1 | (K) **Zyklustag 1**	TAG 2 | (K) **Powerphase 1**	TAG 3 | (K) **Powerphase 1**	TAG 4 | (K) **Powerphase 1**	TAG 5 | (K) **Powerphase 1**	TAG 6 | (K) **Powerphase 1**
	EINSTEIGER	EINSTEIGER	EINSTEIGER	EINSTEIGER	EINSTEIGER	EINSTEIGER
	IF: 13 Stunden	**IF:** 13 Stunden	**IF:** 13 Stunden	**IF:** 13 Stunden	**IF:** 15 Stunden	**IF:** 17 Stunden
	FB: Heilender Smoothie	**FB:** Walnuss-Pâté und (5) Fastencracker	**FB:** Fett-bomben-Smoothie	**FB:** Gazpacho und (5) Fasten-cracker	**FB:** Rührtofu	**FB:** Schoko-Mandel-Chia-Pudding (ohne Ahornsirup)
	M: Buddha Bowl (ohne Agavendick-saft)	**M:** Avocado-Paranuss-Salat und Chia-Eiweißriegel	**M:** Palmkohl-salat mit Tahinidressing und gegrillter Spargel mit Granatapfel-kernen	**M:** Knackiger Schwarzaugen-bohnensalat	**M:** Probiotische Bowl	**M:** Salat aus marinierten Pilzen und Sauerkraut mit Kurkuma
	A: Tempeh und Brokkoli mit schwarzem Reis und eingelegter Keto-Ingwer	**A:** Kimchi-Edamame-Bowl und koreanisch eingelegte Gurken	**A:** Zucchini-Bohnen-Suppe und Fastencracker	**A:** Bowl mit Blumenkohlreis und Chia-Eiweißriegel	**A:** Pad Thai mit Algennudeln (ohne Zucker)	**FS:** Fastensalat mit Kräutern
	PROFIS	PROFIS	PROFIS	PROFIS	PROFIS	PROFIS
	IF: 15 Stunden (siehe Speise-plan oben)	**IF:** 15 Stunden (siehe Speise-plan oben)	**IF:** 15 Stunden (siehe Speise-plan oben)	**IF:** 15 Stunden (siehe Speise-plan oben)	**IF:** 15 Stunden (siehe Speise-plan oben)	**F:** 24 Stunden
						***FS:** Siehe Speiseplan oben
						FB: Vitalpilz-brühe und Kurkumatee mit Apfelessig (ohne Honig)
						***A:** Kimchi-Edamame-Bowl

LEGENDE: **FB** = Fastenbrechen, **FS** = Fastensnack, **FR** = Frühstück, **M** = Mittagessen, **A** = Abendessen, **D** = Dessert, (K) = Ketobiotisch, (HD) = Hormondiät, **IF** = Intervallfasten, **AP** = Autophagie, **F** = Fasten, * = Optionale Mahlzeit

DAS 30-TAGE-FASTEN-RESET / PFLANZENBASIERT FORTSETZUNG

SONNTAG	MONTAG	DIENSTAG	MITTWOCH	DONNERSTAG	FREITAG	SAMSTAG
TAG 7 | K **Powerphase 1**	TAG 8 | K **Powerphase 1**	TAG 9 | K **Powerphase 1**	TAG 10 | K **Powerphase 1**	TAG 11 | HD **Manifestation**	TAG 12 | HD **Manifestation**	TAG 13 | HD **Manifestation**
EINSTEIGER UND PROFIS	EINSTEIGER UND PROFIS	EINSTEIGER UND PROFIS	EINSTEIGER UND PROFIS	EINSTEIGER	EINSTEIGER	EINSTEIGER
AP: 17 Stunden	**AP:** 17 Stunden	**AP:** 17 Stunden	**AP:** 17 Stunden	**IF:** 13 Stunden	**IF:** 13 Stunden	**IF:** 13 Stunden
FB: Schichtdessert mit Knuspernüssen (ohne Sirup)	**FB:** Oliventapenade und (5) Fastencracker	**FB:** Fettbomben-Smoothie	**FB:** Kokos-Fudge (ohne Sirup)	**FB:** Kichererbsen»omelett« und Muffins mit Orange und Chiasamen	**FB:** Herzhafter japanischer Pfannkuchen (mit Dashi oder Wasser)	**FB:** Schoko-Maca-Smoothie
M: Gazpacho und (5) Fastencracker	**M:** Bowl mit Blumenkohlreis	**M:** Pad Thai mit Algennudeln (ohne Zucker)	**M:** Probiotische Bowl	**M:** Buddha Bowl	**M:** Mediterraner Quinoasalat	**M:** Knackiger Schwarzaugenbohnensalat
***FS:** Zitronen-Basilikum-Chia-Wasser	***FS:** Kirsch-Minz-Mocktail	***FS:** Fastensalat mit Kräutern	***FS:** Limetten-Ingwer-Minze-Mocktail	**A:** Fettuccine »Alfredo« und gegrillter Spargel mit Granatapfelkernen	**A:** Quinoa-Taboulé mit gegrilltem Tofu	**A:** Sheperd's Pie mit Linsen, Pilzen und Süßkartoffeln und Rucolasalat
				***D:** Chia-Eiweißriegel	***D:** Dattel-Schoko-Bruch	***D:** Erdbeer-Sahne-Eis am Stiel
				PROFIS	PROFIS	PROFIS
				IF: 15 Stunden (siehe Speiseplan oben)	**IF:** 15 Stunden (siehe Speiseplan oben)	**IF:** 15 Stunden (siehe Speiseplan oben)

LEGENDE: **FB** = Fastenbrechen, **FS** = Fastensnack, **FR** = Frühstück, **M** = Mittagessen, **A** = Abendessen, **D** = Dessert, K = Ketobiotisch, HD = Hormondiät, **IF** = Intervallfasten, **AP** = Autophagie, **F** = Fasten, ***** = Optionale Mahlzeit

SONNTAG	MONTAG	DIENSTAG	MITTWOCH	DONNERSTAG	FREITAG	SAMSTAG
TAG 14 | HD **Manifestation**	TAG 15 | HD **Manifestation**	TAG 16 | K **Powerphase 2**	TAG 17 | K **Powerphase 2**	TAG 18 | K **Powerphase 2**	TAG 19 | K **Powerphase 2**	TAG 20 | HD **Nährphase**
EINSTEIGER	EINSTEIGER	EINSTEIGER	EINSTEIGER	EINSTEIGER	EINSTEIGER	EINSTEIGER
IF: 13 Stunden	**IF:** 13 Stunden	**IF:** 15 Stunden	**IF:** 15 Stunden	**IF:** 15 Stunden	**IF:** 15 Stunden	Kein Fasten (siehe Speiseplan unten)
FB: Schichtdessert mit Knuspernüssen	**FB:** Eiweißreiche Kürbis-Pancakes	**FB:** Vitalpilzbrühe	**FB:** Chia-Eiweißriegel	**FB:** Fettbomben-Smoothie	**FB:** Kimchi-Edamame-Bowl	
M: Hochsommerlicher Veggie-Salat	**M:** Bowl mit viel Grünzeug	**M:** Knackiger Schwarzaugenbohnensalat	**M:** Palmkohlsalat mit Tahinidressing und Gazpacho	**M:** Salat aus marinierten Pilzen und Kürbissuppe	**M:** Rührtofu und Sauerkraut mit Kurkuma	
A: Lasagne und gegrillter Spargel mit Granatapfelkernen	**A:** Chana Masala und Salat in Rot, Weiß, Grün	**A:** Tempeh und Brokkoli mit schwarzem Reis und eingelegter Keto-Ingwer	**A:** Kimchi-Edamame-Bowl	**A:** Mediterraner Quinoasalat und Sauerkraut mit Kurkuma	**A:** Pad Thai mit Algennudeln (ohne Zucker)	
***D:** Schoko-Mandel-Kuchen ohne Mehl (V)	***D:** Schoko-Mandel-Kuchen ohne Mehl (V)					
PROFIS	PROFIS	PROFIS	PROFIS	PROFIS	PROFIS	PROFIS
IF: 15 Stunden (siehe Speiseplan oben)	**IF:** 15 Stunden (siehe Speiseplan oben)	**F:** 24 Stunden	**AP:** 17 Stunden	**AP:** 17 Stunden	**AP:** 17 Stunden	**IF:** 13 Stunden
		***FS:** Kurkumatee mit Apfelessig (ohne Honig)	**FB:** Vitalpilzbrühe	**FB:** Vitalpilzbrühe	**FB:** Siehe Speiseplan oben	**FR:** Lila Quinoa-Porridge
		FB: Siehe Speiseplan oben	**M:** Siehe Speiseplan oben	**M:** Siehe Speiseplan oben	**M:** Siehe Speiseplan oben	**M:** Buddha Bowl
		***A:** Probiotische Bowl	**FS:** Fastensalat mit Kräutern	**FS:** Limetten-Ingwer-Minze-Mocktail	**FS:** Kokos-Fudge (ohne Sirup)	**A:** Schwarze-Bohnen-Suppe und Guacamole mit Gemüsechips
						***D:** Dattel-Schoko-Bruch

DAS 30-TAGE-FASTEN-RESET / PFLANZENBASIERT FORTSETZUNG

SONNTAG	MONTAG	DIENSTAG	MITTWOCH	DONNERSTAG	FREITAG	SAMSTAG
TAG 21 | HD **Nährphase**	TAG 22 | HD **Nährphase**	TAG 23 | HD **Nährphase**	TAG 24 | HD **Nährphase**	TAG 25 | HD **Nährphase**	TAG 26 | HD **Nährphase**	TAG 27 | HD **Nährphase**
EINSTEIGER	EINSTEIGER	EINSTEIGER	EINSTEIGER	EINSTEIGER	EINSTEIGER	EINSTEIGER
Kein Fasten (siehe Speiseplan unten)	Kein Fasten (siehe Speiseplan unten)	Kein Fasten (siehe Speiseplan unten)	Kein Fasten (siehe Speiseplan unten)	Kein Fasten (siehe Speiseplan unten)	Kein Fasten (siehe Speiseplan unten)	Kein Fasten (siehe Speiseplan unten)
PROFIS	PROFIS	PROFIS	PROFIS	PROFIS	PROFIS	PROFIS
IF: 13 Stunden	**IF:** 13 Stunden	**IF:** 13 Stunden	**IF:** 13 Stunden	**IF:** 13 Stunden	**IF:** 13 Stunden	**IF:** 13 Stunden
FR: Schoko-Mandel-Chia-Pudding	**FR:** Smoothie für Höchstleistungen	**FR:** Smoothie mit Wildheidelbeeren	**FR:** Schoko-Maca-Smoothie	**FR:** Protein-Donutkugeln mit Banane	**FR:** Heilender Smoothie	**FR:** Eiweißreiche Kürbis-Pancakes
M: Weiße-Bohnen-Schwarzkohl-Suppe und Fastencracker	**M:** Buddha Bowl	**M:** Schwarze-Bohnen-Suppe und Salat in Rot, Weiß, Grün	**M:** Spaghetti mit Linsen-»bolognese« und Gazpacho	**M:** Linsensuppe und Fastencracker	**M:** Pad Thai mit Algennudeln	**M:** Bowl mit viel Grünzeug und Fastencracker
A: Tacos mit Süßkartoffeln und Tempeh und Rucolasalat	**A:** Rotes Thai-Curry (mit schwarzem Reis)	**A:** Lasagne und Fastensalat mit Kräutern	**A:** Gefüllte Süßkartoffeln mit Chili und gegrillter Spargel mit Granatapfelkernen	**A:** Socca-Pizza und Rucolasalat	**A:** Chana Masala und Rucolasalat	**A:** Schälerbsensuppe mit knusprigen Kichererbsen
***D:** Ahornsirup-Erdnuss-Fudge (V)	***D:** Erdbeer-Sahne-Eis am Stiel	***D:** Dattel-Schoko-Bruch	***D:** Kokos-Fudge	***D:** Dattel-Schoko-Bruch	***D:** Ahornsirup-Erdnuss-Fudge (V)	***D:** Ahornsirup-Erdnuss-Fudge (V)

LEGENDE: **FB** = Fastenbrechen, **FS** = Fastensnack, **FR** = Frühstück, **M** = Mittagessen, **A** = Abendessen, **D** = Dessert, K = Ketobiotisch, HD = Hormondiät, **IF** = Intervallfasten, **AP** = Autophagie, **F** = Fasten, * = Optionale Mahlzeit

SONNTAG	MONTAG	DIENSTAG	MITTWOCH	DONNERSTAG	FREITAG	SAMSTAG
TAG 28 | HD **Nährphase**	TAG 29 | HD **Nährphase**	TAG 30 | HD **Nährphase**				
EINSTEIGER	**EINSTEIGER**	**EINSTEIGER**				
Kein Fasten (siehe Speiseplan unten)	Kein Fasten (siehe Speiseplan unten)	Kein Fasten (siehe Speiseplan unten)				
PROFIS	**PROFIS**	**PROFIS**				
IF: 13 Stunden	**IF:** 13 Stunden	**IF:** 13 Stunden				
FR: Rührtofu und Muffins mit Orange und Chiasamen	**FR:** Lila Quinoa-Porridge	**FR:** Schoko-Maca-Smoothie				
M: Gefüllte Süßkartoffeln mit Chili und Rucolasalat	**M:** Mediterraner Quinoasalat	**M:** Knackiger Schwarzaugenbohnensalat				
A: Sheperd's Pie mit Linsen, Pilzen und Süßkartoffeln und Gazpacho	**A:** Tacos mit Süßkartoffeln und Tempeh und Avocado-Paranuss-Salat	**A:** Quinoa-Taboulé mit gegrilltem Tofu				
***D:** Schoko-Mandel-Kuchen ohne Mehl (V)	***D:** Schoko-Mandel-Kuchen ohne Mehl (V)	***D:** Erdbeer-Sahne-Eis am Stiel				

ANMERKUNGEN

Kapitel 1: Wie funktioniert die hormongerechte Ernährung?

1. Helena Bottemiller Evich, »The FDA's Food Failure«, *Politico*, 8. April 2022, https://www.politico.com/interactives/2022/fda-fails-regulate-food-health-safety-hazards/.

2. Angela Amico et al., »The Demise of Artificial Trans Fat: A History of a Public Health Achievement«, *The Milbank Quarterly 99*, Heft 3 (September 2021): 746–770, https://doi.org/10.1111%2F1468-0009.12515.

3. Lisa Lefferts, *Obesogens: Assessing the Evidence Linking Chemicals in Food to Obesity*. Washington, D.C.: Center for Science in the Public Interest, Januar 2023, https://www.cspinet.org/sites/default/files/2023-02/CSPI_Obesogens_Report_2-2023.pdf.

4. World Health Organization, *Obesity and Overweight Fact Sheet*. Aufgerufen am 14. April 2024, https://www.who.int/news-room/fact-sheets/detail/obesity-and-overweight.

5. Lisa Lefferts, *Obesogens: Assessing the Evidence Linking Chemicals in Food to Obesity*.

6. Jiongxing Fu et al., »Dietary Fiber Intake and Gut Microbiota in Human Health«, *Microorganisms* 10, Heft 12 (Dezember 2022): 2507, http://dx.doi.org/10.3390/microorganisms10122507.

7. Jacqueline A. Barnett, Maya L. Bandy und Deanna L. Gibson, »Is the Use of Glyphosate in Modern Agriculture Resulting in Increased Neuropsychiatric Conditions through Modulation of the Gut-Brain-Microbiome Axis?«, *Frontiers in Nutrition* 9 (8. März 2022): 827384, https://doi.org/10.3389%2Ffnut.2022.827384.

8. Rie Matsuzaki et al., »Pesticide Exposure and the Microbiota-Gut-Brain Axis«, *The ISME Journal* 17 (August 2023): 1153–1166, https://doi.org/10.1038/s41396-023-01450-9.

9. Joint FAO/WHO/UNU Expert Consultation, *Protein and Amino Acid Requirements in Human Nutrition*, WHO Technical Report Series, 935 (Genf, Schweiz: World Health Organization, 2007), 138, https://iris.who.int/bitstream/handle/10665/43411/WHO?sequence=1.

Kapitel 3: Die Philosophie der zyklusgerechten Ernährung

1. Maura Palmery et al., »Oral Contraceptives and Changes in Nutritional Requirements«, *European Review for Medical and Pharmacological Sciences* 17, Heft 13 (Juli 2013): 1804–1813, https://pubmed.ncbi.nlm.nih.gov/23852908/.

Kapitel 4: Fasten- und Essensfenster

1. Pamela M. Peeke et al., »Effect of Time Restricted Eating on Body Weight and Fasting Glucose in Participants with Obesity: Results of a Randomized, Controlled, Virtual Clinical Trial«, *Nutrition & Diabetes*, 15. Januar 2021, https://doi.org/10.1038/s41387-021-00149-0.

Kapitel 5: Wichtig: die erste Mahlzeit – die Kunst des Fastenbrechens

1. Jessie Inchauspé, »Improving Health through Glucose Control«, Interview mit Dr. Mindy Pelz, *The Resetter Podcast*, 26. Februar 2024, Podcast, 38:17, https://drmindypelz.com/ep224/.

2. Hamed Mirzaei, Jorge A. Suarez und Valter D. Longo, »Protein and Amino Acid Restriction, Aging and Disease: From Yeast to Humans«, *Trends in Endocrinology and Metabolism* 25, Heft 11 (November 2014): 558–566, https://doi.org/10.1016/j.tem.2014.07.002.

3. Yan Zhao et al., *Frontiers in Cell and Developmental Biology* 9 (April 2021): 646482, https://doi.org/10.3389%2Ffcell.2021.646482.

4. Meerza Abdul Razak et al., »Multifarious Beneficial Effect of Nonessential Amino Acid, Glycine: A Review«, *Oxidative Medicine and Cellular Longevity*, 1716701 (März 2017): 1–8, http://dx.doi.org/10.1155/2017/1716701.

Kapitel 6: Ihre Powerphasen

1. Christopher R. Cederroth und Serge Nef, »Soy, Phytoestrogens and Metabolism: A Review«, *Molecular and Cellular Endocrinology* 304, Heft 1–2 (25. Mai 2009): 30–42, https://doi.org/10.1016/j.mce.2009.02.027.

2. I. J. Rowe und Rodney J. Baber, »The Effects of Phytoestrogens on Postmenopausal Health«, *Climacteric* 24, Heft 1 (Februar 2021): 57–63, https://doi.org/10.1080/13697137.2020.1863356.

3. T. Y. Tai et al., »The Effect of Soy Isoflavone on Bone Mineral Density in Postmenopausal Taiwanese Women with Bone Loss: A 2-Year Randomized Double-Blind Placebo-Controlled Study«, *Osteoporosis International* 23, Heft 5 (September 2011): 1571–1580, https://doi.org/10.1007/s00198-011-1750-7; De-Fu Ma et al., »Soy Isoflavone Intake Increases Bone Mineral Density in the Spine of Menopausal Women: Meta-Analysis of Randomized Controlled Trials«, *Clinical Nutrition* 27, Heft 1 (Februar 2008): 57–64, https://doi.org/10.1016/j.clnu.2007.10.012.

4. Shiho Nakai, Mariko Fujita und Yasutomi Kamei, »Health Promotion Effects of Soy Isoflavones«, *Journal of Nutritional Science and Vitaminology* 66, Heft 6 (Dezember 2020): 502–507, https://doi.org/10.3177/jnsv.66.502.

5. Heyi Yang et al., »Proteomic Analysis of Menstrual Blood«, *Molecular & Cellular Proteomics* 11, Heft 10 (Juli 2012): 1024–1035, http://dx.doi.org/10.1074/mcp.M112.018390.

6. Emily L. Silva et al., »Untargeted Metabolomics Reveals That Multiple Reproductive Toxicants Are Present at the Endometrium«, *The Science of the Total Environment* 843, Heft 6 (Juni 2022): 157005, http://dx.doi.org/10.1016/j.scitotenv.2022.157005.

Kapitel 7: Die Manifestationsphase

1. Nobuhiro Kawai et al., »The Sleep-Promoting and Hypothermic Effects of Glycine Are Mediated by NMDA Receptors in the Suprachiasmatic Nucleus«, *Neuropsychopharmacology* 40, Heft 6 (Mai 2015): 1405–1416, http://dx.doi.org/10.1038/npp.2014.326.

Kapitel 9: Für Frauen ohne Zyklus

1. A. Janet Tomiyama et al., »Low Calorie Dieting Increases Cortisol«, *Psychosomatic Medicine* 72, Heft 4 (Mai 2010): 357–364, https://doi.org/10.1097%2FPSY.0b013e3181d9523c.

2. Maria M. Mihaylova et al., »Fasting Activates Fatty Acid Oxidation to Enhance Intestinal Stem Cell Function during Homeostasis and Aging«, *Cell Stem Cell* 22, Heft 5 (Mai 2019): 769–778, https://doi.org/10.1016%2Fj.stem.2018.04.001.

3. Rachel T. Buxton et al., »A Synthesis of Health Benefits of Natural Sounds and Their Distribution in National Parks«, *Proceedings of the National Academy of Sciences* 118, Heft 14 (April 2021): e2013097118, https://doi.org/10.1073/pnas.2013097118.

Kapitel 10: Das 30-Tage-Fasten-Reset

1. Salk Institute for Biological Studies, »A Matter of Time: Living in Circadian Rhythm«, *Inside Salk*, Winter 2018, https://inside.salk.edu/winter-2018/a-matter-of-time/.

LITERATUR

Amico, Angela, Margo G. Wootan, Michael F. Jacobson, Cindy Leung und Walter Willett. »The Demise of Artificial Trans Fat: A History of a Public Health Achievement.« *The Milbank Quarterly* 99, Heft 3 (September 2021): 746–747. https://doi.org/10.1111%2F1468-0009.12515.

Barnett, Jacqueline A., Maya L. Bandy und Deanna L. Gibson. »Is the Use of Glyphosate in Modern Agriculture Resulting in Increased Neuropsychiatric Conditions through Modulation of the Gut-Brain-Microbiome Axis?« *Frontiers in Nutrition* 9 (8. März 2022): 827384. https://doi.org/10.3389%2Ffnut.2022.827384.

Buxton, Rachel T., Amber L. Pearson, Claudia Allou und George Wittemyer. »A Synthesis of Health Benefits of Natural Sounds and Their Distribution in National Parks.« *Proceedings of the National Academy of Sciences* 118, Heft 14 (April 2021): e2013097118. https://doi.org/10.1073/pnas.2013097118.

Cederroth, Christopher R., und Serge Nef. »Soy, Phytoestrogens and Metabolism: A Review.« *Molecular and Cellular Endocrinology* 304, Heft 1–2 (25. Mai 2009): 30–42. https://doi.org/10.1016/j.mce.2009.02.027.

Evich, Helena Bottemiller. »The FDA's Food Failure.« *Politico,* 8. April 2022. https://www.politico.com/interactives/2022/fda-fails-regulate-food-health-safety-hazards/.

Fu, Jiongxing, Yan Zheng, Ying Gao und Wanghong Xu. »Dietary Fiber Intake and Gut Microbiota in Human Health.« *Microorganisms* 10, Heft 12 (Dezember 2022): 2507. http://dx.doi.org/10.3390/microorganisms10122507.

Inchauspé, Jessie »Improving Health through Glucose Control.« Interview mit Dr. Mindy Pelz. *The Resetter Podcast,* 26. Februar 2024. Podcast, 38:17. https://drmindypelz.com/ep224/.

Joint FAO/WHO/UNU Expert Consultation. *Protein and Amino Acid Requirements in Human Nutrition*. WHO Technical Report Series, 935. Genf, Schweiz: World Health Organization, 2007. https://iris.who.int/bitstream/handle/10665/43411/WHO?sequence=1.

Kawai, Nobuhiro, Noriaki Sakai, Masashi Okuro, Sachie Karakawa, Yosuke Tsuneyoshi, Noriko Kawasaki, Tomoko Takeda, Makoto Bannai und Seiji Nishino. »The Sleep-Promoting and Hypothermic Effects of Glycine Are Mediated by NMDA Receptors in the Suprachiasmatic Nucleus.« *Neuropsychopharmacology* 40, Heft 6 (Mai 2015): 1405–1416. http://dx.doi.org/10.1038/npp.2014.326.

Lefferts, Lisa. *Obesogens: Assessing the Evidence Linking Chemicals in Food to Obesity*. Washington, D.C.: Center for Science in the Public Interest, Januar 2023. https://www.cspinet.org/sites/default/files/2023-02/CSPI_Obesogens_Report_2-2023.pdf.

Ma, De-Fu, Li-Qiang Qin, Pei-Yu Wang und Ryohei Katoh. »Soy Isoflavone Intake Increases Bone Mineral Density in the Spine of Menopausal Women: Meta-Analysis of Randomized Controlled Trials.« *Clinical Nutrition* 27, Heft 1 (Februar 2008): 57–64. https://doi.org/10.1016/j.clnu.2007.10.012.

Matsuzaki, Rie, Eoin Gunnigle, Violette Geissen, Gerard Clarke, Jatin Nagpal und John F. Cryan. »Pesticide Exposure and the Microbiota-Gut-Brain Axis.« *The ISME Journal* 17 (August 2023): 1153–1166. https://doi.org/10.1038/s41396-023-01450-9.

Mihaylova, Maria M., Chia-Wei Cheng, Amanda Q. Cao, Surya Tripathi, Miyeko D. Mana, Khristian E. Bauer-Rowe, Monther Abu-Remaileh et al. »Fasting Activates Fatty Acid Oxidation to Enhance Intestinal Stem Cell Function during Homeostasis and Aging.« *Cell Stem Cell* 22, Heft 5 (Mai 2019): 769–778. https://doi.org/10.1016%2Fj.stem.2018.04.001.

Mirzaei, Hamed, Jorge A. Suarez und Valter D. Longo. »Protein and Amino Acid Restriction, Aging and Disease: From Yeast to Humans.« *Trends in Endocrinology and Metabolism* 25, Heft 11 (November 2014): 558–566. https://doi.org/10.1016/j.tem.2014.07.002.

Nakai, Shiho, Mariko Fujita und Yasutomi Kamei. »Health Promotion Effects of Soy Isoflavones.« *Journal of Nutritional Science and Vitaminology* 66, Heft 6 (Dezember 2020): 502–507. https://doi.org/10.3177/jnsv.66.502.

Palmery, Maura, A. Saraceno. Alberto Vaiarelli und Gianfranco Carlomagno. »Oral Contraceptives and Changes in Nutritional Requirements.« *European Review for Medical and Pharmacological Sciences* 17, Heft 13 (Juli 2013): 1804–1813. https://pubmed.ncbi.nlm.nih.gov/23852908/.

Peeke, Pamela M., Frank L. Greenway, Sonja K. Billes, Dachuan Zhang und Ken Fujioka. »Effect of Time Restricted Eating on Body Weight and Fasting Glucose in Participants with Obesity: Results of a Randomized, Controlled, Virtual Clinical Trial.« *Nutrition & Diabetes,* 15. Januar 2021. https://doi.org/10.1038/s41387-021-00149-0.

Razak, Meerza Abdul, Pathan Shajahan Begum, Buddolla Viswanath und Senthilkumar Rajagopal. »Multifarious Beneficial Effect of Nonessential Amino Acid, Glycine: A Review.« *Oxidative Medicine and Cellular Longevity,* 1716701 (März 2017): 1–8. http://dx.doi.org/10.1155/2017/1716701.

Rowe, I. J. und Rodney J. Baber. »The Effects of Phytoestrogens on Postmenopausal Health.« *Climacteric* 24, Heft 1 (Februar 2021): 57–63. https://doi.org/10.1080/13697137.2020.1863356.

Salk Institute for Biological Studies. »A Matter of Time: Living in Circadian Rhythm.« *Inside Salk,* Winter 2018. https://inside.salk.edu/winter-2018/a-matter-of-time/.

Silva, Emily L., Douglas I. Walker, Zoe Coates Fuentes, Brismar Pinto-Pacheco, Christine N. Metz, Peter K. Gregersen und Shruthi Mahalingaiah. »Untargeted Metabolomics Reveals That Multiple Reproductive Toxicants Are Present at the Endometrium.« *The Science of the Total Environment* 843, Heft 6 (Juni 2022): 157005. http://dx.doi.org/10.1016/j.scitotenv.2022.157005.

Tai, T.Y., Keh Sung Tsai, S.T. Tu, J.S. Wu, Chingi Chang, C.L. Chen, N.S. Shaw, H.Y. Peng, S.Y. Wang und Chih-Hsing Wu. »The Effect of Soy Isoflavone on Bone Mineral Density in Postmenopausal Taiwanese Women with Bone Loss: A 2-Year Randomized Double-Blind Placebo-Controlled Study.« *Osteoporosis International* 23, Heft 5 (September 2011): 1571–1580. https://doi.org/10.1007/s00198-011-1750-7.

Tomiyama, A. Janet, Traci Mann, Danielle Vinas, Jeffrey M. Hunger, Jill DeJager und Shelley E. Taylor. »Low Calorie Dieting Increases Cortisol.« *Psychosomatic Medicine* 72, Heft 4 (Mai 2010): 357–364. https://doi.org/10.1097%2FPSY.0b013e3181d9523c.

World Health Organization. *Obesity and Overweight Fact Sheet.* Aufgerufen am 14. April 2024. https://www.who.int/news-room/fact-sheets/detail/obesity-and-overweight.

Yang, Heyi, Bo Zhou, Mechthild Prinz und Donald Siegel. »Proteomic Analysis of Menstrual Blood.« *Molecular & Cellular Proteomics* 11, Heft 10 (Juli 2012): 1024–1035. http://dx.doi.org/10.1074/mcp.M112.018390.

Zhao, Yan, Jason Cholewa, Huayu Shang, Yueqin Yang, Xiaomin Ding, Qianjin Wang, Quansheng Su, Nelo Eidy Zanchi und Zhi Xia. *Frontiers in Cell and Developmental Biology* 9 (April 2021): 646482. https://doi.org/10.3389%2Ffcell.2021.646482
.

DR. MINDYS LIEBLINGSQUELLEN

Falls Sie einige meiner Lieblingsprodukte ausprobieren möchten, können Sie einfach den QR-Code unten scannen – er führt Sie auf meine Bezugsquellenseite. Ich habe alle Produkte dort sorgfältig recherchiert, empfehle sie meinen Patientinnen und benutze sie auch selbst. Sie stammen von Menschen, die mit Leidenschaft dabei sind und sich auf einzigartige, giftstofffreie Dinge spezialisiert haben, die Sie auf Ihrer Gesundheitsreise enorm unterstützen können. Übrigens gibt es auch Sonderangebote für die Leserinnen dieses Buchs.

Ein Hoch auf das gesunde Leben!

ÜBER DIE AUTORIN

DR. MINDY PELZ ist renommierte Expertin für Frauengesundheit und setzt sich leidenschaftlich dafür ein, dass Frauen wieder auf die natürlichen Heilungsprozesse ihres Körpers vertrauen. Sie hat bahnbrechende Ansätze entwickelt, die Frauen durch die Schwierigkeiten hormoneller Schwankungen in verschiedenen Lebensphasen begleiten und den spezifischen Bedürfnissen älter werdender Frauen gerecht werden.

Dr. Mindys breit gefächerte Klientel reicht von Prominenten und olympischen Sportlerinnen bis zu Unternehmensleiterinnen und Führungskräften im kulturellen Bereich, die sie dabei unterstützt, ihre gesundheitlichen Ziele zu erreichen. Dass gesundheitliche Aufklärung allen zugänglich sein sollte, sieht man an ihren Büchern, ihren Vorträgen und ihrem Podcast *(The Resetter Podcast),* in dem sie sich mit den neuesten wissenschaftlichen Erkenntnissen zum Thema Gesundheit auseinandersetzt.

Dr. Mindy hat mehrere einflussreiche Bücher verfasst, darunter die internationalen Bestseller *Fast Like a Girl* und *The Menopause Reset*. Ihre Arbeit war Thema in vielen Podcasts weltweit, etwa in *The Diary of a CEO*, in *Feel Better, Live More*, in *The Mel Robbins Podcast*, in *Women of Impact* und in *Impact Theory*. Ihr YouTube-Kanal kann auf stolze über 80 Millionen Besucher zurückblicken und gehört zu den Topadressen in puncto Fasten und Frauengesundheit.

Dr. Mindys höherer Bildungsweg begann an der University of Kansas, wo sie sich auf Sportphysiologie und Ernährungswissenschaften konzentrierte. Als Nächstes führte ihre Begeisterung für menschliche Anatomie sie zu einem Abschluss als Chiropraktikerin, den sie mit Auszeichnung für herausragende Leistungen in klinischer Medizin machte. Sie gründete eine der größten Kliniken für Lebensstilmedizin in der San Francisco Bay Area mit Fokus auf Ernährung, Entgiftung und Hormonmedizin. Besonders liegt es ihr am Herzen, Frauen und ihren Familien einen Lebensstil näherzubringen, der perfekt auf sie zugeschnitten ist und alle gesund erhält. Darüber hinaus ist sie Fakultätsmitglied der American Academy of Anti-Aging Medicine.

Dr. Mindy lebt in Kalifornien und inspiriert mit ihrem ganzheitlichen Ansatz Frauen weltweit. Dieser Ansatz umfasst vielfältige Ernährungsstrategien sowie das Aufklären über die hormonelle Gesundheit, die transformative Kraft des Fastens und jetzt auch die zyklusgerechte Ernährung.

DANKSAGUNG

MEINE ERSTEN WORTE des Dankes gehen an Sie. In einer Welt, in der man uns gelehrt hat, unsere Gesundheit auszulagern – an Trenddiäten, populäre Gesundheitsinfluencer, kostspielige Nahrungsergänzungsmittel und ärztliche Experten –, ist Ihre Entscheidung, sich wieder selbst um ihren weiblichen Körper zu kümmern, der erste Schritt auf dem Weg, sich Ihre gesundheitliche Selbstbestimmung zurückzuholen. Zum Glück spricht man endlich darüber, mit welchen körperlichen Schwierigkeiten so viele Frauen zu kämpfen haben, in dem Versuch, den Anforderungen unserer patriarchalisch geprägten Gesellschaft gerecht zu werden. Für mich bedeutet patriarchalisch jedwede Struktur, die Macht über Sie hat. Und bis heute hat sich unser Gesundheitssystem ausgesprochen patriarchalisch verhalten. Stellen wir dem eine matriarchalische Herangehensweise gegenüber, finden wir uns ermutigt, Macht aus uns selbst zu schöpfen. Meine sehnlichste Hoffnung ist es, dass Sie sich weiterhin nach innen wenden und wieder lernen, den natürlichen Rhythmen Ihres wunderschönen weiblichen Körpers zu vertrauen.

Ich hatte das Glück, auf meiner eigenen Gesundheitsreise von vielen wunderbaren Ärzten und Heilpraktikern geleitet zu werden. Einer von ihnen, Dr. Luc De Schepper, hat mir im wahrsten Sinne des Wortes das Leben gerettet. Er ließ mich aus der Asche eines heilenden Feuers wiederentstehen, als ich 19 Jahre alt war und die Diagnose schweres chronisches Fatigue-Syndrom bekam. Als andere Ärzte mich aufgaben, brachte Dr. Luc mir bei, mich durch Nahrung selbst zu heilen. Er zeigte mir, welche Nahrungsmittel meinen Körper zerstörten und welche ich brauchte, damit es mir endlich wieder besser ging. Wenn Sie irgendwo da draußen sind, Dr. Luc, möchte ich Sie wissen lassen, dass ich Ihre Leidenschaft für Nahrung als Medizin nun mit der ganzen Welt teile. Ich bin Ihnen auf ewig dankbar – für Ihre Führung, Ihre Fürsorge und Ihre Unterstützung an diesem sehr dunklen Punkt in meinem Leben.

Ein Buch von diesem Umfang herauszubringen, erfordert ein Team unglaublich engagierter Menschen. Und was für ein eindrucksvolles Team da zusammengekommen ist! Ein Riesendankeschön gebührt meiner tollen Agentin Stephanie Tade, die mir beim Verfassen dieses Buchs vieles war – Therapeutin, Karriereberaterin, Pflanzenernährungsenthusiastin, Chefkuratorin, Rezepttesterin, Achtsamkeitsexpertin und geduldige Zuhörerin. Ich bin dir ungeheuer dankbar für deine Klugheit, deine Unterstützung und deine Freundschaft. Danken möchte ich auch Colleen Martell, meiner Co-Autorin und Redakteurin: Danke, danke, danke! Mensch, Mädchen – ohne dich wäre dieses Buch heute noch nicht fertig! Ich danke dir für deine Bereitschaft, die Nervenbahnen in meinem Geist abzuschreiten und all die wunderbaren Wege zu erkunden, wie wir Frauen mit Selbstbestimmungswissen ausstatten können. Ich liebe es, Bücher mit dir zu schreiben!

Zudem geht mein Dank an das Produktionsteam von One+One Books – Kristin, Leah, Leslie,

Mi Ae, Erin, Phyllis, Kay, Frances und David. Danke für euer Durchhaltevermögen und eure Vision, dieses Projekt in so ungeheuer schneller Zeit fertigzustellen. Ich danke auch Erin, der brillanten Fotografin, die meine überschwängliche Familie gelassen ertragen hat und mit der jeder Tag Fotoshooting ein lustiger Tag war.

Danke an meine Hayhouse-Familie – Reid, Mags, Patty, Melody und Shannon –, die immer an mich glaubt, meine Mission, Frauen ihre Selbstbestimmung zurückzugeben, unterstützt und mit mir an Projekten arbeitet, von denen wir wissen, dass sie die Welt der Frauengesundheit verändern werden. Wie schön, dass unsere Universen zueinander gefunden haben!

Danke an mein ganz erstaunliches Team, das Tag für Tag unser massiv wachsendes Publikum unterstützt. Danke, dass euch die Frauen, die uns um Hilfe bitten, ebenso sehr am Herzen liegen wie mir. Ich liebe die Arbeit mit euch!

Mein herzlicher Dank gilt auch meiner Chefköchin Leslie und meinem Chefkoch Jeff, die mir intensiv zugehört haben und dann ihre kulinarischen Wunder wirkten. Es hat ungeheuer viel Spaß gemacht, mit euch an diesem Buch zu basteln. Und ich kann es gar nicht abwarten, bis die Welt von euren herrlichen Gerichten kostet. Eure meisterhaften Rezepte in diesem Buch – eine große Ehre für mich.

Und schließlich gilt mein großer Dank meiner Mom. Dass du Molly und mir beigebracht hast, wie wichtig gesunde Ernährung ist, hat uns den Weg zu lebenslanger Gesundheit geebnet. Ich danke dir, dass du dir so viele Gedanken über die Qualität der Nahrungsmittel, die wir gegessen haben, gemacht hast. Mein jüngeres Ich mag tausend Mal gemurrt haben, als du immer wieder Nein zu Süßigkeiten und Fertigprodukten sagtest – mein erwachsenes Ich staunt ehrfürchtig über dein Engagement für unsere Gesundheit. Ich danke dir, dass du unser Zuhause zu einem heilsamen Zufluchtsort gemacht hast. Ich schätze mich so glücklich, in deine Arme geboren worden zu sein.

REGISTER

Kursiv gestellte Seitenzahlen verweisen auf Bilder oder Tabellen.

30-Tage-Fasten-Reset
benötigtes Equipment 110
Checkliste für die beschleunigte Fettverbrennung *112*
Ernährungsform wählen 108
Ernährungsstil 110
Gestaltung 14
Heilintensität wählen 108
omnivore Optionen 312–316
pflanzenbasierte Optionen 317–321
Rechenschaftspartner 109
Schlüsselnährstoffe (24) 37
Timing und Aufbau der Mahlzeiten 97
zu Vermeidendes 109 f.
zum Meisterfettverbrenner werden 110 f.
Zyklus wählen 109

A

Acetylcholin 71, 82
Adipositasraten 23
Adrenalin 45
Ahornsirup-Erdnuss-Fudge 200, *201*
Aldosteron und Lebergesundheit 45
Alkoholkonsum
und das Darmmikrobiom *26*, 40
und die Leber 43, 102
Aminosäuren
und die 24 Schlüsselnährstoffe 36, 39
und Fastenbrechen 62
Antibabypille
negativer Einfluss auf Nährstoffe 37
und das Darmmikrobiom 40, 101
Antibiotika
Einfluss auf Mikroben 25, 59
und das Darmmikrobiom *26*, 40, 101
Apoptose 58
Aufgeblähtsein, Ursachen 43, 60
auf Vorrat kochen 281
Autoimmunerkrankungen 19
Autophagiefasten 54, 58, 60, 61
Avocado-Paranuss-Salat 230, *231*

B

Bauchfett 44, 62, 100, 101–104
Ballaststoffe
und Bauchfett 102
und die erste Mahlzeit nach dem Fasten 60, 62
Baskischer Keto-Käsekuchen *278*, 279
BCAAs (verzweigtkettige Aminosäuren) 39
BDNF (Brain-Derived Neurotrophic Factor, zerebraler neurotropher Faktor) 30, 71, 82
Bieler, Henry 87
Bieler-Brühe 87
Bio-Lebensmittel
und Auswahl der Nahrungsmittel 25
und das Darmmikrobiom 42
Blakely, Sara 57
Blutzucker
Blutzuckerspitzen 74
und die grundlegenden Fünf 21 f., 110
und Fasten 52 f., 55, 59, 60
und Fastensnacks 121
und Hormondiät 112
und ketobiotische Ernährung 112
und Kohlenhydrate *72*
Blutzuckermessgeräte 52 f., 55, 110
Blutzuckerspiegel
und die erste Mahlzeit nach dem Fasten 58, 60
und die Nährphase 93
und Fettspeicherung 22, 26, 27, 73
und Insulinspiegel 22
und Kohlenhydrate *72*
und Powerphase 1 72, 74
und Progesteron 31 f., 90 f., 93
Bodennährstoffe 41 f.
Bor 39
Bowl mit Blumenkohlreis 236
Bowl mit viel Grünzeug 164
Buddha Bowl *150*, 151

C

Candida (Pilz) 53, 59
Chana Masala 170, *171*
chemischer Stress 20
Chia-Eiweißriegel 138, *139*
Chimichurri 302
chronischer Durchfall 59
»Crone-Jahre« 30 f.

D

Daikon-Karotten-Salat 296
Darmdysbiose 59
Darmgesundheit 37, 40 f.
Darmmikrobiom
  Anreicherung 100, 101
  monatliche Reparatur *102*
  schädliche Nahrungsmittel *26*
  und Antibiotika *26*, 40, 101
  und der Blutzuckerspiegel 52
  und Fasten 57 f., 62 f., 64
  und Glycin 59, 87
  und Hormonstoffwechsel 83
  und Knochenbrühe 87
  und künstliche Süßstoffe *26*
  und landwirtschaftliche Bodenqualität 41 f.
  und polyphenolreiche Nahrungsmittel 42
  und präbiotische Nahrungsmittel 41
  und probiotikareiche Nahrungsmittel 40 f.
  Vielfalt 24 f.
  wöchentliche Reparatur *102*
Darm-Reset-Fasten 54
Dashi 287
Dattel-Schoko-Bruch *202*, 203
DHEA 32, 69
Diabetes 60
Diabetesvorstufe 60
die drei P 40–42, 59 f., 101
Dopamin 71, 82, 94, 107
Dopamin-Reset-Fasten 54
dreitägiges Wasserfasten 61, 62
Durso, Leslie 117 f., *117*
Dysregulations-Endlosschleife 20 f., *21*

E

Eierstöcke 36
Eingelegte rote Zwiebeln 293
Eingelegter Keto-Ingwer 292
Eisen 39
Eisprung
  und die Manifestationsphase 71, 81 f., 87
  und Hirnfunktion 71
  und Östrogen 77
  und Testosteron 32, 89
Eiweiß
  als Makronährstoff 27
  omnivore und tierische Quellen *84*
  pflanzliche Quellen *85*
  und die grundlegenden Fünf 25–27
  und die ketobiotische Ernährung 72 f.
  und die Manifestationsphase 83, *84*, *85*, 86 f.
  und die Muskeln 26, 27, 62, 83, 86
  und mTor 58, 60, 61
Eiweißreiche Kürbis-Pancakes 134, *135*
Elektrolyte 76
Eliminationsdiät 64
emotionaler Stress 20
Emulgatoren *26*
endokrine Organe 36
Entgiftungsorgane
  Nahrungsmittel, die die Entgiftung unterstützen 46 f.
  Toxine, die die Entgiftung hemmen 46
  und Bauchfett 103 f.
Entgiftungsstrategien 77 f., 100
entzündungsfördernde Fette *26*
Erdbeer-Sahne-Eis am Stiel 276, *277*
Ernährungsregeln 36–38, 40–47, 64, 70, 83, 159
Essensfenster *siehe auch* Fastenbrechen
  erste Mahlzeit 57 f., 62
  geeignete Nahrungsmittel 47
  Grundlegendes 64
  heilen 51, 59
  Übergang zum 55, 57
Essstörungen 94
Estés, Clarissa Pinkola 30
Estradiol (E2) 30, 31, 69, 71, 81 f., 87, 98 f., 100
Estriol (E3) 30, 31, 69
Estron (E1) 30, 31, 69
exogene Medikamente 21
Exzitotoxine
  und Kortisol 91
  vermeiden *91*, 93

F

Fast Like a Girl (Pelz) 11, 12, 13, 14, 51, 62, 75, 86, 97
Fast Training Weeks 53, 54
Fasten *siehe auch* Essensfenster; Fastenbrechen; Fastenfenster
  Bumerangeffekt 62
  die Zunge »lesen« 53, 55
  heilende Wirkungen 30, 51, 52, 53, 54 f., 57, 58, 59, 62, 76, 95
  Nahrungsmittel und Getränke, die das Fasten brechen 55
  Nahrungsmittel und Getränke, die das Fasten nicht brechen 55
  transformative Wirkungen 11, 12
  Übergang zum Essensfenster 55
  und Blutzucker 52 f., 55, 59, 60
  und das Darmmikrobiom 57
  und die Menopause 100
  zur Fettverbrennung 54
Fastenbrechen
  in vier Schritten 62 f., 64
  nach kürzerem Fasten 59–61
  nach längerem Fasten 61–64
  Tipps zur ersten Mahlzeit 57 f., 133
  und Bumerangeffekt 62

und Eiweiß 58, 60 f., 62
und Gemüse 62, 64
Fastencracker mit Oliventapenade *122*, 123
Fastenfenster
geeignete Nahrungsmittel 47
Größe 54, 58
Grundlegendes 51, 52–55, 64
kürzeres Fasten 58–61
längeres Fasten 61–63, 71, 75 f., 77, 104
sich besser fühlen im 54 f.
vergrößern 54
Fastensalat mit Kräutern 124, *125*
Fastensnacks
Fette in 53, 60
Parameter 53 f.
und Blutzucker 121
Fastenzyklus
Hormondiät 47, *69*, 70, 78, 83, 85–87, *86*, 93, 98, *111*
ketobiotische Ernährung 47, *69*, 70, 72, *73*, 77, *111*
Manifestationsphase 70, *70*, 81–87, *82*
Nährphase 70, *70*, 89, 90 f., *90*, 93–95
Powerphase 1 70, *70*, 71–77, *71*
Powerphase 2 70, *70*, 76–78, *76*
Powerphasen 69, *69*, 70–78, *70*
und der Mond *103*, 104
Fettbomben-Smoothie 275
Fette
als Makronährstoff 27
gesunde, antientzündliche Fette *77*
in der ersten Mahlzeit nach dem Fasten 60
in Fastensnacks 53, 60
und die grundlegenden Fünf 27
und Powerphase 1 72, 74
Fettsäuren 36, 39
Fettuccine »Alfredo« 152, *153*
Fettverbrennung
Stoffwechselarten 13
und Fastenfenster 52, 57
Fettzellen und Hypothalamus 36
Folsäure 37
Food and Drug Administration (FDA) 20
Frittata mit Spinat, Grünkohl und Ziegenkäse 240, *241*
frittiertes Essen *26*
Fünf, die grundlegenden Prinzipien 21–27, 64
und der Blutzucker 21 f., 110
und Eiweiß 25–27
und Fett 27
und Mikroben 24 f.
und natürliche Nahrungsmittel 22–24
zur Bekämpfung der Stoffwechseldysregulation 30

G

Gamma-Aminobuttersäure (GABA) 31, 82, 89
Gazpacho 148, *149*
gebärfähiges Alter 14, 35
Gefüllte Süßkartoffeln mit Chili *178*, 179
Gegrillter Spargel mit Granatapfelkernen, Cashew-»Ricotta« und Röstknoblauchdressing 266, *267*, 268
Gegrilltes Schweinefleisch in Misomarinade 260, *261*, 262
Gemüsebrühe 63, 286
Geschlechtshormone *siehe auch* Östrogen; Progesteron; Testosteron
Einfluss des Insulins 22, 90
geeignete Nahrungsmittel 13
Produktion 36
Regulierung 21
reproduktive Rolle 29
Schlüsselnährstoffe (24) 36
sekundäre Rolle 29 f.
Stimmungsschwankungen und Verhaltensveränderungen 32, 81, 90
und Oxytocin 22
Gesundheitssystem 11 f.
Glutamat 71, 82
Glutamin 39
Gluten 86
Glycin
als Aminosäure 39
in Nahrungsmitteln 63
und das Darmmikrobiom 59, 87
Glyphosat 25, 86
GRAS (Generally Recognized As Safe, »gilt allgemein als unbedenklich«) 20
Griechische Lamm-T-Bones mit Fetacreme 263, *264*, 265
Guacamole mit Gemüsechips 216, *217*

H

Hähnchen mit Zitronengras 258 f.
Hämoglobin A1c 60, 100
Haut 29, 30, 45, 78, 82, 103
Heilender Smoothie *210*, 211
Heißhunger
und der Progesteronspiegel 32
und die Nährphase 90 f.
und die Perimenopause 98
und Fastenbrechen 62
und Powerphase 1 74
Herzhafter japanischer Pfannkuchen (Okonomiyaki) 189 f., *191*
Herz-Kreislauf-System 30, 31
Hirnanhangsdrüse (Hypophyse) 36
Hitzewallungen 23, 36, 98, 100
Hochsommerlicher Veggie-Salat *162*, 163
homöostatischer Instinkt 21
Hormondiät
Prinzipien *110*, 159
und der Blutzucker 112

und der Fastenzyklus 47, *69*, 70, 78, 83, 85–87, *86*, 93, 98, *111*
und die Menopause *104*
Hormondysregulierung und Stress 32, 35 f., 90
Hormone *siehe auch* Geschlechtshormone
angepasster Lebensstil 29
Ausscheidung 45–47
Produktion 36 f.
Verstoffwechslung 37, 40–45
hormonell bedingte Krebserkrankungen 13, 23, 46
hormonelle Gesundheit und der Einfluss der Ernährung 13–15, 19 f., 32
hormonelle Rhythmen und der Einfluss des Lebensstils 13
Hormonersatztherapie 37, 99, *99*, 101
Hormonhierarchie 22, 87, 90
Hormonrezeptorstellen 29
Hormonsystem
Dysregulierung 20
Phasen der hormonellen Reise 35
Powerphasen 69–71, *69*, *70*, 77
reproduktive Funktion 29
sekundäre Rolle 29 f.
und zyklusgerechte Ernährung 32
weiblicher Hormonzyklus *70*
Hühnerknochenbrühe 284 f.
Hypothalamus 36, 37

I

Immun-Reset-Fasten 54
Immunsystem 30, 59
Inchauspé, Jessie 60
Insulin
Einfluss auf Geschlechtshormone 22, 90
und Lebergesundheit 45
Insulinresistenz
und die Menopause 100
und Dysregulations-Endlosschleife 20
und Eiweiß 73
und Fasten 58, 60
und Hormonhierarchie 22
und Kortisol 20, 22
und Progesteron 90
Insulinrezeptoren 58
Insulinsensitivität
und das Fastenbrechen 58
und die Muskeln 26
und Melatonin 112
und Östrogen 100
und Powerphase 1 72, 73, 76
Intervallfasten 54
Isoflavone 78
Isoleucin 39
Itzler, Jesse 57, 62

J

Jod 38
Jones, Carrie 69

K

Kalabrisches Chilidressing 307
Kalorienreduktion 98
Kalorienzählen 22, 23, 25, 27
Kalzium 39
Kampf-oder-Flucht-Reaktion 57, 77
Katalanische Plancha-Sauce 299
ketobiotische Ernährung
Prinzipien *110*, 215
und der Blutzucker 112
und der Fastenzyklus 47, *69*, 70, 72, *73*, 77, *111*
und die Menopause *24*
und Eiweiß 72 f.
und Kohlenhydrate 70, 72, *73*
und Schwangerschaft 78
Keto-Chilisauce 300, *301*
Keto-Diät 72, 74
Keto-Ketchup 300, *301*
Ketone 52
Kichererbsen»omelett« 174, *175*
Kimchi-Edamame-Bowl 234, *235*
Kirsch-Minz-Mocktail 213
Knackiger Schwarzaugenbohnensalat *228*, 229
Knochenbrühe
und das Darmmikrobiom 87
und Fasten 59 f., 62, 63
Knochendichte 31, 82, 104
Kohärenz 21
Kohlenhydrate
als Makronährstoff 27
Gesamt- vs. Netto-Kohlenhydrate 72
hochverarbeitete Kohlenhydrate 83, 85
Langzeitblutzuckerspiegel *72*
natürliche Kohlenhydrate 83, 85, 93
raffinierte Kohlenhydrate *26*
und die Manifestationsphase 83, 85, 86
und die Nährphase 91 f., 93
und die Perimenopause 98
und Hormondiät 70
und ketobiotische Ernährung 70, 72, *73*
und Powerphase 1 71, 72
und Vollkorn 85 f.
Kokos-Fudge 274
Kollagen
und Glycin 63
und Östrogen 30
Konservierungsmittel und das Darmmikrobiom *26*
Koreanisch eingelegte Gurken 291
Koreanisch eingelegter Rettich 297
körperlicher Stress 20
Kortisol
Einfluss des Insulins 22
Nebennieren 36
und Abnehmstrategien 77
und Bauchfett 44, 101, 102 f.
und DHEA 32

und die Nährphase 91
und die Powerphasen 71
und Exzitotoxine 91
und Geschlechtshormone 90
und Insulinresistenz 20, 22
und Lebergesundheit 45
und Melatonin 112
und Oxytocin 87
und Progesteron 31, 90
Krebszellen 58
Küchenutensilien, Alternativen 311
Kupfer 39
Kürbissuppe 220, *221*
Kurkumatee mit Apfelessig *126*, 127

L

Lachs mit Furikake 254, *255*
Lakengrundrezept 290
L-Arginin 39
Lasagne *154*, 155 f.
Leaky-Gut-Syndrom 59
Lebensmittelallergietests 64
Lebensstilumstellung
gesundheitliche Vorteile 11–13
und die Powerphasen 71
und hormonelle Rhythmen 13
und Hormonstoffwechsel 43
Lebergesundheit
hilfreiche Nahrungsmittel 44 f.
und Bauchfett 102
und Hormonstoffwechsel 37, 40, 43 f., 45, 83
Leucin 27, 39, 61
und tierische Nahrungsmittel 27
Libido und Testosteron 32, 81, 87
Lila Quinoa-Porridge *140*, 141
Limetten-Ingwer-Minze-Mocktail *130*, 131
Linsensuppe *144*, 145
Lunge 45
Lymphsystem 45
Lysin 39

M

Magen-Darm-Trakt 45
Magnesium 37, 38, 93
Mangan 39
Manifestationsphase
ballaststoffreiches bitteres grünes Gemüse 83, *83*
im Fastenzyklus 70, *70*, 81–87, *82*
Nahrungsmittelschwerpunkt 83, 85–87, *86*
und darmfreundliche Nahrungsmittel 87
und der Eisprung 71, 81 f., 87
und Eiweiß 83, *84*, *85*, 86 f.
Mediterraner Quinoasalat *232*, 233
Melatonin 111 f.
Menopause
Postmenopause 23, 36, 99–101
Stimmungsschwankungen und Verhaltensveränderungen 32
Symptome 19, 21, 98
Übergangsjahr 99
und Abwechslung bei der Nahrungsmittelauswahl 100 f., *101*
und Bauchfett 101–104
und das Hormonsystem 35
und der Mond *103*, 104
und die Nebennieren 36
und Estron 30 f.
und Fasten *100*
und Progesteron 32
Menopause Reset, The (Pelz) 99 f.
Menstruationsblut (Zusammensetzung) 79, 97
Menstruationszyklus *siehe auch* Fastenzyklus
ausbleibende Menstruation 97 f.
Powerphasen 70 f., *70*
Symptome 89
und aus dem Lot geratene Schilddrüse 97 f.
und die Perimenopause 97, 98
und Entgiftung 77 f.
und Gewichtsabnahme 76 f.
und Obesogene 23
und Östrogen 30
und Progesteron 31, 90
und Wahl der Nahrungsmittel 14
Metabolic Switching 51
Metaboliten 45 f.
Mexikanisch eingelegte Jalapeños und Karotten *294*, 295
Mikroben
geeignete Nahrungsmittel 24 f., 40
und die grundlegenden Fünf 24 f.
und Fasten 57, 58, 59 f., 62
Mineralien
Schlüsselnährstoffe 36, 38 f.
und das Fastenfenster 54 f.
Miso-Ingwer-Dressing 304
Monokultur 25, 42
Motivation und Antrieb 32
mTor und Protein 58, 60, 61
Muffins mit Orange und Chiasamen 204, *205*
Muskeln
und Eiweißaufnahme 26, 27, 62, 83, 86
und Fasten 60 f.
und Insulinrezeptoren 26
und mTor 58, 60, 61, 63
und Testosteron 32, 81, 82

N

Nährphase
im Fastenzyklus 70, *70*, 89, 90 f., *90*, 93–95
Nahrungsmittelschwerpunkt 90 f., *93*
und die emotionale Seite des Essens 94 f.

und Nahrungsmittelwerte-system 93, 94
Nahrungsmittelvorlieben und Mikroben 24 f.
Nahrungsmittelwahl
Abwechslung 37, 77 f., 100 f., *101*
Bio-Nahrungsmittel 25, 42
Essen und Stimmung 94
Essen verbindet 95
für die Mikroben 24 f., 40
Grundlegendes 13 f., 21
Nährwertetiketten
Komplexität der aufgelisteten Zutaten 19
schädliche Stoffe identifizieren 23 f., *24*
natürliche Nahrungsmittel und die grundlegenden Fünf 22–24
Nebennieren 36
Nervensystem
Dysregulation 20, 21
und Fasten 57
und Glycin 63
neues Gesundheitsparadigma 11–14
Neuroplastizität 107
Neurotransmitter
Östrogenstimulation 30
und Mikroben 59
und Pestizide 25
und Progesteron 31
Nieren 45 f.
N-of-1-Studien 74, *74*, 86, 100, 108
Nüchternblutzucker 60

O

Obesogene
als Östrogennachahmer 23
identifizieren 22 f., 310 f.
und Fruchtbarkeit 23
und Powerphase 1 72
und verarbeitete Lebensmittel 91
Öle
gesunde, nicht entzündungsfördernde Öle 72, *77*
schädliche, entzündungsfördernde Öle *77*
Omega-3-Fettsäuren 39
omnivore Ernährung (Fastenplan) 14, 21, 27, 63, 83, *84*, 108, 312–316
Östrobolom 40, 43
Östrogen
Funktion 30 f., 32, 90
Nahrungsmittel, die die Östrogenproduktion erhöhen 74 f.
Phytoöstrogene 78
toxisches Östrogen 75
und Bauchfett 44, 101
und Eisprung 77
und Lebergesundheit 45
und Perimenopause 36
Östrogenmetaboliten 46, 69
Östrogenrezeptoren 23
Osumi, Yoshinori 60
Oxytocin
Östrogenstimulation 30
und die Hormonhierarchie 22
und die Manifestationsphase 87

P

Pad Thai mit Algennudeln *248*, 249
Palmkohlsalat mit Tahinidressing 227
Panda, Satchin 112
Perimenopause
Umgang mit 23, 35, 98 f.
und der Hormonstoffwechsel 43
und der Menstruationszyklus 97, 98
und Östrogen 36
und Progesteron 32, 36
Pestizide
Einfluss auf Mikroben 25
in Sojaprodukten 78
und das Darmmikrobiom *26*
und Kohlenhydrate 85
pflanzliche Nahrungsmittel 14, 21, 25, 27, 42, 61, 63, 72, 83, *85*, 108, 317–321
Phenylalanin 39
Phytoöstrogene 78
Pilzbrühe 63, 87
Poke Bowl mit Miso und Ingwer *252*, 253
Pollo Cacciatore, 195 f., *197*
polyphenolreiche Nahrungsmittel 42, 59, 101
polyzystisches Ovarialsyndrom (PCOS) 19
Portugiesischer Eintopf mit Schwein, Grünkohl und Kartoffeln 147
postantibiotische Behandlung 59
Postmenopause 23, 36, 99–101
Powerphase 1
geeignete Ernährung 71–74
im Fastenzyklus 70, *70*, 71–77, *71*
Nahrungsmittel zur Steigerung der Östrogenproduktion 74 f.
und Elektrolyte 76
und Hirnfunktion 71
und Hormonspiegel 70 f.
Powerphase 2
im Fastenzyklus 70, *70*, 76–78, *76*
und Hormonspiegel 70, 77
Powerphasen
im Fastenzyklus 69, *69*, 70–78, *70*
und Diäten 76 f.
und Hormonspiegel 69–71, *69*, *70*, 77

präbiotische Nahrungsmittel 41, 59, 101
prämenstruelle dysphorische Störung (PMDS) 89
prämenstruelle Symptome 31
Pregnenolon 69
probiotikareiche Nahrungsmittel 40 f., 59, 62, 101
Probiotische Bowl *238*, 239
Progesteron
  Abfall 98, 99, 102
  Funktion 31 f., 79, 90
  geeignete Nahrungsmittel *92*, 93
  und der Blutzuckerspiegel 31 f., 90 f., 93
  und der Eisprung 81, 82
  und DHEA 32
  und die Lebergesundheit 45
  und die Nährphase 89, 90
Protein-Donutkugeln mit Banane 157
Pubertät 35

Q

Quinoa-Taboulé mit gegrilltem Tofu 237

R

raffinierte Kohlenhydrate *26*
regenerative Landwirtschaft 42
Reset Academy 46, 104, 109
Resetter Collaborative 109
Resetter Podcast, The 60
Rindereintopf mit Bier *168*, 169
Rinderknochenbrühe 282 f.
Rotes Thai-Curry *172*, 173
Rucolasalat 226
Rührei mit Kurkuma, Räucherlachs und Ziegenkäse *242*, 243
Rührtofu 142, *143*

S

Salat aus marinierten Pilzen *222*, 223
Salat in Rot, Weiß, Grün 160, *161*
Salzkaramellsauce 273
Sardinen-Tostadas *192*, 193 f.
Sauerkraut mit Kurkuma 298
Schälerbsensuppe mit knusprigen Kichererbsen 146
Schichtdessert mit Knuspernüssen *136*, 137
Schilddrüsenhormone und die Lebergesundheit 45
Schlaf 12, 32, 63, 87, 98, 111, 112, 159
Schlüsselnährstoffe (24)
  Aminosäuren 36, 39
  Fettsäuren 36, 39
  Mineralstoffe 36, 38 f.
  und das 30-Tage-Fasten-Reset 37
  Vitamine 36, 38
Schokolade 93
Schoko-Maca-Smoothie *206*, 207
Schoko-Mandel-Chia-Pudding *198*, 199
Schoko-Mandel-Kuchen ohne Mehl *270*, 271 f.
Schwangerschaft 31, 78
Schwarze-Bohnen-Suppe 165
Selen 37, 38
Serotonin 71, 82
Sheperd's Pie mit Linsen, Pilzen und Süßkartoffeln 180, *181*
Smoothie für Höchstleistungen 212
Smoothie mit Wildheidelbeeren 208, *209*
Socca-Pizza 250, *251*
Sojaprodukte 78
Southwest-Steak mit Süßkartoffel-Hash *186*, 187 f.
Spaghetti mit Linsen-»Bolognese« *182*, 183
Spaniens Lieblings-Sherry-vinaigrette 303
Spanische Knoblauchgarnelen *256*, 257
Spanischer Tomaten-Thunfisch-Salat 224, *225*
Stammzellen
  durch Obesogene angeregte Fettzellenproduktion 23, 91
  und Fasten 58
Stoffwechsel
  Dysregulation 20 f., 26, 30, 51, 60
  Regulierung 51
  und das Fastenbrechen 57
Stoffwechselarten
  Fettverbrennung 13
  Wechsel zwischen 13
  Zuckerverbrennung 13, 57
Stoffwechseldysregulation 20 f., 26, 30, 51, 60
Stoffwechselgesundheit 13
Stress
  chemische Stressoren 35 f.
  und Bauchfett 102 f.
  und Hormondysregulation 32, 35 f., 90
  verschiedene Arten 20

T

Tacos mit Süßkartoffeln und Tempeh 184, *185*
Tahinidressing 305
teilgehärtete Öle 20
Tempeh und Brokkoli mit schwarzem Reis 247
Testosteron
  Funktion 32, 81, 82, 83, 87
  und Lebergesundheit 45
Tortilla Española 176 f.
Tryptophan 39
Türkische Eier mit Joghurt und brauner Chilibutter 244, *245*
Tyrosin 39

U

Umweltgifte 40
Unfähigkeit abzunehmen 60, 77
Unfruchtbarkeit 19

Ungleichgewicht der Schilddrüse 97 f.
Urin-Hormontests 32, 45 f.

V

Valin 39
verarbeitete Lebensmittel
und das Darmmikrobiom *26*, 40
und der Mangel an Schlüsselnährstoffen 37
und Obesogene 91
Verstopfung 59
Vitalpilzbrühe 288, *289*
Vitamin B2 37
Vitamin B6 (Pyridoxin) 37, 38
Vitamin B9 (Folsäure) 38
Vitamin B12 (Kobalamin) 37, 38
Vitamin C 38
Vitamin D 38
Vitamin E 37, 38
Vitamine (24 Schlüsselnährstoffe) 36, 38
Vollkorn 85 f.

W

Wachstumshormon 45
Walnuss-Pâté 269
Weiches Rührei mit Zatar und Feta 246
Weiss, Jeff 118 f., *118*
Weiße-Bohnen-Schwarzkohl-Suppe 166, *167*
westliche Standardernährung 15

Z

Zellmembrane 58
Zellrezeptoren 58
zelluläre Veränderungen 57, 58
Zink 37, 38
Zitronen-Basilikum-Chia-Wasser 128, *129*
Zitronendressing 306
»Zombie-Zellen« (seneszente Zellen) 58
Zone-Diät 60
Zucchini-Bohnen-Suppe *218*, 219
zuckerreiche Ernährung und das Darmmikrobiom *26*
Zuckerverbrennung
Stoffwechselarten 13, 57
und Fastenbrechen 57
zyklusgerechte Ernährung
40 Schlüsselnährstoffe 38 f.
Bestandteile 35
Hormone ausscheiden 45–47
Hormone produzieren 36 f.
Hormone verstoffwechseln 37, 40–45
Regeln 36–47
und das Hormonsystem 32

REZEPTE NACH ERNÄHRUNGSFORM

Rezepte zum Fastenbrechen

Ahornsirup-Erdnuss-Fudge 200, *201*
Avocado-Paranuss-Salat 230, *231*
Baskischer Keto-Käsekuchen *278*, 279
Bowl mit Blumenkohlreis 236
Bowl mit viel Grünzeug 164
Buddha Bowl *150*, 151
Chana Masala 170, *171*
Chia-Eiweißriegel 138, *139*
Chimichurri 302
Daikon-Karotten-Salat 296
Dashi 287
Dattel-Schoko-Bruch *202*, 203
Eingelegte rote Zwiebeln 293
Eingelegter Keto-Ingwer 292
Eiweißreiche Kürbis-Pancakes 134, *135*
Erdbeer-Sahne-Eis am Stiel 276, *277*
Fettbomben-Smoothie 275
Fettuccine »Alfredo« 152, *153*
Frittata mit Spinat, Grünkohl und Ziegenkäse 240, *241*
Gazpacho 148, *149*
Gefüllte Süßkartoffeln mit Chili *178*, 179
Gegrillter Spargel mit Granatapfelkernen, Cashew-»Ricotta« und Röstknoblauchdressing 266, *267*, 268
Gegrilltes Schweinefleisch in Misomarinade 260, *261*, 262
Gemüsebrühe 286
Griechische Lamm-T-Bones mit Fetacreme 263, *264*, 265
Guacamole mit Gemüsechips 216, *217*
Hähnchen mit Zitronengras 258 f.
Heilender Smoothie *210*, 211
Herzhafter japanischer Pfannkuchen (Okonomiyaki) 189 f., *191*
Hochsommerlicher Veggie-Salat *162*, 163
Hühnerknochenbrühe 284 f.
Kalabrisches Chilidressing 307
Katalanische Plancha-Sauce 299
Keto-Chilisauce 300, *301*
Keto-Ketchup 300, *301*
Kichererbsen»omelett« 174, *175*
Kimchi-Edamame-Bowl 234, *235*
Kirsch-Minz-Mocktail 213
Knackiger Schwarzaugenbohnensalat *228*, 229
Koreanisch eingelegte Gurken 291
Koreanisch eingelegter Rettich 297
Kürbissuppe 220, *221*
Lachs mit Furikake 254, *255*

Lakengrundrezept 290
Lasagne *154*, 155 f.
Lila Quinoa-Porridge *140*, 141
Linsensuppe *144*, 145
Mediterraner Quinoasalat *232*, 233
Mexikanisch eingelegte Jalapeños und Karotten *294*, 295
Miso-Ingwer-Dressing 304
Muffins mit Orange und Chiasamen 204, *205*
Pad Thai mit Algennudeln *248*, 249
Palmkohlsalat mit Tahinidressing 227
Poke Bowl mit Miso und Ingwer *252*, 253
Pollo Cacciatore 195 f., *197*
Portugiesischer Eintopf mit Schwein, Grünkohl und Kartoffeln 147
Probiotische Bowl *238*, 239
Protein-Donutkugeln mit Banane 157
Quinoa-Taboulé mit gegrilltem Tofu 237
Rindereintopf mit Bier *168*, 169
Rinderknochenbrühe 282 f.
Rotes Thai-Curry *172*, 173
Rucolasalat 226
Rührei mit Kurkuma, Räucherlachs und Ziegenkäse *242*, 243
Rührtofu 142, *143*
Salat aus marinierten Pilzen *222*, 223
Salat in Rot, Weiß, Grün 160, *161*
Sardinen-Tostadas *192*, 193 f.
Sauerkraut mit Kurkuma 298
Schälerbsensuppe mit knusprigen Kichererbsen 146
Schichtdessert mit Knuspernüssen *136*, 137
Schoko-Maca-Smoothie *206*, 207
Schoko-Mandel-Chia-Pudding *198*, 199
Schwarze-Bohnen-Suppe 165
Sheperd's Pie mit Linsen, Pilzen und Süßkartoffeln 180, *181*
Smoothie für Höchstleistungen 212
Smoothie mit Wildheidelbeeren 208, *209*
Socca-Pizza 250, *251*
Southwest-Steak mit Süßkartoffel-Hash *186*, 187 f.
Spaghetti mit Linsen-»Bolognese« *182*, 183
Spaniens Lieblings-Sherryvinaigrette 303
Spanische Knoblauchgarnelen *256*, 257
Spanischer Tomaten-Thunfisch-Salat 224, *225*
Tacos mit Süßkartoffeln und Tempeh 184, *185*
Tahinidressing 305
Tempeh und Brokkoli mit schwarzem Reis 247
Tortilla Española 176 f.
Türkische Eier mit Joghurt und brauner Chilibutter 244, *245*
Vitalpilzbrühe 288, *289*
Walnuss-Pâté 269
Weiches Rührei mit Zatar und Feta 246
Weiße-Bohnen-Schwarzkohl-Suppe 166, *167*
Zitronendressing 306
Zucchini-Bohnen-Suppe *218*, 219

Rezepte für Fastensnacks

Fastencracker mit Oliventapenade *122*, 123
Fastensalat mit Kräutern 124, *125*
Hühnerknochenbrühe 284 f.
Kurkumatee mit Apfelessig *126*, 127
Limetten-Ingwer-Minze-Mocktail *130*, 131
Rinderknochenbrühe 282 f.
Vitalpilzbrühe 288, *289*
Zitronen-Basilikum-Chia-Wasser 128, *129*

Hormondiätrezepte

Ahornsirup-Erdnuss-Fudge 200, *201*
Avocado-Paranuss-Salat 230, *231*
Baskischer Keto-Käsekuchen *278*, 279
Bowl mit Blumenkohlreis 236
Bowl mit viel Grünzeug 164
Buddha Bowl *150*, 151
Chana Masala 170, *171*
Chia-Eiweißriegel 138, *139*
Chimichurri 302
Daikon-Karotten-Salat 296
Dashi 287
Dattel-Schoko-Bruch *202*, 203
Eingelegte rote Zwiebeln 293
Eingelegter Keto-Ingwer 292
Eiweißreiche Kürbis-Pancakes 134, *135*
Erdbeer-Sahne-Eis am Stiel 276, *277*
Fettbomben-Smoothie 275
Fettuccine »Alfredo« 152, *153*
Frittata mit Spinat, Grünkohl und Ziegenkäse 240, *241*
Gefüllte Süßkartoffeln mit Chili *178*, 179
Gegrillter Spargel mit Granatapfelkernen, Cashew-»Ricotta« und Röstknoblauchdressing 266, *267*, 268
Gegrilltes Schweinefleisch in Misomarinade 260, *261*, 262
Gemüsebrühe 286
Griechische Lamm-T-Bones mit Fetacreme 263, *264*, 265
Guacamole mit Gemüsechips 216, *217*

Hähnchen mit Zitronengras 258 f.
Heilender Smoothie *210*, 211
Herzhafter japanischer Pfannkuchen (Okonomiyaki) 189 f., *191*
Hochsommerlicher Veggie-Salat *162*, 163
Hühnerknochenbrühe 284 f.
Kalabrisches Chilidressing 307
Katalanische Plancha-Sauce 299
Keto-Chilisauce 300, *301*
Keto-Ketchup 300, *301*
Kichererbsen»omelett« 174, *175*
Kimchi-Edamame-Bowl 234, *235*
Kirsch-Minz-Mocktail 213
Knackiger Schwarzaugenbohnensalat *228*, 229
Kokos-Fudge 274
Koreanisch eingelegte Gurken 291
Koreanisch eingelegter Rettich 297
Kürbissuppe 220, *221*
Lachs mit Furikake 254, *255*
Lakengrundrezept 290
Lasagne *154*, 155 f.
Lila Quinoa-Porridge *140*, 141
Linsensuppe *144*, 145
Mediterraner Quinoasalat *232*, 233
Mexikanisch eingelegte Jalapeños und Karotten *294*, 295
Miso-Ingwer-Dressing 304
Muffins mit Orange und Chiasamen 204, *205*
Pad Thai mit Algennudeln *248*, 249
Palmkohlsalat mit Tahinidressing 227
Poke Bowl mit Miso und Ingwer *252*, 253
Pollo Cacciatore 195 f., *197*
Portugiesischer Eintopf mit Schwein, Grünkohl und Kartoffeln 147
Probiotische Bowl *238*, 239
Protein-Donutkugeln mit Banane 157
Quinoa-Taboulé mit gegrilltem Tofu 237
Rindereintopf mit Bier *168*, 169
Rinderknochenbrühe 282 f.
Rotes Thai-Curry *172*, 173
Rucolasalat 226
Rührei mit Kurkuma, Räucherlachs und Ziegenkäse *242*, 243
Rührtofu 142, *143*
Salat aus marinierten Pilzen *222*, 223
Salat in Rot, Weiß, Grün 160, *161*
Salzkaramellsauce 273
Sardinen-Tostadas *192*, 193 f.
Sauerkraut mit Kurkuma 298
Schälerbsensuppe mit knusprigen Kichererbsen 146
Schichtdessert mit Knuspernüssen *136*, 137
Schoko-Maca-Smoothie *206*, 207
Schoko-Mandel-Chia-Pudding *198*, 199
Schoko-Mandel-Kuchen ohne Mehl *270*, 271 f.
Schwarze-Bohnen-Suppe 165
Sheperd's Pie mit Linsen, Pilzen und Süßkartoffeln 180, *181*
Smoothie für Höchstleistungen 212
Smoothie mit Wildheidelbeeren 208, *209*
Socca-Pizza 250, *251*
Southwest-Steak mit Süßkartoffel-Hash *186*, 187 f.
Spaghetti mit Linsen-»Bolognese« *182*, 183
Spaniens Lieblings-Sherryvinaigrette 303
Spanische Knoblauchgarnelen *256*, 257
Spanischer Tomaten-Thunfisch-Salat 224, *225*
Tacos mit Süßkartoffeln und Tempeh 184, *185*
Tahinidressing 305
Tempeh und Brokkoli mit schwarzem Reis 247
Tortilla Española 176 f.
Türkische Eier mit Joghurt und brauner Chilibutter 244, *245*
Vitalpilzbrühe 288, *289*
Walnuss-Pâté 269
Weiches Rührei mit Zatar und Feta 246
Weiße-Bohnen-Schwarzkohl-Suppe 166, *167*
Zitronendressing 306
Zucchini-Bohnen-Suppe *218*, 219

Ketobiotische Rezepte

Avocado-Paranuss-Salat 230, *231*
Baskischer Keto-Käsekuchen *278*, 279
Bowl mit Blumenkohlreis 236
Buddha Bowl *150*, 151
Chana Masala 170, *171*
Chimichurri 302
Daikon-Karotten-Salat 296
Dashi 287
Eingelegte rote Zwiebeln 293
Eingelegter Keto-Ingwer 292
Eiweißreiche Kürbis-Pancakes 134, *135*
Erdbeer-Sahne-Eis am Stiel 276, *277*
Fastencracker mit Oliventapenade *122*, 123
Fastensalat mit Kräutern 124, *125*
Fettbomben-Smoothie 275
Frittata mit Spinat, Grünkohl und Ziegenkäse 240, *241*
Gazpacho 148, *149*
Gegrillter Spargel mit Granatapfelkernen, Cashew-»Ricotta« und Röstknoblauchdressing 266, *267*, 268

Gegrilltes Schweinefleisch in Misomarinade 260, *261*, 262
Gemüsebrühe 286
Griechische Lamm-T-Bones mit Fetacreme 263, *264*, 265
Guacamole mit Gemüsechips 216, *217*
Hähnchen mit Zitronengras 258 f.
Herzhafter japanischer Pfannkuchen (Okonomiyaki) 189 f., *191*
Hochsommerlicher Veggie-Salat *162*, 163
Hühnerknochenbrühe 284 f.
Kalabrisches Chilidressing 307
Katalanische Plancha-Sauce 299
Keto-Chilisauce 300, *301*
Keto-Ketchup 300, *301*
Kichererbsen»omelett« 174, *175*
Kimchi-Edamame-Bowl 234, *235*
Knackiger Schwarzaugenbohnensalat *228*, 229
Kokos-Fudge 274
Koreanisch eingelegte Gurken 291
Koreanisch eingelegter Rettich 297
Kürbissuppe 220, *221*
Kurkumatee mit Apfelessig *126*, 127
Lachs mit Furikake 254, *255*
Lakengrundrezept 290
Limetten-Ingwer-Minze-Mocktail *130*, 131
Mediterraner Quinoasalat *232*, 233
Mexikanisch eingelegte Jalapeños und Karotten *294*, 295
Miso-Ingwer-Dressing 304
Pad Thai mit Algennudeln *248*, 249
Palmkohlsalat mit Tahinidressing 227
Poke Bowl mit Miso und Ingwer *252*, 253
Pollo Cacciatore 195 f., *197*
Probiotische Bowl *238*, 239
Quinoa-Taboulé mit gegrilltem Tofu 237
Rindereintopf mit Bier *168*, 169
Rinderknochenbrühe 282 f.
Rucolasalat 226
Rührei mit Kurkuma, Räucherlachs und Ziegenkäse *242*, 243
Rührtofu 142, *143*
Salat aus marinierten Pilzen *222*, 223
Salat in Rot, Weiß, Grün 160, *161*
Salzkaramellsauce 273
Sauerkraut mit Kurkuma 298
Schoko-Mandel-Kuchen ohne Mehl *270*, 271 f.
Socca-Pizza 250, *251*
Spaniens Lieblings-Sherryvinaigrette 303
Spanische Knoblauchgarnelen *256*, 257
Spanischer Tomaten-Thunfisch-Salat 224, *225*
Tahinidressing 305
Tempeh und Brokkoli mit schwarzem Reis 247
Türkische Eier mit Joghurt und brauner Chilibutter 244, *245*
Vitalpilzbrühe 288, *289*
Walnuss-Pâté 269
Weiches Rührei mit Zatar und Feta 246
Zitronen-Basilikum-Chia-Wasser 128, *129*
Zitronendressing 306
Zucchini-Bohnen-Suppe *218*, 219

Vegane Rezepte

Avocado-Paranuss-Salat 230, *231*
Bowl mit Blumenkohlreis 236
Bowl mit viel Grünzeug 164
Buddha Bowl *150*, 151
Chia-Eiweißriegel 138, *138*
Dashi 287
Dattel-Schoko-Bruch *202*, 203
Eiweißreiche Kürbis-Pancakes 134, *135*
Erdbeer-Sahne-Eis am Stiel 276, *277*
Fastencracker mit Oliventapenade *122*, 123
Fastensalat mit Kräutern 124, *125*
Fettbomben-Smoothie 275
Fettuccine »Alfredo« 152, *153*
Gazpacho 148, *149*
Gefüllte Süßkartoffeln mit Chili *178*, 179
Gegrillter Spargel mit Granatapfelkernen, Cashew-»Ricotta« und Röstknoblauchdressing 266, *267*, 268
Gemüsebrühe 286
Guacamole mit Gemüsechips 216, *217*
Heilender Smoothie *210*, 211
Katalanische Plancha-Sauce 299
Kichererbsen»omelett« 174, *175*
Kimchi-Edamame-Bowl 234, *235*
Kirsch-Minz-Mocktail 213
Knackiger Schwarzaugenbohnensalat *228*, 229
Kokos-Fudge 274
Kürbissuppe 220, *221*
Lasagne *154*, 155 f.
Lila Quinoa-Porridge *140*, 141
Limetten-Ingwer-Minze-Mocktail *130*, 131
Linsensuppe *144*, 145
Mediterraner Quinoasalat *232*, 233
Muffins mit Orange und Chiasamen 204, *205*
Pad Thai mit Algennudeln *248*, 249
Palmkohlsalat mit Tahinidressing 227
Probiotische Bowl *238*, 239
Protein-Donutkugeln mit Banane 157

Quinoa-Taboulé mit gegrilltem Tofu 237
Rotes Thai-Curry *172*, 173
Rührtofu 142, *143*
Salat aus marinierten Pilzen *222*, 223
Salat in Rot, Weiß, Grün 160, *161*
Sauerkraut mit Kurkuma 298
Schälerbsensuppe mit knusprigen Kichererbsen 146
Schichtdessert mit Knuspernüssen *136*, 137
Schoko-Maca-Smoothie *206*, 207
Schoko-Mandel-Chia-Pudding *198*, 199
Schwarze-Bohnen-Suppe 165
Sheperd's Pie mit Linsen, Pilzen und Süßkartoffeln 180, *181*
Smoothie für Höchstleistungen 212
Smoothie mit Wildheidelbeeren 208, *209*
Socca-Pizza 250, *251*
Spaghetti mit Linsen-»Bolognese« *182*, 183
Tacos mit Süßkartoffeln und Tempeh 184, *185*
Tempeh und Brokkoli mit schwarzem Reis 247
Vitalpilzbrühe 288, *289*
Walnuss-Pâté 269
Weiße-Bohnen-Schwarzkohl-Suppe 166, *167*
Zitronen-Basilikum-Chia-Wasser 128, *129*
Zucchini-Bohnen-Suppe *218*, 219

Vegetarische Rezepte

Ahornsirup-Erdnuss-Fudge 200, *201*
Baskischer Keto-Käsekuchen *278*, 279
Chana Masala 170, *171*
Chimichurri 302
Daikon-Karotten-Salat 296
Eingelegte rote Zwiebeln 293
Eingelegter Keto-Ingwer 292
Frittata mit Spinat, Grünkohl und Ziegenkäse 240, *241*
Hochsommerlicher Veggie-Salat *162*, 163
Kalabrisches Chilidressing 307
Keto-Chilisauce 300, *301*
Keto-Ketchup 300, *301*
Koreanisch eingelegte Gurken 291
Koreanisch eingelegter Rettich 297
Kurkumatee mit Apfelessig *126*, 127
Lakengrundrezept 290
Mexikanisch eingelegte Jalapeños und Karotten *294*, 295
Miso-Ingwer-Dressing 304
Rucolasalat 226
Salzkaramellsauce 273
Schoko-Mandel-Kuchen ohne Mehl *270*, 271 f.
Spaniens Lieblings-Sherry-vinaigrette 303
Tahinidressing 305
Tortilla Española 176 f.
Türkische Eier mit Joghurt und brauner Chilibutter 244, *245*
Weiches Rührei mit Zatar und Feta 246
Zitronendressing 306

Omnivore Rezepte

Gegrilltes Schweinefleisch in Misomarinade 260, *261*, 262
Griechische Lamm-T-Bones mit Fetacreme 263, *264*, 265
Hähnchen mit Zitronengras 258 f.
Herzhafter japanischer Pfannkuchen (Okonomiyaki) 189 f., *191*
Hühnerknochenbrühe 284 f.
Lachs mit Furikake 254, *255*
Poke Bowl mit Miso und Ingwer *252*, 253
Pollo Cacciatore 195 f., *197*
Portugiesischer Eintopf mit Schwein, Grünkohl und Kartoffeln 147
Rindereintopf mit Bier *168*, 169
Rinderknochenbrühe 282 f.
Rührei mit Kurkuma, Räucherlachs und Ziegenkäse *242*, 243
Sardinen-Tostadas *192*, 193 f.
Southwest-Steak mit Süßkartoffel-Hash *186*, 187 f.
Spanische Knoblauchgarnelen *256*, 257
Spanischer Tomaten-Thunfisch-Salat 224, *225*

1. Auflage

produktsicherheit@penguinrandomhouse.de
(Vorstehende Angaben sind zugleich Pflicht-informationen nach GPSR.)

Composition: David Van Ness
Interior/cover photos: Erin Kunkel
Additional photography: Laura Grier (Seite 117), Michelle Magdalena Maddox (Seite 118)
Illustrations: Mark Oehlschlager, Marisol Godinez

Projektleitung: Eva M. Salzgeber
Übersetzung: Dr. Ulrike Kretschmer, München
Redaktion und Gesamtproducing:
Dr. Alex Klubertanz, Haßfurt, www.semiserif.de

Druck und Bindung: Alföldi Nyomda Zrt., Debrecen

Printed in Hungary

ISBN 978-3-517-10461-4

www.suedwest-verlag.de